Mark Whitwell
Herz-Yoga

vianova
Verlag Via Nova

MARK WHITWELL

Herz-Yoga

Die heilende Kraft inniger Verbindung

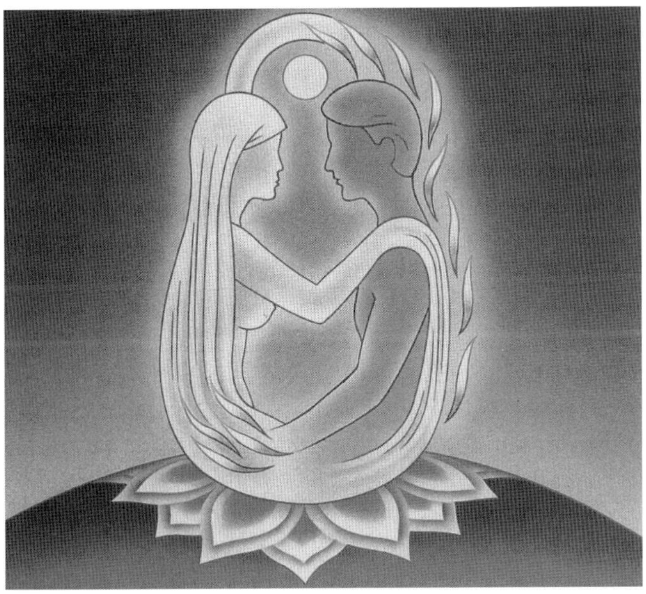

vianova
Verlag Via Nova

Originaltitel:
Yoga of Heart
The Healing Power of Intimate Connection

Zuerst erschienen 2002 bei:
RSVP Publishing Company Limited
P O Box 47166 Ponsonby
Auckland
Neuseeland

Erschienen 2004 bei:
Lantern Books
1 Union Square West, Suite 201
New York, NY 10003
USA

1. Auflage 2010
Verlag Via Nova, Alte Landstraße 12, 36100 Petersberg
Telefon: (0661) 62973
Fax: (0661) 9679560
E-Mail: info@verlag-vianova.de
Internet: www.verlag-vianova.de / www.transpersonale.de

Übersetzung aus dem Englischen: Evelyn Horsch-Ihle
Umschlaggestaltung: Guter Punkt, München
Satz: Sebastian Carl
Druck und Verarbeitung: Fuldaer Verlagsanstalt, 36037 Fulda

ISBN 978-3-86616-176-4

INHALT

TEIL DREI

TEIL VIER

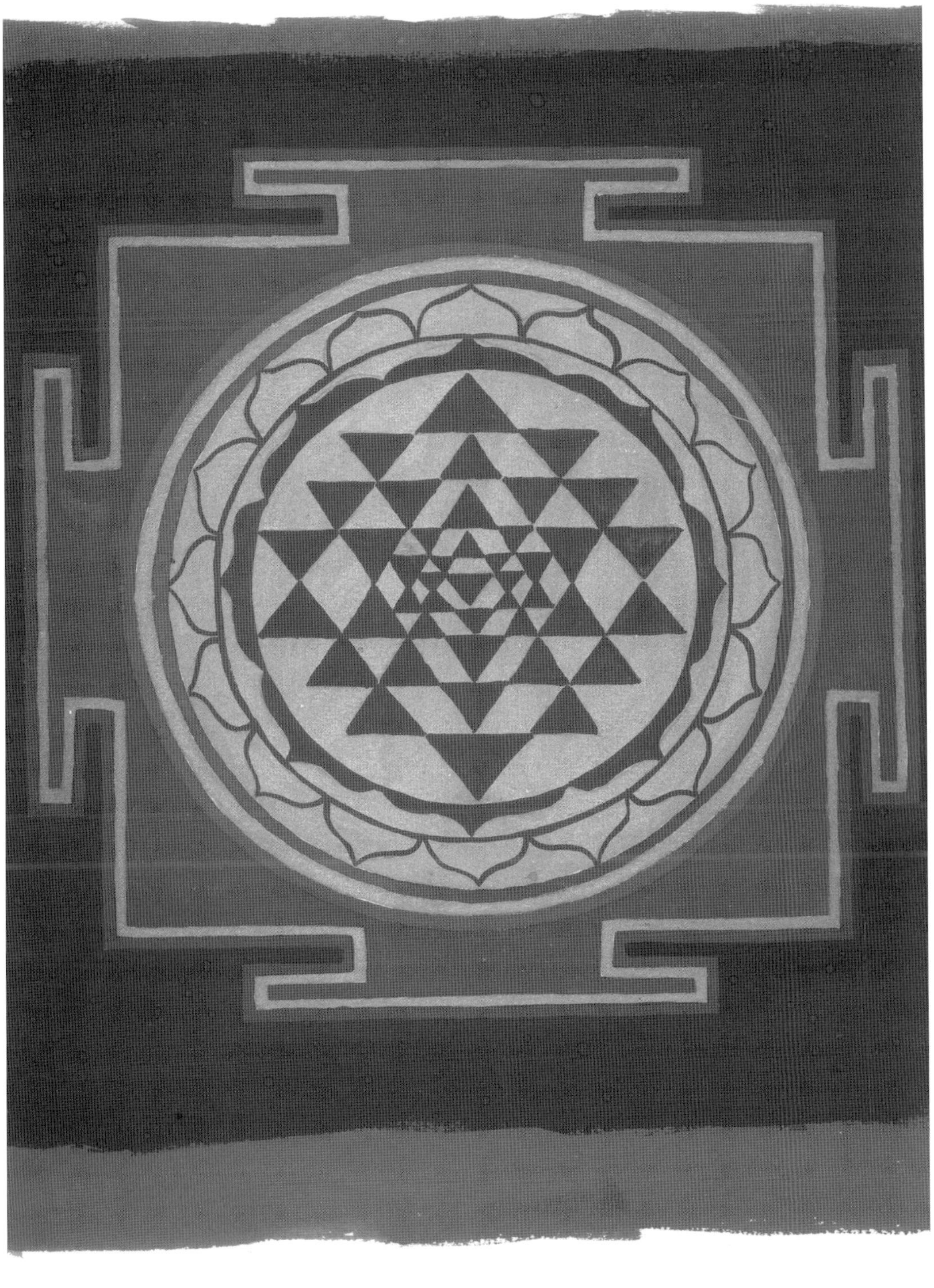

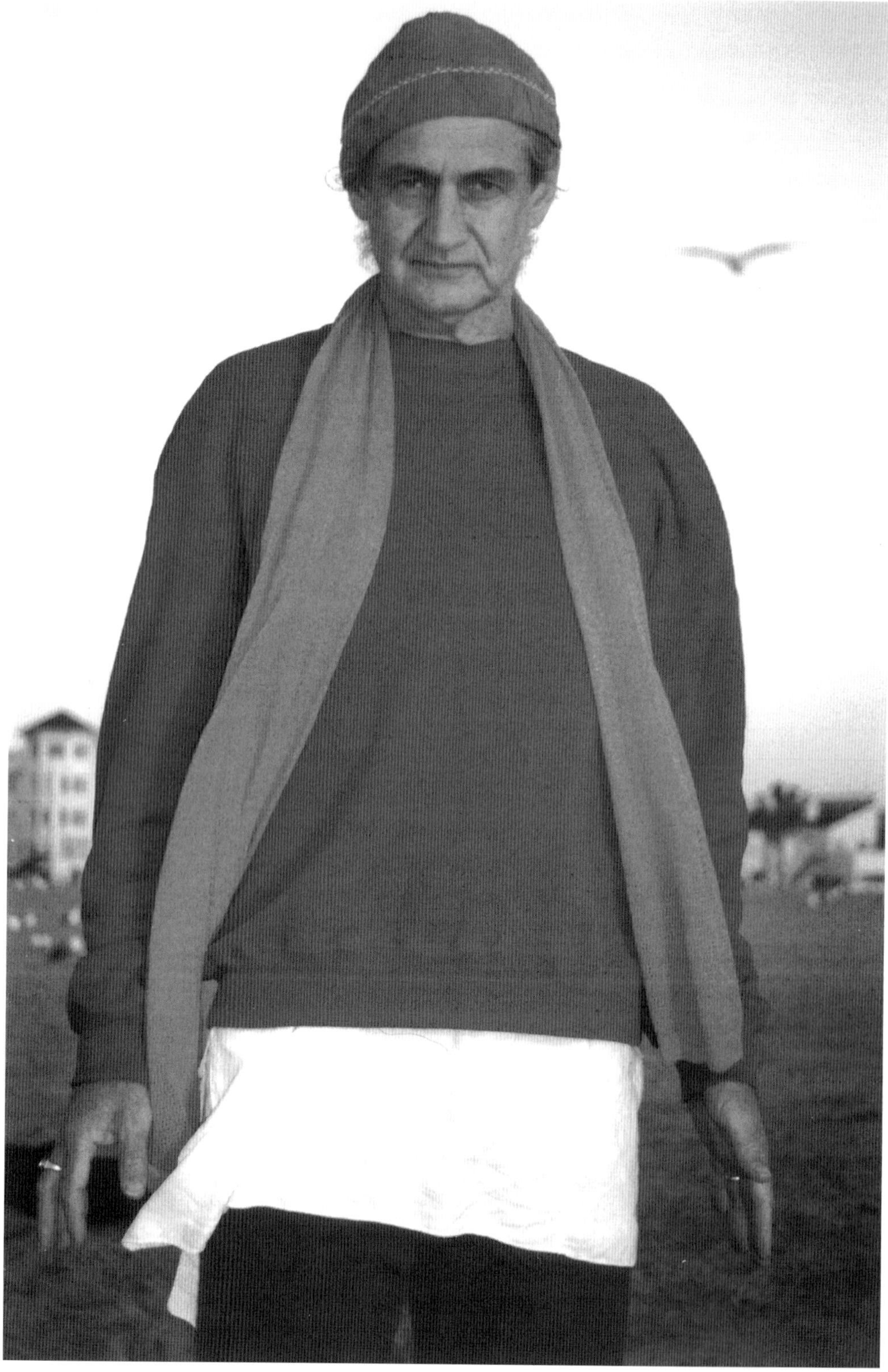

GELEITWORT

Es ist mir eine Ehre, Ihnen dieses wichtige Buch, *Herz-Yoga*, und seinen Verfasser, Mark Whitwell, vorzustellen. In gewisser Weise sind Mark und ich einander sehr ähnlich, ungeachtet der Tatsache, dass er ein Neuseeländer ist, der nach vielen Jahren in Indien in den Westen zurückgekehrt ist, und ich eine Frau aus Südindien bin, die Yoga erst im Westen gelernt und dadurch zu ihrem Selbst zurückgefunden hat. Die Unterschiede zwischen uns sind gewaltig. Unsere Gemeinsamkeit aber liegt dort, wo unsere Yoga-Wege aufeinandertreffen, an der Kreuzung, an der Ost und West einander in einer von uns selbst geschaffenen Landschaft begegnen. Sie erhebt sich aus der Weigerung zuzulassen, dass der wissbegierige Geist unterdrückt und das intuitive Sein einem Verhör unterzogen wird. Wir sind einander ähnlich darin, dass wir versuchten, die Wesenswahrheit in allen Erfahrungen zu spüren.

Ohne einen Schüler oder eine aufrichtige Frage besteht keine Notwendigkeit für eine Lehre. Deshalb muss der Schüler zunächst „gehört" und respektiert werden, damit die Antwort von Belang ist.

Bereits mit Anfang zwanzig, also in einem Alter, in dem man noch leicht zu beeindrucken ist, kam Mark auf der Suche nach dem Selbst in Indien an. Ich kam mit einundzwanzig in Amerika an und war begierig darauf, Indien endlich hinter mir zu lassen und „die Freiheit zu haben, ich selbst zu sein". Wir strebten beide danach, wir selbst zu sein. Wir suchten beide das Selbst, das uns beiden genommen worden war durch den Gewaltsturm an Vorstellungen und Diktaten, mit denen die Gesellschaft uns vorschreiben wollte, was wir zu sein hatten. Wir wollten von allen Konditionierungen und Zwängen frei sein. Wir mussten beide unser Heimatland verlassen, um frei atmen zu können. Wir kamen in das Land unserer romantischen Vorstellungen und Idealbilder, in dem Antworten gefunden werden sollten und ein Leben gelebt werden sollte, das wir natürlich und intuitiv unser eigen nennen konnten, das wir aus dem Herzen heraus leben konnten, in dem wir sein konnten, wer wir sein wollten, und in dem wir vor allem wir selbst sein konnten – nur um festzustellen, dass wir lediglich eine Form von Zwängen gegen eine andere eingetauscht hatten.

Es dämmerte die Erkenntnis, dass man sich, um wirklich frei zu sein, von allen kulturellen Vorstellungen befreien muss, die man als neugeborene Seele – wie eine Komplettausstattung an Babykleidung vorverpackt und vorkonfektioniert – bereits in die Wiege gelegt bekommt. In einer zunehmend globalisierten Welt muss man seine eigene Kultur entwickeln. Man muss für sich selbst festlegen, welche Bedeutung alles in Beziehung zu allem anderen haben soll. Das ist unser Vorrecht.

Ich lernte Mark Whitwell in einem Yoga-Studio in Manhattan kennen. Eine Freundin, die „viel Sinn“ für Yoga besaß, hatte mir empfohlen, an einem von ihm geleiteten Workshop teilzunehmen – Mark war der Lehrer ihrer Yoga-Lehrerin. Sie hatte mir zuvor nur die wesentlichen Punkte genannt: ein Yogi, Schüler von T.K.V. Desikachar, war an der Entstehung von Desikachars Buch *The Heart of Yoga* beteiligt. Ich ging zu dem Workshop, ohne irgendwelche Erwartungen zu haben, weil ich glaube, dass das der beste Weg ist, an Yoga heranzugehen. Ich würde sogar eher eine gewisse Skepsis empfehlen, denn sie sorgt dafür, dass man die Bodenhaftung nicht verliert und die gemachte Erfahrung einer näheren Prüfung unterzieht.

Der große Raum war brechend voll, Matte an Matte von Wand zu Wand, darauf erwartungsvolle Yogis und Yoginis – einige in Elasthan gekleidet, andere indisch anmutend: ein Fußkettchen hier, ein Nasenring dort, viel Leinen. Vorne stand ein wirklich bemerkenswerter Mann. Ziemlich groß und jugendlich wirkend, mit einem sehr „europäischen“ Aussehen: *rote* Jeans und T-Shirt! Ein Rockstar mit einem von Mitgefühl gezeichneten Gesicht und langen Haaren, die zu einem Pferdeschwanz zusammengebunden waren.

Ohne lange Vorrede führte er uns durch eine schöne Zusammenstellung von Asanas. Viniyoga war mir ein Begriff, weil ich T.K.V. Desikachar in meiner Heimatstadt Madras begegnet war. Das Konzept, dass der Atem die Bewegung führt, empfand ich als ganz natürlich und hatte es mühelos in meine eigene Ashtanga-Vinyasa-Praxis integriert. Diesmal war es noch besser. Die Wärme, die im Körper entstand, war weicher, von sanfterer Intensität und völlig durchlässig. Das Gefühl von Frieden und Gegenwärtigkeit, das uns am Ende der Asanareihe erfüllte, war wunderbar, sehr natürlich und überaus fein.

Der Raum war von einer erwartungsvollen, ehrfurchtsvollen Energie erfüllt. Wir versammelten uns um ihn wie eine Kette exotischer Perlen, die es von der distanzierenden Matte zu ihm hinzog. Das anschließende Gespräch ergab sich ganz natürlich. Ich saß ein wenig seitlich mit dem Rücken zur Wand, recht nahe, aber nicht in seinem direkten Blickfeld. An die Fragen kann ich mich nicht mehr erinnern, aber ich erinnere mich genau, dass die Antworten, die Mark gab, mich wütend machten. Sehr wütend. So sehr, dass ich aufbegehren wollte. „Nichts ist heilig!“, erklärte er. Die Anwesenden rutschten nervös hin und her. Was willst du damit sagen, du Schänder des reinen Geistes?! „Nur dann werdet ihr erkennen, dass alles heilig ist“, fügte er hinzu. Es war wie ein Schlag ins kollektive Gesicht der Zuhörerschaft. Wie der Klaps, den die Hebamme einem neugeborenen Kind gibt. Wir waren empört, lebendig und von Atem erfüllt.

Ah, ich sehe. Ich lächelte. Ich sehe. Ich fühlte mich neu belebt. Mit dieser Aussage hatte er die Natur und Künstlichkeit unseres Lebens in den Blickpunkt gerückt. Ebenfalls in meinen Blickpunkt rückte die Erkenntnis, dass nicht alle ihn verstanden hatten. In sokratischer Manier ist Wahrheit dann am subversivsten, wenn sie zum ersten Mal gehört wird. Ich spürte anhand der Reaktion im Raum, dass viele der Anwesenden nur die Subversivität und nicht die Wahrheit gespürt hatten. Nach dem Workshop ging ich zu ihm hin, entschuldigte mich im Voraus für meine Kühnheit und erklärte, dass er seine Zuhörerschaft womöglich besser erreicht hätte, wenn er etwas weniger *drastisch* gewesen wäre. Mark lachte laut auf, und dies war der Beginn einer wunderbaren und gegenseitig empfundenen Freundschaft.

Mark lehnt jedes Podest und jede Engstirnigkeit ab. Während viele Lehrer sich in Semantik und Syntax, möglichst präziser Ausrichtung oder prophetischer Tradition verfangen, ermutigt Mark dich, deine eigenen Erfahrungen zu machen. Anstatt einen Mythos des Wissens und der Technik zu erschaffen, der dich vom Sein entfernt, führt er dich unmittelbar in eine gelebte Erfahrung des DU-Seins in deinem Körper und in das Verweilen bei deinem Atem hinein. Alles, was getan werden kann, ist, Menschen in die Lage zu versetzen, die Erfahrung zu machen. Ein Moment. Dieser Moment. Das Wunder des Lebens, das als ein Atemzug in uns geschieht. Mark tut genau das vollkommen mühelos.

Mark kennzeichnet eine Entspanntheit, die dich dazu ermutigt, dich selbst in den Moment hinein zu entspannen. In dieser Entspanntheit erkennst du, dass die Welt und unser Leben vollgestopft sind mit überflüssigen Informationen, die uns des einfachen Vergnügens berauben, das Leben zu erfahren. Dann geht es im Leben also darum, dass wir verlernen. Es geht darum, dass wir die Rüstung kultureller Anpassung und die Realitätsflucht der Bildungssysteme durchbrechen und uns von der Last der Geschichte befreien.

Es herrscht eine tief verwurzelte Vorstellung vor, dass Yoga ein Mittel ist, um dem Leben zu entfliehen. In der bedeutungsschweren indischen Literatur hat schon so mancher Seher den Allmächtigen um Befreiung und darum angefleht, dass die „schmerzhafte Wiederholung, die Leben genannt wird“, ein Ende haben möge. Das Bedürfnis nach einem Ausweg aus diesem „Problem“, das wir Leben nennen, war der Ausgangspunkt vieler spiritueller Denkprozesse. Mark dagegen sagt: „Die Vorstellung, dass es andere Wirklichkeiten wie den Himmel oder ein Leben nach dem Tod gibt, hat das Leben auf der Erde in eine Hölle verwandelt.“ Seine Worte sind so erfrischend und von Natur aus intuitiv. Sie sind eine *große Erleichterung*.

Yoga bedeutet Vereinigung. Er soll uns zu *Jivamukti* führen – wörtlich zur Lebensbefreiung. Der überlieferten Interpretation zufolge ist Yoga die Vereinigung mit dem höchsten Selbst, bei der sich das kleine Selbst mit dem höchsten Selbst vereinigt, was zur Befreiung *vom* Leben führt. Mark hingegen sagt, dass Yoga die Vereinigung *mit* dem Leben ist, dass wir durch ihn das Leben mit all seinen Wundern und seinen Widersprüchen annehmen, dass wir uns selbst und auch alle unsere kleinen Selbste annehmen und auf diese Weise zur Befreiung von allen Dingen gelangen, die uns vom Leben fernhalten. Mir persönlich gefällt diese Interpretation.

Herz-Yoga ist Marks Geschenk an die Welt. Lebenslanges Lernen und Verlernen hat dieses kostbare Juwel hervorgebracht. Es ist ein Liebeslied an das Leben. Es ist ein Liebeslied an dich. *Herz-Yoga* ist NICHT nur ein Yoga-Buch. Es ist ein Buch, das dich ein Leben lang begleitet. Mark benutzt alte Praktiken, macht sie uns zugänglich und gibt ihnen zugleich eine Bedeutung, die unserem modernen Leben angepasst ist. *Herz-Yoga* verankert den Yoga fest im Zentrum unseres Lebens und stellt das Leben ins Zentrum des Yoga, wie Atem und Körper untrennbar miteinander verbunden. Yoga ist keine Sache, die man nur in Fitness-Studios und Gesundheitszentren praktiziert, vom eigentlichen Leben getrennt. Yoga ist auch keine Sache, die man isoliert von allem anderen betreibt, wie es in vergangenen Zeiten der Fall war. Yoga besitzt die Fähigkeit, das Leben zu erhellen und zu prägen. Mark zeigt mit unendlich großem Mitgefühl und Einfühlungsvermögen in klaren Worten praktisch alles auf, was man wissen muss, um ein erfülltes Leben zu führen und sich voll auf das Leben einzulassen. Er entmystifiziert eine ganze Reihe yogischer Prinzipien, die von Atemtechniken bis hin zu praktischen und tiefen Herangehensweisen an eine intime Beziehung zu einem anderen Menschen, von Ernährung bis hin zu Dhyana reichen, alle im Kontext des Lebens, alle in unserer Zeit, alle *für* uns.

Herz-Yoga ehrt die Weiblichkeit. In unserem sowohl auf globaler als auch auf lokaler Ebene herrschenden Klima der Frauenfeindlichkeit, in dem Gewalt gegen Frauen und Mädchen uns in offenkundiger oder versteckter Form von der Wiege bis zum Grab verfolgt, versetzt *Herz-Yoga* uns – Männer und Frauen gleichermaßen – in die Lage, unsere innere Göttin anzunehmen. Es bestärkt uns behutsam darin, unsere geschlechtliche und geistige Wesensnatur in ein Gleichgewicht zu bringen, indem es unsere polaren Gegensätze miteinander verschmilzt. Ich konnte nur ungläubig den Kopf schütteln, als ich zum ersten Mal hörte, dass statistisch gesehen jede vierte Frau in Amerika schon einmal sexuell belästigt worden ist. Ich saß im Hof der Universität und beobachtete die Frauen, die vorübergingen – eine, zwei, drei und ein Opfer! Wie konnte das sein? War es eine typisch amerikanische Neigung zur Übertreibung? Ich schüttelte ungläubig den Kopf. Vertraute Gespräche mit wunderbaren Frauen, die meine Freundinnen wurden, ließen mich zu meinem Entsetzen jedoch erkennen, dass die Statistik, wenn überhaupt, eher eine Untertreibung war. Es gab eine Zeit, in der praktisch jede Frau, die ich kannte, schon einmal zum Opfer geschlechtsspezifischer Gewalt geworden war. Wie kann das sein? Wie können wir als eine moderne und freie Gesellschaft zulassen, dass einer Hälfte unserer

Bevölkerung so etwas angetan wird? Und davon, was in anderen, „weniger freien“ Gesellschaften auf der Welt geschieht, ganz zu schweigen!

Nachdem ich Marks Buch gelesen habe, glaube ich, dass dies einzig eine Folge des Ungleichgewichts sein kann, das entstanden ist, weil die Gesellschaft in so geringem Maße in Berührung mit ihrer weiblichen Seite und in so hohem Maße ihrer Sexualität entfremdet ist. Ein und dasselbe Symptom für zwei sehr unterschiedliche, aber in sich zusammenhängende Zustände! Mark präsentiert die augenfällige Lösung: Die männlich-weibliche Wechselseitigkeit muss sowohl innen wie auch außen wiederhergestellt werden, und die sexuelle Intimität muss ihren rechtmäßigen Platz als ein heiliger und vollkommen natürlicher Teil unseres Lebens einnehmen. Folglich würde die Wiederherstellung der sexuellen Intimität in unserem Leben aus yogischer Sicht die männlich-weibliche Wechselseitigkeit in der Welt wiederherstellen. Diese Betrachtung des Yoga als eine Vereinigung von Polaritäten und Ehrung der männlich-weiblichen Wechselseitigkeit ist es, die *Herz-Yoga* zu einem einzigartigen Buch macht, dem höchste Bedeutung zukommt.

Herz-Yoga ist heilender Balsam und eine lindernde Salbe für die Frau, die durch viele Jahrhunderte des Misstrauens und der Ablehnung verletzt wurde. Die Yogini wird geheilt, weil *Herz-Yoga* sie wieder mit ihrer Yoni in Verbindung bringt, indem es das „gi“ – geschlechtsspezifische Intoleranz – aus ihrer Gleichung herausnimmt. Mit Hilfe von Marks Buch und seiner unendlichen, mitfühlenden Weisheit kann man sogar lernen, über das Misstrauen hinaus zu neuem Vertrauen zu gelangen. *Herz-Yoga* bietet sowohl dem Mann als auch der Frau die Chance, das, was geschehen ist, einzugestehen, den Zustand, in dem wir uns jetzt befinden, anzunehmen und unsere natürliche weibliche Kraft zu ehren, trotz allem und wegen allem anderen. Ich ermutige Frauen und ihre Partner dazu, Marks Buch im Bett oder an ihren Altären zu lesen, und ich hoffe, dass sie den Frieden und Trost finden werden, der darin liegt, wohlbehalten und sanft in den Armen des jeweils anderen einzuschlafen.

Dadurch, dass Mark uns dazu ermutigt, liebevoll und sanft mit uns selbst umzugehen, versetzt er uns in die Lage, auch mit der Welt und ihren unzähligen Herausforderungen liebevoll, sanft und ganz entspannt umzugehen. Leben geschieht. Selbst wenn wir Frieden gefunden haben, geschieht dauernd etwas, das uns aus unserer Mitte hinausdrängen und von diesem Gefühl des Friedens fortstoßen will. So ist das Leben. Man braucht nicht dagegen anzukämpfen. Man muss nur akzeptieren, dass das Leben nun einmal so ist, und dadurch, dass wir den Yoga in all seiner Einfachheit auf unser Leben anwenden, finden wir auch im unendlichen und unendlich komplexen Kontext des Lebens einen Weg zurück zu uns selbst. Dann werden wir schon bald feststellen, dass es den Erfahrungen, die dazu angetan sind, uns aus unserem Gleichgewicht zu bringen, immer seltener gelingt, dies zu tun, je mehr wir uns auf die Rhythmen des Lebens einlassen. Man könnte es damit vergleichen, dass wir lernen, auf einem schlingernden Schiff zu stehen. Die Wellen versetzen das Schiff in schlingernde Bewegung und bringen uns aus dem Gleichgewicht. Irgendwann lernen wir jedoch, fest zu stehen, und zwar nicht, indem wir gegen die Bewegungen des Schiffes ankämpfen, sondern indem wir uns auf die Bewegung des Schiffes und damit auch auf die Bewegung des Ozeans einstimmen. Dadurch, dass wir uns mit dem Schiff und dem Ozean bewegen, lernen wir, uns wie das Schiff auf dem Ozean zu bewegen – im selben Rhythmus und in unendlicher Vereinigung.

Glückliche Reise!

Vennila Ramalingam Kain, New York City, Juli 2002

REFLEXIONEN

Musik ist meine Leidenschaft und meine Berufung gewesen, solange ich zurückdenken kann. Ich hatte immer das Gefühl, in besonderer Weise gesegnet zu sein, weil ich diese Gewissheit hatte. Nach fünf Jahren an der Juilliard School und mehreren Jahren, in denen ich versuchte, in New York City eine Karriere als klassische Komponistin aufzubauen, war ich jedoch unsicherer und verwirrter als jemals zuvor. Als Komponistin konnte ich meine Stimme nicht finden. Und als Pianistin konnte ich nicht auftreten, weil ich an einer Sehnenentzündung litt. Ich erstickte an meiner Selbstkritik und wollte immer wissen, was andere Menschen dachten, um meinen Weg danach auszurichten.

Meine dauernden Kämpfe führten allmählich dazu, dass ich mich von der Musik entfernte. Dann begegnete ich Mark, und in seiner typischen Art, die so gar nicht an einen Guru erinnert, brachte er mir den Yoga nahe, den ich bereits in mir trug.

Für mich geht es bei *Herz-Yoga* in erster Linie darum, den Atem die führende Kraft im Körper sein zu lassen. Der Atem leitet die Bewegung ein und bringt Licht in die eigenen Ideen. Ich lernte ganz allmählich, die Natürlichkeit in meinen Bewegungen und meinen Ideen zu finden, indem ich nicht meinem Willen, sondern meinem Atem folgte. Mein Klavierspiel wurde in immer höherem Maße zu einer ganz eigenen heilenden Form von Yoga, je mehr ich entdeckte, was für meinen Körper natürlich und richtig ist. Und als Komponistin erlangte ich Zugang zu einem Quell sprudelnder Ideen, deren Licht mein eigener Atem entzündet hatte.

In den letzten beiden Jahren habe ich endlich meine Freude daran, Musik zu komponieren und zu spielen, wiedergefunden. Ich habe für das Klavier eine Reihe von „Atemstücken" komponiert, die ich erst kürzlich auf CD aufgenommen habe. Und ich spiele dauernd Klavier. Manchmal bleibe ich noch stecken, aber ich weiß, dass der Yoga immer gegenwärtig ist, durch mich hindurchfließt und bereit ist, mich zu führen.

Amanda Harberg,
Musikerin, New York City

Ich hatte Mark über fünf Jahre nicht gesehen, als ich hörte, dass er in Los Angeles lebte und unterrichtete, und ihn daraufhin anrief. Wir waren zum letzten Mal in Madras zusammengewesen, am Krishnamacharya Yoga Mandiram, und hatten gemeinsam den heiligen Berg Arunachala bestiegen – ein Erlebnis, das mich tief beeindruckte. Auf dem Berg herrscht eine Stille, wie ich sie nirgendwo sonst gespürt habe, und eine sehr starke Energie, die vollkommen friedvoll und dynamisch zugleich ist. Nach dem Aufstieg saßen wir eine Weile in dem Raum, in dem Ramana Maharshi während seines Lebens dort viele Stunden gesessen hat. Der Raum war von einem Gefühl der Stille erfüllt, die tiefer war als alles, was ich jemals erfahren habe. Ich werde nie das tickende Geräusch der großen Uhr an der Wand vergessen, das Bild von Ramanas Anhängern, in tiefer Meditation versunken, und das Gefühl absoluter Ruhe. Als Mark fragte, wie es mir nach all der Zeit gehe, sagte ich, dass mein Leben sich sehr verändert hätte. Ich hatte ein Kind bekommen, hatte mich von meinem Ashtanga-Yoga-Lehrer getrennt und hatte seit über einem Jahr weder einen Ort, an dem ich praktizieren konnte, noch genügend Zeit, um zu meditieren. Ich sagte, dass ich das Gefühl hätte, so weit von meinem „Selbst", meinem inneren Frieden und meinem Glück entfernt zu sein, weil ich diese Dinge nicht mehr tat. Ich hatte das Gefühl, mein spirituelles Leben aus den Augen verloren zu haben.

Mark erwiderte, die Vorstellung selbst hätte meinen Schmerz verursacht. Er erklärte, wir seien mit dem Glauben indoktriniert worden, dass wir von „Gott" oder dem „Geist" getrennt seien, und wir glaubten, dass wir bestimmte Dinge tun müssten, um uns zu verbinden oder spirituell zu „sein". Er sagte, dass unser Getrenntsein ein Mythos sei, und zwar ein Mythos, der uns entmächtige und die Macht stattdessen den „Gurus" gebe. Er sagte, dass die äußeren Umstände des Lebens sich ständig veränderten, dass wir aber trotzdem immer und in jedem Moment eins mit „Gott" und dem Geist seien. Er fragte mich: „Was könnte denn yogischer und erfüllender sein als Mutterschaft?" Er sagte: „Du lebst genau das Leben, das dir bestimmt ist, und du bist mit der wichtigsten Sache beschäftigt, die es gibt: Mutter zu sein. Du bist unmittelbar an genau der Essenz des Lebens beteiligt, die wir zu suchen glauben. In jedem Moment sind wir frei, sind wir von ‚Gott' erfüllt. Wir dürfen nichts anderes glauben, weil dieser Glaube sonst Leid verursacht."

Ich spürte sofort, dass eine große Last von meinen Schultern genommen wurde. Plötzlich konnte ich vollständig ausatmen, mich in den Augenblick hinein entspannen und bei meinem Kind sein, das auf dem Boden spielte. Ich kehre nahezu täglich zu dieser Unterhaltung zurück, wenn ich merke, dass die alten, gewohnheitsmäßigen Denkmuster sich wieder einschleichen wollen. Sobald ich sie loslasse, empfinde ich Frieden. Wenn ich jetzt praktiziere, dann tue ich es als Ausdruck der Lebenskraft in mir. Ich tue es, weil es sich gut anfühlt, und nicht als Übung, um spirituell irgendwo anzukommen.

Poppy Englehardt,
Mutter, Los Angeles

Die Begegnung mit Mark war eine Konfrontation mit meiner Realität. Ich war in dem Glauben aufgewachsen, dass mein Geist meine persönliche Stärke war, und mein Geist hatte eine eigene, von meiner physischen Präsenz getrennte Identität. Die Leugnung dieser Dualität rief sowohl auf beruflicher als auch auf privater Ebene unnötige Konflikte in meinem Leben hervor. Als junge Architektin opferte ich Jahre meines Lebens, weil ich meinen Selbstwert einzig und allein in meiner Arbeit suchte. In der Schule kam meine Weiblichkeit mit meiner Arbeit in Konflikt. Entweder wurde mein Erfolg durch Bemerkungen über mein hübsches Lächeln geschmälert, oder meine Arbeit wurde als gut „für eine Frau" beurteilt. Weil ich weder die eine noch die andere Seite – Mann oder Frau – akzeptieren wollte, entwickelte ich eine starke (männliche) Shiva-Präsenz. In der Beziehung zu anderen Menschen war meine weibliche Kraft irgendwann nahezu unsichtbar. Meine berufliche Laufbahn war sehr erfolgreich, mein Privatleben nicht existent. Ich war eine wehrhafte, talentierte, scharfsinnige und intelligente „Person". Yoga hatte ich bereits vier Jahre praktiziert, als ich Mark in einem Kurs kennenlernte. Meine Reaktion auf ihn war unmittelbar und stark. Manches von dem, was er zu sagen hatte, brachte mich zum Weinen (obwohl ich nicht glaube, dass er sich dessen bewusst war). Ich hörte, wie er sagte: „Sei einfach … du bist wunderbar, so, wie du bist." Ich saß still, hörte die Worte und dachte über die Gefühle nach, die sie in mir auslösten. Meine Augen füllten sich mit Tränen.

Herz-Yoga hat mir dabei geholfen, alle körperlichen und mentalen Elemente meines Lebens, meines Körpers und meines Geistes, meines Berufs, meiner Beziehungen, meines Atems, meiner Sexualität und meines Selbst zu erkennen und zu integrieren. In Verbindung mit meinem weiblichen, nährenden und empfangenden Aspekt fühlt sich meine männliche Kraft genau richtig und gut an. Meine Yoga-Praxis ist eine Praxis des Empfangens, die mich mit Shakti, der weiblichen, schöpferischen, körperlichen Seite meiner selbst in Berührung bringt. Ich bin lebendig als das Leben selbst – ich lebe und atme den *Herz-Yoga*.

Sandra Hutchings,
Architektin, Los Angeles

Herz-Yoga hat mich gelehrt, mich in die Weisheit meines Körpers, meines Atems und meiner Beziehungen hinein zu entspannen, und mir damit die Hilfsmittel an die Hand gegeben, die ich brauche, um Zugang zu meinem Leben zu erlangen. Ich besitze neue Energie und neue Freiheit. Fortgeblasen sind die alten, falschen Vorstellungen, Yoga sei nur etwas für junge, bewegliche Helden. Jetzt nutze ich mein neu gefundenes Verstehen, dass Yoga für alle Menschen zugänglich ist und so gestaltet werden kann, dass er allen Menschen eine Hilfe ist. Ich habe erlebt, wie Leiden und Angst gelindert wurden. Menschen erwachen zu neuem Leben und sind von Zuversicht erfüllt. Der Atem lenkt die Bewegung. Klang hallt im Körper wider. Absicht nimmt Form an. Heilung beginnt. *Herz-Yoga* hat die alten Wege in meine Yoga-Praxis hineingebracht. Viele tausend Jahre des Friedens strömen ein, während der Atem meine einundachtzigjährige – im Leben zerbrechliche – Mutter ebenso durchfließt wie ein chronisch krankes elfjähriges Kind. *Herz-Yoga* hat nicht nur mein eigenes Leben, sondern das Leben aller Menschen, die ich berühren darf, mit Frieden und Macht erfüllt. Ich bin dankbar.

Barbara Templeton,
Yoga-Lehrerin, Los Angeles

Ich bin Mark Whitwell zum ersten Mal im Jahr 1999 begegnet. Damals litt ich an einer langwierigen Krankheit und wandte den größten Teil meiner Zeit und meines Geldes dafür auf, erst von Arzt zu Arzt und dann von Heiler zu Heiler zu rennen. Ich beschäftigte mich fast zwanghaft mit meiner Ernährung und meiner Yoga-Praxis. Ich betrachtete mich selbst nicht mehr als normal funktionierenden oder sexuell vollwertigen Menschen. Mein Selbstwertgefühl war extrem niedrig, und meine Schmerzen hinderten mich seit etlichen Jahren daran, mich auf eine Beziehung einzulassen. Ich hatte die Hoffnung aufgegeben. Die Liebe zum Yoga war das Einzige, was mich aufrecht hielt.

Mark und ich wurden schnell Freunde. Er stellte meine Yoga-Praxis um, um die Heilung und Stärkung von Körper, Geist und Seele zu fördern. Als Lehrer lehrte er mich, mir meinen Atem als Freiheit des Lebens zunutze zu machen. Als Freund ermutigte er mich dazu, wieder auf Partnersuche zu gehen, meine selbst auferlegten gesellschaftlichen Beschränkungen aufzugeben und zu sehen, dass das, wonach ich gesucht hatte, bereits da war.

Zach Kurland,
Yoga-Lehrer, New York City

Yoga ist seit seiner Entstehung stets eine spirituelle Suche gewesen, aber er ist auch ein langer, mühsamer Prozess der Selbstläuterung. Als neugieriger neunjähriger Junge war ich zunächst fasziniert von der Schönheit der Asanas, und Yoga war eine Nachahmung der Form. Als begeisterter Turner versuchte ich einige Jahre später, ihn zu nutzen, um mein Können in dem Sport, den ich über alles liebte, zu verbessern. Dann wurde die Yoga-Philosophie mein wichtigstes Anliegen, als ich eine Antwort auf die ewige Frage finden wollte, wer ich bin. In meiner Jugend war Yoga vor allem ein Kampf ums Überleben, im wahrsten Sinne des Wortes und aus ethischer Sicht.

Den ersten Durchbruch erlebte ich, als ich auf die Viniyoga-Tradition von Krishnamacharya und Desikachar stieß, zum ersten Mal den Geist entdeckte, der sich hinter den Techniken verbarg, und es schließlich schaffte, meine persönliche Yoga-Praxis zu entwickeln. Mein Leben wurde allerdings erst vollkommen vom Yoga durchdrungen, als ich mit meinen Lehrern Mark Whitwell und Carl Horowitz in Kontakt kam. Das einsame Experimentieren mit Yoga, das ausschließlich auf der Lektüre von Büchern beruhte, war vorbei, und dieser Yoga mit Herz erfüllte mein Leben mit neuer Kraft und Vitalität. Yoga und Leben fingen allmählich an, zu einer Einheit zu verschmelzen. Gesundheit, Zufriedenheit und ein Gefühl des Friedens waren selbst in den Momenten größter Angst und lebensbedrohlicher Situationen während des Krieges ständige Begleiter auf meinem Weg. Es besteht nicht der geringste Zweifel daran, dass Yoga der unsichtbare Faden war, der das Gewebe meines Lebens in einem einzigen tragbaren Stück zusammenhielt. Der Unterschied zwischen Yoga als Praxis und Yoga als Leben scheint immer mehr zu verblassen.

Domagoj Orlic,
Autor von *Iskustvo Yoge*, Yoga-Lehrer, Zagreb, Kroatien

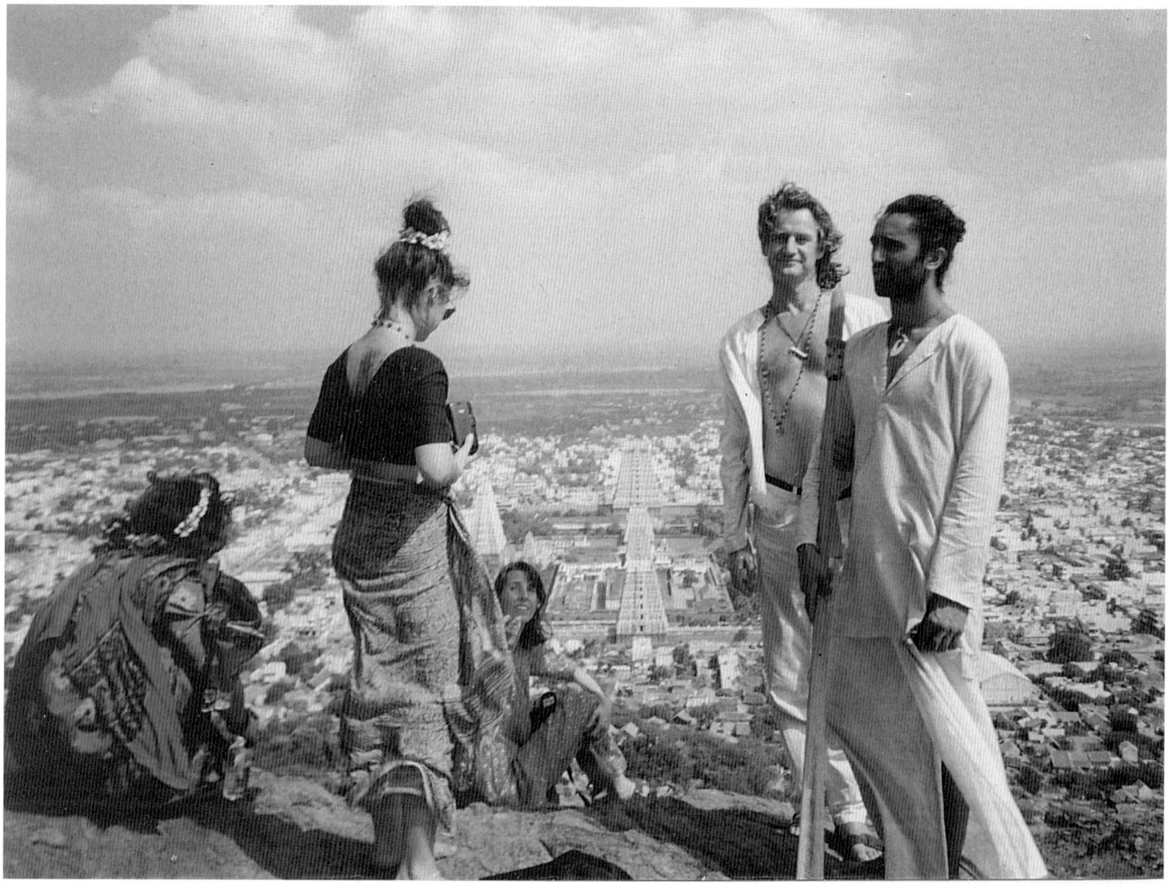

Auf dem heiligen Berg Arunachala in Südindien:
Cecile Galiazzo, Simone Bonny, Surya Little, Mark Whitwell, Cliff Curtis

VORWORT

von David Hurwitz

Woher kommt Mark Whitwell? Die kurze Antwort lautet: Aus Neuseeland. Die längere Antwort ist eng mit drei *K*s verbunden: Krishnamacharya, J. Krishnamurti und U. G. Krishnamurti. Marks Yoga ist der Yoga von T. Krishnamacharya, dem großen südindischen Yogi des zwanzigsten Jahrhunderts. Und darin verbirgt sich eine eigene, sehr interessante Geschichte. Denn es war Krishnamacharya, der die beiden großen indischen Traditionen des vedantischen Brahmanismus und des Tantra erforschte und vereinigte.

Die moderne brahmanische Tradition des Vedanta begann mit Shankara im 8. Jahrhundert. Sein grundlegendes Prinzip lautete: Gott ist das Einzige, was wirklich ist. Alles andere ist Illusion. Diese Sichtweise veränderte sich unter dem Einfluss der beiden anderen großen Acharyas der Tradition, nämlich Ramanuja im 11. Jahrhundert und später Madhva. Ramanuja und seine Vaishnava-Sicht, dass alles wirklich ist und dass die Dualität durch die Vereinigung dessen endet, was getrennt ist, sollten den größten Einfluss auf Krishnamacharya haben. Während die orthodoxe, männlich beherrschte Gesellschaft der Brahmanen den Vedanta entwickelte, nahm sie der Hatha-Yoga-Praxis zugleich ihre tantrische Grundlage. Die Brahmanen praktizierten Yoga sehr widerwillig. Das Brahmasutra, der im 1. Jahrhundert verfasste Eckpfeiler des Vedanta, lehnte den Yoga rundheraus ab, während die reinen Männervereine, die auf der Suche nach „höheren" Freuden und Wirklichkeiten waren, die Frauen und alles, was mit Sexualität zu tun hatte, ebenso rundheraus ablehnten.

Du bist bereits Wahrheit. Du bist bereits Göttlichkeit. Ganz genau so, wie du bist.

Krishnamacharya arbeitete sein Leben lang daran, diese Verbindung wieder herzustellen. In seiner Ausbildung ging er zuerst nach Varanasi, dem Zentrum alter tantrischer Tradition in Indien, um dort zu studieren, und danach zu seinem Lehrer Ramamohan, wo er sieben Jahre in dem aus einer Höhle im tibetischen Himalaya bestehenden Ashram seines Lehrers – auch ein tantrisches Zentrum – lebte und lernte.

So vollbrachte Krishnamacharya sein außerordentliches Werk, tantrische Praktiken und tantrisches Wissen (einschließlich Hatha-Yoga) wieder zugänglich zu machen. Nach seiner Rückkehr nach Südindien stellte er seine Hatha-Yoga-Lehre in den Dienst der These, die Ramanuja aufgestellt hatte. Um den höchsten Zustand der Nicht-Dualität zu erreichen, nutzte Krishnamacharya den Yoga, um sich anzuschirren oder zu verbinden.

Wie also soll dieser Yoga durchgeführt werden? In welchem Kontext soll er praktiziert werden? Ganz sicher nicht, indem der Geist absichtlich Zwang auf den Körper und den Atem ausübt. Und ebenso wenig als Teil eines Prozesses, der zur höchsten Wahrheit oder Selbstverwirklichung führt.

Krishnamacharya, ein orthodoxer vedantischer Brahmane, verehrte also den Vedanta von Shankaracharya und Ramanuja, widmete sich zugleich aber in aller Stille seinem eigenen yogischen Sadhana, das aus fünftausend Jahre alten tantrischen Hatha-Yoga-Praktiken bestand. Praktiken, die mit der Hingabe des Männlichen an das Weibliche, die nährende Kraft des Lebens, verbunden waren. Krishnamacharyas Praktiken waren zweifellos tantrischer Natur, und er verehrte die Mutter – in diesem Fall Lakshmi, die Gattin Vishnus.

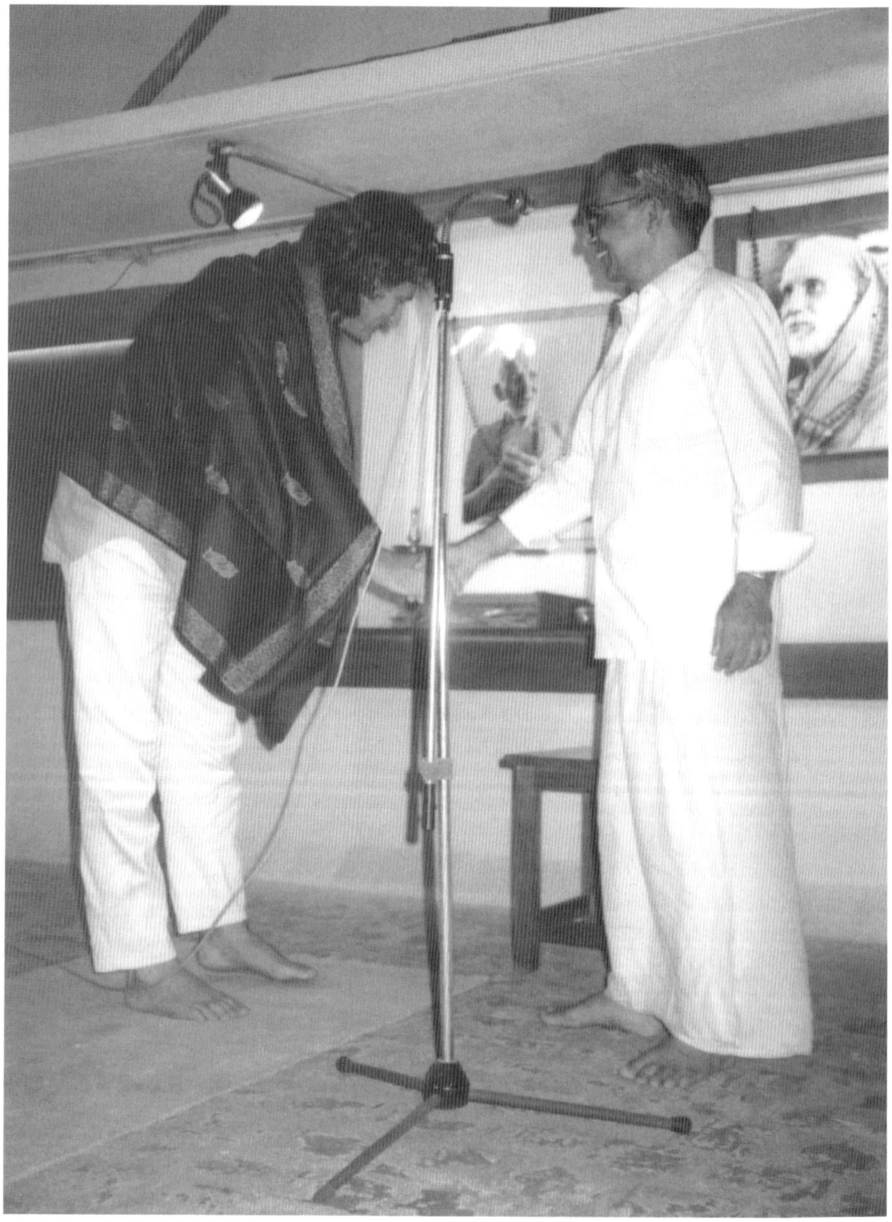

Mark Whitwell und T. K. V. Desikachar. Im Hintergrund sind die Porträts von Krishnamacharya (links) und dem Shankaracharya von Kanchipuram zu sehen.

Es ist dieser Yoga von Krishnamacharya, dem seine tantrische Grundlage zurückgegeben wurde, den Mark Whitwell lehrt und praktiziert. Mark geht aber noch weiter. Sowohl der Tantrismus mit seinen Ansätzen der Transzendenz als auch der Vedanta mit seinem Beharren auf der letztendlichen Unwirklichkeit der Wirklichkeit ist eine Verleugnung des Wunders, das Leben heißt. Die religiöse Methode, die Quelle der Erfahrung zu erkennen, indem die Erfahrung geleugnet wird, erweist sich als Täuschung. Mark sagt, dass man kehrtmachen und in die entgegengesetzte Richtung, in den Körper und in Beziehungen hineingehen soll. „Hingabe an das Gewöhnliche ist Hingabe an Gott, denn zwischen beiden besteht kein Unterschied." Und du kannst es tun. Mark legt es dir zu Füßen. In unserer Zeit findet ein von begrenzenden Glaubenssystemen und kulturellen Annahmen befreiter Yoga in deinem Leben wieder einen Platz.

Mark hält zwar an den wesentlichen Erkenntnissen des Vedanta, dass es nur Gott gibt, und des Tantra von der unermesslichen Verbundenheit aller Dinge fest, schafft aber die Suche und die gesellschaftlichen Machtstrukturen ab, die sie haben entstehen lassen. Er verankert diese offenkundigen Wahrheiten in deinem Leben als Tatsachen, die weder einer Bestätigung mittels Erfahrung noch eines Beweises bedürfen. Die scheinbaren Widersprüche zwischen den beiden Kulturen werden aufgelöst. Ihre Erkenntnisse sind wahr oder nicht wahr und können nicht zur Suche benutzt werden, als seien sie in Frage gestellt und müssten gefunden werden. Genau diese Suche mit ihren Vorstellungen von besonderer Mittlerschaft und Disziplin lässt die Zweifel aufkommen. Und die dogmatische Leugnung der männlich/weiblichen Vereinigung (*ha tha*) als der gottgegebenen Lebensweise ist die Leugnung sowohl des Lebens als auch Gottes, ist das Leiden der Menschheit. Die Trennung von Geist und Leib durch den religiösen Verstand hat das Wunder unseres eigenen Lebens statt in die offenkundige Manifestation Gottes in einen minderen, faden Zustand verwandelt.

„Die Wahrheit ist ein pfadloses Land." Wahrheit ist nichts, was man finden könnte. Wahrheit ist bereits in dir präsent, genau hier, genau jetzt, als das Leben, das du bist.

Ich habe erlebt, dass Schüler von Mark sich sehr schwer taten mit seiner Auffassung, dass die Suche nach Gott bedeutet, Gott zu verleugnen, mit seinem Beharren darauf, dass die Existenz Gottes keine Suche bedingen sollte, um ihn zu finden oder ihm näher zu kommen, so als ob die höchste Quelle abwesend oder in Zweifel zu ziehen sei. Das Konzept der Suche nach Gott ist nicht nur in unserer Sprache, sondern auch unseren gesellschaftlichen Strukturen sehr tief verwurzelt. Unsere Gesellschaften wurden im wahrsten Sinne des Wortes darauf aufgebaut. Immer wieder habe ich jedoch auch erlebt, dass sich bei den Leuten irgendwann eine tiefe Entspannung einstellt. Etwas rastet ein, und der Verstand gibt sein Ringen um Erkenntnis auf. Mark sagt beispielsweise: „Lasst uns zwei Minuten auf die Sonne meditieren, die Quelle unseres Sonnensystems, Saguna Brahman oder die manifeste Gottheit der Alten. Wo wäret ihr denn, wenn es die Sonne nicht gäbe?" Das ist ganz einfach eine Einsicht. Du verstehst, dass du von der Quelle beziehungsweise der Gesamtheit des Lebens nicht getrennt bist und nicht getrennt sein kannst, was auch immer das Leben in seiner Gesamtheit als ein einziger unermesslicher Prozess ist. Es gibt *keinen* Mittler zwischen dir und der Sonne, dem geschauten oder ungeschauten Zustand des Lebens. *Allein* das Verstehen führt zu einem tiefen inneren Gefühl des Friedens und der Macht, das keines weiteren Beweises und keiner Bestätigung durch Erfahrung bedarf. Es ist eine Gewissheit.

Allerdings ist es in diesen schwierigen Zeiten angesichts der unleugbaren Probleme des Lebens ohnehin schwer, Frieden wirklich zu erfahren. Mark hält auch an der wunderbaren buddhistischen Erkenntnis fest, dass das Leiden eine unausweichliche Tatsache des Lebens ist und man deshalb besser daran tut, Mitgefühl mit sich selbst und anderen Menschen zu haben, als dem Schmerz durch die Suche nach Frieden aus dem Weg gehen zu wollen. Das Widersinnige ist, dass man zum Frieden gelangt, indem man die Suche nach Frieden aufgibt, und dass die Sorge für andere Menschen die offensichtliche Antwort darauf ist, dass wir leben.

Wie also soll dieser Yoga durchgeführt werden? In welchem Kontext soll er praktiziert werden? Ganz sicher nicht, indem der Geist absichtlich Zwang auf den Körper und den Atem ausübt. Und ebenso wenig als Teil eines Prozesses, der zur höchsten Wahrheit oder Selbstverwirklichung führt. J. Krishnamurti sagt: „Die Wahrheit ist ein pfadloses Land. Wahrheit ist nichts, was man finden könnte. Wahrheit ist bereits in dir präsent, genau hier, genau jetzt, als das Leben, das du bist."

Du bist bereits Wahrheit. Du bist bereits Göttlichkeit. Ganz genau so, wie du bist. Mark zufolge sollte Yoga also im Kontext dessen praktiziert werden, was U. G. Krishnamurti den „natürlichen Zustand" nennt, den Zustand, in dem unsere Polaritäten von männlich und weiblich, Geist und Körper, dem Geschauten und Ungeschauten, Himmel und Erde bereits vereinigt sind. Tatsächlich kann echter Yoga erst dann beginnen, wenn der Verstand sich zurückzieht, das Streben und Suchen loslässt. Yoga ist keine Suche nach dem Göttlichen, als ob es abwesend wäre. Yoga ist die bloße oder reine Teilhabe am Wunder des Lebens, wie es uns in vollkommener Weise bereits geschenkt wurde. Er ist empfangende Kraft, die männliche Hingabe an das Weibliche, durch die der Geist Form annimmt – die Form des Lebens selbst. Hier sind die praktischen Werkzeuge, die dir helfen, es in die Tat umzusetzen.

Und wie sollte Yoga gelehrt werden? Was ist über den Lehrer und seinen Schüler zu sagen? Zu diesem Thema hat Mark eine ganz klare und eindeutige Meinung. Der Lehrer muss in einer gleichrangigen und normalen Beziehung zu seinem Schüler stehen. Denn Yoga kann *nur* in einer gleichrangigen, normalen Freundschaft weitergegeben werden. Anderenfalls ist das, was weitergegeben wird, reine Information und eine auf Wissen als Macht beruhende, begrenzende gesellschaftliche Dynamik, die zwischen dem Wissenden und dem, der zu wissen begehrt, einen Unterschied macht. In der Freundschaft wird das Herz des Yoga direkt und unmittelbar weitergegeben.

Für unser heutiges Denken sind die klassischen Texte wie das Yogasutra von Patanjali kaum noch hilfreich, denn sie sind in einer archaischen Sprache geschrieben und stellen alle möglichen Vermutungen an, die für uns heute nicht mehr von Belang sind. Deshalb hatte Mark den Impuls und den Wunsch, in einer der heutigen Zeit angepassten Sprache zu erklären, was Yoga eigentlich ist. Er hat das *Hridayayogasutra* – das Herz-Yogasutra – verfasst, das eine vollständige und zeitgenössische Neuformulierung der wichtigsten Wahrheiten des Yoga ist. Er hat es als Sutra oder Leitfaden verfasst, weil dies die klassische Form ist, in der hinduistische und buddhistische Lehren vermittelt werden. Es ist eine Art von Kurzschrift oder Skript, das dazu gedacht ist, von einem Lehrer näher erläutert zu werden.

Mark bleibt aber auch hier Mark und legt nur seine eigenen Erfahrungen dar. Er versucht nicht, eine Doktrin zu erschaffen. Er spricht nicht als Fachmann oder als Guru. Jeder hat das Recht, seine Erfahrung der Wahrheit darzulegen. Worin besteht deine Erfahrung?

Willkommen zu Mark Whitwells *Herz-Yoga*.

*Es gibt **keinen** Mittler zwischen dir und der Sonne, dem geschauten oder ungeschauten Zustand des Lebens. **Allein** das Verstehen führt zu einem tiefen inneren Gefühl des Friedens und der Macht, das keines weiteren Beweises und keiner Bestätigung durch Erfahrung bedarf. Es ist eine Gewissheit.*

Einführung

Verstehen entspringt dem Dialog zwischen aufrichtigen Menschen. Sollte *Herz-Yoga* irgendwelche Konzepte enthalten, die dir nicht klar sind, dann wirst du feststellen, dass es überall Menschen gibt, die gerne bereit sind, mit dir über diese Dinge zu sprechen. Um Klarheit zu erlangen und zu vertiefen, ist es wichtig, dass lebendige Kommunikation zwischen echten Menschen stattfindet. Sie kann nicht in den Worten eines Buches vergraben liegen. Gleichwohl sind auch diese Gedanken aus echter Erkenntnis und einem echten Dialog zwischen Freunden heraus entstanden. Auch wenn deine Freunde oder Lehrer vielleicht nicht mit ihnen vertraut sind oder ihnen nicht voll und ganz zustimmen können, bin ich sicher, dass sie eine lebhafte Diskussion in Gang bringen werden, die dir helfen kann, deine Fragen zu beantworten. Ich bin sicher, dass sie dir eine Hilfe sein werden.

Die in diesem Buch enthaltenen Konzepte werden in sehr knapper Form präsentiert. Sie stellen eine vollständige Betrachtung des Lebens und des Yoga dar. Mein Ziel war es, sie in ihrer Gesamtheit, gleichzeitig aber ohne allzu viele Ausschmückungen zu erörtern. Natürlich könnte man zu jedem hier behandelten Aspekt ganze Bände schreiben. Deshalb bin ich sehr gespannt auf die vielen Diskussionen, die sich zweifellos ergeben werden.

Herz-Yoga wird einmal das sein, was Musik heute ist, demokratisch und für alle Menschen zugänglich, ständig und jederzeit, unabhängig von ihrem gesellschaftlichen und wirtschaftlichen Rang, ihrer „Kaste, Überzeugung oder Religion“. Und das wird wunderbar sein. Das Pendel wird wieder in die andere Richtung schwingen und uns zu uns selbst zurückbringen. Die Ablenkungen, von denen die Menschheit gegenwärtig so sehr in Anspruch genommen ist, werden fortfallen. Yoga wird uns dazu befähigen, das Wunder unserer Welt unmittelbar wahrzunehmen. Dazu gehört, dass wir vieles wieder werden verlernen müssen, dass wir Schicht um Schicht den kulturellen und historischen Ballast losbrechen müssen, der uns behindert wie Sedimentgestein. Herz-Yoga ist ein Teil des Prozesses, der uns sanft zu uns selbst und zum Wunder unseres eigenen Zustandes drängt. Wie das großartige Geschenk der afroamerikanischen Musik in Amerika entdeckt wurde und sich wie ein Lauffeuer über die Welt ausbreitete und alles veränderte, so werden die großartigen demokratischen Prozesse und Kommunikationsmethoden, deren Ursprung im Westen liegt, das Geschenk des Yoga über die ganze Welt ausbreiten. Es kommt nur darauf an, das Beste aus Ost und West miteinander zu verbinden. Angesichts der Evolution eines neuen globalen Bewusstseins kommt die plötzliche und schnelle Ausbreitung des Yoga in Amerika nicht überraschend.

Wenn die männliche Kraft in der Welt im Kontext und in der Sensibilität des Weiblichen, der nährenden Kraft des Lebens, geboren wird, dann wird sich die Welt verändern. Diese Veränderung ist näher, als du denkst. Stell dir vor, in den Vereinigten Staaten gäbe es eine Präsidentin, oder es gäbe Männer, die die männlich/weibliche Lebensgleichung des Yoga verstehen. Diese große Macht wird die Menschheit mit der Zeit heilen.

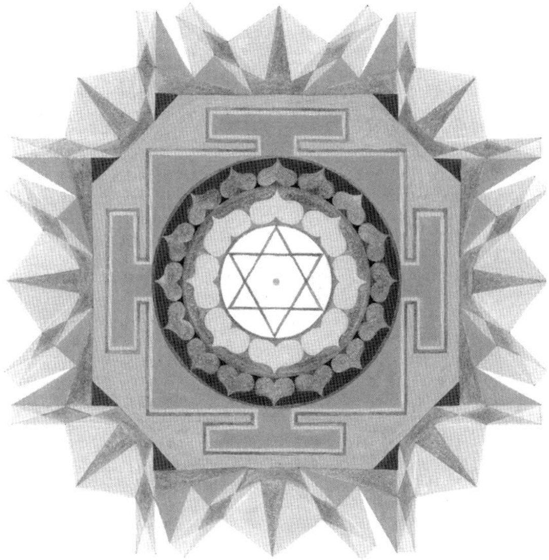

Heilung geschieht bei Menschen, Beziehungen, der Gemeinschaft und der Welt, wenn wir am Leben in der Form teilnehmen, die ihm bereits gegeben ist. Das Leben entfaltet eine unermesslich große, unaufhaltsame Kraft, und dennoch wird es im Kontext absoluter Empfänglichkeit und Weichheit geboren. Die totale Vereinigung dieser Qualitäten erschafft unser Leben, unser sprichwörtliches Im-Körper-Sein. Die jetzige Generation kann hoffen. Es gibt Anzeichen dafür, dass die Weltkultur dieses Wunder anerkennt und es augenblicklich überall mitteilt. Historisch-gesellschaftliche Irrwege, die das Weibliche geleugnet haben, lösen sich allmählich auf, weil sie als das erkannt werden, was sie sind. Yoga gibt uns die Möglichkeit, an unserem wirklichen Zustand teilzuhaben, denn er verknüpft den Verstand mit dem, was bereits ist. Der Verstand wird über die Vereinigung informiert, die bereits stattgefunden hat. Dieser Frieden und diese Macht sind jedem zugänglich und werden von Menschen in allen Bereichen der Kunst und in jeder Form geteilt.

Kunst ist mit der Weisheitskultur ihrer Zeit verknüpft. Sie gestattet es dem Künstler und dem Betrachter, die wunderbaren Dinge wahrzunehmen, die unser eigenes Leben in sich birgt. Kunst verbindet den Künstler und das Publikum mit der Darbietung. Kunst ist deshalb Yoga. Kunst und Yoga begegnen jedem. Dies liegt in der natürlichen Verbundenheit mit allen Dingen. Jeder Mensch hat seine ganz eigene, einzigartige Ausdrucksform des wunderbaren Lebens, das wir alle sind. Max Gimblett und Melissa Forbes betrachten ihre Kunst als kontemplativ und heilig. Ihr Gefühl für das Leben – für den Geist des Lebens – wohnt jedem ihrer Werke inne. Es sind sowohl alte als auch moderne Yantras. Sie ziehen die Aufmerksamkeit des „Schauenden" auf sich und können in dessen Körper und Geist eine tiefe innere oder yogische Reaktion auslösen. Der Geist wird still, und etwas wird gegeben, das die Natur unserer eigenen Wirklichkeit offenbart. Nutze sie!

Herz-Yoga ist keine bloße philosophische Hypothese oder dürftige Spekulation, über die endlos debattiert werden kann. Es ist aus der praktischen Erfahrung vieler Menschen hervorgegangen, und wenn es Philosophie ist, dann im tieferen Sinne des Wortes: aus „Liebe zur Weisheit". Es ist eine Liebe zum Leben und ein Verständnis des Lebens, das aus dem immens großen Einfluss der Weisheitskulturen und weiser Menschen geformt wurde. Wenn du *Herz-Yoga* liest, kannst auch du in den Genuss dieser Weisheit kommen. Vielleicht löst es außerdem einige nutzlose Konzepte kulturellen Denkens auf, die deine Freude am Leben eher trüben als fördern. Es vermittelt dir den Kern der Sache, ohne mit Vorstellungen überfrachtet zu sein, die du nicht brauchst. Weisheit in kultureller Verpackung enthält eine ganze Reihe von Annahmen, die ihren echten Schätzen im Weg stehen. Du musst sie selber durchforsten und aussortieren. Manche von uns glauben, vielleicht fälschlicherweise, dass sie das bereits getan haben.

Diese Geschichte, in der Osten und Westen einander in einer notwendigen Gegenseitigkeit begegnen, wobei ihre scheinbar unvereinbaren Unterschiede geklärt sind, kann den Punkt vielleicht verdeutlichen. Während unsere Eltern und Großeltern in unvorstellbar blutigen Kriegen unsere großartigen Demokratien vor totalitären Diktaturen schützten, gab es in Indien außergewöhnliche Menschen wie Ramana Maharshi und Nityananda, die in ihrem Leben die volle Verwirklichung unseres menschlichen Zustandes offenbarten. Der westliche Verstand wusste nichts von dieser Erhabenheit. Die Freiheit des selbstbestimmten Lebens und Denkens, die unsere Vorfahren glücklicherweise sicherten, gab uns jedoch die Möglichkeit, nach Indien und zu anderen Orten zu reisen, um diese Dinge zu ergründen. All das war ein einziger, unverzichtbarer Prozess. Die Möglichkeit, um die ganze Welt zu reisen, moderne Kommunikationssysteme und freie Meinungsäußerung haben es den großen Dharmas des Ostens ermöglicht, sich weltweit anzusiedeln und sich mit dem kritischen Geist des Westens zu verbinden. Heute können wir an vielen Orten rund um die ganze Welt lernen, sogar in unseren eigenen vier Wänden, ohne umziehen zu müssen. Es war sehr hart, aber ebenso notwendig und lohnenswert, durch die Dunkelheit der Menschheit hindurchzuschreiten und Freiheit in jeder Hinsicht zu erlangen, die Komplexitäten kulturellen Denkens zu filtern, die so oft nur teilweise vermittelt und durcheinandergebracht werden und heimlich oder offen ausbeuterisch sind. In unserem gemeinsamen Leben können wir nun etwas genießen, das vollkommen andersartig ist.

And I'll tell it and think it and speak it and breathe it,
Und ich werde es sagen und denken und aussprechen und atmen,
And reflect it from the mountain so all souls can see it.
Und es vom Berg zurückwerfen, sodass alle Seelen es sehen können.
Then I'll stand on the ocean until I start sinkin',
Dann werde ich auf dem Ozean stehen, bis ich zu sinken anfange,
But I'll know my song well before I start singin'.
Aber ich werde mein Lied genau kennen, ehe ich zu singen anfange.

Bob Dylan: „A Hard Rain's A-Gonna Fall"

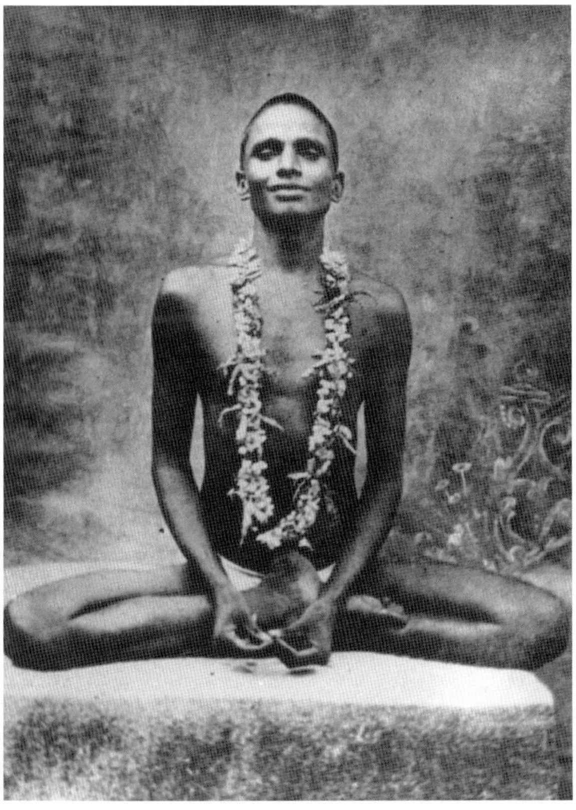

Nityananda in jungen Jahren

WO LIEGT MEIN URSPRUNG? ... IN MEINER MUTTER!

Ich möchte von meiner Mutter Joan erzählen, die sehr schwer krank war. Die Familie und ihre Ärzte hatten sich damit abgefunden, dass sie sterben würde. Ich flog nach Hause, damit ich näher bei ihr sein konnte. Am zweiten Tag meines Besuches fragte meine Mutter: „Wer ist das schöne Mädchen, das gestern und heute morgen mit dir zusammen hier war?" Ich erwiderte, dass niemand bei mir gewesen sei. Sie beharrte darauf, dass sehr wohl jemand bei mir gewesen sei! Ich fragte: „Wie sieht sie denn aus?" Meine Mutter antwortete: „Die, die dafür gesorgt hat, dass der Ozean still wird!" Lange Pause. Meine Mutter weiß absolut nichts über den Hinduismus, aber ich fragte sie trotzdem: „War es vielleicht die Göttin?" Sie entspannte sich sofort und erwiderte: „Oh ... ja, sie war es. Sie war hier, um uns zu segnen." Irgendwie hatte sie es gewusst, und nachdem sie das Rätsel gelöst hatte, entspannte sie sichtlich. Das Bild des aufgewühlten und nun zur Ruhe gekommenen Ozeans war sowohl für mich als auch für sie selbst ein Zeichen göttlichen Eingreifens. Noch bemerkenswerter war, dass meine Mutter trotz der aussichtslosen Situation in einen Zustand so tiefen Friedens gelangte, wie ich es noch niemals vorher bei ihr erlebt hatte. Sie sagte, ich hätte ihr das Leben gebracht – eine interessante Feststellung von jemandem, der im Sterben liegt. „Mark, ist es nicht wunderbar? Ich bin über allen Schmerz hinausgelangt. Nichts kann mir jetzt noch wehtun."

Yoga ist die Bewegung des Lebensstroms – ... in seine eigenen Beziehungen, den Körper, den Atem und die Wahrnehmungen, in unsere Erfahrung hinein. Mit unserer Erfahrung zu verschmelzen, mit ihr zu sein, statt auf sie zu reagieren, das ist Yoga. Dann verstopfen wir unser System nicht mehr durch unsere Reaktion, und die Lebensenergie fließt.

In dieser Woche geschahen erstaunliche Dinge. Meine Mutter schien sich einer Art von Samadhi (Vereinigung) oberhalb des Kronenchakras hinzugeben. Irgendwann sagte sie: „Sie reinigen die oberen Ebenen." Sie hielt Zwiesprache mit etwas, das über ihr war und das sie manchmal Gott oder „sie" nannte: „Sie sagen, dass ich jetzt gehen kann." Zu mir sagte sie: „Ist es nicht herrlich, dass der Tod alles in allem überhaupt nicht so schlimm ist?" Später sagte sie sogar: „Ich wusste gar nicht, dass das Sterben so spannend sein kann." Im Umgang mit Freunden, die kamen, um sich zu verabschieden, wurde ihre Sprache kraftvoll und sehr direkt, weil sie nicht länger die Zensur gesellschaftlicher Benimmregeln passieren musste.

Zum Beispiel machte sie eine große Sache daraus, wie hart es gewesen war, meinen Kopf in die Welt herauszubekommen, und dass es noch immer hart war, weil er noch immer nicht draußen war! Und dass ich nicht aufgeben sollte, denn es sei ihr Werk und das Werk Gottes. Später sagte sie, es sei das Werk Christi.

Das verstand ich, weil die Kirche immer ihr kultureller Rahmen gewesen war und sie anfangs nur schwer verstehen konnte, worum es mir ging. „Mach so weiter, Mark. Lass dich von niemandem aufhalten. Ihr Männer könnt lernen, uns Frauen richtig zu lieben. Wenn ihr uns einlasst, dann kommt unsere Stärke zum Vorschein. Das ist auch für die Männer das Beste." Ich war sprachlos angesichts der Weisheit ihrer direkten Worte. Viele kraftvolle Gespräche dieser Art fanden im Flüsterton statt, während alle versammelt waren.

Plötzlich erkannte ich die Verbindung zwischen dem Bild der Göttin, das meine Mutter gesehen hatte, und dem großen von Melissa gemalten Sri Yantra, das ich über dem Bett meiner Mutter aufgehängt hatte. Yogis wissen, dass das Sri Yantra die reinste Form der Göttin ist. Meine Mutter musste ihre menschliche Form gesehen haben, die zu ihrem Yantra gehörte.

Nachdem wir vier Tage geglaubt hatten, dass sie jeden Moment sterben würde, verbesserten sich ihre medizinischen Werte allmählich wieder, und auch mit ihrem Gesundheitszustand ging es bergauf. Die Ärzte waren sehr überrascht, und wir waren sprachlos. Ich sagte: „Du hast zwischen Himmel und Erde getanzt und bist hierher zurückgekehrt, um uns zu berichten, was du erfahren hast." Sie sagte sofort: „Es gibt keinen Unterschied zwischen den beiden." Und sie erzählte uns, wie wunderbar und gütig alle waren, und wie „heiß und innig" jeder geliebt wurde.

Ich empfand eine grenzenlose Liebe zu meiner Mutter, die auch von ihr zu mir strömte, diese natürliche, wilde, eine Lebenskraft, die uns ins Leben ruft, am Leben erhält und wieder aus dem Leben hinausführt. Zweifelsohne unterschied die Liebe der Göttin sich in nichts von der Liebe meiner Mutter. Sie sind eins, die zweiarmige und vierarmige Gestalt der Muttergöttin.

Es ist so tief in der Kultur verwurzelt, dass Weisheit in deutlich abgegrenzter gesellschaftlicher Stellung und in sichtbaren Zeichen wie Kleidung, Titeln und Podesten verankert ist.

Meine Mutter hatte im Leben zweifellos unter Einschränkungen zu leiden. Obwohl weiß und gebildet, war sie als Frau, Mutter und Ehefrau gesellschaftlich diskriminiert worden. Sogar in ihrer beruflichen Karriere wurde sie behindert, weil sie eine Frau war. Man gab ihr das Gefühl, weniger wert zu sein. Ihre Ansichten und Gefühle galten weniger als die der Männer. Es war sehr schmerzhaft für sie gewesen, aber ihr Wissen um diesen Kampf hatte nun ihre Absicht geklärt, den gesellschaftlichen Fehler zu berichtigen, der in der männlichen Unfähigkeit lag, die Frauen aufzunehmen. Ihre Liebe kam dabei vor allem anderen. Ich spürte sie deutlich, und sie tat es auch, während diese Liebe ihr Bedürfnis anspornte, sich mitzuteilen. Um „meinen Kopf herauszubekommen", um alle Menschen wissen zu lassen, dass die Liebe zur Mutter und die Liebe der Mutter der Anfang und das Ende von allem sind. Das schließt die Vaterliebe ein, die männliche Hingabe an das Weibliche. Sie macht unsere Mutter zu unserer Mutter und verleiht dem Geist Form als du und ich. Sie war nicht mehr enttäuscht, sondern von Frieden erfüllt, und sie hatte eine klare Botschaft.

Und jeder, der diese direkten Worte versteht, hat ihr geholfen, meinen Kopf herauszubekommen!

Alte Begrenzungen fielen fort, und wir lachten und weinten gleichzeitig. Meine Mutter sagte: „Das Leben ist sehr schmerzvoll, aber es ist zum Lachen da. Sag allen, dass sie ganz wunderbar sind.“ Die ganze Sache bestätigte meinen Eindruck. Es fand ein gegenseitiges Erkennen statt. Ich sah ihre Buddha-Natur, ihr nährendes Herz und ihre schnelle Auffassungsgabe. Später sagte sie, dass sie länger bleiben müsse, um ihr Werk zu vollenden. Ihre Mutterkraft war bis zum letzten Tag ihres Lebens aktiv. Ich beobachtete mit Interesse, dass ihr oberstes Ziel als Mutter darin lag, dafür zu sorgen, dass zwischen allen eine gute, innige Partnerschaft herrschte. Alle möglichen Tabuthemen wurden angesprochen, und unsere Liebe zueinander wurde erneuert. Manchmal wurden dabei auch bisher unangetastete Familienangelegenheiten direkt angesprochen und alte Wunden geheilt. Sie war eine Meisterin im Handeln und von tiefem Frieden erfüllt, als sie sich dem Rätsel von Leben und Tod stellte. Es war eine tiefe, brennende Liebe, die das Herz durchdrang. Sie war die Quelle, die mein Herz erschaffen hatte, die erste Zelle des Lebens bei der Empfängnis.

Später sagte sie, dass es geschafft sei, und war mehrere Tage lang sehr still. Sie wandte sich nach innen zurück und verließ ihren Körper. Meine Mutter hatte ihre Liebeskraft an ihre Familie und Freunde weitergegeben, was bei uns zu vielen greifbaren Veränderungen führte. Sie ließ ihre Familie der Liebe gewiss und stark zurück. Nun können wir sie in ihrem ungeschauten Zustand als unser eigenes Herz und als ganz wahrnehmen. Und wir danken Gott für jeden Geist, der sich noch im Körper befindet.

Diese nährende weibliche Kraft, Shakti, hat mein Leben immer begleitet und durchströmt auch meine Freunde. Sie ist jedem zugänglich, der bereit ist, sich darin unterweisen zu lassen, wie er sie mühelos empfangen kann. Herzens-Yoga hat sich in frühen Weisheitsgesellschaften ganz natürlich entwickelt. Er ist nicht schwierig und kann von jedem erlernt werden. Er ist empfangende Kraft. Das männliche Prinzip nimmt das weibliche Prinzip auf oder gibt sich ihm hin. Das lässt Leben entstehen, und es ist das Wesen des Lebens. Männlich und weiblich haben eine gleichwertige Polarität. Bewirkt wird die Vereinigung jedoch durch die empfangende Kraft.

In letzter Zeit bricht diese Erkenntnis verstärkt auch in den Massenmedien hervor, beispielsweise in Bestsellern wie *Das rote Zelt der Frauen* und *Sakrileg* oder in dem wunderbaren neuseeländischen Film *Whale Rider.* Weisheit wird der Gesellschaft stets durch Geschichten vermittelt, und bis vor kurzem hätten solche Geschichten weder erzählt noch überhaupt erdacht werden können. Sie gehen der Frage nach, wie und weshalb das Weibliche in der gesellschaftlichen Gleichung verlorenging, und ergründen die Hingabe des doktrinären männlichen Verstandes an die offenkundige nährende Lebenskraft. In den frühen tantrischen Gesellschaften stand die überragende Bedeutung, die der männlich/weiblichen Polarität und Ebenbürtigkeit zukommt, natürlich außer Frage. So ist es immer gewesen, und wir sind jetzt endlich so weit, uns mit dem Fluch des männlichen Dogmas auseinanderzusetzen. Das große Epos *Der Herr der Ringe* ist ebenfalls *die* Geschichte unserer Zeit, denn es erzählt vom Ende elitärer Machtstrukturen und vom Sieg des natürlichen Lebens, des gewöhnlichen Helden, des normalen Hobbits. Das höchste Abenteuer besteht im Einklang zwischen Mann und Frau und in der Fürsorge für andere Menschen. Diese frühe Form des Yoga ist Teil dieser modernen Geschichte als das praktische Werkzeug, mit dem es gelingen kann, das Weibliche nicht nur jedem Menschen, sondern auch der Gesellschaft zurückzugeben.

Professor Krishnamacharya, der Begründer der heute bekanntesten Form des Yoga, hat dieses Prinzip verstanden und gelehrt. Auch wenn es niemals klar in Worte gefasst wurde, ist es an der Art und Weise erkennbar, in der er Hatha-Yoga-Asana und Pranayama lehrte. Seine Einstellung gegenüber Frauen stand im Gegensatz zur überkommenen vedantischen Denkweise seiner Gesellschaft. Anhand alter Texte fand er heraus, dass in der frühen indischen Gesellschaft die Frauen im Yoga unterwiesen wurden, und er beharrte darauf, dass sie und vor allem die Mütter, die Nährerinnen der Gemeinschaft, das Recht dazu hatten. Er gestattete es seinen Schülerinnen sogar, die Veden zu rezitieren, was in seiner Gesellschaft erstaunlicherweise umstritten war. Der Zweck des Familienlebens bestand darin, der Mutter zu gefallen, und er verehrte die „Erste Mutter" als die wichtigste Gottheit. Er hat enorm viel bewirkt, sowohl für die Frauen selbst als auch, was die männliche Einstellung gegenüber den Frauen angeht. Er tat alles, was angesichts des furchtbar frauenfeindlichen Verhaltens der strenggläubigen Brahmanen in seiner Macht stand.

Yoga ist die unmittelbare Hingabe, Teilhabe und Vertrautheit mit dem Leben in der Form, in der es bereits gegeben ist, was immer es in seiner Gesamtheit sein mag! Das allein vermindert ***duhkha*** *(Einengung oder Schmerz), nichts anderes.*

Das alles ist richtig, aber trotzdem wurde das Prinzip bis heute nicht mit hinreichender Deutlichkeit bekannt gemacht, um von der Allgemeinheit wirklich verstanden zu werden. Krishnamacharya hat einen guten Anfang gemacht, aber die Aufgabe, klar herauszustellen, was Yoga wirklich ist, ist damit noch nicht erledigt. Yoga ist keine Ansammlung enormer Mengen kulturellen Wissens, sondern besteht vielmehr aus einfachen Übungen, die leicht erlernbar und auf die tatsächlichen Gegebenheiten unseres Lebens anwendbar sind – Beziehungen eingeschlossen. Die Gehemmtheit in Bezug auf Sexualität und die mangelnde Bereitschaft, Sex als Yoga – die innere und äußere Polarität von ha-tha, von männlich-weiblich, von empfangender Kraft – zu betrachten, sorgen dafür, dass Yoga als Teil des Irrglaubens losgelöster religiöser Vorstellungen im Raum steht. Krishnamacharya hatte es in seinem Leben und seiner Gesellschaft mit den alles erstickenden religiösen Annahmen männlichen Dogmas zu tun, mit vedantischer Besessenheit in Bezug auf Reinheit und Unreinheit. In gewisser Hinsicht musste seine tantrische Praxis deshalb vor der strenggläubigen Gesellschaft verborgen und in das damalige gesellschaftliche Gefüge integriert werden, ohne dabei allzu viel zu offenbaren.

Die alten Werkzeuge des Yoga sind so verfügbar, wie sie für normale Männer und Frauen ursprünglich einmal gedacht waren, um das nährende Wunder unseres eigenen Zustandes in uns aufzunehmen.

Meine Arbeit stellt klar, dass Yoga die Verschmelzung aller Polaritäten ist. Er ist es immer gewesen, und er wird es immer sein. Er ist das Werkzeug, das uns ermöglicht, uns der nährenden Lebenskraft bewusst zu werden. Ich habe herausgefunden, dass ich sie an andere Menschen weitergeben kann, und dass „SIE" für jeden verfügbar ist, der den offensichtlichen Tatsachen zugänglich ist. Natürlich ist diese Kraft als Mutterliebe, als Lebenskraft bereits in uns vorhanden, wird durch die üblichen Lebensmuster jedoch blockiert. Ich habe es bestimmten Einflüssen und Menschen zu verdanken, dass sie für mich irgendwann deutlich erkennbar wurde: zuerst meiner Mutter und später dem großen Yogi Nityananda von Ganeshpuri. Allerdings war es der Yoga von Krishnamacharya, der mich in die Lage versetzte, diese Kraft in meinem Leben zu beherrschen. Das Geschenk meiner Yoga-Lehrer an mich bestand in der intelligenten Nutzung und Lenkung dieser Energie. Ich fand es interessant, dass Swami Muktananda, ein Anhänger von Nityananda, sich mit Krishnamacharya treffen wollte, aber zu früh verstarb. Krishnamacharya war in ganz Indien als der große Gelehrte des Yoga bekannt. Yogis vieler Traditionen baten ihn, sein Fachwissen mit ihnen zu teilen, weil sie wussten, dass er ihnen in ihrem Streben eine Hilfe sein konnte. Als junger Mann reiste ich ständig zwischen Ganeshpuri und meinen Yoga-Lehrern in Madras hin und her. Schon damals ahnte ich, wie wichtig, ja, sogar unerlässlich eine echte Yoga-Praxis ist, um mit den immensen Kräften umgehen zu können, die uns die großen Tantriker des Nordens präsentierten. Ich stehe für das Aufeinandertreffen dieser Einflüsse. Es ist keine flüchtige Begegnung, sondern eine unumgängliche Verabredung zwischen alten Formen des Wissens, die einander in neuer Form wiederfinden.

Im Norden verehrten sie die große Göttin Shakti in ihrer eigenen Form als Manifestation allen Lebens. Diese Verehrung geht auf frühe Glaubenssysteme wie etwa den kaschmirischen Shivaismus zurück. Die Männer waren Anhänger der Göttin. Ihr Leben war von Shakti durchdrungen. Wenn jemand diese Energie aufnahm, weil er ihnen nahe war, flammten spontan Ströme transformierender Energie auf – eine Yoga-Übertragung, die in früherer Zeit als Shaktipat bekannt war. Obwohl diese demütigen Männer nicht unbedingt eine Unterweisung in den Yoga-Techniken ihrer eigenen Tradition erhalten hatten, waren sie mächtige Yogis, die ihre Verwirklichung durch innige Hingabe untereinander weitergaben – eine Sache des Zufalls in der Psychologie extremer Errungenschaften. Der Yoga der tantrischen Kulturen im Norden, den Krishnamacharya studiert hatte, beherrschte diese Energie perfekt, denn er lenkte die Kraft ganz natürlich und vollkommen reibungslos. Darüber hinaus war genau dieser Yoga eine Praxis totaler Hingabe an die Eine, die uns lebt, war das geeignete Mittel, um sich vollkommen mit der nährenden Lebenskraft – der Mutter – zu identifizieren. Diese Formen des Yoga gehörten zusammen, weil sie genau denselben frühen Ursprüngen entstammten. Ich habe gelernt, diese Energie weiterzugeben und einen anderen Menschen zu lehren, sie fehlerfrei zu beherrschen. Dadurch, dass ich im Laufe der Jahre viele tausend Menschen unterwiesen habe, wurde es mir möglich, ihnen die für sie geeignete Yoga-Praxis quasi auf den Leib zu schneidern. Es ist nichts anderes, als dass ein Mensch sich seiner Macht als das *Leben* bewusst wird und erkennt, dass das *Leben*, der eine Zustand allen Lebens, den ich hier als *Mutter*, meinen ersten Guru, bezeichnen möchte, uns vollkommen trägt.

Neben dem ersten Guru ist Nityananda also mein „Wurzelguru", der mir gezeigt hat, dass meine *Mutter* mich liebt. Ich muss auch meinen Yoga-Lehrern dafür danken, dass sie die magischen Zutaten beigesteuert haben, nämlich den frühen Tantra oder die Möglichkeit, einen Zugang zu diesem Wunder zu finden, das mein Leben ist. Eine solche Vollkommenheit im Yoga brachte mich zu einer äußerst wichtigen Schlussfolgerung. Ich erkannte mit der Zeit, dass eine intime Beziehung, die äußere Polarität von „Leben, das sich auf das Leben zu bewegt, um neues Leben zu erschaffen", die Mutterkraft, vollkommen dem Ziel des Yoga entsprach, die nährende Kraft des Lebens zu empfangen. In den heutigen Yoga-Traditionen wurde dies jedoch vollkommen ignoriert. Die Lehrer, die Nityananda nachfolgten, waren nicht besser als die katholische Kirche, wenn es darum ging, Sexualität zu leugnen oder für ihre Zwecke zu nutzen, und erwiesen sowohl ihm selbst als auch der Yoga-Tradition insgesamt damit einen schlechten Dienst. Ich erkannte die Notwendigkeit, den Menschen einen klaren Weg zu ihrer Sexualität als dem offenkundigen Mittel und notwendigen Resultat einer erfolgreichen Yoga-Praxis aufzuzeigen. Wie *asana* und *pranayama* wurde Intimität zum wichtigsten Mittel, um die nährende Lebenskraft zu lenken, die mir gegeben worden war. Sie war das Mittel, das es mir möglich machte, Leben zu empfangen und Leben zu geben. Damit wurde mein Intimpartner zu meinem Guru, dem ersten und besten Lehrer von allen – nun, dem zweitbesten, übertroffen allein von meinem Atem. Eins muss dabei jedoch vollkommen klar sein, dass nämlich alle diese Gurus in Wirklichkeit *derselbe* sind!

Eines muss uns jedoch völlig bewusst sein, dass nämlich alle diese Gurus ein und derselbe sind!

Zwei weitere wichtige Menschen in meinem Leben sind J. Krishnamurti, der meinem Yoga-Lehrer Desikachar sagte, er solle kein Guru werden – „Mach dich nicht zum Affen" –, und U. G. Krishnamurti, der mächtigste Yogi, den ich jemals getroffen habe. Sie waren Freunde von Krishnamacharya, sodass ich ihnen zwangsläufig irgendwann begegnete. U. G. hatte bei Krishnamacharya studiert, dessen Yoga aber irgendwann abgelehnt. Er sagte, Krishnamacharya

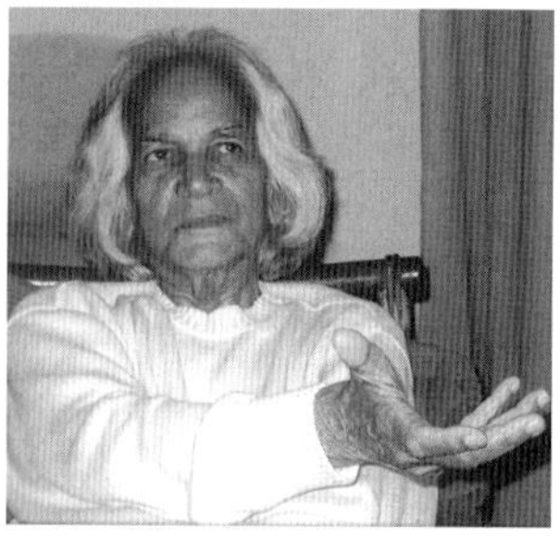

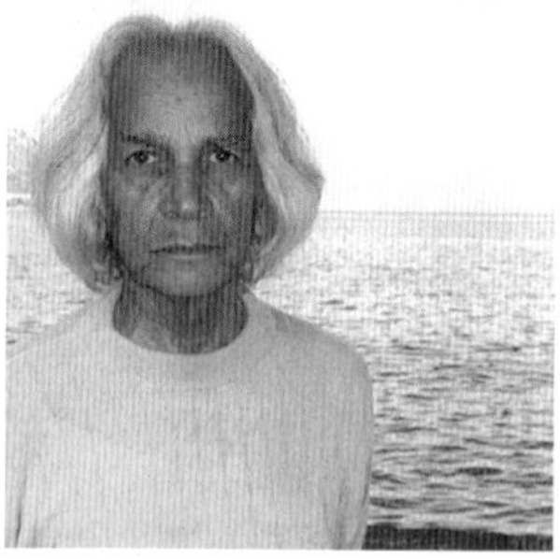

U. G. Krishnamurti mit 86 – der natürliche Mann, Macht und Verletzlichkeit, empfangende Kraft, männlich und weiblich, der Zustand jedes Mannes und jeder Frau

Es ist keine flüchtige Begegnung, sondern eine unumgängliche Verabredung zwischen alten Formen des Wissens, die einander in neuer Form wiederfinden.

sei getrieben von dem Wunsch, das als „Gottesverwirklichung" bezeichnete Ziel zu erreichen, das aber nur ein gesellschaftlicher Mythos sei. U. G. zufolge basiert die gesamte indische Tradition auf diesem Trugschluss, wie er es nennt, und ist eine Kultur von „Möchtegernen". Der Mythos, dass Gott abwesend ist und gefunden werden kann, wird benutzt, um soziale Machtstrukturen aufzubauen, die sowohl die Mittlerschaft als auch die Methoden verkaufen, um dieses Ziel zu erreichen. Wird er in diesem Kontext praktiziert, ist Yoga eine künstliche Manipulation des Systems und eine Verleugnung des Lebens. Krishnamacharya litt sehr unter dem Gefühl, sein Lebensziel nicht erreicht und durch sein Bemühen sich und andere Menschen unglücklich gemacht zu haben.

Das ist sehr lehrreich. U. G. erklärte und zeigte mir genau, dass und wie Yoga eine natürliche Bewegung des Lebens ist. Er ist bloße oder reine Teilhabe am Fluss des Lebens, der bereits vorhanden ist, und die Praxis kann perfekt an jeden Menschen angepasst werden. Yoga ist keine Errungenschaft, sondern die Teilhabe an dem, was gegeben wurde. Er ist die Verehrung des Gegebenen und keine Suche. Sie stellt sich ganz natürlich ein, wenn der Geist nicht bemüht ist, etwas zu erkennen oder zu erreichen. Gott ist nicht abwesend und muss daher nicht gefunden werden. Ich stehe auch für diese wichtige Begegnung zwischen Krishnamacharya und U. G. Krishnamurti. „Es ist keine flüchtige Begegnung, sondern eine unumgängliche Verabredung zwischen alten Formen des Wissens, die einander in neuer Form wiederfinden." Der alte Yoga, den Krishnamacharya der Menschheit zugänglich gemacht hat, ist tantrische Praxis, bei der es darum geht, die weibliche nährende Lebenskraft aufzunehmen, die bereits gegeben und in jeder Form von Beziehung zugänglich ist. Diese Praxis ist für die Menschen, die den Mut haben, ihr Leben mit offenen Armen zu begrüßen. Für die, die mutig genug sind, sich von ihrer Erfahrung berühren zu lassen und den brahmanischen Unfug zu durchschauen, auf dem ein großer Teil der Weltlehre aufgebaut ist. Die Sehnsucht nach spiritueller oder mystischer Vereinigung ist nur ein Ersatz für die echte menschliche Gesellschaft und die ungeheure Tiefe der männlich/weiblichen Vereinigung des Lebens. Yoga ist nicht Bestandteil der vedantischen oder einer anderen Form religiöser Suche.

Er benötigt auch nicht die damit verbundene, in religiösen Gesellschaften übliche soziale Ungleichstellung mit den Inhabern des Wissens. Ein und derselbe soziale Fehler ruft Konflikte zwischen Weltlehren ebenso hervor wie das Gezänk unter den Yoga-Gewerben brahmanischer Familien, die ihre Ideen verkaufen. Es ist die schäbige Praxis, die heilige Person und die Mittlerschaft zu verkaufen, die uns Gott als „außenstehend" wahrnehmen lassen soll, so, als wäre Gott nicht der augenblickliche Zustand der Wirklichkeit. Sie vermarkten ihre Methoden und ihre Lehren als exklusiv oder ungewöhnlich, für ganz wenige Auserwählte oder noch gerissener als „Geheimlehre". Organisationen verführen Mitglieder und schließen sie ebenso schnell wieder aus, wenn sie ihren Plänen nicht dienlich sind. Aber am heimtückischsten ist, dass die Erfindung eines Mittlers zwischen Gott und den Menschen zu genau der Annahme wurde, auf der Gesellschaften gründen. Die ganze männliche Parade ist missbräuchlich und steht erst jetzt zur Prüfung an. Zwischen dir und mir und Gott gibt es *keinen* Mittler.

Yoga-Tantra und Lehre wurden miteinander vermischt. Man glaubt, dass die Veden göttliche Offenbarung sind, als sei unsere Haut es nicht. Man glaubt, dass das Pantheon der Hindugötter in einem anderen Reich seine Wohnstatt hat und nicht im Zustand unserer augenblicklichen Offenbarung. Es ist in Ordnung, Texte als göttlich zu bezeichnen und sich daran zu erfreuen, solange wir sie nicht zu ernst nehmen und wissen, dass das Erscheinen aller Dinge in der Natur das Göttliche ist. Die fachkundigeren indischen Yoga-Lehrer sagen zwar, dass Yoga weder eine vedantische noch eine religiöse Beschäftigung ist, würdigen ihn aber zu einer Therapieform oder einem Mittel der Verringerung von *duhkha* (wörtlich: Einengung um das Herz) herab, um letztlich der Verwirklichung ihres religiösen Ziels zu dienen. Mit diesem Denken bestärken sie westliche Schüler darin, den Yoga zu benutzen, um sich ihren eigenen männlichen Lehren zuzuwenden. Das geht völlig am Sinn der Yoga-Praxis vorbei. Yoga ist die unmittelbare Hingabe, Teilhabe und Vertrautheit mit dem Leben in der Form, in der es bereits gegeben ist, was immer es in seiner Gesamtheit sein mag! Das allein vermindert *duhkha*, nichts anderes.

Zum Glück hat Krishnamacharya den alten Hatha-Yoga ausgegraben und uns zugänglich gemacht. Wir haben ihn gut durchgeschüttelt und vom Rest der kulturellen Verwirrung befreit, woraufhin er sich für alle Menschen in pures Gold verwandelte. Um ein Haar wäre er tatsächlich verloren gegangen. Jahre später, als Krishnamacharyas Sohn zum Ashram von dessen Guru reiste, fand er dort nur noch Schutt. Auch der Yoga hätte unter dem Schutt der Lehre verschwinden können, wenn Krishnamacharya uns nicht die Rettungsleine zugeworfen hätte. Das ist der Grund dafür, dass wir so hart arbeiten.

Bitte verstehe, was Yoga tatsächlich ist. Er ist empfangende Kraft. Er dient dazu, die nährende Kraft des Lebens aufzunehmen, ist die männliche Hingabe an das Weibliche. Diese Vereinigung dient der Vereinigung von Himmel und Erde. Yoga ist genau die Form des Lebens, durch die der Geist eine Form annimmt, und er ist frei verfügbar. Er ist vor der Erfindung jeder Doktrin in schamanischen Gesellschaften entstanden. Weder damals noch heute ist er eine kommerzielle Beschäftigung. Informationen über Yoga sind heute öffentlich zugänglich, für alle Menschen unter derselben Sonne frei und demokratisch verfügbar. Spirituelles Elitedenken nimmt ab, und die alten Werkzeuge des Yoga sind so verfügbar, wie sie für normale Männer und Frauen ursprünglich

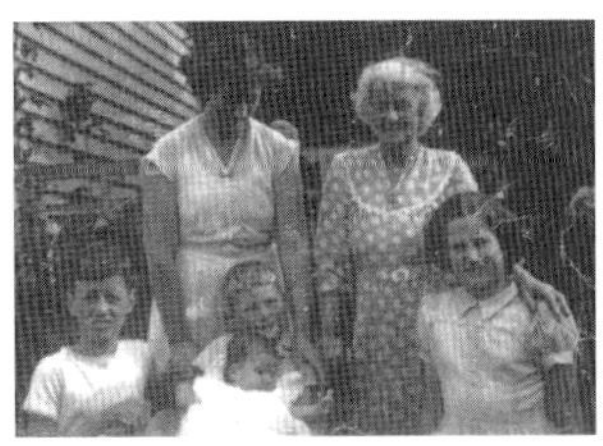

Joan mit ihren Kindern und ihrer Mutter Eileen

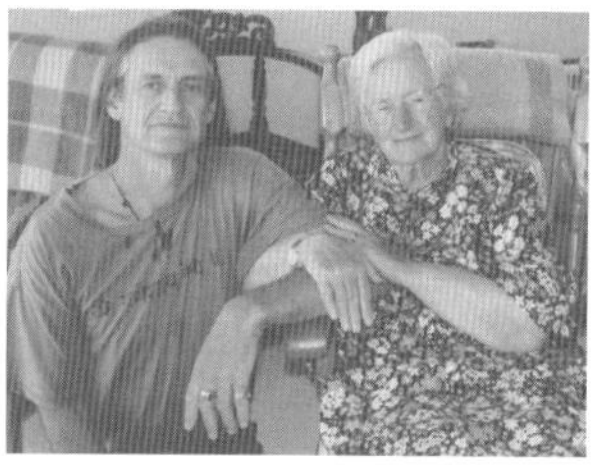

Die Kulturen, die den Hatha-Yoga zum Bestandteil ihrer religiösen Praxis machten, würdigten den Wert, den der Yoga besitzt, herab. Religiöse Praktiken wie Meditation, Philosophie oder die Hingabe an die „besondere Person“ wurden als höherwertig angesehen.

einmal gedacht waren, um das nährende Wunder unseres eigenen Zustandes in uns aufzunehmen.

Etwas ganz Wunderbares ist geschehen. Yoga ist in der Mittelschicht der westlichen Bevölkerung angekommen und wird über die auf Gleichheit bedachten Kommunikationsformen des Westens irgendwann zur indischen Mittelschicht und sogar nach Beijing zurückkehren. In früherer Zeit war Yoga in Indien die elitäre Beschäftigung des männlichen Teils der brahmanischen Kaste oder wurde von armen, in den Wäldern lebenden Schamanenvölkern praktiziert. Bald schon wird er allen größeren Bevölkerungsgruppen auf der Welt zugänglich sein. Auf dem Weg dorthin müssen wir jedoch dafür sorgen, dass er von den Auswüchsen der amerikanischen Fitness-Industrie und den lähmenden Theorien geistiger Lehrer befreit wird und zu dem heranreift, was er wirklich ist.

Jeder Mensch hat die Freiheit, innig mit seinem Leben verbunden zu sein, und das ist der notwendige erste Schritt, um die Welt zu verändern. Es ist unser Antrieb, das zu tun, was getan werden muss – in unserer gemeinsamen Aufgabe, die Menschheit gesunden zu lassen. Es kann jedoch keinen endgültigen Frieden geben, solange nicht alle Menschen satt, gebildet und so genährt sind, wie es die Natur vorsieht. Mehr ist nicht notwendig, um zur Gotteserkenntnis zu gelangen, um Kraft im Kontext des nährenden Weiblichen zu entfalten. Dies ist die einzige Gotteserkenntnis, weil es in herrlicher Abgeschiedenheit keine Erkenntnis gibt. *Beziehung* bewegt die Lebenskraft, nichts anderes. In diesem Sinne sind wir alle Bodhisattvas (hier für alle Geschöpfe). Ich glaube, dass Krishnamacharya seinen Frieden gefunden hat, weil er weiß, dass sein Lebenswerk genau so fortgeführt wird, wie es richtig ist. Die Arbeit ist noch lange nicht getan, aber gemeinsam werden wir es schaffen.

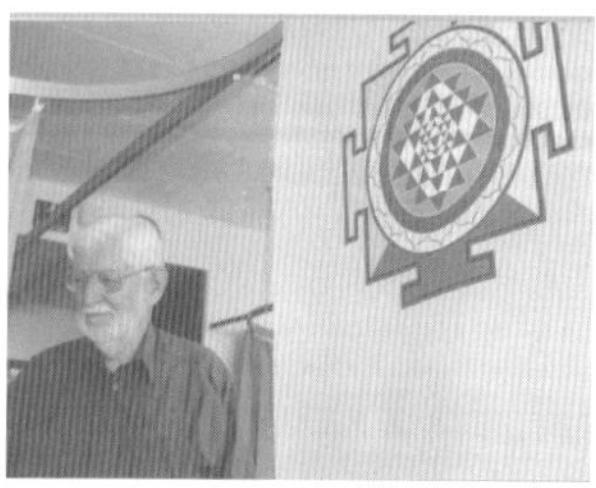

Pat Whitwell

U. G. Krishnamurti hat nie etwas unternommen, um eine Lehre ins Leben zu rufen oder eine Anhängerschaft zu versammeln. Leben im natürlichen Zustand erfordert keine Lehre, weil sie bereits gegeben ist. Menschen wie U. G. gab es von Zeit zu Zeit auch im frühen Indien. In der Avadhuta Gita heißt es: „Wahrheit ist: keine Lehre, kein Lehrer, kein Belehrter.“ Er machte zwischen sich und seinen Anhängern nie einen gesellschaftlichen Unterschied. Er sagte: „Es käme mir niemals in den Sinn, dass ihr in irgendeiner Weise anders seid als ich.“ Seine Begegnungen mit Menschen basierten nur auf Freundschaft und Respekt, aber dennoch war die Yoga-Übertragung sehr stark.

Auch dies war sehr lehrreich. U. G. war als lebender Buddha bekannt, ein *jivamukti* oder eine befreite Seele. Sogar die Shankaracharya – die hinduistische Orthodoxie – erkannte ihn als solchen an. Er glich einem Guru aus vergangenen Zeiten, obwohl es sie nicht länger zu geben scheint. U. G. lehnte die Vorstellung vom erleuchteten Guru jedoch rundweg ab. Von sich selbst sagte er immer nur, dass er ein ganz normaler Mann sei. Nachdem ich so vielen wichtigtuerischen

Lehrern mit ihren sonderbaren Programmen von Linie und Macht getroffen hatte, war ich vor vielen Jahren erstaunt, als mir klar wurde, dass U. G. es tatsächlich so meinte. Damals erkannte ich, dass es eine sehr wichtige formale Frage war. Es war die Erkenntnis, dass eine gleichrangige und normale Beziehung nicht nur die einzig gültige menschliche Beziehung, sondern auch eine *Voraussetzung* für die Yoga-Übertragung war. U. G. war unfehlbar darin, diese Form im Umgang mit Menschen aufrechtzuerhalten, obwohl er das Machtspiel, ein besonderer Mensch zu sein, mühelos hätte spielen können. Damit unterminierte er aktiv die Annahmen, die die Leute machten, um ihn auf den Sockel und sich selbst unter den Sockel zu stellen. Er befreite die Leute von der Annahme, es gäbe „einen, der weiß, und einen, der nicht weiß“, die bewirkt, dass alle in der Suche stecken bleiben. In Gegenwart eines so ehrlichen Menschen zu sein ist der befreiende Prozess, der die begrenzenden Annahmen des Verstandes zerlegt und den *einen* Zustand offenbar werden lässt, der das Leben ist. Ich betrachte diese Dinge als entscheidend wichtig für die menschliche Evolution, und deshalb muss darüber gesprochen werden.

Praktiken für Körper, Atem und Beziehung gehören so, wie sie ersonnen wurden, auf das hohe Podest spiritueller Praxis, von der jede Sache herrührt.

Dies sind rein formale Fragen. Logik ist vonnöten. Wir fangen an, Intimität zu spüren, sobald wir genauer untersuchen, wie der globale spirituelle Verstand die Wirklichkeit unseres eigenen offensichtlichen Wunders in Fadheit verwandelt hat. Vorstellungen einer höheren Realität bedingen eine niedrigere Realität, als ob es zwischen beiden einen Unterschied geben könnte. Wenn wir schon allein verstandesmäßig verstehen, dass spirituelle Annahmen unsere Aufmerksamkeit vom Leben, wie es ist, fortlenken, dann werden wir unsere Welt insbesondere in der Form neu schätzen lernen, in der sie sich als männlich/weibliche Polarität manifestiert. Vielleicht verstehen wir, dass die Kultur fälschlicherweise zwischen der geschauten und der ungeschauten Realität des Lebens trennt. Wir erlangen die Gewissheit, dass es zwischen Geist und Form keine Trennung gibt. Nur diese Erkenntnis kann zu dauerhaftem Frieden führen. Was auch immer Herzschlag, Atem und Sexualität bewegt – das Ungeschaute unterstützt das Geschaute und wird mittels der erstaunlichen Erscheinung des Geschauten und nicht durch die Verleugnung des Geschauten erkannt. Wir sind kurzzeitig von Ehrfurcht erfüllt, wenn wir Zeugen von Leben und Tod sind, aber sehr bald geben wir uns wieder mit weit weniger zufrieden. Haben wir den Mut, auf unserem eigenen Boden zu stehen, der bedingungsloses Leben ist, was immer dies in seiner Gesamtheit auch bedeuten mag? Oder bleiben wir von den spirituellen Lehrsätzen überzeugt, die uns zu verstehen geben, dass unser lebendiger Körper nicht ganz und gar göttlich ist? In Bezug auf diese schlichte Erkenntnis gibt es weder eine Praxis noch einen Fortschritt, der uns ihr näher bringen würde. Die Erkenntnis als solche befreit uns von der Gehirnwäsche der Lehre. Deshalb spreche ich aus verschiedenen Blickwinkeln immer wieder darüber.

Diese Erkenntnis ist ein lebendiger Dialog zwischen uns, mir, meiner Mutter, deiner Mutter und dir selbst. Jedes Mal, wenn die Worte gehört werden, hebt sich der auferlegte Zwang des gesellschaftlichen Denkens, bis er irgendwann vollständig verschwindet. Dann beginnt Yoga, die Intimität mit dem Leben, wie es gegeben ist.

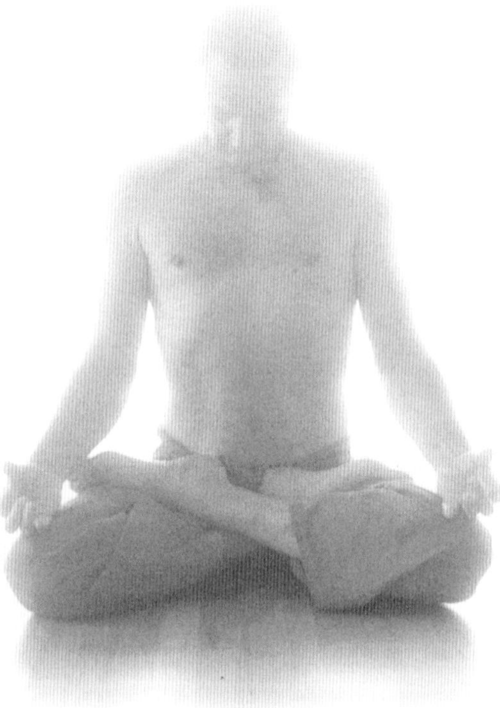

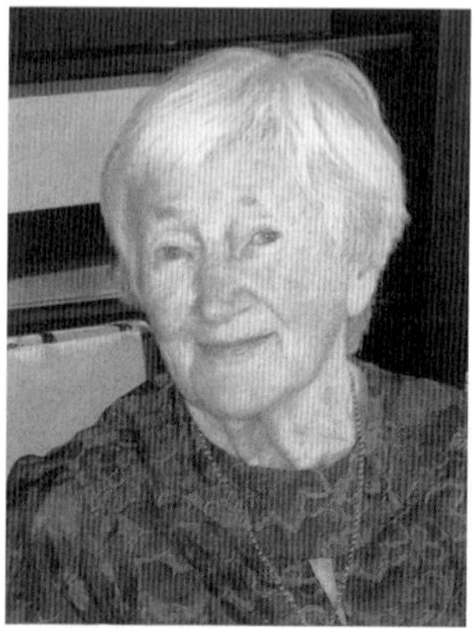

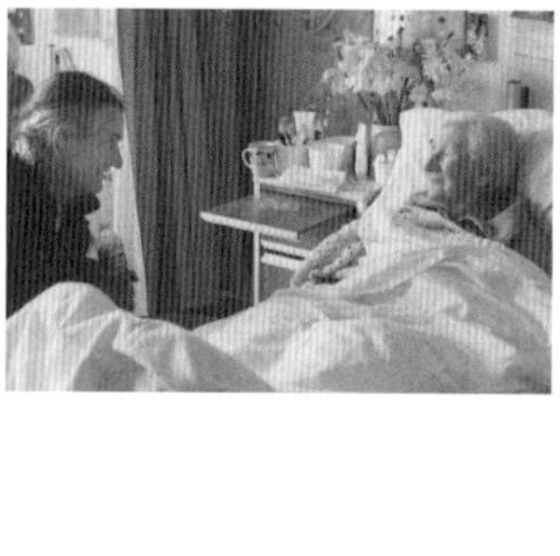

In den letzten Lebensjahren meiner Mutter fiel mir zwischen ihr und U. G. Krishnamurti eine eigentümliche Ähnlichkeit auf. Er war ein natürlicher Mann, und sie war eine natürliche Frau. In der Zeit, die ich mit ihnen verbrachte, gab es keine Tagesordnung, sondern nur spontan zum Ausdruck kommende bedingungslose Kraft des Seins, Güte und praktische Hilfe. Ihre Wesenszüge waren ebenso sehr weiblich wie männlich, kraftvoll und weich, präsent und empfänglich, einer Katze gleich, die still, aufmerksam und sanft dasitzt. Sie waren die Ausdrucksform des Yoga, wie wir alle es sind: die vollkommene Vereinigung von links und rechts, vorne und hinten, oben und unten, Einatem und Ausatem, innen und außen, die alle die vollkommene Verschmelzung der männlichen und weiblichen Prinzipien in sich tragen.

Es ist so einfach. Wenn wir an diesen Polaritäten teilhaben, dann spüren wir die Macht des Lebens, und der Geist nimmt Form an als echte Fortpflanzung, Geburt und alle anderen Wunder. Das Ungeschaute wird zum Geschauten. Wir erkennen Himmel und Erde als eins. Gott ist vom Geschauten nicht abwesend und kann es nicht sein. Dieses Buch hat den Titel *Herz-Yoga* und nicht *Yoga des Herzens*, weil das Herz kein Gegenstand ist. Es ist das Ganze. Wir spüren unser Herz, wenn manche oder alle Gegensätze miteinander verschmelzen. Sie waren immer schon miteinander verschmolzen und voneinander abhängig. Wir erkennen das Leben und die Quelle, von der alles herkommt, unsere Mutter. Der Kirtan-Sänger Krishna Das hat es am besten in Worte gefasst, als er auf seinem Album *Door of Faith* seiner Mutter dankte. „Der lebenden Präsenz meiner Mutter in meinem Herzen. Mögen wir immer in der Liebe leben, die wir gefunden haben, gerade rechtzeitig."

Jeder Mensch hat die Freiheit, innig mit seinem Leben verbunden zu sein, und das ist der notwendige erste Schritt, um die Welt zu verändern. Es ist unser Antrieb, das zu tun, was getan werden muss in unserer gemeinsamen Aufgabe, die Menschheit gesunden zu lassen.

Später brachten wir die Asche meiner Mutter auf eine kleine Insel vor der Küste von Waiheke Island, meinem Wohnort in Aotearoa, Neuseeland. Obwohl mein Vater und mein Bruder weder Hindus noch religiös geprägt sind, nahmen wir gemeinsam an einer schlichten Zeremonie – einer *puja* – teil in Dankbarkeit für ein Leben, das dem Leben, dem Land, dem Meer, der Möwe und dem Baum zurückgegeben worden war. Meine Mutter kehrte zu meiner Mutter zurück. Ich zeichnete ein kleines Sri Yantra in die Asche, und der Ort, an den wir die Asche gebracht hatten, wurde zum Mittelpunkt oder *bindu* eines Sri Yantras, das zu wachsen schien, bis es die gesamte Insel und dann den gesamten Himmel, die Erde und das Universum umfasste. Dieser Platz fühlte sich wie der Mittelpunkt meines Herzens an, von dem alles ausstrahlte. Wir saßen in der heißen Sonne rund um ein heißes Feuer. Alles war verbrannt, und alles, was übrigblieb, war die Mutter, die alles durchdringende nährende Kraft aller Erscheinung. Diese kleine Insel, ihre grenzenlose Erde und ihr grenzenloser Himmel sind für mich lebendig geworden und von pulsierendem Leben erfüllt. Ich spüre sie in allen Dingen und in jedem Menschen als mein eigenes Leben, meinen eigenen Atem und mein eigenes Herz.

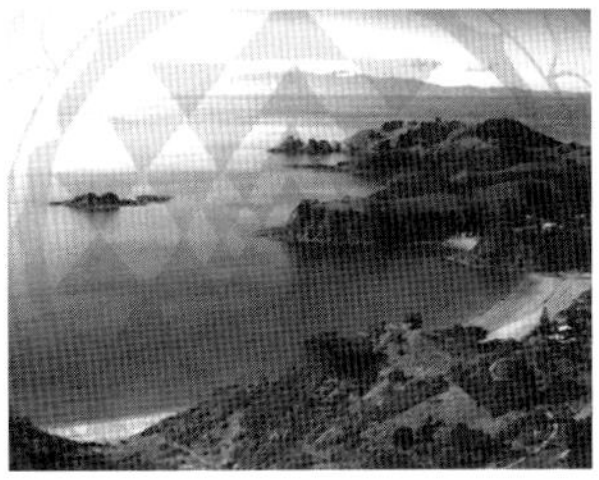

Meine Mutter wird meiner Mutter zurückgegeben

Hallo Mark,
ich bin offiziell in Indien aufgenommen worden. Die letzte Nacht habe ich mit Dysenterie im Krankenhaus verbracht!!! Das einzige freie Zimmer lag auf der Wöchnerinnenstation. Ich war von Frauen umringt, die in den Wehen lagen und vor Schmerzen schrien. Abgesehen von einem Bett, dem Infusionstropf und mir selbst war mein Zimmer völlig leer. Als die Unruhe des „Nichtstuns" immer größer wurde, erinnerte ich mich an die Geschichte von deiner Mutter im Krankenhaus, ehe sie starb. Ich beschloss, das Sri Yantra zu visualisieren. Als ich es tat, setzte automatisch mein Mantra ein. Ich betrachtete das Yantra und spürte ein Gefühl vollkommener Hingabe. Ich versank in der Glückseligkeit des Universums. Der Schmerz im Schreien der Frauen verwandelte sich in Schönheit. Ich war von der Göttin umgeben, in mir, als ich. Es war eine äußerst tiefe Erfahrung. Unnötig zu sagen, dass sich die Langeweile in der Hingabe auflöste. Ich danke dir für das, was du mich gelehrt hast.

Jessica Silverman,
Studentin der klassischen indischen Religion
an der Oxford University

„Mutterschaft ist in ihrem Wesen nicht auf Frauen beschränkt, die geboren haben. Sie ist ein Prinzip, das sowohl Männern als auch Frauen eigen ist. Sie ist eine Geisteshaltung. Sie ist LIEBE – und LIEBE ist nichts anderes als der Atem des Lebens selbst."
AMMA

Der kulturelle Wahn des Strebens nach Perfektion verhindert, dass wir die Vollkommenheit bemerken, die als das Leben in uns bereits besteht und uns in Fülle gegeben ist.

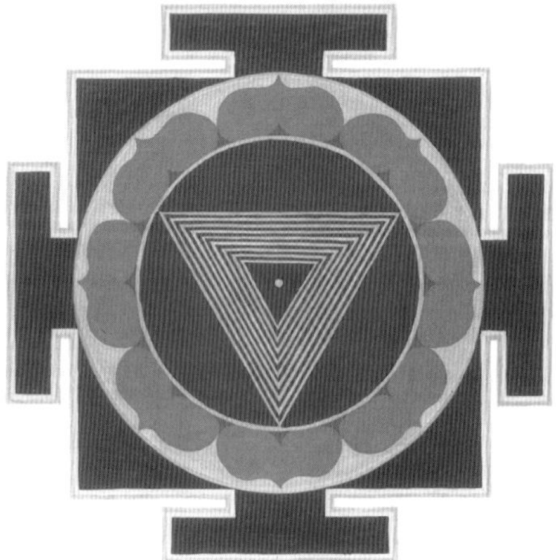

DAS HRIDAYAYOGASUTRA

DAS HERZ-YOGASUTRA

Dieses Sutra ist eine Landkarte, die dir zeigen soll, wohin du mit *Herzens-Yoga* gehst. Es ist vielleicht nicht unbedingt ratsam, deine Lektüre gleich damit zu beginnen, aber du kannst immer wieder dazu zurückkehren. Der Rest des Buches ist ein Kommentar zu diesen Aphorismen. Es sind zusammenfassende Aussagen, die wichtige Erkenntnisse enthalten und sorgfältige Aufmerksamkeit verdienen. Es sind auch fachliche Aussagen, die präzise definieren und klären, was Yoga ist.

Das *hrid* ist dort, wo links mit rechts verschmilzt, oben mit unten, vorne mit hinten, Einatem mit Ausatem, außen mit innen, weiblich mit männlich, Stärke mit Empfänglichkeit. Es ist dort, wo der Himmel auf die Erde trifft und der Geist Form annimmt. Es hat einen bestimmten Sitz als Quelle von Körper und Geist, wird aber nur in der vom Leben geschenkten Verbundenheit und im natürlichen Zustand des Körpers gefühlt. Das Sutra ist ein „Faden", der diese Betrachtungen über das Herz miteinander verwebt.

*Das **hrid**, das Herz, hat kein Gegenteil und ist die Pforte zwischen dem geschauten und dem ungeschauten Zustand des Lebens.*

1. Die Annahme, die Wahrheit sei abwesend und müsse gefunden werden, ist kulturell tief verwurzelt, wobei es keine Rolle spielt, ob wir religiös sind oder nicht.

❋ ▼ ❋

2. Unser ungeprüftes kulturelles Verhalten, Gott oder Erleuchtung genannte „höhere Wirklichkeiten" in den Raum zu stellen und zu suchen, ist in Form einer Lehre in vielen Gesellschaften als Werkzeug der politischen Macht verbreitet. Es liegt in ihrer Natur, das Wunder der gegenwärtigen Wirklichkeit und ihrer Macht zu verleugnen, vor allem, wenn sie als männlich/weibliche Gegenseitigkeit zum Ausdruck kommt.

❋ ▼ ❋

3. Suchen nimmt dem Einzelnen seine eigene Kraft und Intelligenz, die das Leben ist, so wie das kulturelle Modell des vollkommenen Menschen (des

erleuchteten Menschen) an sich die Vollkommenheit verleugnet, die das in jedem Menschen bereits bestehende Leben ist. Der Körper und alles, was erfahren wird, *ist* der absolute Zustand, nicht die Absolutheit der Kultur, die Mutmaßung ist und die Aufmerksamkeit von der Wirklichkeit fortlenkt.

❁ ▼ ❁

4. Erkenntnis *allein* führt zu Frieden und erfordert weder Bekräftigung noch Beweis durch Erfahrung. Erkenne also einfach. Im Schmerz von Geburt und Tod und in den gesellschaftlichen Verirrungen unserer Zeit ist es nicht möglich, zu einem auf Erfahrung beruhenden Frieden zu gelangen, der eine bleibende Wirkung hat. Hör deshalb auf, es zu versuchen. Frieden liegt nicht in einer Wahrnehmung oder Erfahrung. Er liegt in dem, was du bist.

❁ ▼ ❁

5. Einzig und allein dieses Erkennen ermöglicht es einem Menschen, sich vom aufreibenden Automatismus einer kulturell verordneten Suche in den natürlichen Zustand und in das Wunder des bereits gegebenen Lebens hinein zu entspannen. Authentischer Yoga beginnt als das Werkzeug des Lebens zur Selbsterneuerung. Dies geschieht, wenn der Verstand von der Gewohnheit, das zu suchen, was wir nicht sind, und von der Verleugnung des Lebens ablässt.

❁ ▼ ❁

6. Die Intelligenz und die Kraft des Lebens erscheinen als Gegenseitigkeit, polare Gegensätze im Zustand der Vereinigung. Durch natürliche Teilhabe an diesen Vereinigungen lösen sich alle Überbleibsel des vom Verstand *angenommenen* Getrenntseins von der Wirklichkeit auf. Der Verstand wird klar, während er sich mit dem gesamten Körper verbindet und durch die angeborene Intelligenz des Lebens informiert wird. Männliche und weibliche Qualitäten werden wiederhergestellt. Im natürlichen Zustand werden das männliche und weibliche Wesen innen wie außen klar unterschieden und in ekstatischer, fortgesetzter Vereinigung empfunden als der grundlegende Prozess des Lebens, individuell zum Ausdruck gebracht.

❁ ▼ ❁

7. Sprache, vor allem in Form heiliger Schriften, ist die Normung der Suche des Verstandes, die den natürlichen Zustand leugnet. Auch wenn ihr ein

Zauber innewohnt und sie Perlen der Weisheit enthält, gibt sie von Natur aus zu verstehen, dass die Wahrheit abwesend ist und gefunden werden muss. Nachdem sie dem gesellschaftlichen Verstand mithilfe männlicher Autorität als „Gottes“ Wort oder Ähnliches aufgezwungen wurde, wird sie zur festen Annahme, die nur durch die Erkenntnis ihrer Nichtnotwendigkeit beseitigt werden kann.

❁ ▼ ❁

8. Glücklicherweise haben frühe Weisheitskulturen diese Polaritäten erkannt und in Konzepten wie Yin und Yang oder Shiva und Shakti beschrieben. Ohne das Werkzeug, sie als die tatsächlichen Zustände des Lebens zu erfahren (das Yoga sein kann), neigt eine solche Sprache allerdings dazu, Abstraktionen zu erschaffen und eine Suche nach ihrer Verwirklichung in Gang zu setzen, so, als ob sie abwesend wären.

❁ ▼ ❁

9. Ein Feingefühl für die Polaritäten des Körpers – links zu rechts, vorne zu hinten und insbesondere oben zu unten –, das mit der Bewegung des Atems koordiniert wird, sorgt dafür, dass sich auch ein Feingefühl für die elementare Polarität von weiblich und männlich entwickelt. Gesellschaftlich bedingte Beschränkungen der männlich/weiblichen Gegenseitigkeit sorgen dafür, dass die Polarität zwischen Mann und Frau sich normalerweise erst dann entwickelt, wenn ein Feingefühl für die anderen Polaritäten erworben wurde. Die Entwicklung von Gegenseitigkeit auf der inneren Ebene lässt äußere Gegenseitigkeit entstehen und umgekehrt. Beide stoßen einander gegenseitig an. Die Nähe zum eigenen Selbst und zu anderen Menschen wird wiederhergestellt.

❁ ▼ ❁

10. Yoga ist eine leicht zu erlernende Technik, bei der die Stärke des Lebens die nährende Kraft des Lebens empfängt. Wenn er richtig praktiziert wird, ohne Anstrengung oder Besessenheit, dann führt Yoga zu mehr Klarheit, größerem Frieden und größerer Macht, der natürlichen Form des Lebens. Im Leben und im Yoga ist das Weibliche, die Fähigkeit, zu empfangen und empfangen zu werden, geringfügig wichtiger als Stärke. Empfänglichkeit macht die Stärke stärker und lässt intelligente, dauerhafte männliche Kraft entstehen.

11. Die rechte Seite, die Basis und die Rückseite des Körpers sind die Träger des männlichen Prinzips. Die linke Seite, der Scheitel und die Vorderseite sind die Träger des weiblichen Prinzips. Der Ausatem trägt die männliche Kraft, während der Einatem die weibliche Kraft empfängt. Die Basis und die Wirbelsäule stützen die empfängliche Vorderseite sowie den Scheitel darüber. Im Leben ist es die Stärke, die empfängt. Geben und Empfangen werden als der natürliche Zustand des Lebens wiederhergestellt. Bei der Vereinigung der Polaritäten stärkt jedes Prinzip das jeweils andere. Asana, Pranayama, Meditation und das Leben sind ein nahtloser Prozess, durch den die natürlichen Polaritäten des Lebens anerkannt und aufgenommen werden. Die Intelligenz der männlich/weiblichen Gegenseitigkeit ist nicht nur in jeder Zelle, sondern auch in der gesellschaftlichen Weisheit eines freien Lebens gegenwärtig.

❋ ▼ ❋

12. Die Vereinigung der Polaritäten des Lebens findet statt als die männliche Hingabe an das weibliche Prinzip. Ihre einfachste Ausdrucksform ist die Fähigkeit, im Asana über die Einatmung zu empfangen. Stärke (männlich) muss empfangen (weiblich) und empfangen werden. Das ist die Form des Lebens. Die Stärke (Sonne) ruht in der Basis und in der Wirbelsäule und empfängt (Mond) von oben durch den Scheitel und die Vorderseite. Der Stärke wird durch Ausatmung gedient, und der Empfänglichkeit wird durch Einatmung gedient. Das Weibliche stärkt das Männliche und umgekehrt. Die Vereinigung von männlich und weiblich dient der Polarität von Himmel und Erde als das Mittel, durch das der Geist Form annimmt. Ihr höchster Ausdruck ist die Bereitschaft, einen anderen Menschen, einschließlich der Mutter und ihrer gesamten Nachkommenschaft, in der nährenden Kraft zu empfangen, die das Leben ist. Das ist alles, was zur Gotteserkenntnis und für ein glückliches Leben notwendig ist.

❋ ▼ ❋

13. Die Wiederherstellung der natürlichen Polaritäten im Körper, im Atem und in Beziehungen (in dieser Reihenfolge) macht Heilung in jeder Hinsicht möglich. Yoga, der richtig auf den individuellen Menschen angewandt wird, dient der Gegenseitigkeit einer innigen Beziehung, die das machtvollste Werkzeug der Heilung ist. Dabei müssen der Körperbau, das Alter, der Gesundheitszustand und auch der kulturelle Hintergrund eines Menschen berücksichtigt werden. Dieses Feingefühl kann mit der Hilfe eines Lehrers erlernt und praktiziert werden.

14. Zufriedenheit, Wohlbefinden, Weisheit und Erkenntnis liegen in der Macht der Gegenseitigkeit zwischen den polaren Gegensätzen, Mann und Frau. Sie sind im Eingeständnis, der Teilhabe und der Hingabe an die Tatsache zu finden, dass der eine Pol ohne den anderen nicht existiert. Dies ist die Erkenntnis des Herzens oder Ganzen. Es ist eine bittere Pille angesichts des Schmerzes, der die Sexualität in Beziehungen kennzeichnet, und des herrschenden gesellschaftlichen Einflusses, der nahelegt, dass Weisheit in der Überwindung der Sexualität liegt. Es ist jedoch eine Herausforderung, die innerhalb unserer Möglichkeiten liegt. Negative gesellschaftliche und persönliche Wesenszüge werden im Laufe der Zeit durch positive Muster, die natürlichen Reaktionen auf Intimität, ersetzt. Die Freiheit polarisierter Vereinigung mit unseren fassbaren Wirklichkeiten (links zu rechts, oben zu unten, vorne zu hinten, weiblich zu männlich, außen zu innen) ist natürlich, besteht bereits und liegt innerhalb der menschlichen Reichweite, während dies bei dem religiösen Lehrsatz der Transzendenz nicht der Fall ist.

❁ ▼ ❁

15. Die feinstofflichen Energien, die spirituell Praktizierende im vertikalen oder aufsteigenden Feld des Körpers schätzen, werden durch den zugehörigen Zustand, das horizontale Feld des Körpers, erweckt und in diesem genutzt, im Leben als Leben. Ohne die horizontale Ebene ist Bewusstheit in der vertikalen Ebene auf ein Mindestmaß beschränkt, und die Fixierung der Aufmerksamkeit in den feinstofflichen Energien ist gefährlich und ein oft begangener Fehler. Robuste Verbundenheit im Leben ermöglicht Stärke und ungehindertes Bewusstsein für die Energie im Scheitel und oberhalb des Scheitels.

❁ ▼ ❁

16. Der höchste Ort yogischer Bewusstheit im Leben ist das Herz, nicht der Kopf. Das Herz wird nur durch Teilhabe an den natürlichen Polaritäten des Lebens offenbart, insbesondere Basis zu Krone und innen zu außen. Die Offenheit des gesamten Körpers offenbart das offene Herz.

❁ ▼ ❁

17. Erleuchtung hat kein bestimmtes Aussehen und entspricht auch keinem kulturellen Modell vollkommenen Verhaltens oder vollkommener Seligkeit. Sie ist ganz einfach das Erkennen und die Freude an der offensichtlichen

Vollkommenheit, die das Leben ist. Das, was wie eine gesellschaftliche Beschränkung aussieht, kann andauern. Wie kannst du eine vollkommene Beziehung haben, wenn du es mit einer zweitausendfünfhundertjährigen Verleugnung sowohl der Sexualität als auch der Frauen zu tun hast? Das Wissen, dass die männlich/weibliche Polarität der Vereinigung von Geist und Form, dem Ungeschauten und dem Geschauten, Himmel und Erde dient, kann dazu beitragen, der Gesellschaft und für dir selbst Klarheit in zu bringen.

❁ ▼ ❁

18. Freiheit liegt in absoluter Eigenständigkeit, in der Erkenntnis, dass das Leben, wie es bereits gegeben ist, erfüllt und hinreichend ist und nichts weiter braucht als die Unterstützung, die uns durch die Natur schon zuteil wird. Diese Eigenständigkeit schließt Gegenseitigkeit, also die natürliche Bewegung des Lebens hin zum Leben, des einen Pols zum anderen, nicht aus und kann dies auch nicht tun.

❁ ▼ ❁

19. Die Yoga-Praxis ersetzt negative Muster durch positive Muster. Aber auch positive Muster machen abhängig und erlegen dem natürlichen Leben einen Zwang auf. Diese Muster rufen die Annahmen des Verstandes von besser oder schlechter, gesund oder nicht gesund, getrennt oder nicht getrennt hervor. Sie leugnen die ungeheure Intelligenz des Lebens, die im Körper unaufhörlich am Werk ist. Das Leben arbeitet perfekt und kann mit allem umgehen. Beim Yoga geht es darum, es endlich vom einschränkenden Zwang des Verstandes zu befreien, nicht darum, es mit weiteren Mustern noch weiter einzuschränken. Die Mittel, die positive Muster erzeugen, und die Werkzeuge, die zur Erkenntnis führen, werden deshalb irgendwann aufgegeben, sodass das Leben in keiner Hinsicht mental eingeschränkt wird.

❁ ▼ ❁

20. Wir können positive Muster nicht durch bewussten Vorsatz aufgeben, den wir wie eine Methode benutzen, denn das ist nur ein weiterer Zwang, der von der Annahme ausgeht, das Leben sei ein Problem, das es zu lösen gilt. Darüber hinaus können bestimmte Heilungsprozesse notwendig sein, die durch zielgerichtete Praktiken in Gang gesetzt werden. Muster kann man

nicht nur äußerlich aufgeben. Wir können allerdings *im Rahmen der Erkenntnis praktizieren, dass unser Leben eine ungeheure Intelligenz ist.* Verhaltensmuster fallen auf ganz natürliche Weise fort, wenn man spürt, dass sie belanglos sind, oder erkennt, dass sie unnötig sind. Wir stehen im Leben als das Leben in seinem makellosen, uneingeschränkten Wesen, seiner ungeheuren Intelligenz, seinem Frieden und seiner Macht, die bereits besteht. Hier beginnt authentischer Yoga als die natürliche Energie des Lebens. Wir kommen in einen Zustand der Entspannung. Die natürliche Bewegung des Lebens und seine Antwort auf Verbundenheit gehen weiter, erfordern aber keinen bewussten Vorsatz, der das System stört. Der Yoga für Körper, Atem und Beziehung nimmt eine natürliche, nicht zwanghafte Form an.

❁ ▼ ❁

21. Diese Veränderung von „negativen" Mustern zu „positiven" Mustern, zum uneingeschränkten Wunder des Lebens, mag zwar wie ein fortschreitender Prozess aussehen, ist es jedoch nicht. Der Glaube an die Notwendigkeit eines Musters (negativ oder positiv) ist Abhängigkeit, die den natürlichen Zustand des Lebens behindert. Im Allgemeinen ist es schwieriger, positive Muster loszulassen, weil sie eine so glanzvolle und anregende Wirkung haben. Wir haben unsere Eisenketten gegen goldene Ketten eingetauscht und sind nun – im wahrsten Sinne des Wortes – vom Gold gefesselt. Das Erkennen des natürlichen Zustandes und die damit verbundene Befreiung können jederzeit eintreten und erfordern keinen fortschreitenden Prozess. Veränderung ist unvorhersagbar und kann nicht prophezeit werden. Sie kann zu jeder Zeit plötzlich oder allmählich geschehen. Dadurch, dass wir begrenzende Muster zutiefst verstehen und den Mut haben, auf unserem eigenen Boden als das Leben zu stehen, wie es gegeben ist, geschehen Veränderungen auf spontane, natürliche Weise.

❁ ▼ ❁

22. Bei der körperlichen Praxis geht es in erster Linie um die freie Teilhabe am Atem. Beim Atem zu sein heißt, bei *dem* zu sein, was uns atmet. Der Körper bleibt weich und in die Atembewegung eingebunden, und die sich bewegende Körperstruktur dient dem Atemvorgang. Körperbewegung ist Atembewegung und umgekehrt. Der Geist nimmt auf natürliche Weise an diesem Prozess teil und wird klar, wenn er sich mit dem ganzen Körper, der Intelligenz des Lebens, verbindet. Das mag eine Herausforderung sein, ist aber keine Anstrengung. Die Herausforderung liegt in den Grenzen des

Atems, nicht in der Muskulatur. Die Übungen werden auf jeden Menschen individuell zugeschnitten, und jeder Mensch ist in der Lage, echten Yoga zu praktizieren. Yoga will weder die vom Verstand vorgezeichnete Struktur des Körpers noch irgendeinen kulturellen Lehrsatz aufzwingen. Der Atem sollte ebenfalls nicht übermäßig kontrolliert werden, sondern natürlich und sanft in einem bequem zu bewältigenden Atemverhältnis fließen. *Das Ziel von Yoga besteht darin, den Organismus von den Einschränkungen des Geistes zu befreien, nicht darin, ihm Einschränkungen aufzuerlegen.* Dies geschieht durch innige Verbindung mit Körper, Atem und Geist als einem einzigen Prozess. Schließlich erkennt man auch dieses Ziel als Hindernis und als unnötig, weil der lebende Organismus bereits in seiner Intelligenz, dem natürlichen Zustand, ruht. Es gibt keine Schritte, die unternommen werden müssten.

❁ ▼ ❁

23. Religiöse Werkzeuge können benutzt werden, um eine innige Verbindung zu würdigen, müssen jedoch von begrenzenden Glaubenssystemen oder der Täuschung, dass sie notwendig seien, frei bleiben. Dann werden sie machtvoll.

❁ ▼ ❁

24. Die Tiefe der Energie und Intelligenz des Lebens wird durch Teilhabe am Leben als dem ganzen Körper erkannt. Dazu gehört die Basis des Körpers ebenso wie alles, was darüber liegt. Der Gipfelpunkt dieser Erfülltheit, der Ort uneingeschränkter Gefühlstiefe, ist das Herz, *hrid*, der „Sitz" von Geist und Körper. Es ist der Punkt, an dem die vollkommene Vereinigung von männlich und weiblich zur ersten Zelle des Lebens in unserer physischen Form stattfand. Von hier ausgehend entwickelten sich die Wirbelsäule und der gesamte physische und energetische Körper, und von hier ausgehend arbeiten sie jetzt.

❁ ▼ ❁

25. Der Geist und alle Erfahrung scheinen dieser Tiefe des Gefühls im Herzen zu entspringen. Es ist eine Tiefe und ein Platz, und es kann nicht bewusst oder absichtlich entdeckt, sondern nur auf eine natürliche Weise gespürt werden, wenn der ganze Körper entspannt ist und an seinem Leben und an Beziehungen teilhat.

26. Eine effektive Beziehung zwischen Lehrer und Lernendem hat die Form einer natürlichen und gegenseitigen Freundschaft. Alles andere vermittelt nur kulturelle Konzepte und Begrenzungen, nicht aber die Erkenntnis des Herzens. Personen und Institutionen bedienen sich reizvoller und sogar zutreffender Weisheitskonzepte, um gesellschaftliche Machtdynamiken zu erzeugen, die die Beteiligten an die vermeintliche Dichotomie von Wissen und Nichtwissen, Besonderheit und Nichtbesonderheit fesseln. Das Herz des Yoga kann nur in einer echten Freundschaft vermittelt werden, die über die herkömmliche Gesellschaftsstruktur hinausgeht.

❋ ▼ ❋

27. In aufrichtiger und tiefer Freundschaft hilft der Lehrer anderen Menschen dabei, ihren eigenen, einzigartigen Weg und Ausdruck zu finden. Lediglich der Bestimmung des Lehrers zu folgen führt dazu, dass man sich verirrt. Im Rahmen dieser unabdingbaren Gegenseitigkeit besteht die Rolle des Lehrers darin, einen Menschen in der Praxis seiner wichtigen Polaritäten in Körper, Atem und inniger Beziehung zu unterweisen. Der Lehrer kann einem Menschen auch helfen, Klarheit in seine Absicht und seine Richtung im Leben zu bringen. Der Lehrer bietet einen hilfreichen Rahmen inmitten der positiven und mitunter schwierigen Veränderungen, die sich durch die Praxis ergeben. Der Glaube an den Yoga entwickelt sich durch Vertrauen in die Beziehung zwischen Lehrer und Lernendem und im Erkennen der Logik, die dem Yoga innewohnt. Klarheit hängt letztlich von der klaren Absicht des betreffenden Menschen ab, gesund zu sein und regelmäßig zu praktizieren.

❋ ▼ ❋

28. Jede noch so hilfreiche Lehre ist von einem Widerspruch geprägt, der darin liegt, dass du keine Hilfe brauchst. Die ungeheure Intelligenz und Unendlichkeit des Lebens bestehen in vollem Umfang in dir, als du. Jeder echte Freund [Lehrer] wird dir helfen, dies zu verstehen, und macht damit die Aufgabe des Lehrers überflüssig. Spirituelle Übertragung findet *nur* in aufrichtiger Freundschaft statt. Der Lehrer ist ein ebenbürtiger Freund, nicht mehr und nicht *weniger*. Ohne diese Eigenschaft ist der Lehrer ein Hindernis und das Problem selbst. Aus der Achtung für jeden Menschen heraus hat ein wahrer Lehrer die Verantwortung, das überzeugende und weit verbreitete gesellschaftliche Modell der Ungleichheit vorbildlich abzubauen. Das *ist* der spirituelle Prozess. Er stellt jeden Menschen auf seinen eigenen Boden als das Leben selbst, in freier und unbehinderter Beziehung zu allem und jedem.

29. Wir *alle* leiden von der Geburt bis zum Tod. Güte dir selbst und anderen Menschen gegenüber ist daher die angemessene Antwort. Es gibt *keinen Weg*, der aus der grundlegenden Schwierigkeit des Lebens hinausführt. Uns wird jedoch beigebracht, dass wir glücklich sein oder zumindest das Glück finden sollen. Folglich vergrößern wir unser Leiden, unsere Scham und unser geringes Selbstwertgefühl, wenn der Schmerz offen zutage tritt, was unvermeidlich ist. Die Tatsache zu akzeptieren, dass wir leiden, statt dagegen anzukämpfen, trägt viel dazu bei, den Schmerz zu lindern, und motiviert zu zweckmäßigen, hilfreichen Praktiken. Das Leiden wird größer, bis wir es eingestehen können, je früher, desto besser. Das Eingeständnis unseres Leidens beendet jede Vorspiegelung und lässt uns die Wirklichkeit des Lebens, seinen Frieden und seine Macht spüren.

❁ ▼ ❁

30. Um sich selbst zu verwirklichen, um das Leben zu verwirklichen, muss ein Mensch frei sein von Rollenbildern, die ihm die Kultur aufzwingt, und selbst etwas tun. Auch die Nachahmung kultureller Idealvorstellungen bleibt eine Nachahmung und geschieht, wenn überhaupt, nur äußerst selten. In allen Bereichen – Beziehung, Kunst und Yoga eingeschlossen – hat ein Mensch die Möglichkeit, sein eigenes, einzigartiges Leben auf vollkommene Weise zum Ausdruck zu bringen. Normalerweise ist es eine einfache, natürliche Ausdrucksform, die frei ist von Leistungsansprüchen oder irgendwelchen Wertvorstellungen. Sie ist auch gegenwärtig in der dem Körper eigenen Verbundenheit mit und seiner organischen Reaktionsfähigkeit allem gegenüber, was Ausdruck seiner angeborenen Intelligenz als Leben ist. Wahrheit ist immer und überall der Zustand aller Menschen. Die tiefsten Offenbarungen sind deshalb zu allen Zeiten – die heutige Populärkultur eingeschlossen – durch die Kreativität der Menschen überall zum Ausdruck gebracht worden. Sie verdienen ebenso viel Respekt und Aufmerksamkeit wie die großen Offenbarungen der Vergangenheit. Sie sind von wesentlicher Bedeutung für unsere Zeit, und (dein eigenes) authentisches Handeln ist ein wichtiger Beitrag zur Entfaltung kultureller Weisheit.

❁ ▼ ❁

31. Gesellschaftliche Rollenbilder, die von den Eltern weitergegeben werden, stellen meist eine Begrenzung für Nähe und Intimität dar. Verhaltensweisen werden ganz automatisch nachgeahmt. Beim Yoga geht es darum, diese begrenzenden Rollenbilder zu erkennen und zu verstehen, um durch

die fassbaren Bindeglieder zum Leben (Körper, Atem und Beziehungen) die uneingeschränkte Natur des Lebens zu finden. Das beseitigt einerseits die gesellschaftlichen Hindernisse, die von einer Generation zur nächsten weitergegeben werden, ehrt andererseits aber dennoch die Eltern als die grundlegende Quelle des Lebens. Deine eigene Sexualität zum Ausdruck bringen heißt, das Leben zum Ausdruck zu bringen, wie es gegenwärtig gegeben ist, und beendet die schmerzhafte Begrenzung der Vergangenheit sowohl für dich selbst als auch für die Gesellschaft. Mitgefühl für die Eltern und die ganze Menschheit verringert die gesellschaftlichen Begrenzungen, unter denen wir alle leiden.

❁ ▼ ❁

32. Die Macht des Lebens, die durch weiblich/männliche Gegenseitigkeit zum Ausdruck kommt, wird mit Begriffen wie Liebe und ähnlichen Worten als gesellschaftliche Idealvorstellung beschrieben. Die Traditionen schreiben dieser Beziehung sogar eine göttliche Stellung und äußerst wohltätige Eigenschaften zu. Es ist nicht so, dass solche Bekundungen nicht wahr sind, aber ohne echte und praktische Werkzeuge, die diese Äußerungen als fassbare Realität des Lebens erfahrbar machen, bleiben sie abstrakte Vorstellungen. Es sind Worte, die Menschen unglücklich machen, weil sie ihnen zu verstehen geben, dass etwas fehlt. Im Leben fehlt nichts, und wir alle teilen denselben menschlichen Zustand.

❁ ▼ ❁

33. Aufgrund der krassen Zweiteilung zwischen Ideal und wahrgenommener Alltagserfahrung bewirken *alle* Ideale und abstrakten Vorstellungen – von gesellschaftlichem Idealismus hin bis zum sublimen religiösen Ausdruck – eine mentale Trennung vom Leben. Also ist es besser, ohne irgendwelche Idealvorstellungen einfach bei deiner Erfahrung zu bleiben, worin sie auch immer bestehen mag. Dann kann der natürliche Zustand gespürt werden. Die Erfahrung verändert sich in der natürlichen Dynamik des Lebens von empfangender und gebender Stärke.

❁ ▼ ❁

34. Die Verleugnung des natürlichen Lebenszustandes hat auf die Menschen eine missbräuchliche Wirkung. Nachdem sie missbraucht wurden, müssen sie die Phasen der Wut, des Schmerzes und des Mitgefühls – in dieser Rei-

henfolge – durchleben, damit Heilung geschehen kann. Schuldgefühle und Reue wegen verletzenden Handlungen, die möglicherweise durch Wut oder Verwirrung ausgelöst wurden, geben dir die Möglichkeit, Vergebung für das zu gewähren und zu erlangen, was in der Vergangenheit logisch zu sein *schien*. Die Heilung liegt darin, die Wut, den Schmerz, das Mitgefühl, die Vergebung und die klare Gewissheit des natürlichen Zustandes, die dafür notwendig sind, zu spüren.

❋ ▼ ❋

35. Authentischer Yoga soll uns die persönlichen Werkzeuge geben, die uns in die Lage versetzen, in Körper, Atem und Beziehung an der Realität des Lebens tatsächlich teilzuhaben. Diese Werkzeuge sind leicht erlernbar und mühelos anwendbar. Es geht darum, in der Tiefe zu erkennen, dass der Kampf mit uns selbst und mit anderen Menschen, der entsteht, weil wir glauben, dass etwas fehlt, unnötig ist. Er wird uns vom gesellschaftlichen Verstand eingegeben. Echte Meditation beginnt, wenn die Gewohnheiten des Verstandes gesehen werden. Wir erkennen den Kampf und geben ihn auf. Die Fragen, die uns eingegeben wurden, lösen sich auf. Der Kampf ist vorüber und mit der Zeit auch der Krieg.

❋ ▼ ❋

36. Liebe ist persönlich und natürlich. Sie ist spürbare, persönliche Achtung für einen realen Menschen. Sie besteht nicht in den unerfüllten Begierden, die uns von der Kultur eingegeben werden. Jeder Versuch, Gott mit Hilfe religiöser oder tantrischer Praktiken durch einen anderen Menschen finden zu wollen, verleugnet implizit den anderen Menschen und führt zu Kampf und Trennung. Diese Denkgewohnheiten sind gesellschaftlich verwurzelt, und wir tragen sie sogar dann in uns, wenn wir nicht religiös geprägt sind. Die Vorstellung von einer „höheren" Liebe setzt den Wert menschlicher Liebe herab. Wo menschliche Liebe vorhanden ist, dort ist zwischen Gott und dem Menschen kein Unterschied zu erkennen. Das ist das echte Tantra, das Werkzeug des Lebens und des Yoga. Die Körper werden durch und durch belebt. Der Frieden und die Macht, die dem Leben innewohnen, erwachsen spontan in einem plötzlichen oder allmählichen Prozess als die grundlegendste *siddhi,* die Gabe des Lebens. Hieraus erwachsen alle anderen *siddhis* und werden nutzbar gemacht.

❋ ▼ ❋

37. Das Ringen mit sich selbst und mit anderen Menschen endet, wenn die männlich/weibliche Polarität, die Form und Prozess des Lebens ist, in der Gesellschaft eine Vorrangstellung erhält. Das gegenseitige Einvernehmen wird höher geschätzt als alles andere, und die Beziehung selbst, in der die Sexualität eine wesentliche Rolle einnimmt, ist unser wichtigstes Anliegen und unser Vergnügen. Die Sexualität entwickelt sich, und alles andere ist diesem höchsten Lebensprinzip untergeordnet. Alles wird dann durch die männlich/weibliche Nähe, Intelligenz und Macht informiert und von diesen geordnet. Gesellschaftliche Normen haben die natürliche Vorrangstellung der Beziehung jedoch herabgewürdigt. Alternativen zu Nähe und Intimität werden in Form von Religion, Karriere, Konsumdenken, Politik oder Kunst angeboten. Ohne Nähe als das ihnen zugrundeliegende Prinzip führen sie allerdings zu fehlgeleiteten gesellschaftlichen Auseinandersetzungen, die sexuelle Weisheit verleugnen oder sogar unterdrücken. Die Verpflichtung zu männlich/weiblicher Intimität wird deshalb zum obersten Prinzip eines geistig gesunden Lebens. Als natürliche Form des Lebens liegt sie für alle Menschen in greifbarer Nähe. Die Gesellschaft blickt jedoch auf eine lange Geschichte zurück, in der Sexualität grundsätzlich verneint und abgelehnt wurde. Die einzige Chance, uns von dieser Einschränkung des Lebens zu befreien, besteht in der regelmäßigen Praxis freimütiger körperlicher Liebe, die durch echten Hatha-Yoga unterstützt werden kann. Die unabhängige Macht jedes Menschen entwickelt sich in dem Maße, in dem Polaritäten miteinander verschmelzen. Das Vergnügen und die Macht des Weiblichen sowie die Fähigkeit, einen anderen Menschen zu empfangen, dürfen in Mann und Frau erblühen.

❁ ▼ ❁

38. Um dich vom Gegenteil der Liebe zu befreien, musst du dich vom Ideal der Liebe (oder der Suche nach Liebe) befreien. Unsere Eltern – unsere „unvollkommenen Träger“ der Liebe – haben uns zwangsläufig betrogen, und aus Gewohnheit suchen wir weiterhin in allen Lebenssituationen nach Liebe. Wenn wir die Suche aufgeben, dann sickert der natürliche Zustand durch, der Liebe *ist*. Jetzt wissen wir, dass elterliche Liebe vollkommen ist. Sie ist die Natur selbst, die sich machtvoll bewegt und uns vorrangig vor allen gesellschaftlichen Begrenzungen hervorgebracht hat und am Leben erhält.

❁ ▼ ❁

39. Sexuelle Praktiken entwickeln sich aus der Befangenheit urwüchsigen Verbindungen gegenüber, die ebenso sehr eine spirituelle oder emotionale Verwandlung darstellt wie die Verwandlung, von der im Zusammenhang mit Religion die Rede ist. Sie ist jedoch greifbar, wird auf energetischer und körperlicher Ebene gespürt und ausgedrückt. Die sinnentleerende Angewohnheit der Spannungserleichterung verändert sich hin zur entspannten Versenkung in die Gegenseitigkeit des Lebens. Die erneuernde Kraft des Lebens, die Kraft männlicher und weiblicher Polarität innen und außen ist am Werk. Sie wird als die Kraft gesteuert, die hinter allem Handeln steht, wozu – zur richtigen Zeit – auch die Fortpflanzung und die Sorge für Kinder gehören. Intimität zwischen Erwachsenen wird dann zum klaren gesellschaftlichen Rollenbild, das an die Kinder weitergegeben wird, und zur Grundlage des gesellschaftlichen Lebens.

❁ ▼ ❁

40. Spirituelles und gesellschaftliches Elitedenken haben in der heutigen Zeit abgenommen. Das Gewöhnliche wird nun als außergewöhnlich geehrt und geschätzt, als etwas, das sich nicht vom Höchsten unterscheidet. Geistige Übertragung geschieht nicht durch exklusive Mittlerschaft, sondern einzig und allein durch gewöhnliche und ebenbürtige Menschen und besonders in der Verbindung zwischen Mann und Frau, durch die der Himmel zur Erde herabströmt, um neue Form hervorzubringen. Im Gewöhnlichen wird das Ungeschaute (mittels des Geschauten) erkannt. Die Vereinigung von Himmel und Erde wird im natürlichen Zustand erkannt. Die vollkommene Hingabe an alle gewöhnlichen Zustände offenbart die Unendlichkeit. Sie unterscheiden sich in nichts voneinander.

❁ ▼ ❁

41. Ein Yogi ist geschlechtslos, oder beide Geschlechter sind vielmehr in vollkommener Vereinigung in seiner Form ganz und gar präsent. Yoga befreit vom Verstand, der die männlich/weibliche Polarität des Lebens, innen und außen empfangende Stärke, begrenzt.

❁ ▼ ❁

42. Die Menschen und die Menschheit insgesamt überlassen ihre Lebenskraft allen möglichen Autoritäten, Gurus, Priestern und Wissenschaftlern, als ob sie die Hüter der Wahrheit wären und nicht der eigene Herzschlag, der

eigene Atem, die eigene Sexualität. Du verlierst deinen eigenen Boden, die Kraft des Lebens selbst. Sobald du erkennst, dass dein Boden nicht verloren gehen kann, stehst du in deiner eigenen Autorität als das Leben selbst. Die Techniken der Kultur, der Gurus, Priester und Wissenschaftler werden dann zu deinen eigenen Techniken und erfüllen sich in dir mit Macht erfüllt. In dem offenkundigen einzigen Zustand, der das Leben ist, werden diese Menschen dann vielleicht zu deinen gleichrangigen Freunden, statt deine Meister zu sein, als ob du ein Sklave wärst. Normalerweise setzen sie allerdings ihre unbewussten Pläne ins Werk, um dich im Zustand der Sklaverei festzuhalten. Die Zerschlagung dieser ungeprüften Rollenbilder, auf denen ganze Gesellschaften aufgebaut sind, ist der befreiende Prozess. Geist hat deine Form geschaffen. *Du* bist der oder die Auserwählte, und *du* bist der gewöhnliche Buddha. Wenn du mit der Autorität im Frieden bist, wirst du selbst zu einer Autorität.

❋ ▼ ❋

43. Es gibt nichts, was erreicht werden müsste. Das Universum trägt vollkommen Sorge für sich selbst, und das schließt dich ein. Anhaltende Erneuerung und anhaltendes Gleichgewicht sind ewig vorhanden. Nicht einmal der massenhafte Missbrauch unserer Zeit (den wir berichtigen können und müssen, indem wir die männliche Stärke im Kontext des nährenden Weiblichen zur Welt bringen) hat eine Auswirkung auf die Vollkommenheit, die dein eigener Zustand ist.

❋ ▼ ❋

44. Schlussfolgerung: Wenn Gott, der höchste Zustand des Seins, die Quelle unseres Lebens ist, dann ist dies entweder wahr oder nicht. Wir können es ebenso wenig in einen Prozess der Suche verwandeln wie wir uns durch die Tatsache, dass die Sonne der Ursprung unseres Sonnensystems ist, veranlasst sehen, sie zu suchen. Die Sonne ist eine stillschweigende Präsenz in unserem Leben, die wir genießen. Der Versuch, uns einem vorgegebenen gesellschaftlichen Konzept wie *Gott* hinzugeben oder daran zu glauben, sorgt nur dafür, dass unser Verstand beschäftigt und überanstrengt bleibt. Hingabe, in den Überlieferungen *ishvarapranidhana* genannt, und Glaube, als *shraddha* bezeichnet, sind gleichbedeutend mit der Aufgabe spiritueller Vorstellungen. Es ist ganz einfach klar, dass das Wunder des Lebens und seine Quelle unser natürlicher Zustand ist, der in uns – als wir – bereits zutiefst besteht. Das ist vollkommener Glaube und vollkommene Hingabe

an das Leben, was das Leben in seiner Gesamtheit, in seiner ungeheuren Intelligenz und unermesslichen Verbundenheit auch immer ist. Echter Yoga entsteht dann auf natürliche Weise als die Bewegung des Lebens in Körper, Atem und Beziehung, statt eine Manipulation des Lebens und eine Einschränkung des lebenden Organismus durch Vorstellungen und geistige wie körperliche Anstrengung zu sein.

Yoga ist in der großen upanishadischen Kultur zu einer Zeit entstanden, in der es das Konzept einer heiligen Persönlichkeit oder eines alleinigen Gottes noch nicht gab. Es war eine Weisheitskultur, die in dem einfachen Wissen lebte, dass alles Brahman oder Gott ist. Sonne, Mond, männlich, weiblich, Atem, Sinne, Speisen – alles war Gott. Es gab noch nicht die Vorstellung von Gott als einer besonderen Person, die ganz automatisch bedingte, dass alle anderen es nicht waren. Die Dichotomie wurde noch verstärkt, als die Idee der göttlichen Person als Lehre verpackt, ausgeteilt und dem gesellschaftlichen Verstand und Verhalten aufgezwungen wurde. Es ist die Ursache des menschlichen Elends, dass wir versuchen, etwas zu sein, das wir nicht sind, statt das Wunder und die Macht des Lebens zu genießen, das uns bereits in Fülle gegeben ist.

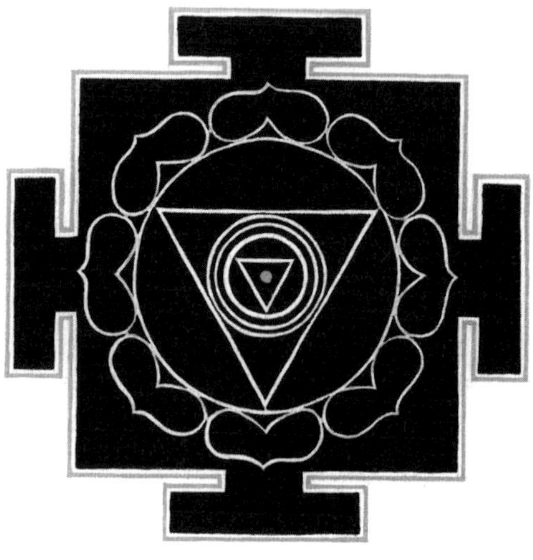

GEGENSEITIGKEIT – DIE FORM DES LEBENS

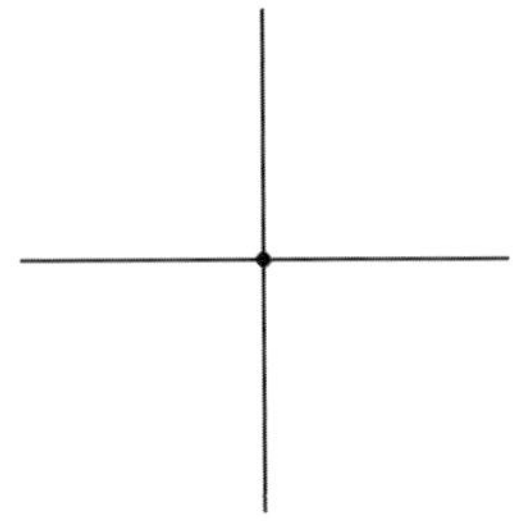

Alle unten genannten Polaritäten des Lebens sind miteinander verwoben und begegnen einander auf vielen Ebenen, ähnlich den zahlreichen miteinander verschmelzenden Dreiecken eines Yantras oder dem auf der nachfolgenden Seite abgebildeten „Lotos des Herzens". Ein Paar schließt viele andere Paare ein. Alle Realität liegt in der Vereinigung von männlich und weiblich. Männliche Hingabe an das Weibliche ist der Weg, auf dem das Leben entsteht und erhalten wird. Sie ist die Wesensnatur des Lebens, die weder der Anstrengung noch der Sprache bedarf.

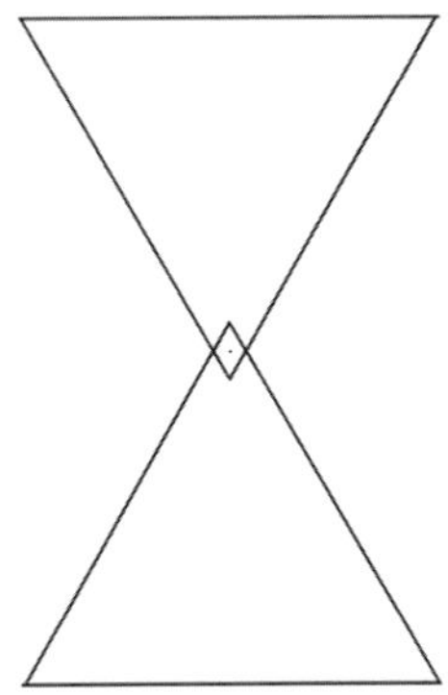

Männlich	**Weiblich**	**Männlich**	**Weiblich**
Erde	Himmel	Ausatem	Einatem
Das Geschaute	Das Ungeschaute	Unten	Oben
Das Bekannte	Das Unbekannte	Rechts	Links
Shiva	Shakti	Hinten	Vorne
Yang	Yin	Innen	Außen
Sonne	Mond	Licht	Dunkelheit
Ha	Tha	Wärme	Kälte
Sthira	Sukha	Zuhören	Hören
Stark	Sanft	Berühren	Fühlen
Eindringen	Einhüllen	Schauen	Sehen
Geben	Empfangen	Geruch	Riechen
Agieren	Reagieren	Geschmack	Schmecken
Aneignen	Halten		
Bewusstsein	Energie		
Intelligenz	Bewegung		
Bewegungslosigkeit	Bewegung		
Der Erkennende	Das Erkannte		
Der Wahrnehmende	Wahrnehmung		
Freilassen	Einlassen		

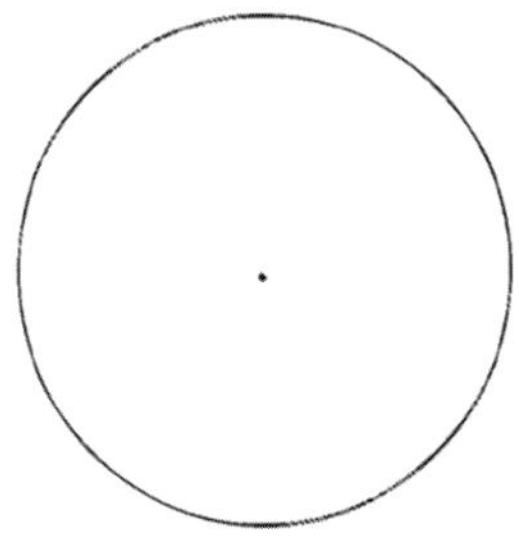

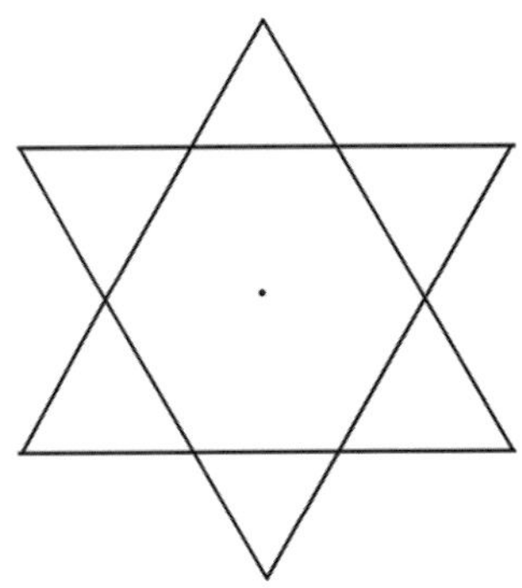

Yoga erkennt die Vereinigung der Polaritäten auf der linken Seite an, indem er sich der praktischen Werkzeuge der Gegenseitigkeiten auf der rechten Seite bedient. Jedes Wunder der Realität ist in unserer eigenen Wesensnatur und in einem gewöhnlichen Atemzug präsent. Die stillschweigende Erkenntnis, dass ein Pol ohne den anderen nicht existieren kann, ist die Erkenntnis des Herzens oder des Ganzen.

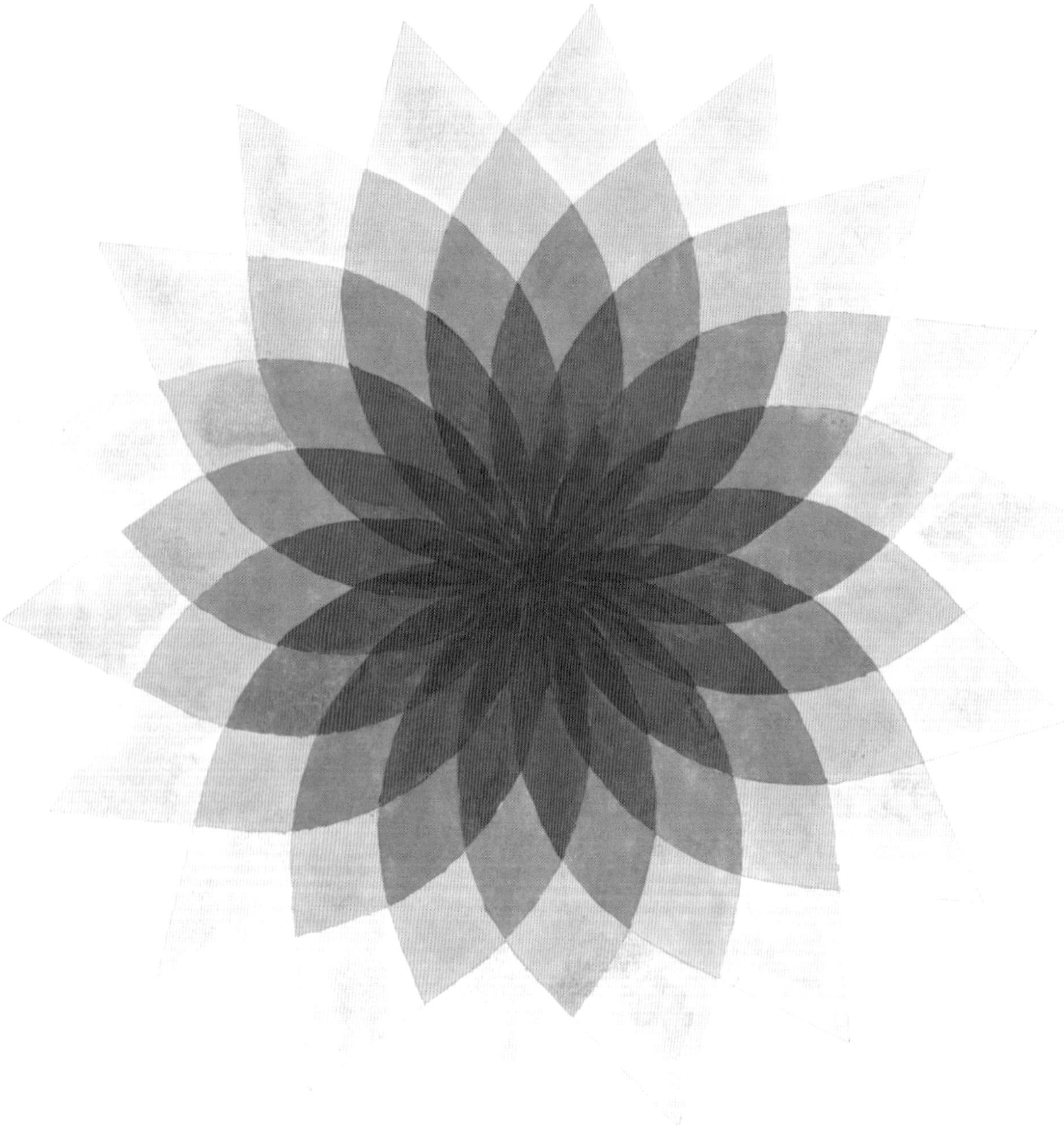

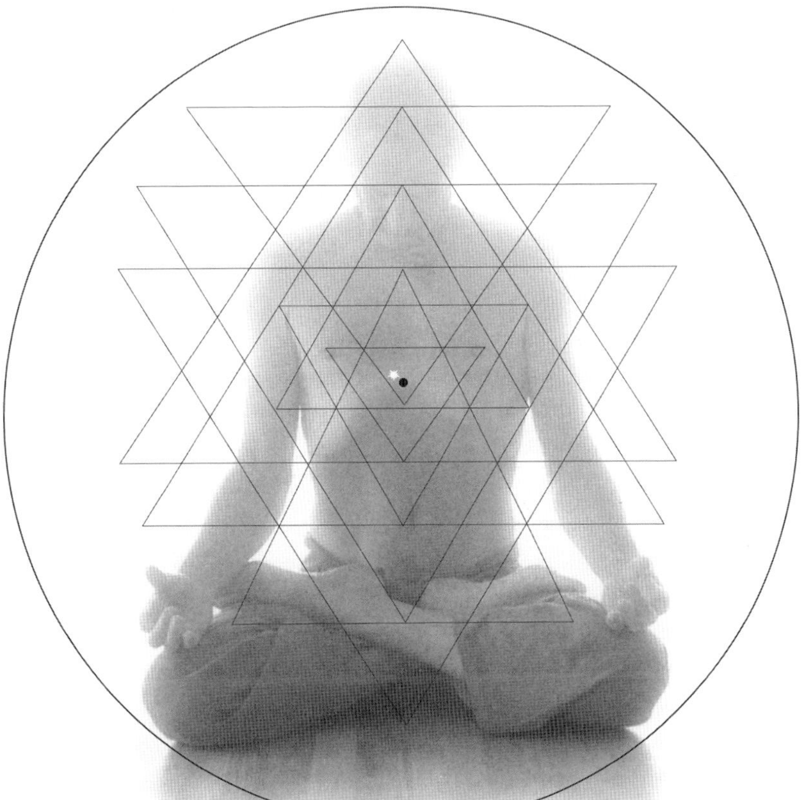

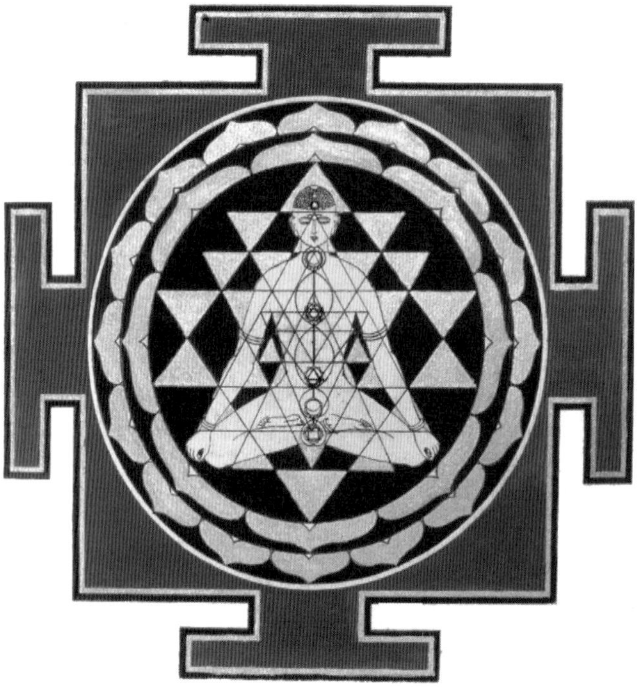

Teil 1: Vorträge zum besseren Verständnis

Vortrag 1: Yogis werden nicht am Fliessband gebaut

Leben zeigt sich als Vereinigung wechselseitig aufeinander bezogener Gegensätze. In allem wirkt – jedenfalls kann man es so betrachten – ein wunderbarer Plan, der auch die Erneuerung des Lebens selbst einschließt. Die Macht, das Geheimnis und das Wesen des Lebens selbst liegen in der Vereinigung des Männlichen und des Weiblichen. Dadurch sind wir in unserer individuellen Form entstanden, und dadurch werden wir angetrieben, einander zu begegnen. Es ist nicht schwer, Zugang zu dieser Kraft zu erhalten, denn sie ist unser Wesenszustand. Wenn Gott da ist, dann ist er oder sie unser Wesenszustand. Indem wir uns an unserer Gegenseitigkeit erfreuen, sind wir alle in der Lage, unser individuelle besondere Essenz zu erkennen. In jedem von uns befindet sich diese Wechselseitigkeit genau am richtigen Platz und hat eine einzigartige Ausdrucksform. Im *Herzyoga* geht es darum, Zugang zu unserem natürlichen Wesen zu bekommen, indem wir Gegenseitigkeit praktizieren. Es geht auch darum zu verstehen, dass die Angst des Mannes im Verlauf der Geschichte Kulturen hervorgebracht hat, die die männlich/weibliche Einheit gesellschaftlich einschränkten. Dann können wir daran gehen, das zu beseitigen, was uns einschränkt. Dies tun wir durch ganz natürliche Praktiken des Körpers, des Atems und der Beziehung, die die wechselseitigen Verbindungen des Lebens anerkennen. Darin bestehen unsere Freiheit und unser Verständnis des Lebens. Sie sind uneingeschränkt verfügbar und liegen in der Reichweite eines jeden von uns, und die Natur wird dadurch nicht aufgehalten! Durch Gegenseitigkeit, in Übereinstimmung mit uns selbst und anderen, erkennen wir das Herz, das höchste Mysterium des Lebens.

Die große Macht der Gegenseitigkeit zwischen Männern und Frauen wurde während der fehlgeleiteten Suche nach „höheren" Wirklichkeiten bestritten. In Wirklichkeit war gerade die Gegenseitigkeit der Weg, die Natur der Realität zu erkennen. Und sie ist verfügbar für alle, die ihr eigener, persönlicher Held sein und die ihre eigene, einzigartige Präsenz im Leben genießen wollen.

Ich wurde dahin gebracht, all dies hier zu schreiben. Ich nahm gerade ein Bad im Heiligen Fluss, der Mutter Ganges, als eine ganze Stunde lang eine Herde Süßwasserdelfine um mich herum schwamm. Das war ein herrliches Erlebnis, im Sonnenuntergang durch goldschimmerndes, kühles Wasser hindurchzugleiten. Der Anblick von Delfinen ist in meiner Herkunftskultur des Südpazifiks ein Glückszeichen. Ich wusste, dass in dieser atemberaubenden Erfahrung eine

Botschaft lag, altes Wissen wieder aufleben zu lassen, das ich erfahren durfte und nun an andere Kulturen weitergeben sollte.

Auch für die Inder war dies ein seltener Anblick, und sie begannen mich „Delfin-Papa" zu nennen, was mir gefiel. Ich war gerade beim Mahakumbh gewesen, dem großen Religionsfestival, deshalb dachte ich wahrscheinlich wie ein Hindu-Yogi, denn ich hatte einen Traum, der auch in ihrer Kultur ein Glückssymbol ist: Ich träumte von einem Yogi, der in einer einfühlsamen Freundschaft mit einer großen Kobra lebte, die um seinen Körper geschlungen war. Plötzlich, und ich erschrak furchtbar darüber, schoss die Kobra auf mich zu, schlug auf mich ein und biss mich heftig. Meine Angst verwandelte sich in Furchtlosigkeit, als ich erkannte, dass ich vom Leben selbst und nicht von einer gewöhnlichen Schlange angegriffen worden war. Es war eine Konfrontation mit meinem Wesen, und ich fand heraus, dass ich okay war. Tatsächlich war ich mehr als okay. Ich bin das Leben selbst! Dies ist keine besonders ungewöhnliche Erkenntnis, nur eine Anerkennung dessen, was für mich und für jeden anderen bereits wahr ist. Es ist meine Art, wie ich zum Ausdruck bringen möchte, herausgefunden zu haben, dass in unserem natürlichen Zustand das gesamte Leben kraftvoll und im Frieden mit sich selbst ist. Und dies ist nichts, was man entdecken muss, weil es einfach schon so ist, eine Gewissheit, an der jeder sich erfreuen kann.

Instrumente der Macht

Du bist Leben, das gerade jetzt hier geschieht. Du bist all das, was es ist – vollständig.

In der Leidenschaft dieser Einsicht gab es auch Ärger über die Art, wie spirituelle Erkenntnisse als Machtinstrumente missbraucht worden sind. Das schlimmste Beispiel dieser Art geschah am 11. September. Gott und die Vorstellungen von einem ausschließlichen Zugang zu ihm haben im Verlauf der Geschichte immer wieder als Rechtfertigung für das Abschlachten friedlicher Gesellschaften gedient. Die Art und Weise, wie spirituelle Erkenntnisse oder Heilsysteme, die eigentlich dafür vorgesehen sind, Menschen zu helfen, in Waren zu reiner Geschäftemacherei verwandelt werden, kontrolliert von einer Elite und hingestellt als notwendige Glaubensinhalte einer gesellschaftlicher Philosophie, macht mich wütend. Sie werden benutzt, um Reichtum zu schaffen, indem leidenden Menschen vorgegaukelt wird, dass sie Hilfe brauchen und dass sie diese Hilfe durch dubiose Praktiken, Glaubensüberzeugungen und Mitgliedschaften bekommen. Der Ärger löst sich jedoch in Mitgefühl auf, wenn wir erkennen, dass diese gesellschaftliche Umgangsweise universell verbreitet ist. Die Opfer und Täter solcher Machenschaften, die sogar dieselben Menschen sein können, leiden unter dieser ungeprüften gesellschaftlichen Täuschung, ohne sich bewusst zu sein, dass es eine alternative Möglichkeit zu leben gibt. Was Religion und Yoga suchen, ist nicht von unserem natürlichen Leben entfernt, und Heilung für jeden ist eine viel simplere Angelegenheit. Alles, was wir dazu brauchen, ist ein wenig Gegenseitigkeit in unserer Erfahrung. Ich biete hier das *Herzyoga* als Dokument der Veränderung an, damit jeder von uns sich des Friedens und der Macht des Lebens erfreuen kann, die als Gegenseitigkeit in uns angelegt sind.

Wahrheit ist nicht getrennt von uns

Die grundlegende religiöse Ansicht, dass Wahrheit gefunden werden muss, dass sie höher, tiefer, aber nicht hier in dieser Gewöhnlichkeit zu finden ist, hat uns unserer eigenen Kraft beraubt, die das Leben selbst ist. Leben hat seine eigene, vollkommene Intelligenz. Die Gedanken der Menschen, die abstrakten Konzepte, von denen man annimmt, dass sie für das menschliche Leben notwendig seien, behindern nur die Intelligenz, die das Leben selbst ist. Man glaubt, dass sie notwendig seien, weil sie mit solcher Vehemenz verkauft werden.

Ich möchte euch gern von einer anderen Art Lehrer erzählen, die ich getroffen habe und die hauptsächlich in lange vergangenen Zeiten lebten, bevor die Spiritualität institutionalisiert, in eine Doktrin verwandelt und als Machtinstrument benutzt wurde. Dies sind Menschen, die sich nicht vom Rest der Menschheit trennen konnten, die sich nicht als Wesen definieren konnten, die getrennt von allen anderen sind, deren Hilfe kostenlos ist und spontan, und die keine eigensüchtigen Beweggründe in den gegenseitigen Beziehungen des Lebens verfolgen. Es sind Menschen, denen wir vertrauen können. Solche Menschen werden in der heutigen Welt gebraucht, und sie sind Menschen wie du und ich. Sie stellen sich nicht als etwas dar und verkaufen auch keine schnellen Lösungen; sie bieten nur sich selbst an, die Beziehung und das Leben.

Ich bitte euch, bei dieser Diskussion Geduld mit mir zu haben, denn es gibt eine Konditionierung in uns, von der wir nicht einmal wissen, dass sie existiert. Die Lösungen erzeugen das Problem. Bitte versteht diesen technischen Punkt, bevor ihr mit der Yogapraxis beginnt, oder behaltet ihn wenigstens im Kopf, während ihr damit weitermacht. Denn sonst wird euer Yoga ein Teil eurer Abtrennung vom Leben sein, eures Versuches, um das Leben zu wissen, während ihr in Wirklichkeit bereits das Leben seid. Solche Annahmen können als falsch erkannt und aus unserem Leben entlassen werden, einschließlich der Vorstellung, dass irgendeine besondere Vermittlungsstelle der Wahrheit notwendig wäre.

Sexualität

Die Verleugnung der erotischen Nähe durch die Kultur der Religion hat uns schwer getroffen. Sie ist die schlimmste Verleugnung des Lebens und hat heute Umstände erzeugt, in denen Sexualität als Ausbeutung betrieben wird.

Die religiöse Geistesverirrung, dass die Wahrheit in der Transzendenz der Erfahrung, einschließlich der Sexualität, gefunden werden müsste, hat großen Schaden angerichtet. Ihre Zeit ist zwar vorbei, aber wir können gar nicht überschätzen, wie sehr unsere männlich/weibliche Gegenseitigkeit dadurch vermindert worden ist. Diese lebendigen Organismen werden durch die Negativität beschränkt, die im gesellschaftlichen Verständnis gegenüber der Sexualität vorherrscht. Die Verleugnung erotischer Nähe durch die Kultur des Religiösen hat uns schwer getroffen. Sie ist die schlimmste Verleugnung des Lebens und hat heute Umstände erzeugt, in denen Sexualität als Ausbeutung betrieben wird. Mit Sex verkauft man heute alles – von Pornographie bis zur Fernsehserie oder bis zur tantrischen spirituellen Errettung –, jedenfalls all den armen beschränkten Körpern und Geistern, die endlich einmal etwas fühlen wollen. Wir werden von aufreizenden Bildern im Fernsehen oder auf vorbeifahrenden Autobussen stimuliert, und die häufigen Partnerwechsel sind ein Symptom genau derselben sexuellen Negativität, die uns umgibt. Wir werden mit der Aussicht auf göttliche oder erotische Vergnügungen bestochen, aber die Güter werden nie ausgeliefert. Unser Leben ist als Folge all dieser nicht eingehaltenen Versprechungen von Gott oder Sexualität oder Liebe frustrierend geworden, während die erlesene Intelligenz unseres wesensgemäßen Zustands unbemerkt bleibt.

Grenzenlose Energie bewegt sich als Yoga in uns.

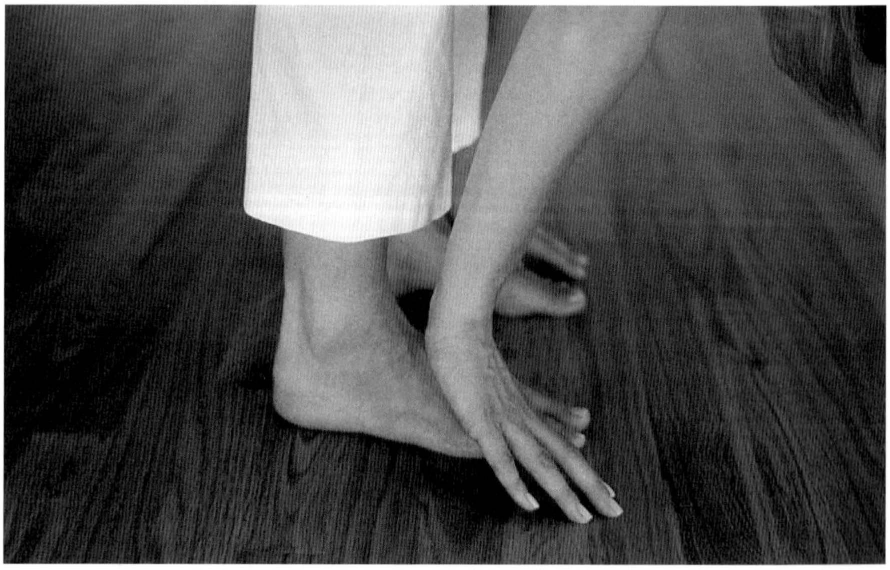

Stehe auf deinem eigenen Grund, spüre, entspanne und bewege dich. Stehe auf deinem eigenen Grund und leite deine eigenen Schritte ein.

Sexualität ist offensichtlich eine wesentliche, erneuernde Kraft, die letztlich neues Leben schaffen kann. Dennoch ist seine Kraft im öffentlichen Bewusstsein durch Geschichten wie *Drakula* oder Goethes *Faust* dämonisiert worden. Unser Friede liegt weder in der Ausbeutung noch in der Transzendenz von Sexualität. Aber wir können alles wieder ablegen, was in uns hineingelegt worden ist. Wir können lernen, wie wir unsere natürliche Gegenseitigkeit wieder aufleben lassen können, und wie wir vollständig unschuldig und positiv im Erotischen werden, das Leben selbst *ist*. Es gibt einen Weg, wie du dies für dich erreichen kannst, und *Herzyoga* erklärt dir, wie. Wir *können* unseren Frieden im Leben erreichen.

In Wut, Angst und Schmerz müssen wir jeder einen eigenen Frieden aushandeln.

David Fricke,
Rolling Stone Magazin, Oktober 2001

Es gibt kein vorgefertigtes Mittel, um unseren Frieden zu finden, aber er ist für jeden und jede von uns im Leben selbst erreichbar. Wir können hier keine garantierten Methoden vermitteln, und wir alle müssen herausfinden, was für jeden Einzelnen von uns funktioniert. Es gibt schon exzellente Hilfen, die man sich holen kann, aber sie müssen kunstvoll angewandt und als unsere eigenen verstanden werden. Wir können alle diejenigen Wege finden, die sich für uns richtig anfühlen, um das Leben zu erfahren. Für viele sind die traditionellen Wege nicht länger eine Option. Einige von uns sind über die Erklärungen hinausgegangen, die die Traditionen anbieten, und durchschauen die Begrenzungen der religiösen Annahmen, die in primitiven Zeiten entwickelt wurden. Sentimentalität vergangenen Kulturen gegenüber scheint die Kraft der Gegenwart zu vermindern. Viele von uns haben jedoch mehr Interesse an dem Geheimnis des Ortes, an dem wir uns jetzt gerade befinden, und an unserer eigenen Zeit. Wir freuen uns daran, das Wunderbare unserer eigenen Natur zu erfahren, statt die Rätsel kultureller Vorstellungen zu erforschen.

Spirituelle Doktrinen sind stets aus Furcht geboren, als eine Reaktion auf das Leben und als eine Suche nach einer tröstlichen Alternative. Historisch betrachtet, haben sie sich als Mittel der Macht und des Reichtums weit verbreitet. Die kulturelle Obsession der Jagd nach der spirituellen Realität hat das Wunder unserer Wirklichkeit verleugnet und hat uns von unserem natürlichen Zustand getrennt.

Die Vorstellung, dass Wahrheit erlangt werden muss, impliziert indirekt, dass Wahrheit nicht unser gegenwärtiger und kostbarer Zustand ist. Diese kulturellen Glaubenssysteme haben wir jedoch geerbt und haben deshalb Zweifel an der Gültigkeit unseres eigenen Standpunktes. Ist es in Ordnung, wenn wir diese religiösen Vorschläge endgültig zu den Akten legen? „Vielleicht ist etwas falsch an mir, weil ich mit diesen religiösen Dingen nichts mehr zu tun haben will?“, fragen sich manche – und schaffen es vielleicht nie, sich diese Frage zu beantworten. Vieles von dem, was Religion anbieten kann, hat keine Bedeutung mehr für uns. Aber einige Aspekte abzulehnen fühlt sich für uns an, als ob wir alles zurückweisen, und deshalb bleiben wir mit Unsicherheit und unbeantworteten Fragen zurück. Aber viele sind von dem Karussell endloser Überredungskünste heruntergeschleudert worden. Die Fragen sind uns ausgegangen. Und wir bleiben zurück, haben keine Fragen mehr, und die reine Intelligenz des Lebens in unserem lebendigen System beginnt durch uns hindurchzufließen. Wir genießen jede Art von Aktivität, die unserem eigenen Leben und unserem Standpunkt entspricht, einschließlich Yoga. Information jeder Art ist nur einen Mausklick entfernt. Musik, Tanz und Kunst begegnen uns auf allen Ebenen unseres Seins. Und die Werke der Größten, ob nun vergangener Zeiten oder der Gegenwart, stehen uns zur Verfügung. Wir sind mit unserem eigenen Wunderbaren verlinkt.

Paradoxerweise haben sich einige von uns dafür entschieden, die Geschenke vergangener Kulturen anzunehmen, die uns von außergewöhnlichen Menschen überlassen worden sind. Dennoch haben wir die Wahl, ob wir sie annehmen oder verwerfen sollen, und müssen uns dabei nicht von ihrer begrenzenden Vorstellungswelt gefangen nehmen lassen, dass Wahrheit gefunden werden muss. Was am wichtigsten ist: Im Wunderbaren der Bezogenheit aufeinander finden wir unseren Frieden, während die Natur ihr kraftvolles Werk verrichtet.

Wenn Yoga unser Hilfsmittel ist, können wir mit seinen Werkzeugen unseren Frieden entdecken. Yoga muss an unsere Bedürfnisse angepasst werden, und kein standardisierter Ansatz wird dies schaffen. Unsere sorgsame Hinwendung zu einer Bewegung, die vom Atem gesteuert wird, entwickelt eine Klarheit des Geistes und eine intime Verbundenheit mit unserem Körper und mit unserem Leben. Diese intime Nähe unserem Leben gegenüber entwickelt sich bald weiter zu einer Nähe zu anderen. Und hier finden wir Frieden. Dies bedeutet nicht notwendigerweise ein Ende der Schmerzen, denn Geburt und Tod sind schmerzvoll. Wir verleugnen Schmerzen nicht, weil wir das Leben nicht verleugnen. Mitgefühl ist darum die offensichtliche Antwort aufeinander und auf uns selbst, wenn wir uns in das Leben und in die Schmerzen des Lebens hinein entspannen.

Die Menschheit schmerzt das althergebrachte und überzeugende Verleugnen des Lebens. Menschen haben im Verlauf der Geschichte fürchterliche Handlungen begangen, weil sie glaubten, dass eine andere Wirklichkeit gültiger sei als diese eine. Nach wie vor herrscht ein solches Denken auf dem Planeten vor und wird von mächtigen und angsterfüllten Menschen als Machtmittel eingesetzt. Die Samen dieser Denkweise sind auch in uns immer noch vorhanden, ob wir nun religiös sind oder nicht. Wir müssen uns vor diesem Angriff auf uns selbst auf alle erdenkliche Weise schützen und weiterhin die Kraft genießen, die in unserem Herzen schlägt, in unserem Atem zirkuliert, und die uns dazu bringt, einander Nähe zu schenken. Dies ist unsere Freiheit, und sie wohnt unmittelbar in unserem Leben selbst.

Unsere Zukunft liegt in den jungen Menschen, die mit den lebensverleugnenden und gesellschaftlich entzweienden Gedanken der Vergangenheit abgeschlossen haben und nun frei sind, ihr eigenes Leben mit offenen Armen anzunehmen und nicht zu versuchen, sich selbst in begrenzende kulturelle Definitionen hineinzuzwängen. Ihre Annahme des Lebens wird die wechselseitige Bezogenheit von Männern und Frauen aufeinander, die das Wesen des Lebens selbst ist, wieder herstellen. Die weibliche Kraft, die nährend, empfangend und annehmend ist, wird den ihr zustehenden, gleichberechtigten Platz im gesellschaftlichen Leben einnehmen. Das extreme Übergewicht der männlichen Kraft, bei der es um Gewinn und Kontrolle geht, wird so in uns selbst und in der Gesellschaft korrigiert werden. Wir müssen darauf nicht mehr warten. Die wechselseitige Bezogenheit des Männlichen und des Weiblichen ist das Zentrum unseres Wesens, das sich bereits manifestiert hat. Diese Gegenseitigkeit ist für jeden erreichbar, und wir können sie jetzt in unserem eigenen Leben spüren, wenn wir sie ein wenig üben.

Yoga und Brahmanismus

Yoga ist ein Mittel, mit dem wir jegliche Form von Gegenseitigkeit, die der Natur innewohnt, anerkennen und an ihr teilhaben können. Dies ist keine Raketentechnik, und es ist für niemanden schwer zu lernen, wie man wirkungsvoll und effizient Yoga praktiziert. Er ist das Mittel, den Geist an unsere Wirklichkeit zu koppeln. In der Geschichte jedoch ist Yoga von religiösen Kulturen angenommen worden, die ihn dazu benutzt haben, ihn an mythische Orte, Menschen oder Zustände zu binden. Yoga wurde so Teil der komplexen Vermeidung des Wunders, das wir selbst sind. Die vedantische Kultur des brahmanischen Indien benutzte Yoga als Versuch, ihren Gott zu erkennen, und gab ihn mit dem Anstrich göttlicher Autorität weiter. In einer Atmosphäre, die vorgab, dass es darum ging, etwas sehr Schwieriges zu erreichen, für das man extreme Anstrengungen und Eifer brauchte, wurden Yogapraktiken übertrieben und komplex. Diese Kultur brachte ihre spirituellen Helden hervor, aber sie erzeugte eine Kultur der Begrenzung, die all diejenigen ausschloss, die eben keine Helden waren. Einige Aspekte des Yoga wurden übertrieben und andere verleugnet, wenn sie nicht in die kulturellen Vorannahmen hineinpassten. Insbesondere die große Kraft der wechselseitigen Bezogenheit zwischen Männern und Frauen wurde in der falsch verstandenen Suche nach „höheren“

Wo jemand mit etwas Großem in Beziehung steht, schließt die soziale Dynamik daraus, dass er oder sie etwas Geringeres sein muss als groß. Die Begrenztheit dieser gesellschaftlichen Vorstellung muss erst einmal verstanden und dann fallengelassen werden.

Wirklichkeiten verleugnet. In Wirklichkeit ist diese Gegenseitigkeit der einzige Weg, die wahre Natur der Wirklichkeit zu erkennen. Sie ist für alle erreichbar, die ihr eigener Held sein wollen und ihr einzigartiges Dasein als Leben selbst genießen können. *Hatha Yoga*, das sich in alten Zeiten als ein wichtiges Element tantrischer Praxis entwickelt hatte, wurde in der brahmanischen Doktrin vom Tantra getrennt. Frühere und gegenwärtige brahmanische Lehrer nutzten und lehrten übertriebene yogische Praktiken ohne das Verständnis oder die Praxis des vollständigen Tantra-Yoga. Schlimmer noch, sie stellten es so dar, als gäbe es etwas Außergewöhnliches zu erreichen, und verleugneten so die außergewöhnliche Wirklichkeit des Lebens selbst, die schon vorhanden ist.

Was immer auch den Herzschlag, den Atem und die Sexualität dazu bringt, sich zu bewegen – das Ungesehene unterstützt das Gesehene und wird wahrnehmbar durch die erstaunliche Erscheinung des Gesehenen, nicht durch die Verleugnung des Gesehenen.

Yoga als Verbindung der Gegensätze

Yoga ist in uns als das Leben selbst bereits vorhanden, deshalb ist es für jeden Menschen leicht, das zu praktizieren und zu verwirklichen, was Yoga schenken kann. Yoga schlägt nichts anderes vor als das, was durch Berührung direkt erfahrbar ist. Indem es sich mit dem verbindet, was erfahrbar ist, wird das Leben erfahren. Es ist ein System, das die polaren Gegensätze des Lebens miteinander verbindet und damit die von unserem Geist *angenommene* Trennung der Gegensätze beendet. Zum Beispiel gibt es im menschlichen Körper keine linke Seite ohne die rechte, kein Über ohne ein Unter, keine Vorderseite ohne eine Rückseite, und kein Einatmen ohne ein Ausatmen. Diese Aspekte werden mit den männlichen und weiblichen Eigenschaften und Funktionen des Lebens verbunden. Genauso gibt es kein Männliches ohne ein Weibliches – die zusammen die Kraft, die Quelle und das Wesen des Lebens bilden. Die männlichen und die weiblichen Eigenschaften und ihre essenzielle Einheit kann in uns und um uns herum in unserem gesamten System gespürt werden. Yoga ist ein System der Vereinigung aller Gegensätze der Natur, und da sie schon in Einheit sind, sollte man keine große Sache daraus machen. Erleuchtung ist für jeden absolut in Reichweite.

Wir können vollständig am Ganzen teilhaben, weil wir selbst ganz sind. Alles hat Auswirkungen auf uns.

Mit ein bisschen sorgfältiger Anleitung kann man diese Verbindungen der wechselseitig aufeinander bezogenen Gegensätze im eigenen System herstellen und so die Ganzheit des Lebens erfahren. Ein Lehrer kann sorgfältig beobachten und einem Menschen helfen, sich zu stärken und diese Gegensätze in ein ausgewogenes Gleichgewicht zueinander zu bringen, indem er die erlesene Verbindung zwischen Atem und Körper nutzt. In diesem einfachen Prozess geschieht Heilung. Empfindsamkeit dem eigenen Leben gegenüber ermöglicht Empfindsamkeit und Nähe zu anderen. Der Friede und die Kraft des Lebens werden spürbar. Damit haben wir schon die ganze Geschichte des Yoga erzählt, die jeder praktizieren kann. Yogapraktiken sollten nicht vom Wesen der Beziehungen des Lebens getrennt werden, insbesondere nicht und ausdrücklich nicht von der sexuellen Intimität. Beim Yoga geht es um Intimität mit dem Körper, mit dem Atem und mit allen Formen von Beziehungen. Diese Intimitäten sind genau die notwendigen Mittel zum Erwachen und zur feinstofflichen Wahrnehmung höherer und niedriger Art sowie zum Spüren des Wesens und der Quelle des Lebens.

Schüler und Lehrer

Eine dieser gegenseitigen Bindungen des Lebens ist die Lehrer-Schüler-Beziehung. Sie ist eine gegenseitige Freude aneinander und eine gegenseitige Abhängigkeit auf der Basis der Gleichheit. In einer Kultur „besonderer“ Menschen und „besonderen“ Wissens geht diese Gleichheit über in eine fehlgeleitete Suche nach dem „Jenseits“, der „Erleuchtung“ oder wie auch immer dies kulturell zum Ausdruck gebracht wird. Es gibt eben die, die sie bekommen, und andere, die sie nicht bekommen. Natürlich bekommen die Massen sie nicht! Die Rolle des Lehrers wird auf diese Weise zu einem Machtinstrument, das mit seinem ungeprüften Inhalt im gesellschaftlichen Bewusstsein verankert wird. Wo man schlichtweg erkennt, dass jedes Wesen auf der Erde Teil desselben Wunders ist, verschwindet diese Ungleichheit und mit ihr die Kultur der Begrenzung. Und etwas Neues entsteht.

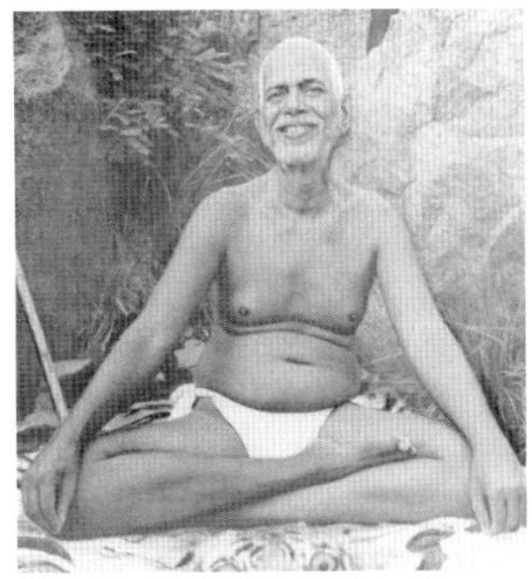

Ramana Maharshi

Die meisten Lehrer, denen ich begegnet bin, halten zwar ihre Vorträge, aber in einer Form, die entweder sehr subtil oder ganz offen ihre gesellschaftliche Rolle eines besonderen Menschen aufrechterhält und die ihre Anhänger in einer Position des Fragenden und Suchenden festhält. Deshalb ist die Beendigung dieser sozialen Dynamik das notwendige Mittel, um die lebenswichtige Erkenntnis zu kommunizieren, dass wir alle in demselben Wunder zu Hause sind. Im Verlauf meiner eigenen Suche habe ich einen Blick in die meisten größeren Yogainstitutionen geworfen und viele Yogameister und spirituelle Lehrer kennengelernt. Jeder ernsthafte Mensch, der neugierig auf das Leben ist, schaut sich wahrscheinlich erst in der nahe gelegenen Kirche, in der Moschee oder im Tempel seiner Nachbarschaft um und geht von dort aus weiter, um zu erfahren, was anderswo passiert. Ich habe die unterschiedlichen Methoden, Philosophien und institutionellen Strukturen kennen gelernt, die – ob groß oder klein – ihren Werbeaussagen zugrunde lagen. In jedem einzelnen Fall habe ich entdeckt, dass das Bedürfnis, die Institution und ihr Programm zu erhalten, das Sorgen für die Individuen darin überlagerte.

Ich dachte immer, ich hätte Freunde in hohen Positionen
Aber vor deinem Angesicht kann ich mich nicht mehr an ihre Namen erinnern
Und plötzlich denke ich, ich fühle mich ein wenig religiös
Kann ich heute an deiner Seite gehen?
Engel lügen nicht, sag, warum hast du den Himmel verlassen?
Was hier auf der Erde hat dich dazu gebracht zu gehen?
Sag mir die Wahrheit, war es Liebe? Beantworte meine Frage
Hast du den Himmel für die Liebe verlassen, die du in mir entdeckt hast?

Willy De Ville, „Angels don't lie", aus *Loup Garou*
Adaptiert von Mark Whitwell für meine Mutter Joan

Die Lehrmeinung wurde institutionalisiert, und das Phänomen der Bekehrung entwickelte sich.

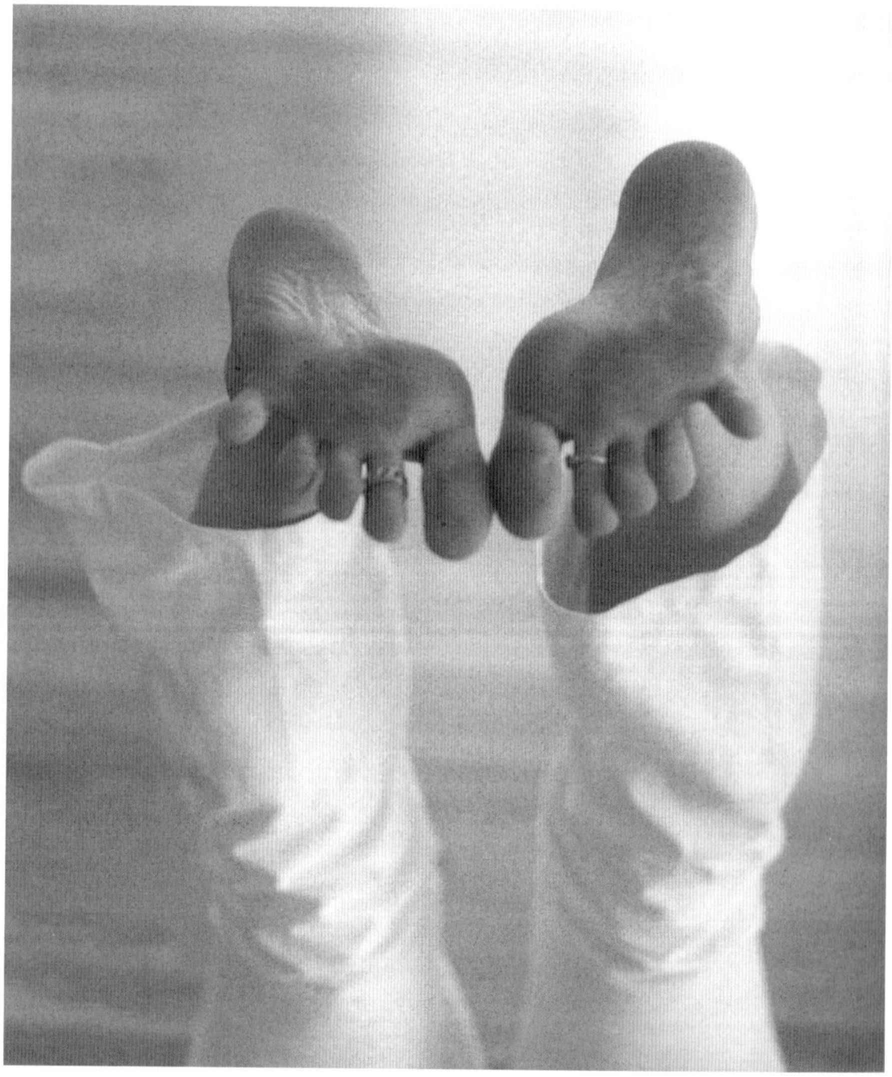

Meine Forschungen führten mich weiter zu weniger bekannten oder nichtöffentlichen Persönlichkeiten. Ich war erstaunt, nur sehr wenige Menschen zu finden, die, obwohl sie in ihren Gemeinden als *jivamuktis* oder Befreite galten, nichts um sich herum erschaffen hatten. Keine Strukturen neben ihren eigenen Familien und Freunden; keine Lehrgebäude, Bücher, Institutionen oder spirituelle Geschäfte hatten sich um sie herum entwickelt. Es gab wahrhaftig keine gesellschaftliche Polarität zwischen dem „Lehrer" und seinen oder ihren Freunden. Weil sie wirklich keinen Unterschied zwischen sich selbst und anderen machten, wurde keine „Klassentrennung" erzeugt, und ihre Übermittlungsarbeit war allen gegenüber, die um sie herum waren, kraftvoll und direkt. Ihre offenkundige Erkenntnis des Wunders und der außergewöhnlichen Intelligenz des Lebens erforderte keine Definitionen oder Manipulation, sondern wurde frei mit anderen geteilt. Es war nicht nötig, dass irgendetwas hinzugefügt wurde. Dies vermittelte mir ein ganz anderes Bild davon, wie spirituelle Weitergabe, Heilung und persönliche Stärkung in Wirklichkeit geschehen. Ich erkannte, dass dies in der Welt „spiritueller Lehrer" sehr selten geschah – eigentlich passierte ständig das Gegenteil. Etwas Überraschendes ging da in den kleinen Kulturen freier Persönlichkeiten vor sich, die sich in ihrer Gesellschaft entwickelten. Diese Lehrer, die bereit waren, so ehrlich zu sein, waren wahrhaft hilfreich für mich, und so steht es mit jedem und jeder Persönlichkeit, die bereit ist, ein Freund zu sein und mich in diesem Leben zu begleiten. In einer auf Gleichheit und Gegenseitigkeit basierenden Beziehung können außergewöhnliche Informationen, Verständnis und Energie fließen. Ein sehr bekanntes Beispiel dafür ist der Dalai Lama. Etwas Außergewöhnliches geschieht um ihn herum, genau aus diesem Grund. Sie sind ganz gewöhnliche Buddhas, und wir sind es auch!

Es gibt eine reichlich vorhandene, spirituelle Giftigkeit, die durch die kommerzielle Ausbeutung leichtgläubiger, leidender Menschen übertragen und betrieben wird. Fragen und Ehrgeiz, die nicht unsere eigenen sind, werden so in uns hineingesenkt.

Solche Lehrer, wenn wir sie denn so nennen können, sind in unserem normalen Bezugssystem beinahe nicht zu erkennen. In unserer Kultur ist so tief verwurzelt, dass Weisheit sich in klar unterscheidbaren sichtbaren Zeichen des sozialen Status zeigt, wie Titel, Kleidung, Rang und Zölibat. Die Kultur etabliert diesen Gegensatz zwischen Persönlichkeiten und hierarchischen Unterschieden, die auf der Vorstellung eines besonderen Wissens basiert. Und genau diese Handlungsweise hält uns gebunden und entfremdet uns von unserem eigenen außergewöhnlichen Wesen. Es sind diese wenigen mutigen Seelen, die diese Konditionierung fallengelassen haben, entweder als Lehrer oder als Schüler, die es ermöglicht haben, dass das Leben explodiert und dass dies als ihr wirklicher Zustand in ihnen selbst und um sie herum geschieht. Diese außergewöhnliche menschliche Nähe und die Einfachheit, die ein solcher Mensch lebt, sind oft für andere nicht zu ertragen. Die Nähe wird nicht erkannt.

Dieses Phänomen ist nicht sehr bekannt. Die konventionelle Erwartung dessen, was einen Menschen zu einem Heiligen oder Weisen macht, lässt einen solchen Menschen so wirken, dass er nur schwer zu verstehen oder nur schwer ansprechbar zu sein scheint. Aber solche Menschen wünschen eigentlich nichts weniger als dies. Es führt oft zu einem Streit, wenn unser spirituelles „Wissen" oder unsere Erwartungen infrage gestellt werden. Dennoch habe ich in meinem Leben die Erfahrung gemacht, dass es genau diese Art Freundschaft oder Lehrer ist, die wirklich den Durchbruch schaffen, eine Beziehung, die auf Freundschaft basiert, und nicht das Wissen. Was dabei geschieht, geht über reines Wissen hinaus, über den Geist hinaus und *ist* deshalb der Prozess „spiritueller" Übertragung. Und es gibt dabei nichts zu tun als sich dieser Freundschaft zu erfreuen, und darin können sich alle Hindernisse des Lebens auflösen.

Weil er berühmt ist, nehme ich den Dalai Lama als Beispiel dafür. Sein persönliches Temperament in der Öffentlichkeit entwaffnet alle, die ihn treffen, und jede heilige Haarspalterei würde in seiner unwiderstehlichen Atmosphäre des Wohlwollens und des Mitgefühls geradezu absurd erscheinen. Obwohl er eine Institution repräsentiert, wird diese Rolle in seinem freundlichen Respekt einem jedem gegenüber nicht spürbar. Aber: Wenn er nicht diese öffentliche Rolle, diese Kleidung und diese Insignien hätte – würde der Dalai Lama dann auch so breite Anerkennung in seiner makellosen, gewöhnlichen Rolle genießen als der bedeutsame Lehrer, der er ist? Und stell dir mal vor, wie es sich anfühlen würde, wenn du mit Seiner Heiligkeit abhängen könntest wie mit einem guten Freund? Und stell dir ihn mal in einer Beziehung mit einer Ehefrau vor, die ihre eigene, gleiche Präsenz und den gleichen sozialen Status hätte. Warum eigentlich nicht? Was für einen tiefgreifenden Einfluss dies auf die Kultur haben würde! Vielleicht übersehen wir an dieser Stelle etwas. Nimm einmal die persönlichen Beziehungen, die wir ja alle haben. Warum geben wir diesen nicht dasselbe Gewicht und spüren ihre erheblichen Auswirkungen? Warum empfangen wir nicht vollständig voneinander die Auswirkungen der Tatsache, lebendig zu sein? Jeder ist die Fülle des Lebens, die füreinander als das Wunder des Lebens direkt vor unseren Augen vorhanden ist. Wenn wir Größe institutionalisieren – ihr Flaggen geben, Formalitäten und Abstand –, dann sind wir vor ihrer Bedeutung geschützt. Lehrgebäude abstrahieren und verstecken die Wahrheit, die uns eigentlich ins Angesicht starrt. Das ist das Problem der institutionalisierten Wahrheit. Wenn wir dagegen die Lehre in unseren realen und persönlichen Beziehungen empfangen, dann geschieht etwas Außergewöhnliches.

Jeder Lehrer, der sein Geld wert ist, wird in anderen keine Abhängigkeit erzeugen, sondern ihnen reale, ihr Selbst stärkende Yogafähigkeiten des Körpers, des Atems und der Beziehungen vermitteln und sie dann auf ihren Weg schicken, ihr Leben zu leben.

Geschichte der Lehrmeinungen

Ich vermute, dass alle Gründer der großen Glaubensrichtungen der Welt ähnliche gewöhnliche/außergewöhnliche Menschen waren, Revolutionäre, die in kleinen Gemeinden in einem sehr menschlichen Kontext auftauchten. Ihre Lehren wurden dann später verwässert und als Machtinstrument missbraucht. Vor 500 v. Chr., vor der Verbreitung des Buddhismus als Institution, war die spirituelle Übertragung eine Angelegenheit zwischen Menschen desselben Wohnorts, von Angesicht zu Angesicht, in persönlichen Beziehungen. Lehrmeinungen wurden dann institutionalisiert, und das Phänomen der Bekehrung entwickelte sich. Die anderen Weltreligionen folgten. Spirituelles Denken wurde ein politisches Machtinstrument und wurde in das gesellschaftliche Denken übertragen. Lehrmeinungen wurden so zu einem Teil der verwickelten Denkstrukturen des Geistes, die unterstellen, dass wir getrennt von unserem natürlichen Wesen sind. Die Methoden und Mittel, mit religiösen Lösungen am Geist zu arbeiten, ergänzen lediglich die mentalen Strukturen der Definitionen und Konzepte, die das Leben unterdrücken. Wir schichten Gedanken auf Gedanken, und selbst unsere Erkenntnisse werden Teil der Struktur, die den lebendigen Organismus verkrustet. Gesellschaften sind tief verwurzelt in ihren Gedankengebäuden, und die grundlegendste Annahme ist, dass wir von unserem Wesen getrennt sind.

Lass los

Wir müssen die spirituellen Ziele der Kultur aufgeben, damit das Leben wieder lebendig durch den Organismus fließen kann. Leben besteht darauf, es selbst zu sein. Wenn du das einfach zulässt, Körper und Geist frei lässt, dann kann etwas Außergewöhnliches geschehen. Eine Explosion des Lebens aus dem Inneren heraus kann geschehen, die die Einengung des Geistes aus dem Weg räumt, und dies kann nicht durch irgendeine konventionelle Anstrengung oder zusätzliche Gedankenstrukturen in Gang gesetzt werden.

Es geschieht nur in und durch sich selbst, zu seiner eigenen Zeit als das Leben selbst, und wir sind das. Natürlich kann dieses Leben durch die Nähe eines guten Freundes oder guter Freunde angeregt werden, die ebenfalls „ausbrechen“ oder schon „ausgebrochen“ sind, aber es gibt nichts, was dadurch bewirkt werden könnte, dass du mit deinem Geist ringst. Die vorgefertigten Methoden der Kultur helfen uns dabei überhaupt nicht, deshalb können wir uns auch genauso gut entspannen. Dann kann der natürliche Yoga des Lebens spontan beginnen.

Nityananda

Alles, was du brauchst, um ein voll entwickelter Yogi oder eine Yogini zu sein, ist dein eigener Körper, dein eigener Atem und deine eigenen Beziehungen. Du brauchst nicht die Kultur von irgendjemand anderem oder eine sentimentale Bindung an eine veraltete Kultur.

Ein Beispiel für diese Art Lehrer aus unserer Zeit, der keine Institution gründete, keine Bücher schrieb und nur sehr wenig sagte, ist Nityananda aus Ganeshpuri in Nordindien. Er war ein einfacher Mann und gab eine Menge, allein durch seine Gegenwart und seine persönliche Freundschaft mit vielen Menschen. Er starb im Jahr 1961. Er war die Art authentischer Lehrer, wie sie auch in alten Zeiten, vor der historischen Entwicklung der Institutionen und Lehrgebäude, erschienen. Viele sehr verschiedene Menschen empfingen seine außergewöhnliche Lebensenergie und erkannten ihre eigene Kraft als Leben in seiner Gesellschaft, gingen aber dann fort und missbrauchten sie. Es herrscht Einvernehmen im Yoga darüber, dass ein Mensch, der einmal etwas Macht durch seine Übungen bekommt, diese auch benutzen kann, um andere zu manipulieren. Dann steht er vor der Wahl, dies auch zu tun, oder sich für die vollständige Freiheit für sich und andere zu entscheiden, bei der keine gesellschaftlichen Motive eine Rolle spielen. Dennoch erschufen viele ihre eigenen Organisationen, schrieben Bücher und schnürten spirituelle Lehren in Pakete und überzeugten auf diese Weise Menschen, dass es durch diesen speziellen Prozess und diese Organisation etwas Besonderes zu erreichen gibt. Normalerweise werden hochtrabende yogische Ziele empfohlen und angestrebt, ohne die Unterstützung einer tatsächlichen und individualisierten Yogapraxis, wodurch Kulturen des Fehlschlags und der Kontrolle erzeugt werden. Manche sind durch den finanziellen und sexuellen Missbrauch ihrer Mitglieder bekannt geworden. Sie sind ein Beispiel dafür, wie die Inspiration eines Gründers von nachfolgenden Generationen missbraucht werden kann. Es ist besonders interessant zu sehen, wie schnell dies geschieht und wie stark die authentische Lehre durch die Überlagerung mit sozialen Machtstrukturen verdreht werden kann. Nityanandas Lehre war unmittelbar verfügbar, weil er überhaupt keine gesellschaftlichen Motive hatte. Er war einfach, wer er war, und er war offensichtlich für jedermann. Er gab auf direkte Weise, weil er in einer gleichen und die Menschlichkeit betonenden Weise für jeden verfügbar und nahbar war.

Man könnte argumentieren, dass Bücher und Videos, Fotos und Webseiten die notwendigen Kommunikationsmittel der heutigen Zeit sind, und das sind sie auch. Die Zuhörerschaft ist viel größer geworden. Ich schlage hier dennoch eine grundsätzlich neue Kommunikation vor, eine, die nicht ausbeutet, sondern Einfachheit wieder belebt, um den Menschen direkt zu stärken, damit die Integrität solcher Menschen wie Nityananda wiederhergestellt und verstanden werden kann. Seine Botschaft, wenn es denn eine gibt, ist, dass alle Wesen eine unmittelbare Beziehung zu Gott haben, und das ist es auch schon! Jeder handelt seinen eigenen Frieden mit seinem Leben aus. Niemand kann von dem Wunder getrennt sein. Es gibt keinen Makler für das Leben oder für Gott, und kein Mittler ist notwendig. Die heilige Persönlichkeit als ein exklusiver Gott oder eine ausschließende Instanz blockiert die unmittelbare Beziehung.

Ausbeutung

Während meiner Yogastudien in Indien entdeckte ich, dass die Lehrer, die öffentliche Programme herausgaben, sehr konkurrenzbewusste Männer waren, die Geschäfte mit standardisierten Paketen und mit nur unvollständigen Erklärungen machten. Andere, die weniger bekannt, aber echte Yogis waren, waren nützlicher und lehrten instinktiv als Folge ihrer eigenen Art zu leben und ihrer Erleuchtung. Sie hatten keine Geschäftspläne, die ihre Kommunikation trübten, und sie waren persönlich und direkt. Dennoch sind Spiritualität und Ausbeutung des Westens ein großer Geschäftszweig in Indien. Obwohl die bekannten Lehrer eine erfreuliche Presse hatten, waren sie hartherzig ihren Familien gegenüber und ebenso gegenüber ihren Konkurrenten, ihren Kollegen und Schülern, die ihrerseits erfolgreich wurden. Selbstverleugnung, die einmal als eine positive soziale Eigenschaft galt, erzeugte einen perversen Wettstreit darüber, wer die meiste Demut besaß. Während sie „demütig" ihre Gurus als Heilige repräsentierten, unterstellten sie indirekt, dass sie selbst Heilige wären, während ihr Leben in Wirklichkeit voll mit den emotionalen Problemen des gewöhnlichen gestressten Geschäftsmannes war.

Die enorme kulturelle Bewegung der männlichen Angst, Wut und lebensverneinenden Genussfeindlichkeit ist in religiösen Formen und sogar im Yoga mit seinen brahmanischen Einflüssen weitergegeben worden.

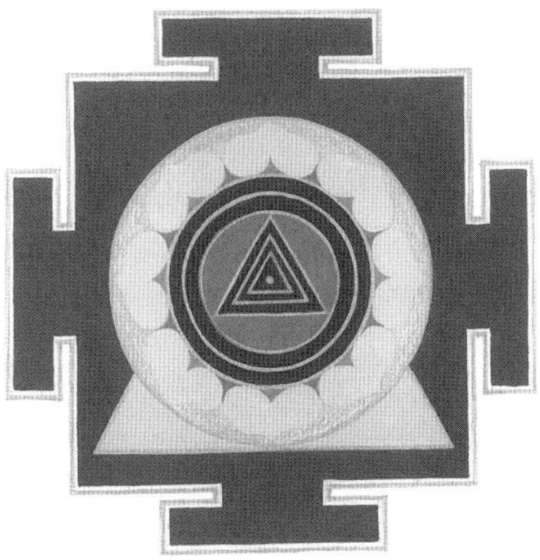

Es steht eine Menge auf dem Spiel, wenn man die Vorstellung erzeugt, eine göttliche Lehre zu repräsentieren. Das normale Machtgezänk darüber, wer denn der wahre Inhaber der göttlichen Linie sei, wer der Quelle am nächsten ist, ist weit verbreitet; und der eigentliche Inhalt wird total verpasst. Die Lehren derer, die an einer bestimmten Abstammung festhielten, fand ich immer interessant und hilfreich, aber sie waren immer nur ein Teil der ganzen Geschichte. Während sie behaupteten, das unüberwindliche Wissen der Heiligen weiterzugeben, folgerte ich, dass sie keine Yogis waren und dass ihre Unzufriedenheit durch die Rolle des Gurus hervorgerufen wurde, in die die Gesellschaft sie hineingezwungen hatte. Sie hatten keine gegenseitigen Freundschaften mit ihren Schülern und waren durch die Einengung ihrer autoritären Rolle generell von Beziehungen isoliert. Darüber hinaus waren sie der tantrischen oder der Beziehungsaspekte des Yoga beraubt, des Zwecks und der Erfüllung einer realen Praxis. Deshalb gab es auch keine Gegenseitigkeit mit ihren Ehefrauen, was sie mürrisch und übellaunig machte. Ich möchte niemandem gegenüber unfreundlich sein und betrachte dies lediglich als ein Versagen der Kultur, die durch die Geschichte stolpert, aber eigentlich eine gute Absicht verfolgt. Man muss dies als eine aus mehreren Teilen zusammengesetzte Reaktion auf das Leben verstehen. Yoga hat einen Beitrag zu der fälschlichen Annahme geleistet, dass das Leben ein Dilemma ist, das eine Lösung braucht. Ich beleuchte diesen Aspekt mit einem Scheinwerfer, nicht, um jemanden im Einzelnen zu kritisieren, sondern damit die tief verwurzelten Annahmen der Kultur verstanden werden – und damit man sich von ihrem Würgegriff befreien kann. Freiheit bedeutet einfach, mit den Begrenzungen des gesellschaftlichen Verstandes Schluss zu machen. Vieles von dem, was sie gelehrt haben, ist zum populären, aber nur Teile repräsentierenden Yoga-Lehrgebäude auf der ganzen Welt geworden und sollte darum mit Bedacht praktiziert und wieder in den vollständigen Kontext des Yogaverständnisses eingebettet werden. Meine eigene Arbeit besteht darin, die gesamte Geschichte des Yoga zu klären und vorzustellen, damit Yoga wirkungsvoll und frei von Zwängen und Blockierungen praktiziert werden kann.

Das Streben nach Glück, das ungeprüfte Axiom, auf dem unsere Gesellschaft aufgebaut ist, erzeugt genau die entgegengesetzte Wirkung. Es verstärkt das Unglücklichsein.

Lehrmeinungen abschaffen

Ich schlage hier nicht vor, dass wir das Kind mit dem Bade ausschütten. Haltet stattdessen das Kind fest, und schüttet das Wasser aus! Das bedeutet, schafft ab, was sich historisch als institutionelles Lehrgebäude und als Methode entwickelt hat. Behaltet das Herz der Religion und seine althergebrachte Methode der Übertragung von Mensch zu Mensch, von Leben zu Leben und von Herz zu

Herz bei. Um aus all den großen inspirierenden Menschen der Vergangenheit und Gegenwart einen Nutzen zu ziehen, müssen wir aussortieren, was wirklich nützlich ist und was uns als reines Dogma eines spirituellen Geschäftsbetriebs aufgedrängt wurde. Ich habe einige Jahrzehnte damit verbracht, genau dies selbst zu tun! Im *Herzyoga* stelle ich das Verständnis und die Praktiken vor, die nach meiner Erfahrung und der meiner Freunde lebenswichtig für normale Menschen wie dich und mich sind, um frei zu sein und unser authentisches Leben zu verwirklichen. Diese Praktiken erkennen die Einheit der wechselseitigen Gegensätze an. Sie erleichtern den gleichmäßigen Fluss der Lebensenergie, wenn er durch ein weniger begrenztes System fließt, entweder auf sanfte oder auf explosive Weise! Sie sind einfach, klar und leicht anzuwenden, und sie benötigen keine großen kulturellen Kunststücke oder außergewöhnliche Fertigkeiten. Ein uneingeschränkter Körper und Geist mit der bedingungslosen Kraft des Lebens, die durch ihn fließt, ist das Geburtsrecht eines jeden Menschen. Das Mittel dazu ist die Lebenskraft selbst, und ihr essenzieller Ausdruck liegt in der lebendigen Vereinigung des Männlichen und des Weiblichen.

Störung der Sexualität

Im Verlauf der Jahre war es für mich erstaunlich zu erkennen, dass die Fehlfunktion und der Schmerz in Bezug auf die Sexualität von den Lehrern und ihren Lehren nicht angesprochen wurden, obwohl diese ganz offensichtlich die Grundlage des Lebens ist. In Wirklichkeit ist die Fehlfunktion ein Ergebnis „spiritueller" Einstellungen. Es gab sicherlich keine klare Beziehung zwischen Hatha Yoga und sexueller Intimität, und dies lag an der geschichtlich bedeutsamen Spaltung zwischen den orthodox-brahamanischen und den tantrischen Kulturen. Den Lehrern war es zu peinlich, auch nur über Sexualität zu sprechen, in der Hoffnung, dass sie sich irgendwie in Luft auflösen würde. Viele verleugneten oder unterdrückten ihre Sexualität und gerieten später mit ihren Missgeschicken in einen Riesenschlamassel. Sie benutzten ihre Autorität als Lehrer, um Menschen sexuell und finanziell auszubeuten. Ich hasse es, dafür Beispiele zu nennen, aber es ist unfassbar und mehr die Regel als die Ausnahme. Statt dass Lehrer sagen: „ Ich bin ein Mensch mit Sexualität, setze dich damit auseinander!" (was bedeuten würde, der Menschheit zu sagen: „Ihr seid sexuelle Wesen, setzt euch damit auseinander!"), verschlossen ihnen ihre Strenggläubigkeit und ihr Bedürfnis nach Bestätigung den Mund und verlagerten ihre sexuellen Betätigungen in die Heimlichkeit. Die geschichtlich bedeutsame Verleugnung der Sexualität durch den strenggläubigen Geist ist gesellschaftlich überzeugend und scheint jeden angesteckt zu haben. Alle großen Religionen haben daraus einen Riesenschlamassel gemacht, und die Wunde, die in der Menschheit durch die negative Haltung der Sexualität gegenüber und durch die Unterdrückung der Frau entstanden ist, ist groß. Das ist die wirkliche spirituelle Herausforderung, die Gegenseitigkeit wieder direkt in dein Leben und direkt in deine Gemeinde einzulassen, und dabei sind die religiösen Fundamentalisten bisher keinerlei Hilfe gewesen!

Die Rolle der Frau

Ich glaube nicht, dass wir hier im Westen zu selbstgerecht sein dürfen, wenn wir auf die Frauen in muslimischen oder Hindugesellschaften schauen. Der Machtkampf zwischen den Geschlechtern geht weiter, und der alte männliche Geist dominiert immer noch Männer und Frauen. Männer haben Angst vor der Macht der Frauen, und Frauen versuchen oft, wie Männer zu werden, statt sich zu entspannen und sie selbst zu sein. Stärke, die durch eine weibliche Form fließt, sieht anders aus und fühlt sich auch ziemlich anders an als Stärke in männlicher Form. Sie muss durch die rezeptive, aufnehmende Qualität in Männern ausgedrückt und empfangen werden, die dann die weibliche Seite im Mann weiterentwickelt. Die männlich/weibliche Yin-Yang-Ausstattung und Qualität jedes Lebens erhält ihren einzigartigen Ausdruck durch das Geschlecht und die unverwechselbare Persönlichkeit jedes Einzelnen. Dagegen ist die groteske Uniformität der Kultur und der Geschlechterrollen, die den Menschen von der männlichen Glaubenslehre aufgezwungen worden ist, sehr schmerzlich, und sie versagt jedem Menschen seine oder ihre einzigartige Ausdrucksform des Lebens. Mit Hilfe von Yoga, und indem wir systematisch die Macht der intimen Gegenseitigkeit im Körper, im Atem und in Beziehungen anerkennen und praktizieren, können wir uns von dieser gesellschaftlichen Begrenzung freimachen und unsere eigene, einzigartige Persönlichkeit finden. Der Verlust der Gegenseitigkeit zwischen den Geschlechtern ist nach wie vor unser universelles Problem, und wir brauchen einander nötiger als jemals zuvor, um unsere männlichen und weiblichen Qualitäten auszugleichen und zu stärken. Wir brauchen gegenseitig unsere Hilfe, und wir können füreinander verletzbarer sein als je zuvor. In der Verletzbarkeit und im partnerschaftlichen Austausch können wir miteinander auch unsere sexuelle Persönlichkeit finden. Dann finden wir unsere Macht, die Macht der beiden, die „das Eine“ ist.

Der Machtkampf zwischen den Geschlechtern geht weiter, und der alte, männliche Geist dominiert immer noch Männer und Frauen. Männer haben Angst vor der Macht der Frauen, und Frauen versuchen oft, wie Männer zu werden, statt sich zu entspannen und sie selbst zu sein. Stärke, die durch eine weibliche Form fließt, sieht anders aus und fühlt sich auch ziemlich anders an als Stärke in männlicher Form.

Demokratie

Die männliche Theorie der spirituellen Kette der Traditionen hat viele Jahrhunderte lang ihre Lehrmeinung auf den gesellschaftlichen Verstand übertragen, weil die politische Kontrolle davon abhing. Ihre Auswirkungen spüren wir noch immer in uns. Dennoch wird in Demokratien, in denen die Kirche vom Staat getrennt ist, die Freiheit der Menschen garantiert, ihr eigenes Leben zu führen und ihre eigene Wahl zu treffen. Wir leben in einem Umfeld, in dem diese Veränderungen möglich sind, wir können unsere Gegenseitigkeit finden und unsere sexuelle Persönlichkeit sowie die einzigartigen Qualitäten des Lebens entdecken, ohne dass sie von kulturellen Zwangsjacken eingeengt werden. Unsere Städte sind immer noch voll von Menschen in der Blüte ihres Lebens, die keine gegenseitig befriedigenden Beziehungen führen können, und viele, die in Partnerschaften leben, können diese nicht in Intimität verwandeln. Es gibt aber keine Zufriedenheit ohne diese Gegenseitigkeit, auch wenn es noch so viele alte und auch New Age-Lehren gibt, die das Gegenteil behaupten. Yoga ist ein Geschenk, das es Menschen ermöglicht, ihre Gegenseitigkeit zu entdecken.

Praktische Schritte zum Herzyoga

Die Bedingung und die Macht des Lebens liegt in der wechselseitigen Beeinflussung der Gegensätze. Dem kann niemand entkommen. Sie *ist* das Mittel des Yoga und die Selbstverwirklichung des Lebens. Es gibt einige praktische Schritte, die wir tun können, um dies in der Tiefe anzuerkennen und zu fühlen. Wir beginnen damit, eine Intimität mit unserem Körper und unserem Atem herzustellen. Diese Sensitivität unserem eigenen Leben gegenüber entwickelt eine Sensitivität allem Leben gegenüber, einschließlich dem unserer Liebsten und Nächsten. Das ist einfacher, als du denkst. Die Prinzipien, dies zu praktizieren, die du in Teil 3 findest, sind präzise und leicht anzuwenden, ob du nun schon Yoga übst oder nicht. Es sind auch praktische Mittel, um die Intimität mit deinem eigenen natürlichen Wesen zu erfahren.

Die Bedingung und Macht des Lebens liegt in der wechselseitigen Beeinflussung der Gegensätze. Dem kann niemand entkommen. Sie ist das Mittel des Yoga und die Selbstverwirklichung des Lebens. Es gibt einige praktische Schritte, die wir tun können, um dies in der Tiefe anzuerkennen und zu fühlen. Wir beginnen damit, eine Intimität mit unserem Körper und unserem Atem herzustellen.

Ich habe Tagträume und manchmal auch Träume von einer Vergangenheit als Verwalter in einem tantrischen Tempel in Südindien. Mein Volk wird abgeschlachtet, und alles wird entheiligt. Ich halte trotz der Trümmer um mich herum die Kultur weiter aufrecht. Dies können wahre Erinnerungen sein oder auch poetische Visionen, das weiß ich nicht genau, aber sie berichten von meiner Leidenschaft, den Yogaprozess jedem Menschen verdeutlichen zu wollen. Es geht dabei um eine geeignete *Hatha* Yoga-Praxis, die jede Art Gegenseitigkeit im Leben als Wirklichkeit unseres Lebens begründet. Gegenseitigkeit ist bereits das Grundprinzip der Natur. An dieser Stelle sind die Macht und der Friede des Lebens augenscheinlich. Dabei geht es nicht um einen alten Streit zwischen den brahmanischen und tantrischen Kulten. Beide wurden auf demselben irrtümlichen Versuch aufgebaut, eine Art höchsten und anhaltenden Genusses zu entdecken, die sie Gott oder Transzendenz nannten. Beide entstanden als Reaktion auf das Leben und als Reaktion aufeinander. Im *Herzyoga* geht es um die genussreiche Kurzweil eines lustvollen Lebens, wenn es erst einmal von den Auswüchsen der Kultur befreit ist. Yoga entsteht dann einfach als eine wesensgemäße Aktivität eines ganz gewöhnlichen, Zufriedenheit schenkenden Lebens.

Erfüllung ist unser natürlicher Zustand. Es lohnt sich, dies wieder und wieder zu sagen, um zu erkennen, wo unser Friede wirklich zu finden ist. Er existiert schon im Vorfeld des Geistes und schließt die natürliche Bewegung von Leben zu Leben in der gegenseitigen Annahme der Gegensätze ein. Die Zivilisation hat nur für manche von uns die Mittel zum Überleben bereitgestellt. Wir haben einen Überfluss an Nahrung und Unterkunft und haben inzwischen Zeit genug, uns anderen fesselnden Aktivitäten zuzuwenden, wie beispielsweise der Bildung, der Karriere, der Anhäufung von Reichtum, den Künsten, Wissenschaften und der Religion. Dies ist alles gut und schön, aber für viele sind diese Dinge zum Ersatz für Intimität – einschließlich erotischer Intimität – geworden. Die Zivilisation hat die Leiden der Menschheit noch nicht geheilt, und das Leben selbst wird verleugnet. Die Vorstellung des Menschen vom Himmel als einer tröstlichen Alternativwirklichkeit verleugnet dieses Wunder und hat dieses üppige Paradies in eine Hölle verwandelt. Das Leiden ist endlos, so lange, bis wir uns den Grundlagen zuwenden und uns wahrhaft gegenseitig in Bewusstheit annehmen, als Ausdruck unseres Angenommenseins durch die Natur. Das Gefühl ist so tief, dass es uns dahin bringt, uns in alle Richtungen um das Leben zu kümmern, auch in unsere eigene, und auch für den Nachwuchs der Natur zu sorgen, egal, in welcher Form. Dafür zu sorgen, dass jeder einzelne Mensch und jedes Wesen auf diesem Planeten genug zu essen hat und Trost findet, Sexualität genießt und überleben kann, in derselben Großzügigkeit, mit der die Natur uns beschenkt hat, bedeutet, ein reiches und erfülltes Leben zu führen. Wir gehen mit offenen Augen durch die Welt und verlieben uns in diesen triftigen Grund der Existenz. In der Fülle des Lebens fühlen wir alles und können nicht vermeiden, auch das Leiden anderer zu fühlen und ihnen als eine Form natürlicher Antwort darauf dann auch zu helfen. Es gibt keine Alternative dazu. Es ist der einzige Weg, ein freies Leben zu führen und unseren Geist zu klären. Und das ist genug, uns alle für eine ziemlich lange Zeit auf kreative Weise beschäftigt zu halten. Alles andere ist vollständig zweitrangig, es sei denn, es dient ebenfalls diesem Zweck.

Gegenseitigkeit ist bereits das Grundprinzip der Natur. An dieser Stelle sind die Macht und der Friede des Lebens augenscheinlich. Dabei geht es nicht um einen alten Streit zwischen den brahmanischen und tantrischen Kulten. Beide wurden auf demselben irrtümlichen Versuch aufgebaut, eine Art höchsten und anhaltenden Genusses zu entdecken, die sie Gott oder Transzendenz nannten.

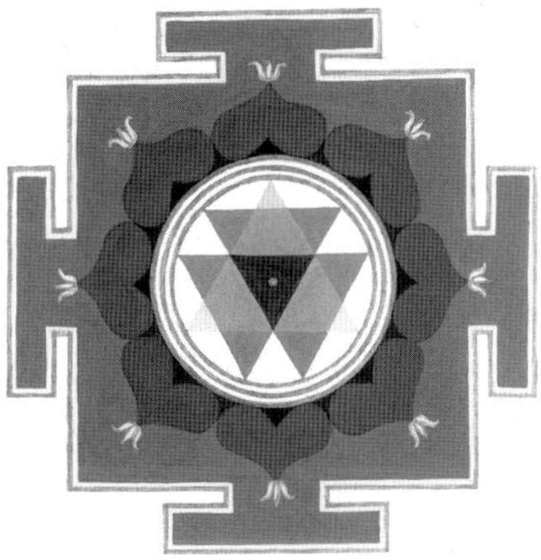

VORTRAG 2: DIE GANZE GESCHICHTE

Für den Fall, dass du nicht auf ewige Zeiten Yoga studieren möchtest: Hier ist die Gesamtübersicht. Yoga ist sowohl die Entspannung als auch die Beteiligung an deinem eigenen Leben. Es geht nicht darum, Informationen zu sammeln. Alles, was du zu einem erfüllten Yogaleben brauchst, ist dein eigenes Leben in deinem eigenen Körper, ein paar gute Freunde, ein Lehrer, dem du vertrauen kannst, und eine geringe Menge technischer Information, aber nicht viel. Wahrscheinlich besitzt du das alles jetzt schon. Tatsächlich geht es beim Yoga nicht um Information. Alles, was Yoga schenken kann, ist bereits dein. Es geht darum, dass du das annimmst, was du bereits hast. Deshalb, wenn du möchtest, höre einfach dieser Geschichte zu; sie ist alles, worum es geht.

Genau diese Ideale religiöser Eingebung, die vorgeschlagenen Alternativwirklichkeiten zu unserem gegenwärtigen Zustand, erzeugen den Konflikt. Der Vorschlag einer Lösung beinhaltet, dass das Leben ein Problem ist, das es zu überwinden gilt. Wir nehmen automatisch an, dass es ein Problem gibt.

Wenn du irgendwann einmal die Eingebung bekommen hast, dich auf irgendeine Weise selbst zu verändern, dann kann Yoga dabei hilfreich sein. Yoga ist eine sehr praktische Wissenschaft, die dir dabei helfen kann, alles Mögliche zu erreichen, angefangen von einer Gesundheitsbehandlung bis hin zu einem mystischen Zustand oder bis zur Glückseligkeit, die Yoga *Samadhi* nennt. Ohne ein praktisches Hilfsmittel, das dich dabei unterstützt, dahin zu gelangen, wo du hin willst, kann eine solche Eingebung nämlich die Dinge verschlimmern. Sie kann einen inneren Konflikt verursachen, wenn du merkst, dass es zwischen dem Ideal, das dich inspiriert hat, und dem realen Zustand deines Lebens einen krassen Unterschied gibt. Ohne handhabbare Werkzeuge, mit denen man Veränderungen herbeiführen kann, sind wir schnell entmutigt. Es wäre besser, nicht als Erstes inspiriert zu werden oder – besser –, sich auf das praktische Mittel zu konzentrieren und nicht auf das Ziel.

Dennoch: Darin ist ein größeres Thema enthalten. Die Ideale religiöser Eingebung, die vorgeschlagenen Alternativwirklichkeiten zu unserem gegenwärtigen Zustand erzeugen nämlich selbst den Konflikt. Dieser Vorschlag einer Lösung beinhaltet, dass das Leben ein Problem ist, das es zu überwinden gilt. Wir nehmen automatisch an, dass es ein Problem gibt. Und durch die Macht der Kultur kommen wir gar nicht darauf zu überprüfen, ob es überhaupt ein Problem gibt. Nur ein unglücklicher Mensch ist dazu motiviert, sich auf die Suche nach Glücklichsein zu machen. Glücklichsein zu suchen ist deshalb die Aktivität des Unglücklichseins. Glücklichsein kann jedoch nicht erworben, sondern nur als die gegenwärtige Qualität des Lebens erlebt werden. Die Suche nach Glücklichsein, das un-hinterfragte Axiom, auf dem die Gesellschaft aufgebaut ist, erzeugt genau den gegenteiligen Effekt, nämlich den, das Unglücklichsein zu verstärken.

Myriaden spiritueller und anderer Lösungen für dieses Unglücklichsein nähren die Annahme des Unglücklichseins weiter. Tatsächlich ernähren ihre Wortführer sich von der Leichtgläubigkeit von Menschen, die leiden und die ihr Leiden selbst verursachen. Das Leben erscheint nämlich nicht in Form eines Problems oder einer Frage und nicht einmal in einer Antwort, denn es gibt keine Frage, die dabei gestellt würde. Unser Leben, unser Fleisch und Blut und alles, was zur Welt der Erscheinungen gehört, ist ein genauso absoluter, unergründlicher Zustand wie irgendein unsichtbares Absolutes, das eine Kultur vorschlagen würde. Nur: Dieses Absolute ist als dein Eigenes in deiner Reichweite. Die kulturelle Besessenheit, nach dem Perfekten zu suchen, mindert unsere Fähigkeit, die Perfektion zu sehen, die bereits in uns als Leben vorhanden ist und die uns im Übermaß gegeben wurde.

Yoga kann ebenfalls ein Teil dieses Fehlschlusses sein statt einer intelligenten Teilnahme an dem Glücksgefühl, das in uns als Leben eingerichtet worden ist. Die Menschheit ist durch Doktrinen verzweifelt gemacht worden und versucht sich nun durch geistlose Anhäufungen von Reichtum und einer Art Anhäufung spirituellen Reichtums, die von den Inhabern der verschiedenen Schulen vorgeschlagen wurde, zu schützen. Es geht nicht darum, dass wir unsere Situation nicht verbessern und den Überfluss des Lebens nicht neu verteilen sollten, sodass alle Menschen an der Absicht der Natur beteiligt sein könnten, gesund und komfortabel zu leben. Sondern es geht darum zu erfahren, worin die wirkliche Herausforderung besteht. Als Leben auf der Erde, in dem Gott oder die Quelle nicht in Zweifel gezogen werden, besteht unsere offensichtliche Verantwortung darin, dieses Leben zu nähren und zu heilen. Und zwar jeden Aspekt davon. Es wird keine „Gottes-Verwirklichung" geben, bis dies die natürliche Priorität im Leben eines Menschen ist. Um dies zu bewirken, ist es erforderlich, dass wir uns in unsere Angst hinein entspannen, dass wir unsere eigene Vollkommenheit wahrnehmen und alles, das in uns hineingegeben wurde, einer Überprüfung unterziehen. Dies ist so, als würde man in einer schreienden Menge flüstern, aber unser sanftes Geflüster ist voll Kraft, denn es bringt die Wahrheit zum Ausdruck. Wir können jetzt anders leben, weil die grundlegende Arbeit bereits getan ist. Viele hatten schon den Mut, unbeeindruckt von den alten Geschichten für ihre Überzeugung einzutreten und danach zu handeln.

Soziales Bewusstsein

Die kulturelle Besessenheit, nach dem Perfekten zu suchen, mindert unsere Fähigkeit, die Perfektion zu sehen, die bereits in uns als Leben vorhanden ist und die uns im Übermaß gegeben wurde.

Du bist das Leben, das gerade hier geschieht. Es gibt nicht viel mehr zu sagen. Was ist das Leben? Du bist, was immer es in seiner Gesamtheit ist. Dies ist keine Philosophie, und es ist nicht verhandelbar. Du kannst dich darauf verlassen! Dennoch ist der Geist, den du von deiner gesellschaftlichen Umgebung vererbt bekommen hast, mit allen möglichen Spekulationen darüber beschäftigt, was das Leben ist und wie du dich selbst finden kannst. Dabei brauchst du dich gar nicht zu finden, weil du dich nie verloren hast, und alle Macht und Intelligenz des Lebens erscheint in dir als DU. Der Geist, der infrage stellt, ist eine Anmaßung dem großartigen Leben gegenüber, das du bist. Wenn es einen Moment der Ruhe in diesem Kampf gibt, mach doch bitte ein bisschen Yoga, um deinen Geist zu klären (wir können dir erzählen, wie), und entspanne dich wieder in den außergewöhnlichen Zustand, in dem wir – wie wir herausgefunden haben – bereits sind. Bitte tu dies und höre auf zu kämpfen. Stelle sicher, dass Yoga nicht zum Bestandteil des Kampfes wird, sondern mach es, um einige praktische Veränderungen zu erzielen, die Klarheit bringen. Du kannst dich entspannen, weil es keine Wahrheit gibt, die du finden musst, abgesehen von der, die du bereits bist. Du stehst mit beiden Füßen auf deinem eigenen Boden, indem du dein Leben hier lebst.

Als Yogalehrer haben wir das Privileg, mit vielen Menschen über ihre persönliche Situation zu sprechen. Ausnahmslos übertragen gute Menschen den Kampf um Karriere, Geld und Beziehungen von ihrem Alltagsleben auf ein Leben mit spirituellen Konzepten, Yoga, Meditation und so weiter. Wir belasten unser Leben mit diesen Anstrengungen und lieben unser eigenes Leben nicht oder erfreuen uns nicht an dem einzigartigen Ausdruck des Lebens, der wir sind.

Kim, ein Beispiel

Kürzlich traf ich Kim, die in einer schwierigen Situation war. Sie war die Tochter asiatischer Amerika-Einwanderer. Die Familie hatte die Herausforderungen bewältigt, sich an ein neues Leben anzupassen, und Kim hatte auf typisch amerikanische Weise viel erreicht. Als klassische Balletttänzerin ausgebildet, tanzte sie in diesem Beruf seit Jahren, hatte aber nie den Durchbruch erzielt, von dem Künstler träumen. Eine Krise braute sich zusammen. Der ständige Kampf in ihrem Beruf und die Notwendigkeit, in ihrer Familie die Brücke zwischen den Kulturen zu sein, forderte ihren Preis. Es gab emotionale und gesundheitliche Probleme. Nun, es würde nur logisch erscheinen anzunehmen, dass Yoga und eine spirituelle Praxis hier hilfreich sein würden. Da sie eine ernsthafte Studentin war, sehr diszipliniert in anderen Lebensbereichen, fand sie Lehrer und begann Yoga mit einer pflichtbewussten Entschlossenheit zu praktizieren. Mit unschuldigem Fleiß betrieb sie eine mörderische Praxis von Yogaworkouts und Meditationen, während sie die Empfehlungen und Ziele ihrer Lehrer übernahm. Es schien die intelligenteste Art zu sein, damit umzugehen. Und auf genau dieselbe Weise, mit der sie normalerweise kämpfte, hatte Kim ihrem Leben nun den Kampf hinzugefügt, etwas „Spirituelles" verwirklichen zu müssen.

Zum Zeitpunkt, als wir uns trafen, versuchte Kim in ihrem Leben „bewusster" zu sein, während sie gleichzeitig ständig ihre Haltungen korrigierte, um sich in einer aufrechten „yogischen" Position zu halten. Sie arbeitete wirklich hart an sich, aber ihr Selbstbild und ihr Gefühl des Kämpfen-Müssens wurden immer schlimmer. Ihr Yoga hatte eine zunehmende Verletzung im unteren Rücken verursacht, den sie übermäßig gebogen hatte, noch ehe sie die Muskelstärke dafür aufgebaut hatte. Außerdem hatte sie eine Angststörung entwickelt, da ihre Konstitution im ayurvedischen Sinne überhitzt worden war. Es war besonders erschütternd für mich, wie Kim einfach die verschiedenen Lehren, die ihr zur Verfügung standen, als maßgebliche und offensichtlich logische Systeme angenommen hatte. Zu vertrauen ist natürlich für uns, aber, wie dies so oft geschieht, verstärkte ihr Vertrauen in diese Systeme nur ihre Selbstzweifel. Was sollte sie mit ihrer Vorstellung, dass sie noch so viel zu erreichen hatte, bevor sie gut genug sein würde, auch sonst denken? Ich wies Kim darauf hin, dass hier meiner Ansicht nach eine Art von Ausbeutung passierte. In ihrer Welt des Tanzes war die gegenwärtige Situation nicht viel anders als zu den Zeiten, als europäische Höfe junge Talente ausbeuteten, um Mitgliedern von Königsfamilien Vergnügen zu bereiten. Mit wenig oder gar keiner Unterstützung für diejenigen, die den vorgegebenen Standards nicht entsprachen, war dies eine erbarmungslose Welt. Sie erkannte bald, dass der Versuch, die von anderen einseitig festgelegten Zielstandards zu erreichen, nur dazu führte, dass sie sich schlecht fühlte. Und auch in ihren spirituellen Versuchen herrschte dieselbe Dynamik. Gemeinsam richteten wir ihre Karrierewünsche ganz neu auf Ziele aus, die wirklich wichtig und innerhalb ihrer Reichweite lagen. Sie bekam eine Arbeitsstelle in einem Internetunternehmen, das sich mit Kunst beschäftigte, und arbeitete mit einer Gruppe Menschen zusammen, die Kameradschaft höher bewerteten als Konkurrenz. In ihrem Yoga korrigierten wir ihre Praxis, sodass sie gleichzeitig sanft und stark war und eine Beziehung zu ihrem Körpertypus und ihrer Gesundheit hatte. Wir gaben Kim den Atem als Basis ihrer Haltungen, oder besser, sie gab sich selbst ihren Atem. Ihr Körper wurde bald stärker und bekam einen natürlichen, entspannten Ausdruck. Wir befreiten sie von dem Bedürfnis, überhaupt irgendetwas erreichen zu müssen. Ihr Geist entspannte sich von jeglicher Verpflichtung. Sie wurde un-ausbeutbar und erlangte Normalität! Das war eine unglaubliche Veränderung für Kim. Das Leben brach mit Macht durch ihr System, und sie fing an, sich selbst und ihre Freunde zu genießen. Ich sagte Kim: „Der authentische Yoga, dein Yoga, hat jetzt begonnen!"

Wir nennen dies Herzyoga, weil es dabei um Mitgefühl mit Menschen geht. Es geht darum, sich um andere zu kümmern, indem wir all die unnötigen Kämpfe entfernen, die auf kulturellen Zwängen basieren, um zu erlauben, dass das, was natürlich ist, durchkommt und ihnen eine sinnvolle, praktische Hilfe gibt. Der Dalai Lama sagte: „Nimm nichts ernst, außer dem, dich um andere zu kümmern!" Und genau darum geht es! Das bringt wundervoll die Leichtigkeit des eigenen Seins zum Ausdruck, eines Lebens, das befreit ist von dem Bedürfnis, irgendetwas erreichen zu müssen. Und hier, indem wir das entfernen, was nicht notwendig ist, und indem wir durch Yoga für Menschen sorgen, sind wir sehr verbunden mit jener buddhistischen Tradition des Mitgefühls für Wesen, die leiden.

Weniger und mehr

Dennoch: Auch die Wege der Religion und des Yoga können Leid hervorrufen. Sie erzeugen Zwänge, wenn jemand versucht, sich den Modellen anzupassen, die uns von der Kultur vermittelt wurden. Zu versuchen, jemand zu sein, der wir nicht sind, ist die Ursache unseres Leidens. Und zu versuchen, jemand zu sein, der wir nicht sind, ist die Grundlage der Kultur unseres spirituellen und alltäglichen Bemühens. Bereits die darin enthaltene Dynamik erzeugt die Vorstellung von mehr oder weniger. Wo jemand in einer Beziehung zu etwas Großem steht, impliziert die gesellschaftliche Dynamik, dass er oder sie etwas weniger als groß ist. Die Begrenztheit dieser sozialen Übereinkunft muss erst einmal verstanden und dann fallengelassen werden. Kein großer Lehrer, der fähig war, andere wahrhaftig zu stärken, hat jemals erlaubt, dass sich diese Dynamik um ihn oder sie herum entfaltet. Unglücklicherweise gibt es jedoch viele, die genau dies zulassen, und ihre Arbeit hat darum den gegenteiligen Effekt. Beinahe alle lehren innerhalb dieses Modells. Es bedeutet nicht, dass sie keine Weisheit besitzen oder dass sie keine wahren oder wundervollen Dinge tun und sagen, aber diese Dinge werden benutzt, um ihre Rolle als Lehrer zu definieren und die Dynamik von mehr oder weniger zu erzeugen. Ihre Suche

Der Dalai Lama sagte: „Nimm nichts ernst, außer dem, dich um andere zu kümmern!"

vernachlässigt, was bereits im menschlichen Leben vorhanden ist. Es ist ein nicht-hinterfragtes soziales Phänomen, in dem wir alle gefangen sind. Und wir können es genau jetzt beenden.

In Kim sahen wir eine junge Frau, die daran litt, dass sie nicht in der Lage war, die hohen Standards der Kunst der europäischen Elite zu erreichen. In ihrem Versuch, diese Schwierigkeit zu überwinden, wandte sie sich an Yoga. Die Yoga-Gang jedoch belegte sie mit denselben Zwängen. Was bedeutet: Arbeite hart an dir selbst, erreiche ein vorbestimmtes Ziel, und dann wirst du okay sein. Durch ihre soziale Prädisposition, genau so zu arbeiten, stürzte sie sich Hals über Kopf mit Talent und Power in ihre Yogapraxis, aber es ging ihr immer schlechter. Wir sagten Kim ganz einfach, dass sie aufhören sollte, an sich selbst zu arbeiten. „Werde nicht spirituell, vergiss die Philosophie, du musst dich nicht verbessern, weil du bereits als Leben lebendig bist – und das ist bereits vollkommen!“ Wir sahen, dass sich eine unmittelbare Erleichterung in diesem Menschen zeigte. Es war eine wahrnehmbare Veränderung hin zur Leichtigkeit. Dieses Thema einfach nur anzusprechen, ist Yoga, Heilung und Mitgefühl. Es war notwendig für sie, dies zu hören. In diesem Moment ließ sie das Kämpfen los. Deshalb sprechen wir von Herzyoga. Wir lehren ein Yoga des Mitgefühls, bei dem wir nicht länger im Kontext der gesellschaftlichen Annahme, dass etwas in uns fehlt, kämpfen müssen.

Nichts fehlt

Nichts fehlt. Nicht einmal Gott. Wie können wir darüber sprechen, und was wird hier angeboten? Es ist eine erstaunlich schlichte Einsicht. Es gibt keine Schritte zu tun. Es gibt keine Fragen zu stellen, denn du bist das Leben selbst. Du bist das Universum, das seiner Aufgabe nachgeht. Dieses biologische Lebendig-Sein ist wirklich ein Wunder, und es ist dein eigener Zustand. Wenn Menschen die Wirklichkeit dieser simplen Erklärung anerkennen, dann geschieht eine ganz spezifische Veränderung. Jede Art Mensch, auf jeder Ebene menschlicher Entwicklung oder spiritueller Evolution, kann sie erhalten. Sie ist unabhängig von jeder Vorerfahrung oder irgendetwas anderem. Sie ist eine lebenserschütternde Initiation in einen neuen Wahrnehmungsrahmen. Etwas, was uns vorher noch nie passiert ist, wird ganz plötzlich als selbstverständlich gefühlt. Nun gehen wir umher und sagen: „Oh, mein Gott, ich bin als das Leben selbst lebendig.“ Das muss nicht notwendigerweise bedeuten, dass es da irgendein wunderbares Ereignis gegeben hat und dass wir plötzlich aufhören, Probleme zu haben, auch wenn es wahrscheinlich sehr dabei helfen wird. Es gibt einen Antrieb der Vergangenheit in unseren Gefühlen und in unserem Geist, und unsere Schwierigkeiten könnten möglicherweise weitergehen. Unsere Probleme hören vielleicht auf, vielleicht aber auch nicht. Wenn weiter Schwierigkeiten vorhanden sind, dann kann etwas Praktisches getan werden. Yoga und andere heilende Künste können für uns diese Hilfe sein. Dennoch gibt es ein Gefühl von Frieden und ein Gefühl des Zusammenhangs, durch den all dies hier geschieht. Alles ist annehmbar für das Leben, weil es im Kontext des Lebens selbst stattfindet, „ich das Leben bin" und dies mir ganz einfach so gegeben worden ist. Wenn wir uns in das Leben hinein entspannen, dann gibt es eine kraftvolle Heilfunktion, die dem Leben selbst innewohnt, die zu der richtigen Zeit das System wiederherstellt, entweder, indem es die Schwierigkeiten daraus entfernt oder es uns ermöglicht, uns mitten in unseren Schwierigkeiten friedvoll zu fühlen. Der lebendige Organismus ist unglaublich in seiner Feinheit und seinem Funktionieren, die eine Selbstkorrektur, ein Ausbalancieren und Heilung beinhalten. Alle Organe funktionieren, der ganze Körper fühlt, und wenn ich mich strecke und atme und mich auf andere beziehe, dann geschieht etwas!

Nichts fehlt.
Nicht einmal Gott.

Kims Geschichte ist eine Abwandlung des Themas, das wir alle durchleiden. Es ist ein Wunder, uns als unser eigenes Leben zu bewegen und unsere eigenen Umstände zu erschaffen. Ein Wunder, weil nur wenige es tun, und weil der gesellschaftliche Verstand so tief in uns verwurzelt ist. Wir handeln aus kulturellen Motiven und Erwartungen heraus, die unserer Innenschau und unserem Verstehen nicht zugänglich sind. Wir brauchen ein bisschen Hilfe voneinander, um unseren eigenen Boden und unsere eigene Authentizität als Leben zu bauen. Es ist eine simple Einsicht, die plötzlich oder nach und nach kommen kann. Zum ersten Mal entspannen wir uns dann in ein einfaches Gefühl, lebendig zu sein, das wir seit unserer Kindheit nicht mehr genossen haben. Der Geist der Gesellschaft wurde schon in einem Alter von ein bis zwei Jahren in uns hineingepflanzt und schien uns von unserem Wesen getrennt zu haben. Der lebendige Organismus zog sich in Angst zusammen. Dennoch ist eine Entspannung und eine Transformation durch diese Einsicht möglich, und die Heilung kann sehr schnell erfolgen.

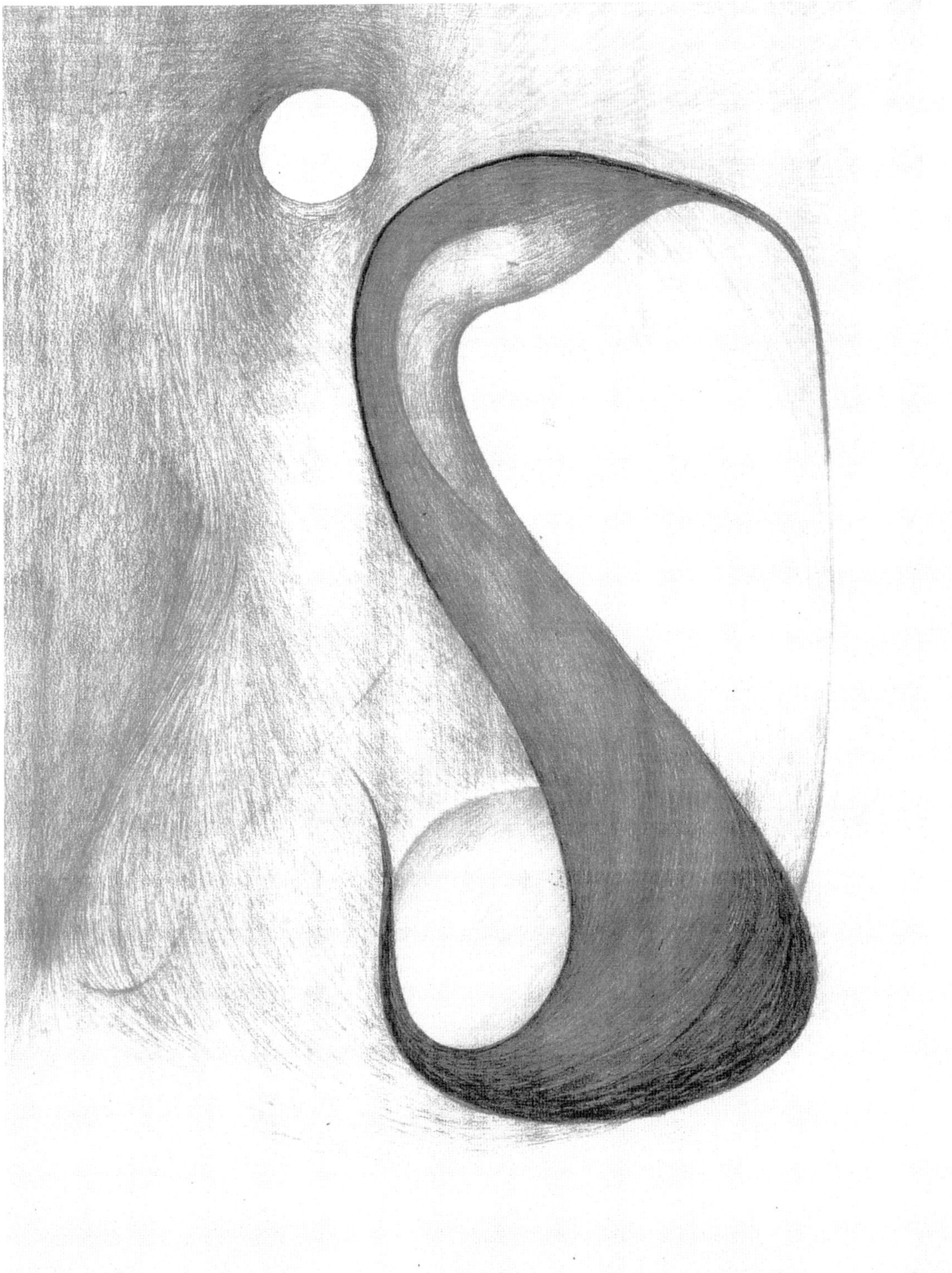

Amanda, ein Beispiel

Vor einigen Abenden spielte meine Freundin Amanda bei einer Dinnerparty ihr neues Klavierstück „Atmen". Es war wunderschön, voll Gefühl und friedlich. Sie erzählte uns, dass sie eine neue Tiefe der Schlichtheit in ihren Kompositionen gefunden hatte, während sie zuvor immer damit gekämpft hatte, die technischen Komplexitäten ihrer akademischen musikalischen Bildung in ihre Kompositionen einzubeziehen. Der Stress, bei ihren Auftritten bis an die Grenze ihrer technischen Fähigkeiten zu gehen, verursachte Schmerzen in ihrem Rücken und in ihren Armen, während sie spielte. Sie war schlecht drauf, ihre Ehe war belastet, und sie hatte ernstliche Zweifel an ihrer Karriere in dieser sehr konkurrenzorientierten Welt. Amanda hatte bisher noch nicht mit spirituellen Methoden an sich selbst gearbeitet. Deshalb war es einfach, ihr einen sinnvollen Yoga beizubringen. Indem sie jeden Tag eine einfach Bewegungs- und Atemübung praktizierte, fand sie ihren eigenen Atem und ihr eigenes Leben. Sie entspannte sich in ihr Leben, und ihre körperlichen und emotionalen Schmerzen ließen nach. Darüber hinaus, als Teil ihrer täglichen Yogapraxis, haben wir sie gebeten, sich täglich ans Klavier zu setzen und einfach zu ihrem eigenen Vergnügen zu spielen, ohne technische Grenzen zu erproben. Dies tat sie, und die Ergebnisse waren für sie selbst und für jeden anderen erstaunlich. Indem ihr Atem und ihr Körper sich zum Leben hin verlagerten, geschah dies auch bei ihrer Musik. Sie berichtete von ihrem Erfolg und einer Erneuerung ihrer Karriere als Komponistin. Sie fing an, für sich ganz allein und für einige Freunde zu spielen. Heraus kam eine hervorragende Arbeit, und zwar auf ganz spontane Weise. Ihre Kompositionen wurden zu einem Ausdruck dessen, was sie ist und wie sie sich fühlte, unbeschränkt durch Techniken oder frühere Musikrichtungen. Ihre Musik berührte eine neue Tiefe, und das Leben begann, durch ihre Hände zu fließen. Als zusätzlichen Bonus begann Amanda ihr Leben zu lieben, besonders die Intimität mit ihrem Ehemann. Versteht ihr, was wir damit sagen wollen?

Indem sie jeden Tag eine einfache Bewegungs- und Atemübung praktizierte, fand sie ihren eigenen Atem und ihr eigenes Leben. Sie hatte sich in ihr Leben hinein entspannt, und ihre körperlichen und emotionalen Schmerzen waren zurückgegangen.

Der soziale Geist fällt ab

Wir sind durch Konzepte und soziale Modelle, die bestimmte, für notwendig gehaltene Ziele vorgeben, in einer Falle gefangen, die uns in allen Bereichen aufgezwungen wird – in der Kunst, in der Wirtschaft und auch auf dem spirituellen Weg. Mir und vielen meiner Freunde scheint jedoch etwas geschehen zu sein. Die Fragen, die durch die Gesellschaft und alle unsere Lehrer in uns hineingelegt wurden, sind einfach aus unseren Systemen verschwunden. Sie verschwanden auf ganz natürliche Weise – ohne dass wir dazu irgendetwas tun mussten. Und sie ließen uns so zurück, wie wir sind, wie wir schon immer waren: Das Leben vollzieht sich mit einer unergründlichen Tiefe des Fühlens.

Es gibt eine natürliche Teilnahme an allen Funktionen und Wundern des Lebens. Grenzenlose Energie bewegt sich als Yoga in uns. Wir sind lebendiges Leben und üben Yoga, nicht um irgendetwas zu erreichen, sondern als Bewegung des Lebens, das sich bereits in uns – als wir selbst – vollständig entfaltet hat. Wir nennen dies nicht „Erleuchtung“, weil dies nur wieder eine jener Fallen ist, die ja gerade weggefallen sind. Stattdessen ist es unser normaler Zustand, ganz einfach unser wesensgemäßer Zustand, an dem wir uns alle erfreuen können.

VORTRAG 3: DU BIST JETZT HIER!

ATHA YOGA „HIER JETZT!“ (DIE ERSTEN WORTE VON PATANJALIS YOGASUTRA)

Dies ist eine ganz einfache Beweisführung. Sie ist einfacher als einfach – so simpel, dass wir nur selten davon sprechen und sie noch viel weniger verstehen. Wenn wir sie einmal erkannt haben, dann ist sie offensichtlich, und wir fühlen die reine Wirklichkeit des Lebens, unberührt vom Geist des Zweifels. Die Vorstellung menschlicher Vollkommenheit ist tief im gesellschaftlichen Geist verankert. Alte wissenschaftliche und religiöse Überzeugungen machen uns jedoch blind für die Vollkommenheit, die bereits in uns ist, als wir selbst, als das Leben selbst, als die Natur selbst. Wir unterscheiden uns nicht von der Natur, können nicht anders sein als sie, die uns in einer unendlich großen, wechselseitigen Bezogenheit mit allem erhält. Das Universum ist in seinem Einklang und seiner unendlichen Existenz vollkommen und Ehrfurcht gebietend. Und dies ist auch unser natürlicher Zustand.

Wir unterscheiden uns nicht von der Natur, können nicht anders sein als sie, die uns in einer unendlich großen, wechselseitigen Bezogenheit mit allem erhält. Das Universum ist in seinem Einklang und seiner unendlichen Existenz vollkommen und Ehrfurcht gebietend. Und dies ist auch unser natürlicher Zustand.

Modelle der Vollkommenheit

Dennoch gibt uns die Kultur Modelle vor, kulturelle Helden mit mythologischer Vollkommenheit, denen wir nachstreben oder denen wir nacheifern sollen – so, als wären wir noch nicht als Leben bereits vollkommen. Wir sind immanent bezogen auf und abhängig von einem unendlichen Universum. Unzählige Heilige, Weise, Retter, *gurujis, swamijis* oder ihre Schüler haben für Erleuchtung geworben – Gottesverwirklichung, Freiheit, die Suche nach einem anderen Zustand, so, als wären wir nicht ausreichend und vollkommen hier in dieser biologischen Form. Die Vorstellung von Erleuchtung, Reinheit oder von einem Gott, der erreicht werden will, ist eine Falle, die in Wirklichkeit ihr genaues Gegenteil beinhaltet. Unser natürliches Leben wird mit einem Zustand der Nicht-Erleuchtung oder Gottlosigkeit belegt, und nur der unerleuchtete Geist spricht von Erleuchtung. Spirituelle Lehrmeinungen sind aus Angst entstanden, als eine Reaktion auf das Leben und auf der Suche nach einer tröstlichen Alternative. Historisch betrachtet haben sie sich schnell und weit als Methoden verbreitet, Macht auszuüben und reich zu werden. Dieser kulturelle Zwang, einer spirituellen Wirklichkeit nachzujagen, hat uns die Wunder dieser Wirklichkeit verweigert und uns von unserem wesensgemäßen Zustand getrennt.

Sicher, dies scheint schlimmer in fundamentalistischen Religionen zu sein, aber nicht so sehr, wie du vielleicht gedacht hast, denn aufgrund seines historischen Einflusses ist dieses Denken tief in uns verwurzelt, und wir erforschen seine subtilen und dramatischen Wirkungen nicht. Wir können uns an der Vollkommenheit, die direkt vor unseren Augen ist, auf und unter unserer Haut, nicht erfreuen. Diese Annahmen haben unseren Verstand dazu gebracht, wie wild nach alternativen Möglichkeiten zu suchen. Abgelenkt von der Gegenwart, haben wir nicht teil an dem Leben, das direkt hier ist. Wenn es überhaupt eine absolute Bedingung für das Sein gibt, dann liegt sie darin. Und dieses Eine ist hier, steht uns in diesem Moment und kraftvoll zur Verfügung. Schau mal, es geht nicht einmal darum, „jetzt hier zu sein" – das amerikanische Mantra der Sechziger –, eine Vorschrift für den Geist, als ob es da ein Problem gäbe. Du *bist* schon jetzt hier, und das ist schon das Ende der Geschichte! Du kannst dich entspannen. Es gibt keine Schritte, die du tun musst. Und jetzt kann Yoga beginnen. Yoga ist die Bewegung des natürlichen Seinszustandes, der zu jedem Zeitpunkt die Verbindung aufrecht erhält und die Integration wiederherstellt, wenn dies notwendig sein sollte.

Es gibt hier eine unermessliche Kraft und Verbundenheit. Sie kann jedoch nur in dir, als du, gefühlt werden. Die Natur arbeitet nicht mit Modellen. Wir teilen dieselben Bedingungen, aber jeder von uns ist vollkommen einzigartig und steht auf diese Weise mitten im Leben. Die Versuche, kulturell vorgeschriebene spirituelle Modelle nachzugestalten, berauben uns unserer einzigartigen Gegenwärtigkeit und Kraft. Wir haben alle unseren einzigartigen Prozess. Was bei einem großartigen Menschen funktioniert hat, ist nicht notwendigerweise auch für einen anderen richtig. Es gibt immer nur einen für dich hier, deshalb kann kein standardisierter spiritueller Prozess für dich richtig sein. Er ist einfach nicht notwendig. Diese spirituellen Vorstellungen sind eine geistige Vorschrift für deine einzigartige Lebensform und hindern dich daran, in deiner eigenen Persönlichkeit zu leben und deine eigenen Taten zu vollbringen. Enthusiastische, unaufhörlich Übende aller Glaubensrichtungen, mit ihrer eigenen wundervollen Logik, erzeugen Zweifel in ihren Zuhörern. Die legendären Lebensläufe der spirituell Vollendeten beinhalten, dass Vollkommenheit irgendwo anders zu finden ist, und dass wir etwas im Schilde führen, was uns nicht gebührt. Unsere Gehirne sind angefüllt mit einem Gefühl der Unzulänglichkeit, einem Gefühl, dass wir niemals dorthin gelangen werden, wo immer dieses „Dort" auch sein mag. Dies ist eine Annahme unserer Kultur, die sich hartnäckig hält.

In Indien erleben die Menschen neidisch, dass Götter und Göttinnen alle möglichen Arten von Spaß haben, während ihr eigenes Leben von einschränkenden gesellschaftlichen Mustern unterdrückt verläuft. Genauso ist es im Westen – wir erleben das Leben auch neidisch in Filmen mit, wo es immer eine Menge Abenteuer gibt, während wir unser Alltagsleben vergleichsweise in Isolation verbringen. Indem wir unsere Aufmerksamkeit auf die schillernde Scheinwirklichkeit richten, erkennen oder fühlen wir unser eigenes Wesen nicht. Wir erlauben den Berühmtheiten, allen Spaß zu haben – wenigstens sieht es in den Medien so aus –, während unser normales Leben so vor sich hindümpelt. Unser kultureller und gesellschaftlicher Geist erzeugt diesen Gegensatz zwischen der fantasierten strahlenden Alternativwelt, wo all die aufregenden Dinge geschehen, während wir uns blind machen für das Wunder unseres eigenen Körpers und unserer eigenen Energie. Wir haben eine passive Beziehung zu unserem Hauptdrehbuch entwickelt, zu unserem eigenen Leben, in dem alles geschehen kann.

Religiöse Werkzeuge können genutzt werden, um Intimität auszudrücken, aber frei von jeder Form begrenzender Glaubenssysteme oder falscher Vorstellungen über ihre Notwendigkeit.

Du bist authentisch

Jeder Mensch kann auf direkte Weise die Tiefe seiner eigenen Existenz spüren lernen, und es ist ein Prozess, der einfacher ist, als die meisten ihn sich vorstellen. Der Yoga des Körpers, des Atems und der Beziehungen ermöglicht es dir, schnell zu fühlen, dass du verbunden bist, dass du authentisch bist, dass das Leben geschieht und über dein Bauchgefühl vernetzt ist mit dem Wunder, das das Leben selbst ist. Dieser Yoga kann andere Therapien beschleunigen oder unnötig werden lassen, die aufgrund deiner Entfremdung von deinem eigenen Zustand, den die gesellschaftlichen Glaubenssysteme verursacht haben, notwendig waren. Es gibt eine unglaubliche Tiefe und Verbindung zu allen Dingen, die bereits in uns vorhanden ist. Aber es kann eine einsame Erfahrung sein, aus den abweichenden Gedankenstrukturen auszusteigen, weil alle konventionellen Institutionen und Verhaltensweisen in unserer Welt auf Trennung und Angst basieren. Unsere enthusiastische Teilnahme am Kirchenleben in unserer Stadt nimmt vielleicht ab, und wir verlieren vielleicht das Interesse an der konventionellen aggressiven Politik oder an unserer Karriere. Wir sind entmutigt, wenn wir erkennen, wie vielen Menschen Unrecht aufgezwungen wird und wie sie entmachtet werden, und zwar durch die ersehnte Großartigkeit von Lehrmeinungen, die implizieren, dass Menschen jetzt, in diesem Moment, unzulänglich sind. Aber wenn wir den Mut haben, für uns allein einzustehen, dann können wir erkennen, dass wir auf dem Boden des Ganzen stehen. Ich existiere, weil alles andere existiert, und das ist offensichtlich.

Verbunden mit dem Ganzen

Paradoxerweise kann uns diese Einsicht die Stärke geben, in unseren gesellschaftlichen Institutionen zu verbleiben, wenn wir dies möchten. Wir haben vielleicht ein Problem mit dem Gedankengut und den sozialen Strukturen, aber letztlich nicht mit den Menschen, weil sie alle Leben sind, das sich entfaltet. Tatsächlich ist nichts und niemand allein, und wir arbeiten, um alle zu ernähren. Nichts kann logischerweise getrennt sein vom Kontext des Ganzen.

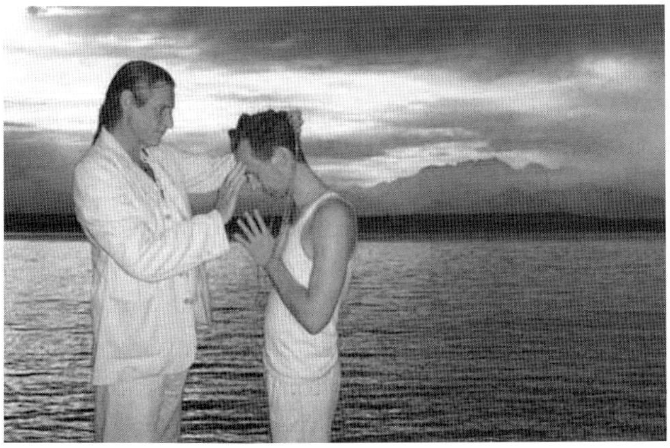

Die klassische Definition von Yoga bedeutet, sich mit dem Objekt der Wahrnehmung zu verbinden, um das Objekt zu erkennen. Indem du mit dem Objekt eins wirst, erkennst du gleichzeitig den „Erkennenden" des Objekts. Dadurch erkennen wir uns selbst.

Es gibt einige hoffnungsvolle Hinweise darauf, dass wir gerade dabei sind, diesen einschränkenden Geist zu durchbrechen. Wir können vollständig am Ganzen teilhaben, weil wir das Ganze sind. Alles betrifft uns. Information, Kunst, Tanz, Technologie und Wissenschaft stehen nach und nach jedem zur Verfügung. Jeder kann damit seine Zeit verbringen. Im Handel erleben wir gerade das Ende der Überzeugung, dass Reichtum ohne Rücksicht auf das gesamte Umfeld, auf die Gesundheit des Planeten und seiner Bewohner erzeugt werden kann. Die Weltmacht ist über nationale Grenzen hinaus verteilt worden. Unternehmenskultur ist weltweit verbreitet und ist durchgesetzt worden, um ehrlich zu sein und auf menschliche Bedürfnisse mit einer ortsbezogenen, persönlichen und weltweiten Sicht zu reagieren. Es gibt inzwischen ein Interesse an Gemeinschaft und Umweltgesundheit als essenziellem Teil des Wirtschaftslebens. Im Bereich spiritueller Lehren haben wir einige großartige Führungspersönlichkeiten gefunden, die über das Bedürfnis nach Lehrgebäuden hinausgegangen sind, die eine Gegensätzlichkeit zwischen „ihnen" und „uns" erzeugen. Ich liebe den Dalai Lama, weil er ein Weltlehrer ist, der kein Interesse daran hat, das Guru-Spiel zu spielen. Er scheint keinerlei Interesse an irgendwelchen „Ismen" zu haben und scheint, wenigstens vor seiner öffentlichen Zuhörerschaft, wenig interessiert zu sein an der buddhistischen Vorstellung von empfindsamen und nicht empfindsamen Wesen. Er stellt sich nicht als Lehrer auf einen besonderen Platz oder stellt sich dar als jemand, der anders als andere ist. Aber habt ihr bemerkt, wie ungewöhnlich seine Normalität ist? Seine öffentliche Lehre scheint zu sein: „Wir sind alle hier im selben Zustand, deshalb lasst uns freundlich zueinander sein." Und das ist ungefähr alles, was es darüber zu sagen gibt!

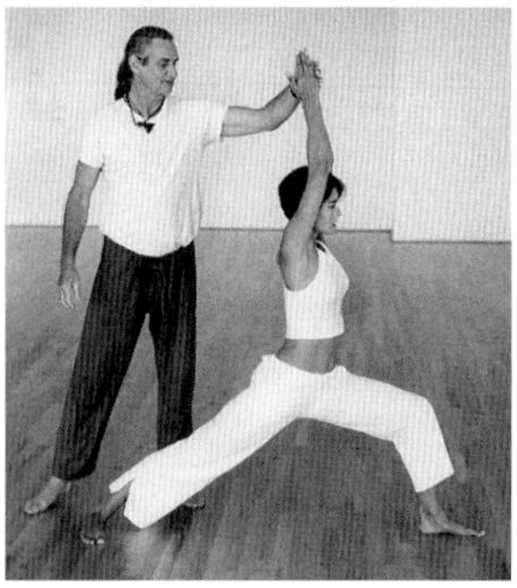

Die Yogaprinzipien müssen im Zusammenhang mit den populären Stilen vermittelt werden, die Menschen bereits kennen. Yogis werden nicht am Fließband gebaut, und natürlich ist es nötig, dass das vollständige Spektrum der Übungen den populären Formen beigefügt werden muss, sodass die Praxis persönlich passend gemacht wird.

Bedauerlicherweise jedoch muss die Tatsache benannt werden, dass Seine Heiligkeit der Kopf einer ausschließlich männlichen, offenkundig zölibatär lebenden, 500 Jahre alten Tradition ist, und das spricht Bände. Wir werden nicht tiefer darin einsteigen. Solche kulturellen Formen und Gedankengebäude haben jeden Einzelnen von uns beeinflusst, und das beginnt erst jetzt verstanden zu werden. Genauso wie die lange Kette der Päpste den europäischen Geist geprägt hat, muss all dies sorgfältig geklärt werden. In dieser Welt sind wir immer noch weit von unserer Heimat entfernt. Wir können oder können vielleicht auch nicht wirklich eine Revolution in den Strukturen der Weltmächte auslösen, aber es gibt eine Menge, das wir in unserer Zeit und an unserem Ort tun können. Wir können alle Päpste aus unserem System herauslieben. Bei Yogaübenden und -lehrern geschieht etwas.

Ich entdecke eine größere Ehrlichkeit. Die Vorstellung, dass es beim Leben darum geht, Glücklichsein zu suchen und zu finden, steht zur Überprüfung offen. Wir haben den Verdacht, dass die Buddhisten vielleicht Recht damit hatten zu sagen: „Das ganze Leben *ist* Leid" und dass Mitgefühl für uns selbst und andere in Ordnung ist, während wir erscheinen und dann sterben. Im Westen fügen wir Scham und geringes Selbstbewusstsein hinzu, wenn wir leiden, weil wir ja das Glücklichsein finden sollten. Und der Kampf geht weiter, mit zwanghafter Spiritualität, Drogen, Medikamenten und dem ganzen Rest. Aber alle Wesen leiden wirklich, deshalb ist extreme Freundlichkeit nur die natürliche Antwort darauf. Unseren Schmerz als Teil des Lebens anzuerkennen und dann einige praktische Schritte zu tun, freundlich zu sein, das ist Yoga. Du bist jetzt hier.

Vortrag 4: Der Yoga des Lebens

Gute Yogalehrer unterrichten mit Bedacht und geben praktische Hilfe, rein aus Liebe zum Helfen heraus. Wir können in einer Weise unterrichten, die sofort die Menschen in ihrer eigenen Lebendigkeit kräftigt, statt unnötige Ziele zu verkünden, die nur Zweifel erzeugen. Dennoch ruft bereits die Suche nach der Information, die Yoga auf endlose Weise vermitteln kann, den Geist von „Ich werde niemals genug wissen" hervor. Die spirituelle Philosophie vermehrt sich immer weiter. Lehrer und Lehren werden oft mit den Traditionen des Suchens verbunden, oder Lehrer sprechen die Sprache des Nicht-Suchens, aber behalten ihre gesellschaftliche Definition als Lehrer bei. Allein diese Rolle erzeugt einen Gegensatz zwischen einem, der weiß, und einem, der nicht weiß. Er erzeugt Zweifel, die Dynamik des Suchens, und ist nicht erforderlich. Ohne sich dessen bewusst zu sein, geben Lehrer diese kulturelle Altlast weiter.

Die vorrangige Rolle eines Lehrers besteht darin, in seinem Schüler dessen einzigartige Gegenwart und Kraft des Lebens zu erkennen und sie ihm gegenüber auszudrücken.

Die frühen indischen Lehrer, die Yoga in den Westen brachten, waren vor allem religiöse Menschen, keine Yogis, die manche yogischen Techniken mit ihrem eigenen spirituellen Suchen durchmischten. Eine religiöse Missionsstation zum Beispiel inspirierte im Grunde genommen den Eifer der Swami-Schüler von Yogananda und Shivananda, die Yogatechniken als Mittel lehrten, ein religiöses Ziel zu erreichen. Vieles von diesem Einfluss bleibt sowohl latent als auch offensichtlich. Eine spirituelle Giftigkeit entsteht daraus, die durch die kommerzielle Ausbeutung leichtgläubiger Menschen, die leiden, kommuniziert und durchgeführt wird. Fragen und Ziele werden in uns gesetzt, die nicht unsere eigenen sind. Unschuldige übernehmen spirituelle Vorstellungen und probieren Yoga in diesem begrenzenden Kontext aus. Tatsächlich wird Yoga den Geist klären und kann einem Menschen religiöse Erfahrungen und Einsichten eröffnen. Dennoch muss er vollständig um die Bedürfnisse eines Menschen herum modelliert werden und kann nicht wirksam sein, wenn einseitige Techniken willfährig angewandt werden. Wir versuchen so mit einem unvollständigen Blatt Karten zu spielen. Das klingt negativ, aber in Wirklichkeit ist es nur positiv. In der Zurückweisung dessen, was nicht notwendig ist, gibt es ein Loslassen in unseren vorherigen und uns innewohnenden Zustand des Lebens, und dazu ist keine spezielle religiöse Erfahrung irgendeiner Art erforderlich.

Die Kommerzialisierung von Yoga

Wenn keine Rollen gespielt werden, wird es offensichtlich, dass Schüler und Lehrer gleichwertig sind und denselben Zustand teilen. In anderen Worten: „Der Zustand meines Gurus ist mein Zustand." Die meisten spirituellen Lehrer erzeugen eine Dynamik, die dies verhindert, während sie gleichzeitig Lippenbekenntnisse zu dieser Vorstellung ablegen. Seid vorsichtig jedem gegenüber, der nicht so normal sein kann.

In Begriffen der Yogatechnologie gesprochen, werden Teilaspekte aus dem Kontext des vollständigen Spektrums der Yogaprinzipien herausgenommen und betont, während Yoga eigentlich individuell auf jeden einzelnen Menschen angepasst werden könnte. Die modernen Yogagrößen tragen zu der Verwirrung noch weiter bei, indem sie mit ihrer ganzen Autorität die Ansichten vertreten,

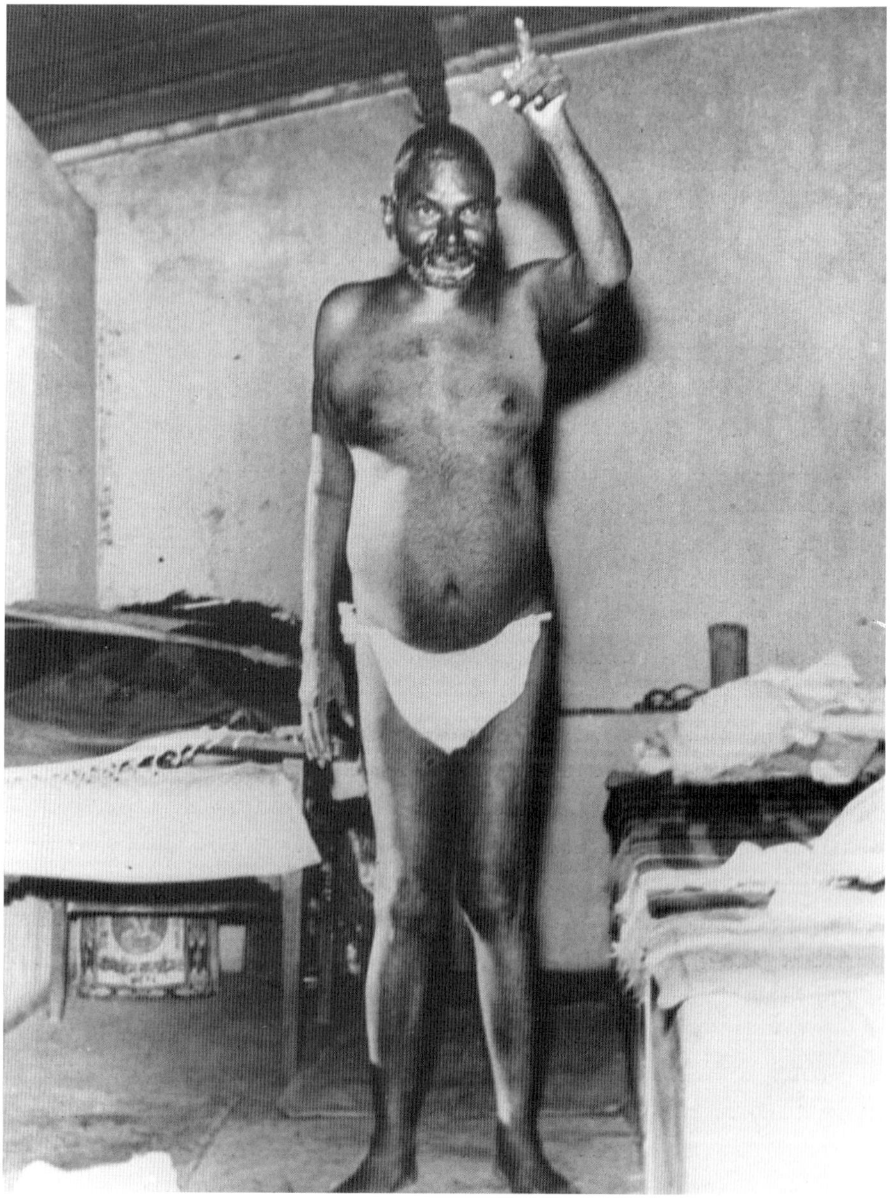

Nityananda im späteren Lebensalter

die sie kennen, die aber meist unvollständig sind. B.K.S. Iyengar beispielsweise entwickelte seinen Yoga als Ausdruck seines Interesses an gymnastischer Anatomie mit lediglich unwesentlicher Rücksichtnahme auf die Prinzipien des Yoga. K. Pattabhi Jois' *asana*-Sequenzen werden ebenso aus dem Kontext der vollständigen Yogageschichte herausgenommen und gelehrt, und sie werden als eine standardisierte Praxis angeboten, bei der Menschen sich anstrengen müssen, um sie zu erreichen, wie beim Sport. Als Reaktion auf diese fordernden Formen hat T.K.V. Desikachar, der diese Prinzipien versteht, *asana* auf ein Minimum reduziert und Yoga als Therapie herausgestellt, wobei er als Lösung den vedischen Schriften, Patanjali und dem Lehrer Autorität einräumt.

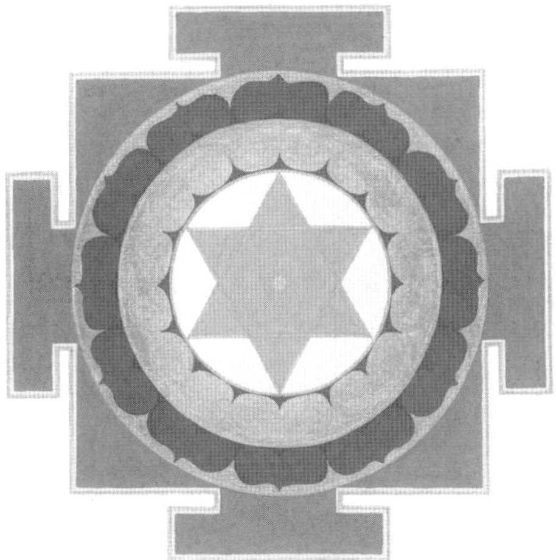

Dies ist verwirrend für jene, die sich den rigoroseren populären Yogarichtungen verbunden fühlen, weil sie die Prinzipien nicht verstehen können, ehe sie auf die Haltungen angewandt werden, die sie bereits kennen. Die Yogaprinzipien müssen deshalb in einem Kontext der populären Stilrichtungen vermittelt werden, die den Menschen bekannt sind. Yogis werden nicht am Fließband gebaut, und selbstverständlich sollte das vollständige Spektrum der Praktiken den populären Formen zugefügt werden, damit die Praxis persönlich angepasst, kraftvoll und wirksam gemacht wird. In diesem Fall finden wir Gold! Unglücklicherweise gibt es nur wenige Lehrer, die zeigen können, wie dies geht. Dabei geht es nicht darum, die großartige Arbeit der indischen Meister herabzuwürdigen, die Yoga populär gemacht haben, oder die Nützlichkeit ihrer Lehren, wenn sie in den vollständigen Kontext des yogischen Verständnisses gestellt werden. Dennoch musst du dies für dich selbst herausfinden oder Lehrer finden, die die gesamte Geschichte erkennen können und die nicht lediglich ein anderes absolutes System oder eine Marke kreieren, die sie auf dem Markt verkaufen können. Die populären Lehrer sind Inhaber miteinander konkurrierender Unternehmen mit einseitigen Schaukästen und Zielen. Indem sie sich als Autoritäten darstellen, haben sie Übungssysteme auf den Markt geworfen und diese Yoga genannt. Zweigstellen auf der ganzen Welt haben denselben autokratischen Ansatz übernommen und bestehen darauf, dass sie Yoga kennen, weil sie bei einem ähnlich autokratischen Guru studiert haben.

Vieles davon ist Fehlinformation oder sehr eingeschränkte Information, die aus dem Zusammenhang der ganzen Geschichte gerissen ist. Sie werden in die Gemeinschaft geworfen, um Geschäftsziele zu erreichen, Franchiseunternehmen oder Konkurrenzmarken aufzubauen, und sie beuten dabei die Leichtgläubigkeit und den guten Willen von Menschen aus. Diese Systeme erzeugen fixierte Muster im Körper und im Geist und, was das Schlimmste ist, sie verursachen körperliche und psychologische Verletzungen und Abhängigkeiten. Oft gibt es einen inspirierenden spirituellen Vortrag im Zusammenhang mit den Körperübungen, aber das uralte technische Wissen, das in Wirklichkeit den Körper und den Verstand mit dem Geist verbindet, wird ausgelassen. Weil es vor allem Geschäftszielen dient, kommunizieren die Gründer der Schulen nicht miteinander, obwohl sie vielleicht einen gemeinsamen großen Lehrer haben, der sein ganzes Leben dafür gearbeitet hat, die gesamte Geschichte des Yoga zu verstehen und zu kommunizieren, wie sie auf nützliche Weise bei jedem und für jeden Zweck angewandt werden kann.

Rigorose Nachforschung

Die Annahme, dass wir von der Natur getrennt sind, ist eine gesellschaftliche und kulturelle Vorstellung, auf der alle Wege aufgebaut worden sind. Die Wege der Religion versuchen, zu einem „Zustand“ der Einheit zu gelangen oder zu ihm zurückzukehren, während es am Anfang niemals eine Trennung gegeben hat.

Um als du selbst und als das Leben selbst authentisch zu sein, müssen *alle* auferlegten Vorgaben oder sozialen Modelle und ihre Wirkungen untersucht werden. Dies erfordert einige intellektuelle Stärke: Es ist ein technischer Teil. Wir müssen unterscheiden lernen und über die alte Vorstellung hinausgelangen, dass alles seinen Platz hat und wir deshalb nicht alles beurteilen oder analysieren sollten. Wenn wir hinschauen, dann können wir erkennen, was wirklich wertvoll ist und was lediglich im Dienste der vereinten Interessen politischer und wirtschaftlicher Mächte existiert oder nur aufgrund der Eindrücke, die wir in unserem kulturellen Gepäck mit uns tragen. Unser Bildungsprozess hat uns unseren starken, unterscheidungsfähigen Geist geschenkt. Wir sind in der Lage, mit der Präzision der Naturwissenschaften Nachforschungen anzustellen. Das ist gut. Dass wir genau dieses Potenzial im Bereich des Spirituellen und des Yoga aus dem Fenster werfen, ist eigentlich merkwürdig. Derartige Forschungen und unsere Unterscheidungsfähigkeit auch in die spirituellen Vorstellungen hinein zu bringen, die in unser Leben eingepflanzt sind, ist keine Negativität, da wir ja alles erforschen. Der Glauben oder die Gewissheit, die sich aus der Intuition über unseren naturgemäßen Zustand entwickelt hat, erweitert die auf Hoffnung basierende Art des Glaubens an die Prozesse oder Ideale anderer Menschen. Das Ergebnis ist nur positiv, da wir damit im Mysterium unseres eigenen Lebens bleiben und dessen uneingeschränktes Dasein spüren können.

Also, wenn irgendjemand oder irgendetwas deinem Geist vorschlägt, dass es irgendein notwendiges Etwas zu erreichen gibt, ob es nun kulturell, spirituell oder religiös ist, dann wird dich das davon abhalten, klar zu erkennen, dass du als das Leben lebendig bist, das dir bereits ohne Einschränkung und auf vollkommene Weise gegeben wurde. Indem du dies verstehst, wirst du dich in deinen natürlichen Zustand hinein entspannen und anfangen, die Yogas des Körpers, des Atems und der Beziehung zu genießen, einschließlich und besonders den der emotionalen sexuellen Intimität. Wenn der Geist anfängt, sich aus diesen tief verwurzelten kulturellen Prägungen heraus zu entfalten, dann wirst du auf deinem eigenen Boden stehen, als das Leben, das auf einzigartige Weise zum Ausdruck gebracht wird. Dann beginnt der authentische Yoga.

Viele werden darin etwas Subversives sehen, etwas, das sich gegen die Kultur und die Religion als solche richtet. Und tatsächlich, es ist subversiv im Hinblick auf den Glauben, dass der Geist getrennt von der Natur sei, als ob er ein unabhängiges Leben aus sich selbst heraus hätte und getrennt wäre von dem Universum, das ihn geboren hat und unterhält. Durch unsere eigene logisch aufgebaute Analyse können wir erkennen, wie sehr das organische Leben durch den gesellschaftlichen Geist belastet ist. Dies bedeutet nicht, dass wir irgendjemanden zurückweisen, der lehrt, weil alles Leben ist, das auf diese Weise hier erscheint, aber es bedeutet, Einsichten in die kulturellen Mythen und Fehler des menschlichen Intellekts zu bekommen, die die Menschheit unglücklich gemacht haben. Wir weisen in der Tat nicht wirklich etwas zurück, sondern stehen für unsere Meinung ein. Wir versuchen auch nicht, den kulturellen Hintergrund zurückzuweisen, von dem wir alle geprägt worden sind. Wir können dies nicht tun, denn wenn der Geist mit dem Geist kämpfen muss, dann ist das sinnlos. Deshalb entspannen wir uns einfach und beobachten, was geschieht.

Wer ist ein Yogi?

Yoga kann in einer Weise praktiziert werden, die unabhängig ist von der Suche nach alternativen Zuständen, *samadhis*, „innerem Frieden" und übertriebenen inneren und äußeren Errungenschaften. Auf konventionelle Weise praktizieren wir so, als würde das Suchen uns näher zur „Wahrheit" bringen. In Wirklichkeit aber erzeugt genau dies mehr Intellekt, die Annahme eines Problems, das unseren Blick für unseren natürlichen Zustand verdeckt. Ohne diese Zwanghaftigkeit praktiziert, wird Yoga sicher dein Leben auf ganz natürliche Weise bereichern. Dabei ist etwas ganz klar: Alles, was du brauchst, um ein richtiger Yogi oder eine Yogini zu sein, ist dein eigener Körper, dein eigener Atem und einige gute Freunde. Du brauchst nicht die Kultur von jemand anderem und auch keine sentimentale Bindung an eine uralte Kultur. Solch eine Verbindung kann interessant sein und Spaß machen, aber sich vorzustellen, dass sie eine wie auch immer geartete Notwendigkeit wäre, verleugnet das, was wirklich notwendig ist und was das essenzielle Thema von Yoga ist: dein eigenes Leben, das in deinem System pulsiert.

Was braucht es dann, um wirklich ein Yogi zu sein? Nicht spirituelle Errungenschaften oder das Ausführen von *asanas*, sondern die Akzeptanz der Schönheit deiner eigenen Wirklichkeit. Alles, mit dem sich die Alten beschäftigten, war die Frage: „Was ist die Existenz?" und „Wie erkennen wir sie?". Die Antwort ist: Du bist die Existenz, du bist die Wahrheit, du bist die *Veden* (was Wahrheit bedeutet), du bist das gegenwärtige Leben auf der Erde, und du kannst nur in deinem eigenen Leben das Leben selbst erkennen, wonach sie auch damals schon gesucht haben. Das ist alles, was dazu notwendig ist. Also kannst du ein Yogi in dieser Zeit und an diesem Ort sein – genauso, wie jemand in einer Kultur im Himalaya des neunten Jahrhunderts. Darüber hinaus wirst du die Begrenzungen annehmen müssen, die dir von deiner Kultur und ihren vorgegebenen Verhaltens- und Glaubensnormen eingegeben worden sind.

Andere Kulturen

Viele von uns sind Abkömmlinge europäischer Kolonialmächte, die in ihrem Existenzkampf ihre eigene Kultur zurückwiesen oder verloren. Oder wir sind Abkömmlinge von Gesellschaften, die von den Soldaten der Kolonialmächte zerstört wurden. Wir fühlen uns unserer Kultur beraubt. Im Vergleich zu den großen Traditionen der Welt scheinen wir wenig zu besitzen. Deshalb fühlen wir uns angezogen von Kulturen, die reicher und weiser zu sein scheinen als die unseres eigenen Hintergrundes. Wir sind deshalb anfällig für die Ausbeutung durch Vorstellungen und verkennen unsere eigene eingeborene Intelligenz, die in jeder Zelle leuchtet. Dies ist keine Aufkündigung von Kultur; jedes menschliche Handeln ist Kultur. Es ist jedoch ein Hinterfragen eines eingefahrenen Denkens und von nicht-hinterfragten Annahmen, die das Leben begrenzen. Die Begrenzungen der Kultur zu erkennen kann uns von begrenzenden Konzepten und Verhaltensweisen befreien und uns erlauben, in unserem natürlichen Zustand und in unserem einzigartigen Ausdruck zu leben. Selbst indigene Kulturen, die in der Tat die menschliche Abhängigkeit von der Natur anerkennen, können sehr rigide Verhaltensvorschriften besitzen und keine Toleranz gegenüber individuellen Unterschieden haben. Romantisieren im Hinblick auf Kulturen mit einer spirituellen Basis ist also fehl am Platze. Nein, dies ist schon die beste Zeit von allen. Nur in dieser Zeit könnten wir offen diese Art von Argumenten vorbringen. In früheren Zeiten wären wir dafür geächtet oder auf einen Berg gebracht worden, um dort zu verhungern. Wir haben endlich eine Position relativer Unabhängigkeit von gesellschaftlichen Mythen erworben, die unser Verhalten kontrollieren. Dies ist besonders offensichtlich im Geist und in der Kreativität der jungen Menschen rund um den Erdball. Wir können in unserem universellen Staat leben, wie wir wollen, ohne kulturellen Druck oder gesellschaftliche Haltungen, die unsere Erfahrungen filtern. Wir können all das, was schön ist im Leben, genießen, und paradoxerweise bringt uns diese Befreiung dazu, bestimmte Aspekte der Kultur umso heftiger anzunehmen. Wir sind nicht im Konflikt mit der Gesellschaft. Alles ist das Leben, wie es sich entfaltet. Es gibt kein gefühltes Bedürfnis mehr nach einem Vermittler zwischen uns und den Sternen. Kein Bedürfnis nach einem Zwischenträger. Wir sind nicht länger durch den Intellekt ausbeutbar.

Wir leben in den besten Zeiten von allen. Wir sind nicht im Konflikt mit der Gesellschaft. Es ist alles Leben, wie es sich entfaltet.

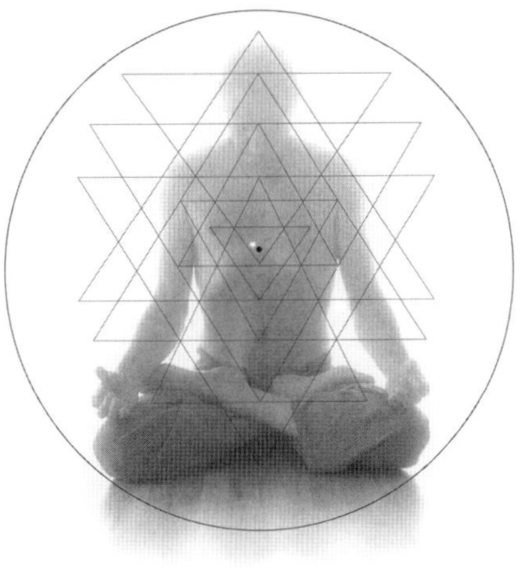

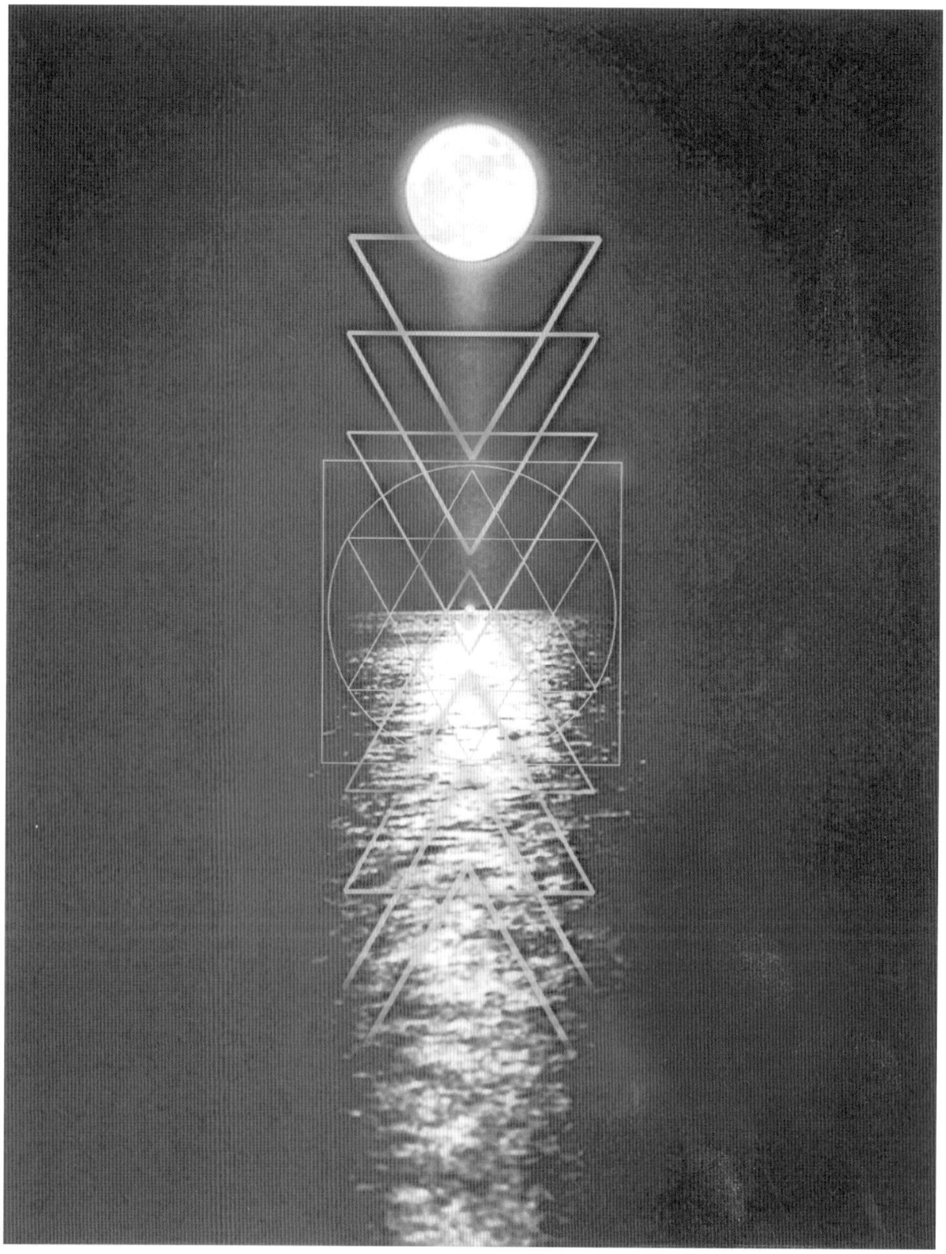

Vortrag 5: Yoga ist Beziehung

Authentischer Yoga beginnt erst, wenn der Geist mit seinen unlogischen Aktivitäten aufgehört hat zu versuchen, das Leben zu verstehen, während wir bereits das Leben sind, oder zu probieren, etwas zu verstehen, das anders ist als das Leben, und uns so vom Leben fernhält. Dieses verschachtelte Problem ist unsere Hauptbeeinträchtigung. Dadurch vergrößern die Versuche, Yoga zu praktizieren, unsere Verwirrung nur. Yoga ist die Bewegung des Lebensstroms (der bereits in uns vorhanden ist) in seine inhärenten Beziehungen zum Körper, zum Atem und zu unseren Wahrnehmungen, zu unserer Erfahrung. Uns damit zu verbinden, bei unserer Erfahrung zu sein, statt auf unsere Erfahrung zu reagieren, das ist Yoga. Dann verstopfen wir nicht länger unser System mit unserer Reaktion. Dann fließt die Energie des Lebens.

Leben geschieht bereits, genau hier. Die Einheit ist schon geschehen. Und nun können wir ganz einfach mit dieser erlesenen Einheit des Lebens mit dem Körper, dem Atem und den Beziehungen jeglicher Art weitermachen. Indem wir uns auf unsere Erfahrungen beziehen, beziehen wir uns auch auf unser Selbst, das Eine, das unser Leben erfährt. Yoga *ist* deshalb Beziehung, und Beziehung zeigt uns den Frieden, der Leben ist. Wir müssen vielleicht ein wenig Zeit damit verbringen zu lernen, wie wir dies tun sollen. Aber es ist einfach, denn unsere angeborene Intelligenz und Beziehungsfähigkeit sind bereits in uns vorhanden. Der Körper ist ein unglaublich intelligenter Organismus, der in vollständiger Resonanz mit seiner Umgebung steht. Wir können mit dem Körper und dem Atem anfangen, wir können intim sein mit dem Körper und mit dem Atem, in einer Weise, die sich richtig für uns anfühlt, und dann kann der Rest genauso einfach geschehen. Uns täglich um den Körper und um den Atem zu kümmern ist eine kraftvolle Praxis, der Priorität unter den „spirituellen" Praktiken eingeräumt werden sollte. Sie hat ein gewaltiges Ergebnis in vielen Bereichen, über die wir nicht einmal nachdenken müssen. Wir betonen das Mittel, nicht das Ziel. Wir *sind* das Ziel. Der Intellekt wird im Leben zu einer Funktion, ausschließlich zu einem Mechanismus der Kommunikation. Yoga ist ein großes Abenteuer mit dem Leben, nicht ein Versuch, irgendetwas zu verstehen.

Das Erste, was es zu erkennen gilt, ist, dass wir als Leben im Leben lebendig sind und dass es deshalb keine Schritte zu tun gibt, um das Leben zu erkennen.

Yoga auf dich anpassen

Um nützlich zu sein, muss Yoga der einzigartigen Natur und den Umständen jedes Einzelnen angepasst werden. Abhängig davon, wer du bist, gibt es einen richtigen Yoga, der zu dir passt. Ganz egal, wie dein Gesundheitszustand sein mag – ob du ein 21-jähriger gesunder Athlet bist oder ein 66-Jähriger mit Herzproblemen und Arthritis –, es gibt einen Yoga, der im Einklang mit deinen einzigartigen Charakteristiken geübt werden kann: Alter, Körpertyp, Gesundheit usw. Wenn der Yoga korrekt für dich maßgeschneidert wird, wirst du sofort den Nutzen der Praxis genießen können. Die yogischen und theapeutischen Wirkungen hängen von dem Prinzip ab, nicht über deine Atemkapazität hinauszugehen, während die Bewegungen so gewählt werden, dass sie deinen Atemprozess verbessern. Wir können uns am Rande unserer Atemkapazität bewegen, aber wir werden nicht versuchen, über sie hinauszugehen. Wir können das nicht. Wir sollten deshalb nicht ein System herstellen, mit dem wir versuchen, Praktiken oder Vorstellungen zu erreichen, die nichts mit uns zu tun haben. Dies erzeugt Stress und körperliche oder psychologische Verletzung. Yoga muss genau dem angepasst werden, wer und was du bist. Du schlüpfst in deinen Yoga wie in deine Lieblingsjeans. Wenn er technisch genau auf dich zugeschnitten ist, dann ist Yoga unglaublich genussreich. Der *einzige* Grund, aus dem wir Yoga machen wollen, besteht darin, den sprichwörtlichen Genuss zu spüren, wenn unser System sich entspannt und mit Energie füllt. Es ist kein Kampf, damit du dich irgendwann an einem zukünftigen Ergebnis erfreuen kannst. Die Praxis muss nicht und sollte nicht zwanghaft sein, weil du dann wieder in den alten Geist zurückfällst, mit dem du versuchst, irgendwohin zu gelangen, als ob du nicht schon jetzt das Wunder des Lebens wärest. Yoga unterstützt dein Leben auf natürliche Weise, wie eine tägliche Dusche oder das Frühstück, keine große Sache, kein Problem. Inhärent in dieser Praxis des Yoga ist das Verständnis, dass dies *dein* Yoga ist. In einer Klasse zu praktizieren ist gut, um zu lernen, und auch für die *sangha*, die Gemeinschaft der Praktizierenden, aber es beinhaltet immer auch, den Yoga von jemand anderem zu machen. Deshalb sei achtsam in einer Klasse. Übe deine Praxis ganz allein in der Annehmlichkeit deines Zuhauses. Und du machst sie täglich, sie ist kurz und süß, und ganz unabhängig davon, wie dein sonstiger Tagesablauf ist!

Die Bedeutung des Atems

Yoga ist die Art der Natur, das System wiederaufzubauen, wenn der Geist einmal das Kämpfen aufgegeben hat. Wir kooperieren schlicht mit der Bewegung der Energie.

Hier sind einige Hinweise für deine tägliche Praxis: Das Hauptthema der Praxis der Haltungen ist der Atem. Tatsächlich ist der Atem der zentrale Bestandteil der Position. Wir üben die Haltungen für den Atem, nicht umgekehrt. Der Atem ist der Lehrer, der uns durch eine erfolgreiche Yogapraxis leitet, und die Bewegungsformen des Körpers verbessern den Prozess des Atems. Die Körperbewegung *ist* die Atembewegung und die Atembewegung *ist* die Körperbewegung. Wir lassen den Atem die Bewegung initiieren und sie weiterentwickeln. Das Erreichen von *asana* (Haltung) ist kein Selbstzweck, kein Ergebnis in sich selbst. *Asanas* werden vielmehr praktiziert, um den Atem zu erleichtern und um uns auf *pranayama* (die Bewegung der Lebensenergie durch bewusstes Atmen) vorzubereiten. Der Atem ist das Maß für *asana*, was die Anzahl der Atemzüge und das Atemverhältnis von Einatmen/Halten/Ausatmen/Halten bedeutet. Die Einatmung verlängert die Wirbelsäule, dehnt die Rippenbögen und wird erleichtert durch Rückwärtsbeugen und das Wegbewegen der Glieder vom Körper. Die Ausatmung bewegt sich von der Basis des Körpers aus und nutzt die Bauchregion, um das Zwerchfell anzuheben. Die nach unten gerichtete Energie bei der Einatmung verbindet sich mit der aufwärts gerichteten Energie bei der Ausatmung. Durch Übung wird der Körper weich und bleibt wach. Die Struktur des gesamten Körpers, angefangen von der Wirbelsäule, ist am Atem beteiligt, der sich, vom innersten Kern ausgehend, vor und zurück bewegt. Dies ist die Arbeit des Körpers und des Atems in jeder *asana*, die du übst, und dann auch in deinem *pranayama*. Der Zweck von *asana* besteht darin, die Vereinigung der polaren, gegensätzlichen Aspekte des Systems zu ermöglichen, des linken mit dem rechten, der Vorderseite mit der Rückseite und ganz besonders des Oben mit dem Unten. Diese Aspekte werden anerkannt und integriert. Indem sie sich vereinen, stärkt ein Aspekt den anderen und die mit ihm verbundenen Qualitäten, und das gesamte System wird gekräftigt. Die Wahl geeigneter *asanas* ist abhängig von der Beobachtung dessen, was ein Mensch braucht, um diesen Prozess zu ermöglichen. Es gibt eine präzise und wirksame Anwendung der Technologie für jeden Menschen. Yoga ist keine standardisierte Praxis. *Asana* macht *pranayama* möglich, und gemeinsam klären sie auf sehr wirksame Weise den Geist. Nichts sollte aus dem Zusammenhang der Gesamtsituation herausgenommen und in Erwägung gezogen oder praktiziert werden. Dies sind technische Themen, über die wir später noch mehr sprechen werden. Dennoch hat es wenig Sinn, Bücher über die Praxis von *asanas* und *pranayama* zu schreiben, weil es unmöglich ist, ohne einen Lehrer, der dich sorgfältig in jedem Aspekt begleiten kann, aus einem Buch zu lernen. Deshalb finde bitte einen guten Lehrer!

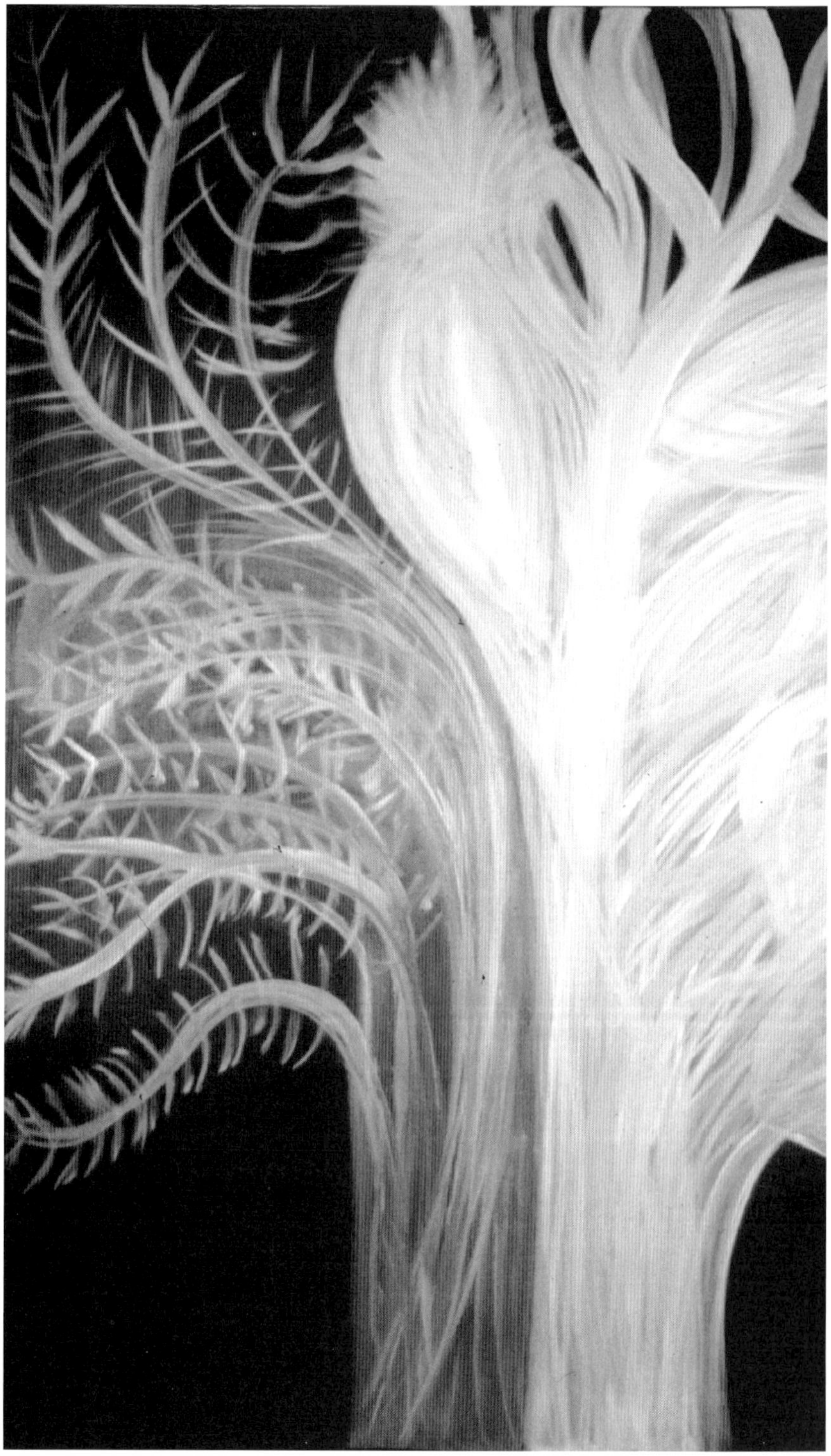

Es hat wenig Sinn, Bücher über die Praxis von asanas und pranayama zu schreiben, weil es unmöglich ist, ohne einen Lehrer, der dich sorgfältig in jedem Aspekt begleiten kann, aus einem Buch zu lernen. Deshalb finde bitte einen guten Lehrer!

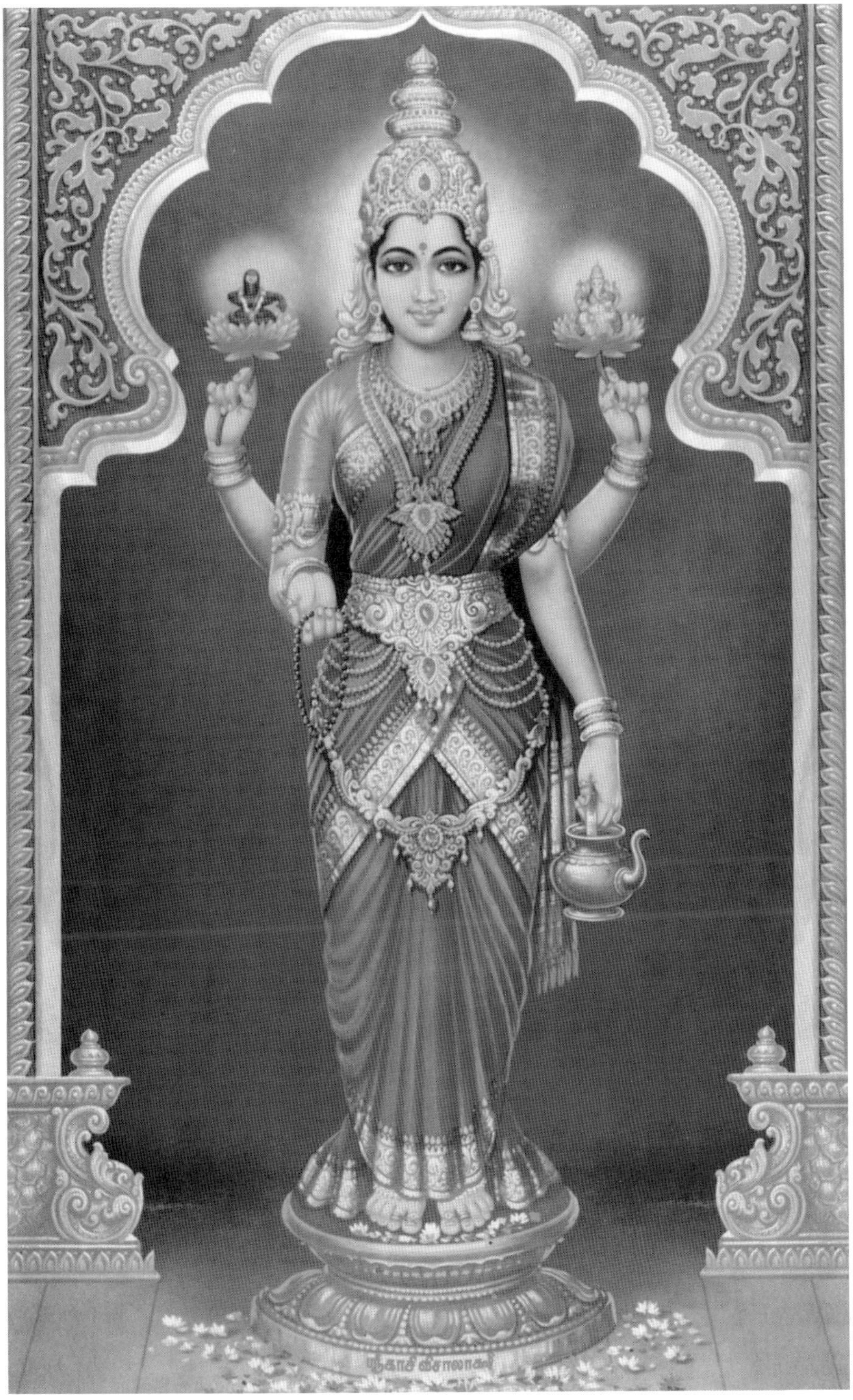

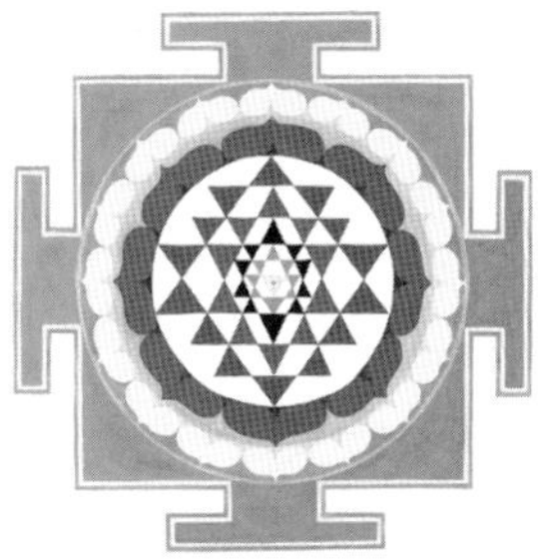

Om Sri Shivayai Namaha (Grüße an Sie, die der gesegnete Shiva ist – identisch mit Shiva). Ein Mantra und Yantra für Sri, die „erste Mutter“, die nährende Quelle, den Überfluss des Lebens. Wann immer sie ernsthaft gerufen wird, persönlich und privat, wird sie immer da sein. Sri ist dein eigenes Leben und deine Form. Jeder Einzelne wird vollständig von ihr geliebt und umsorgt.

Yoga im Westen

Asana, pranayama, Meditation und Leben sind ein nahtlos miteinander verbundener Prozess. Jeder Aspekt unterstützt den anderen und ist nicht einfach zu seinem eigenen Nutzen da. Die gesamte Praxis muss deshalb daraufhin überprüft werden, ob sie danach ausgerichtet wird, was für einen Menschen passend ist. *Asana* und *pranayama* werden als Katalysatoren für die Entwicklung all der anderen Qualitäten im Leben eines Menschen gesehen. Aber das Ausschlaggebende ist, dass dadurch das Beziehungsleben eines Menschen aufblühen sollte! Denn wenn körperliche Übungen praktiziert werden, ohne dass der Gesamtkontext berücksichtigt wird (und das bedeutet das Beziehungspotenzial und die Tiefe der Verbindung zu allen Dingen, gleich, ob sichtbar oder unsichtbar), dann werden sie langweilig und kontraproduktiv. Tatsächlich können sie sogar eine fixierte Musterbildung oder eine rigide Kontrolle des Körpers und des Geistes provozieren, die eine Weiterentwicklung verhindern. Die gegenwärtige Besessenheit im Westen, Yoga lediglich als Haltungen zu sehen, ohne den Atem und andere technische Aspekte, erzeugt in vielen diese Rigidität. Lehrer, die noch nicht mit dem vollen Verständnis von Yoga konfrontiert worden sind, tragen dies weiter. Es ist nicht mehr als eine Fitness- oder Modeindustrie, was in Ordnung ist, solange sie keine Verletzungen oder die Ausbeutung der Suchenden verursacht. Es ist die Art und Weise, in der Yoga in der Lage war, Eingang in das westliche Denken zu finden, deshalb ist das schon in Ordnung so! Intime Bezogenheit und andere kontemplative Aspekte der Praxis müssen jedoch integriert werden, um von den Vorteilen zu profitieren, die Körper und Atem bieten können.

***Asana** und **Pranayama** werden als Katalysatoren für die Entwicklung aller anderen Qualitäten im Leben eines Menschen gesehen. Aber ausschlaggebend ist das Blühen der Beziehungsqualität eines Menschen!*

Lebensabschnitte

In den verschiedenen Lebensabschnitten verändert sich auf natürliche Weise das Verhältnis von *asana* und *pranayama* hin zu den mehr kontemplativen Aspekten der Praxis. Im ersten Viertel des Lebens gibt es wenige passive Elemente zu üben, und eine robuste *asana*-Praxis zur Stärkung des Systems für das vor uns liegende gesamte Leben wird betont. Im zweiten Viertel entwickelt sich ein Verhältnis von etwa 75 Prozent *asana*- und *pranayama*-Übungen und 25 Prozent kontemplativen Übungen. Im dritten Viertel beträgt das Verhältnis etwa 50 zu 50, und im letzten Viertel des Lebens ist nur noch eine minimale körperliche Praxis erforderlich. Dies ist nur eine grobe Richtlinie, denn es gibt es keine verbindlichen Regeln dafür. Die Fähigkeit, sich in einer tiefen kontemplativen Beziehung mit dem Leben wohlzufühlen, entwickelt sich offensichtlich, wird von körperlichen Übungen unterstützt und kulminiert in den späteren Lebensabschnitten. Die Prinzipien kontemplativer Übungen – was das Yogasutra *pratyahar* (Sinnesrückzug), *dharana* (Konzentration), *dhyana* (Einheit) und *samadhi* (vollständige Einheit) nennt – bauen auf der *asana*- und *pranayama*-Praxis auf und werden durch sie erst möglich gemacht. Sie tauchen spontan während und nach einer *asana*- und *pranayama*-Praxis auf, und man sollte mit ihnen rechnen. Wir können diese Aspekte von Yoga nicht absichtlich praktizieren. Kontemplative Übungen können sich graduell oder plötzlich entwickeln, und man kann ihnen dienen, indem man gewisse sorgfältig ausgewählte Bilder, Objekte, Klänge oder Tagträume verwendet. Sie können jedoch nicht auf Wunsch praktiziert werden, nein, sie tauchen spontan als natürliche Zustände des Lebens auf, neben allem anderen. Man sollte in seiner Praxis Zeit für sie einräumen, damit sie sich entfalten können, einschließlich und besonders in der Intimität mit anderen.

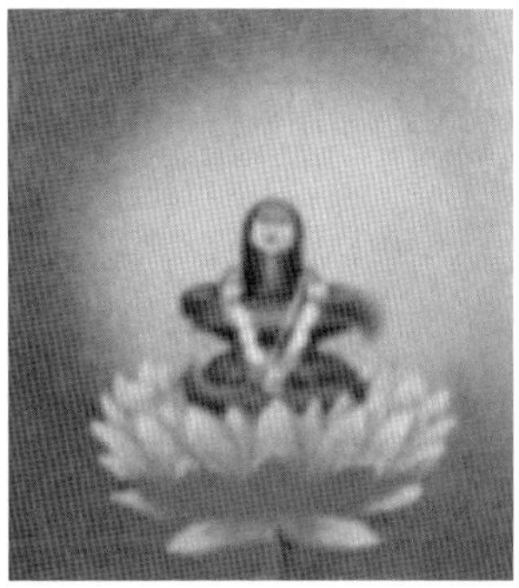

Om Shivaya Namaha

Füge dem Yoga, den du bereits machst, den Atem hinzu

Dein Lehrer wird dir dabei helfen, die *asana* zu finden, die richtig für dich ist, damit du deinem Atem als deinem ganzen Körper gegenüber achtsam sein und die Einheit der Gegensätze in deinem Leben zulassen kannst. Dies wird deine Lebensenergie in deinen ganzen Körper holen, das System heilen und deinen Geist klar werden lassen. Du kannst den Atem nicht betrügen, aber du kannst deinen Körper betrügen und Verletzungen hervorrufen, wenn du versuchst, mit einem willfährigen Geist irgendein Ziel zu erreichen. Deswegen achte auf deinen Atem! Es gibt keine Notwendigkeit, das, was du bereits als *asana* machst, zu ersetzen, aber wende diese Prinzipien in der *asana*, die du bereits kennst, an und experimentiere damit. Es könnte sein, dass du sie dann modifizieren musst, um den Atem zum zentralen Bestandteil zu machen, aber du wirst Hilfe dabei benötigen, um zu wissen, wie du dies tun sollst. Alle populären Methoden des Yoga, die sich verbreitet haben, wie „Iyengar“ Yoga oder „Ashtanga Vinyasa“ können jetzt so praktiziert werden, dass sie das volle Spektrum der Yogaprinzipien einschließen, das uns durch Krishnamacharya vermittelt wurde. Es gibt keine einzige *asana* in Iyengars „Licht auf Yoga“, die nicht mit dem Atem als zentralem Bestandteil vorbereitet, in eine richtige Reihenfolge gebracht und geübt werden könnte, und bei der der Körper sich um den Atemprozess herum strukturiert, von der Basis bis zur Krone. Und es gibt keine einzige Sequenz

Das Hauptthema in der Praxis der Haltungen ist der Atem. Tatsächlich ist der zentrale Bestandteil der Haltung der Atem. Wir machen die Haltung um des Atems willen, nicht umgekehrt. Der Atem ist der Lehrer, der uns durch eine erfolgreiche Yogapraxis leitet.

aus Mysore, die nicht mit dem Atem und den *bandhas* als ihrem Kernstück geübt werden könnte. Wenn ein voller und fließender Atem geopfert wird, um eine Haltung einnehmen zu können, dann fliegt Yoga zum Fenster hinaus! Die verletzende Tendenz, auf den Gelenken herumzuschwingen und dabei reine Kraft und Schnelligkeit einzusetzen, um von Haltung zu Haltung zu eilen, wird eliminiert, und der Atem wird als die präzise Maßeinheit der Haltungsfolgen wiedereingesetzt. Diese Prinzipien können auf vollkommene Weise und als verbundener Prozess in der Entwicklung von *asana*, *pranayama* und Meditation an die Bedürfnisse eines Menschen angepasst werden. Wir sprechen hier nicht von einem weiteren „Yogastil", sondern von Prinzipien der Praxis, die dem Yoga, den du bereits praktizierst, zusätzlichen Wert verleihen können, um ihn authentisch, wirkungsvoll und sinnlich zu machen. Es ist an der Zeit, dass wir die Konzepte über die Stile oder Markenbezeichnungen des Yoga beiseitelegen. Es gibt nur Yoga, und der einzig relevante Yoga ist „dein Yoga", der für dich funktioniert. Nimm Yoga in deinen Yoga auf und spüre, wie er wirkt. Du wirst an den Zeichen der Kraft und des Friedens in deinem Leben erkennen können, wie er wirkt. Es geht dabei darum, die *asana* in spezifischer Weise an deine Bedürfnisse anzupassen, statt zu versuchen, einer vorbestimmten Praxis zu folgen. Wir passen Yoga an den Menschen an und nicht den Menschen an Yoga.

Ein Beispiel

Hier ein Beispiel dafür, wie es funktioniert. Mein Freund hatte ein großes finanzielles Ziel, um seine Lebenssituation zu verbessern. Er arbeitete an zwei Arbeitsstellen, und das war wirklich schwer. Abends leitete er eine Diskothek, aber das machte ihn fertig. Es war eine wirklich schwere Arbeit, und er erlebte die andauernden Forderungen als sehr stressig. Wir brachten ihm eine 20-minütige Körper- und Atempraxis bei, die er abends vor der Arbeit üben konnte. Und das berichtete er: Er spürte mehr Energie und eine Art energetischer Wahrnehmung seines eigenen Zustands. Gedanken und Handlungen schienen aus seinem Gefühl aufzusteigen. Statt auf die Menschen im Chaos des Clubs zu reagieren, fing er an, sich spontan über jede Situation zu freuen, und fühlte sich in der Gruppensituation sorgloser. Er erlebte, dass die einzigartige Erscheinung und Persönlichkeit jedes einzelnen Menschen für ihn interessant war. Er begann auch das Wesen und die Feinheiten jeder Beziehung zu genießen, die das Leben ihm unter diesen Umständen schenkte. Er sagte, dass er neue Wege entdeckte, mit schwierigen Situationen umzugehen, wo es vorher seine Reaktionen für ihn und andere nur schwieriger gemacht hatte. Und er war in der Lage, viel

Geld zu verdienen! Eine kurze Praxis vollbringt Wunder im täglichen und im Beziehungsleben eines jeden. Versuche es, den Yoga des Körpers, des Atems und der Beziehung zu praktizieren, in dieser Reihenfolge!

Mit dem Leben verbinden

Du kannst diese Ressource in dein Leben holen. Du kannst sie mitnehmen, egal, wohin du gehst. Eine kurze Zeit, aber täglich, ist weit wertvoller als eine lange Praxis, die du weniger häufig ausführst. Die klassische Definition von Yoga ist, sich mit dem Objekt der Wahrnehmung zu verbinden, das Objekt zu kennen. In der Verschmelzung mit dem Objekt kennst du gleichzeitig den „Erkenner" des Objekts. So erkennen wir uns selbst. Natürlich kann dieses Objekt alles Mögliche aus deinem Erfahrungsbereich sein, was in deiner Reichweite liegt. Insbesondere sind unsere Körper, unser Atem und unsere Beziehungen das Mittel des Yoga. Wenn wir als ganzer Körper unseren Atem aufnehmen, dann fließt dieser problemlos auch dorthin. Der Geist wird dann mit dem ganzen Körper verbunden. Dies erzeugt Klarheit, weil der ganze Körper lebendig ist, wie das Leben selbst. Der Geist ist daher mit dem Leben verbunden und bekommt seine Information durch die natürliche Intelligenz des Lebens, unseres angeborenen Zustands. Denn im Grunde genommen sind wir einfach als Leben hier. Wir werden daher auf eine neue Weise leben. Der Geist, wenn er einmal mit unserer angeborenen Intelligenz verbunden ist, löst unsere Handlungen auf spontane Weise im Verhältnis zu den Umständen aus, mögen diese schwierig oder angenehm sein. Deshalb praktiziere einfach die Mittel des Yoga und vergiss das Ziel. Dann wird etwas geschehen! *Asana*, *pranayama*, Beziehung und Leben werden zu einem einzigen Prozess verschmelzen. Wenn wir Tag für Tag eine Intimität mit unserem eigenen Körper und unserem Atem herstellen, dann ermöglicht dies auch eine spontane Intimität mit anderen. Der Geist, der geklärt worden ist, bezieht sich mit der Klarheit und Intelligenz des Lebens auf andere. Da gibt es das Potenzial, die dem Körper innewohnende Verbundenheit mit dem gesamten Universum zu genießen! Und all das entsteht durch ein bisschen Bewegung und Atmen!

Der Geist, der geklärt worden ist, bezieht sich mit der Klarheit und Intelligenz des Lebens auf andere. Da gibt es das Potenzial, die dem Körper innewohnende Verbundenheit mit dem gesamten Universum zu genießen!

VORTRAG 6:
DIE MENSCHLICHE ÜBERTRAGUNG

Wenn du atmen kannst, dann kannst du auch Yoga machen! Niemand ist von der Praxis ausgeschlossen. Jeder, der möchte, kann Yoga machen, aber nicht einfach irgendeinen Yoga. Es muss der richtige Yoga für dich sein. Und da gibt es die verflixte Frage: „Wie weiß ich denn, was für mich richtig ist?“ Die Antwort ist, dass du vielleicht das Glück hast, einen Lehrer zu finden, dem du vertrauen kannst. Und hier ist eine Anleitung, wie du einen geeigneten Lehrer finden kannst.

Die kraftvollste Übertragung der Authentizität geschieht dann, wenn das Ungleichgewicht der konventionellen sozialen Dynamik von Lehrer/Schüler verschwunden ist. Es ist die Verantwortung des Lehrers, authentisch zu sein, und dies in einer lebendigen Dynamik zu vollziehen und es nicht einfach als eine gute Idee aufrecht zu erhalten.

Geeignete Lehrer werden drei einfache, aber schwer zu findende Qualifikationen besitzen. Erstens: Sie üben selbst Yoga. Zweitens: Sie haben selbst einen guten Lehrer. Und drittens: Sie kümmern sich um dich und drücken dir nicht einseitig eine standardisierte Praxis, Philosophie oder Kultur auf. Solch ein Mensch kann dir den Yoga zeigen, der richtig für dich ist. Und es ist ganz einfach – ähnlich wie Klavierspielen, nur leichter. Es gibt weltweit ein starkes menschliches Bedürfnis, Yoga weiterzugeben, sodass auch ganz normale Menschen direkt am Ort lernen, unterrichten und sich umeinander kümmern können, so wie das auch schon in alten Zeiten geschah. Der Lehrer ist ein Freund. Jemand, dem du vertrauen kannst, ist einfach ein Freund, nicht der Lehrer mit dem großen „L“, wie uns das die Spiritualität weismachen will. Denn diese Art des Lehrer-Schüler-Verhältnisses ist durch das Machtungleichgewicht, bei dem einer eine „Wahrheit“ kennt, die ein anderer nicht kennt, aber gerne haben möchte, unter Stress geraten. Und das erzeugt das hier vorgestellte Problem.

Wir sind Gruppenwesen, und unser Bedürfnis nach Gesellschaft ist real. Wir brauchen Freundschaft und Leitung durch Menschen, denen wir vertrauen können. Das Bedürfnis nach einem Lehrer ist ganz real. Jemanden zu finden, dem wir vertrauen können, hilft uns, Vertrauen ins Leben und in uns selbst zu entwickeln. Bedauerlicherweise haben die spirituellen Lehrer dieses Bedürfnis ausgebeutet, um ihren Einfluss und die von ihnen geschaffenen Institutionen zu vergrößern. Sie haben sich vorgestellt, dass ihr eigener Prozess auch für andere funktioniert oder sogar für die gesamte Menschheit, und sie haben ihre Konzepte der Gesellschaft vermittelt. Die vorrangige Rolle eines Lehrers besteht jedoch darin, in einem Übenden seine oder ihre einzigartige Gegenwart und Kraft des Lebens zu erkennen und dies ihm gegenüber auch zum Ausdruck zu bringen. In dieser besonderen Übermittlung wird der Übende dann sein eigenes Wesen als Leben erkennen. Indem wir ehrlich einen anderen in der Tiefe erkennen, helfen wir diesem Menschen, sich selbst zu erkennen. Vielleicht gibt es wirklich so etwas wie eine spirituelle Übertragung, aber ich würde es vorziehen, sie eine menschliche Übertragung zu nennen – deshalb, weil es sich um eine sehr normale menschliche Aktivität handelt, wenn sie auch außergewöhnlich ist. Es ist eine Beziehung des gegenseitigen Respekts, nicht anders als jede andere Freundschaft zwischen Menschen, die nur durch die gegenseitige Freude an der Freundschaft zusammengehalten wird. Dort herrscht Gleichheit. Der Lehrer besitzt kein psychologisches Recht, nur weil er der Lehrer ist. Es sind einfach zwei Menschen, die zusammen sind, das ist alles.

Yogaschüler sollten nicht durch einen erhofften Prozess der Wissensanhäufung gebunden werden. Das Herz von Yoga, die Freundschaft zwischen ehrlichen Menschen, ist sofort verfügbar und umsonst!

Die kraftvollste authentische Übertragung geschieht dann, wenn das Ungleichgewicht der konventionellen sozialen Dynamik zwischen Lehrer und Schüler verschwunden ist. Es ist die Verantwortung des Lehrers, authentisch zu sein, und dies in einer lebendigen Dynamik zu vollziehen und nicht nur theoretisch als eine gute Idee zu proklamieren. Das ist das Mittel, durch das Studenten ihre eigene Macht fühlen können. Der Intellekt ist dann nicht länger ein Filtermechanismus zwischen Teilnehmern. Wenn keine Rollen mehr gespielt werden, wird es offensichtlich, dass Student und Lehrer gleich sind und denselben Zustand teilen. In anderen Worten: „Der Zustand des Guru ist mein Zustand.“ Die meisten spirituellen Lehrer erzeugen eine soziale Dynamik, die dies verhindert, während sie gleichzeitig Lippenbekenntnisse zu der Idee ablegen. Seid also vorsichtig jedem gegenüber, der nicht so normal sein kann. Der Zauber und die Logik des *dharma* werden dich gebunden halten. Halte dich fern von zu viel Geld und Institutionen und von zu wenig Freundschaft. Normalerweise ist dort das Thema Geld und Institution wichtiger als die einfachere Dynamik zwischen zwei Menschen, von denen der eine dem anderen hilft. Hier sind wir nicht interessiert an einem Elitedenken oder der Vorstellung einer Lehrtradition. Wir sind in unserer Haltung egalitär. Studenten sollten nicht durch einen erhofften Prozess der Wissensanhäufung gebunden werden. Das Herz von Yoga, die Freundschaft zwischen ehrlichen Menschen, ist sofort verfügbar und umsonst! Wissen sollte nicht als Mittel eingesetzt werden, Reichtum und Macht anzuhäufen, wie dies in der konventionellen Wirtschaft der Fall ist. Yogawissen ist inzwischen im öffentlichen Sektor vorhanden, frei verfügbar für jeden, der es haben möchte. Es kann vielleicht einen Austausch von Geld geben, weil auch der Lehrer leben muss, aber es ist keine Wirtschaftsbeziehung. In alten Zeiten war Yoga von den Geldgeschäften der Gemeinschaft als Dienstleistung der öffentlichen Gesundheit ausgenommen, und es gab überhaupt keine wirtschaftlichen Vereinbarungen zwischen Lehrern und Schülern.

Der Lehrer sollte nur das lehren, was für den Studenten sinnvoll ist. Das einseitige Übermitteln von Philosophien oder idealistischen Ansichten kann die Konflikte in einem Menschen vergrößern, weil seine Alltagserfahrung anders zu sein scheint als die Inspiration oder das vermutete Ziel. Es gibt schlicht keine Notwendigkeit für eine Lehrmeinung, weil wir alle als Leben hier lebendig sind. Egal, wie schlecht es dem Geist geht, du kannst nicht bestreiten, dass du das Leben selbst bist. Du bist hier, weil alles andere hier ist, in einer riesigen gegenseitigen Abhängigkeit mit der Sonne, dem Mond, dem Ozean, der Mutter, dem Vater, der Nahrungsmittelkette, allem! Jemandem eine *asana* aufzuzwingen, selbst wenn dies aus einer guten Absicht heraus geschieht und einen Versuch darstellt, einen Menschen dazu zu bringen, sich den Haltungen anzupassen, ist nicht effektiv. Es ist kontraproduktiv, weil es eine Absicht in dem Menschen bewirkt, er müsse irgendwohin gelangen, als ob wir nicht schon vollständig und ausreichend als das Leben hier wären. Dies hat nur noch mehr Gefühle von Zweifel und Unzulänglichkeit zur Folge und bewirkt einen unglaublichen psychologischen Druck. „Ich muss etwas erreichen, um okay zu sein, bevor ich gut genug bin. Ich werde mich anstrengen, um dorthin zu gelangen." Viele Yoga-Enthusiasten verletzen sich so, ganz plötzlich oder nach und nach, und die Verletzungen zeigen sich manchmal erst Jahre später. Es ist traurig, weil es unnötig ist. Es gibt eine Menge Menschen auf der ganzen Welt, die unter einem anhaltendem Unbehagen leiden, weil sie an diese verdrehte Psychologie glauben. Es gibt viele Fälle emotionaler und körperlicher Verletzungen durch die frühen Experimente mit Yoga im Westen; Menschen, die die Unwürdigkeit erlitten haben, sich Prozessen oder Lehrern hinzugeben, die nicht wirklich Lehrer sind. Die gewaltige kulturelle Bewegung männlicher Angst, Wut und lebensverneinender Genussabwehr ist in religiöser Form immer wieder weitergegeben worden, und ebenso im Yoga mit seinem brahmanischen Einfluss. Zeitgenössische Lehrer wissen nicht, dass sie dies fortsetzen, mit ihren Ideen von *richtig* und *falsch* und ihrer „autoritären" Führung.

Die Grundlagen unseres gesellschaftlichen Wertesystems sind aus religiöser Täuschung entstanden.

Während der Intellekt das Spirituelle kontrolliert
respektiert das Tier, was natürlich ist
Yin und Yang kontrollieren die Handlung des Menschen
und beide sind eine natürliche Reaktion
Wenn man darüber nachdenkt, war es nicht alles Zusammenstoß und Krachen
zerbrochene Flaschen und Missbrauch
Manchmal war da auch ein Sonnenuntergang auf dem Sand,
der sich an sorgenden Händen festhielt
Es war wahrhaft natürlich
Obwohl es nur animalisch war, wahrhaft animalisch
Es gab Zeiten, in denen absolutes Mitgefühl in der Luft lag
wahre Liebe ist wirklich animalisch.

„Animal", Ray Davies, Die Kinks

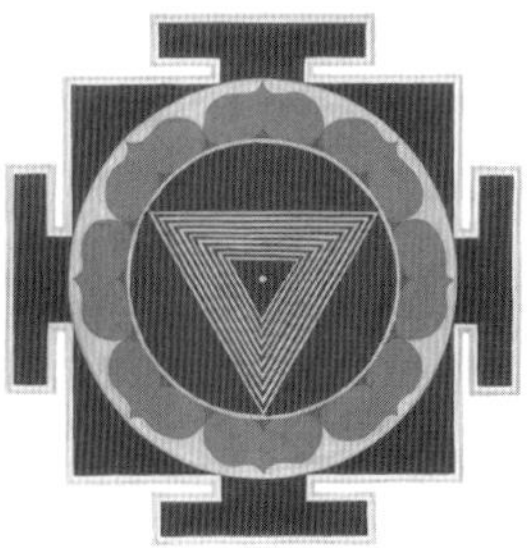

VORTRAG 7: LEBENDIG WIE DAS LEBEN SELBST

Noch einmal.... Wir sind okay, so, wie wir sind! Tatsächlich sind wir mehr als okay. Der Lebensstrom fließt in der Haut, er fließt in der Wirbelsäule, er fließt in jeder Zelle unseres Körpers. Du musst nichts dafür tun. Er ist jederzeit im Überfluss verfügbar. Ich bin nicht getrennt von der Natur. Ich bin das. Und nichts ist dazu notwendig – kein Meditieren, kein Yoga, keine Stille des Geistes, keine Philosophie, keine Orte, zu denen man fahren muss, kein Jenseits, nichts Höheres oder Tieferes. Das alles lenkt uns nur ab von der Tatsache, dass uns das Leben auf vollkommen Weise geschenkt worden ist und vollkommen zu uns kommt. Dieser lebendige Organismus hier besitzt seine eigene Vollkommenheit, so wie alles andere in der Natur auch.

Indem wir unserer Liebesfähigkeit erlauben, dass die maskuline empfängliche und die feminine aktive Seite auftauchen, kann jeder Mensch absolut gebend und absolut empfangend zur selben Zeit sein.

Die Annahme, dass wir irgendetwas tun müssten, um uns zu verbessern, um zu einem besseren Zustand zu gelangen, ist das Problem in sich, das uns davon abhält, die Tiefgründigkeit unseres Körpers, die Lebendigkeit des Lebensstroms zu genießen, die unser wahrer Zustand und unser Geburtsrecht ist. Wir leiden, weil wir versuchen, etwas zu sein, was wir nicht sind. In Wirklichkeit ist es so, dass wir von dem gesellschaftlichen Intellekt geprägt worden sind, der uns immer wieder erzählt, dass wir getrennt von der Natur sind. Deshalb gibt es dieses Gefühl der Trennung; es ist schmerzlich. Und es ist ein Missbrauch dem lebendigen Organismus gegenüber.

Die Annahme, getrennt von der Natur zu sein, ist eine gesellschaftliche und kulturelle Vorstellung, auf der alle Wege aufgebaut sind. Die Wege der Religion versuchen, zu einem Zustand der „Einheit" zurückzukehren oder ihn zu erlangen, während es in Wirklichkeit anfangs niemals irgendeine Trennung gegeben hat. Diese religiösen und kulturellen Methoden sind weiter konditionierend für einen Geist, der bereits durch den gesellschaftlichen Mythos von „Ich bin getrennt von der Natur" konditioniert worden ist. Alle Methoden beginnen mit der „Ich-bin-Getrennt"-Konditionierung – Yoga, die Religion, die Philosophie, die uns in Wirklichkeit davon abhalten, diese ursprüngliche Annahme infrage zu stellen. Sie legen sich über diese erste Konditionierung, verkrusten sie weiter und machen sie schwerer durchschaubar. Im Allgemeinen kommen wir gar nicht erst dahin, die Annahme der Trennung und andere Mythen unserer Gesellschaft infrage zu stellen. Wir übernehmen sie, unschuldig, naiv und manchmal enthusiastisch.

Selbst-Verbesserung

Wir glauben, dass es irgendetwas gibt, an dem wir arbeiten müssten, etwas Besonderes, das wir zu tun hätten und auf das wir uns in einer bestimmten Weise beziehen müssten. Und diese selbsthemmende Verwicklung zerstört die Beziehung.

Die konventionelle Antwort besteht darin, anzufangen, sich selbst zu verbessern. Die gesellschaftlichen und kulturellen Modelle, die uns in sehr frühem Alter dafür übermittelt worden sind, geben uns den Impuls, Möglichkeiten der Selbstverbesserung zu erkunden, die durch Lehren und Lehrer und gesellschaftliche Haltungen vermittelt werden. Wir versuchen, das Gefühl der Trennung durch religiöse oder yogische Methoden oder die üblichen Methoden von Geld, Karriere, Ernährung, Kunst, Sport, Sexualität usw. zu überwinden. Damit soll keine einzige dieser wundervollen Annehmlichkeiten zurückgewiesen werden, aber wenn man sie nicht von dem Gefühl der Trennung ablöst, dann machen sie die Sache nur schlimmer. Sie erzeugen einen fixierten Geist und Ungleichgewichtigkeiten im Leben. Es ist besser, einen Sinn für Humor zu behalten, mit leichtem Herzen interessiert zu sein, und all dieses als einen netten Zeitvertreib zu sehen, der keine letzte Konsequenz hat. Stattdessen machen wir uns ernsthaft daran zu versuchen, uns in einen Zustand zu verändern, der für uns kulturell festgelegt worden ist: Komm zurück zur Quelle, sei lediglich der Zeuge, sei dir dessen bewusst, der bewusst ist, geh nach innen, nimm dich als reine Bewusstheit wahr, sei eins mit Gott, leer, oder was immer vorgeschrieben worden ist. Einige von diesen *dharmas* haben ihre eigene unbestreitbare Logik, wie beispielsweise „Alles ist Bewusstheit" des Advaita Vedanta (die bloße Existenz von irgendetwas ist ein Beweis der Bewusstheit, weil Bewusstheit da sein muss, um es wahrzunehmen; deshalb kann nichts von der Bewusstheit getrennt sein).

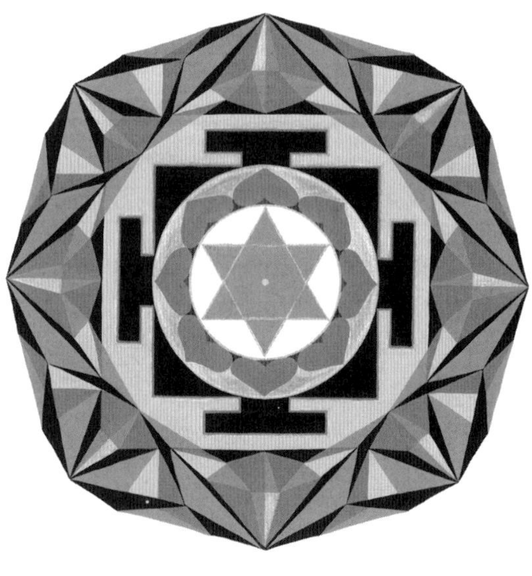

Eine solche Argumentation scheint wahr und kraftvoll zu sein. Dennoch ist sie letztlich nur ein Wortspiel und wird zu einem sich selbst beweisenden geistigen Konzept, durch das die Erfahrung gefiltert wird. Sie besteht eigentlich aus einfachen Darstellungen von Fakten wie „Die Sonne wird aufgehen". Dies ist wahr oder eben nicht. Du verstehst es oder eben nicht.

Aber einmal reduziert auf ein reines Konzept oder eine spirituelle Spekulation, verliert diese Argumentation ihre Gültigkeit und ihre Kraft. Darüber hinaus nutzen verzauberte oder verblendete Menschen eine solche Sprache, um ihre gesellschaftliche Dynamik der Kontrolle (des einen, der weiß, und des anderen, der es nicht weiß) und ihren besonderen Status als Lehrer auszubauen. Diejenigen, die wirklich frei sind, haben mit solchen Behauptungen und Dynamiken Schluss gemacht.

Die kulturelle Sprache, die das Wunder und die Wahrhaftigkeit der Menschwerdung vermindert, ist weit verbreitet, tief verwurzelt, und wir müssen sie sorgsam untersuchen. Sie schließt auch die östlichen Vorstellungen einer allesdurchdringenden Präsenz oder Quelle ein, bei der das Individuum im Vergleich zu der Größe des Konzepts auf eine Marginalie reduziert ist. Das Individuum ist „ein Aufflackern des Lichts auf einer reinen, weißen Leinwand", nur ein Film oder ein Traum. Die Quelle selbst durch Opfer oder durch eine Reduzierung oder sogar das Ende der Individualität zu erkennen wird als Sinn des Lebens propagiert. In Wirklichkeit aber existiert das Individuum, weil alles existiert, und es gibt keine Möglichkeit, sich vom ganzen Kontext zu trennen. Es ist eine Theorie, die eine Zweiteilung zwischen der Quelle und mir erzeugt, und sie ist unwahr. Das Strahlen des Ganzen erscheint als Individuum, und das ist das Ende der Geschichte. Der einzige Weg besteht darin, dies als Individuum zu erkennen.

Liebe

Selbst das alles durchdringende gesellschaftliche Ideal der Liebe erzeugt ihr Gegenteil. Menschen werden durch die Vorstellung, keine Liebe in ihrem Leben zu haben, dazu gebracht, sich schlecht zu fühlen. Eine Liebesbeziehung ist ein gesellschaftlich definiertes Ideal, das wir uns zu erreichen bemühen und das wir nicht erreichen können. In Wirklichkeit ist Liebe das einfache Anerkennen, dass wir alle denselben Zustand als Leben teilen. Eine Arbeitsethik – die nicht viel anders ist als die unserer protestantischen Vorväter – durchdringt die Gruppen, die die östliche Meditation und Philosophie in den Westen gebracht haben. Nicht urteilsfähige Aspiranten bemühen sich, hart an sich zu arbeiten, oder

Selbst das alles durchdringende gesellschaftliche Ideal der Liebe erzeugt ihr Gegenteil. Menschen werden durch die Vorstellung, keine Liebe in ihrem Leben zu haben, dazu gebracht, sich schlecht zu fühlen. Eine Liebesbeziehung ist ein gesellschaftlich definiertes Ideal, das wir uns zu erreichen bemühen und das wir nicht erreichen können.

fühlen sich schuldig, dass sie es nicht tun. Der Geist wird mit hochfliegenden Zielen beschäftigt, die nur ihr genaues Gegenteil implizieren und verstärken. Und wir finden keinen Frieden – während es eigentlich die ganze Zeit lang nicht wirklich ein Problem gab. Wir sind nie von der Natur getrennt gewesen.

Das Fließen der Energie

Yoga kann diese innere Suche ebenso polarisieren wie jeder andere Ansatz. Zum Beispiel gibt es oft eine Erfahrung innerer Energie im Körper, wenn wir Yoga üben, die sich in Kanälen oder Meridianen bewegt, die *nadis* genannt werden. Es gibt heutzutage eine Menge Interesse an den inneren Orten, wo diese Energien auf kraftvolle Weise zusammenfließen, die man *chakras* nennt. Indem wir uns von dieser lebendigen Anatomie faszinieren lassen, kann das *prana* des Körpers genauso viele Schwierigkeiten hervorrufen wie alles andere auch. Wenn du ein wundervolles *asana* und *pranayama* machst, gibt es diese Fähigkeit, nach innen in den Körper zu gehen. Es gibt eine feinstoffliche Energie in deinem System, und vielfach wird Yoga beschrieben als ein Wiederherstellen oder Stimulieren dieser feinstofflichen Energie, die man durch die *nadis*, Meridiane und so weiter, nach oben bewegen soll. Dies kann den Geist weiter ablenken. Der Geist kann sich mit dieser Feinstofflichkeit beschäftigen und sich von ihr faszinieren lassen. Dies ist eine weitere Falle, ein weiterer Ort, zu dem der Geist sich bewegen kann, indem er sich vorstellt, dass diese Beschäftigung irgendwie notwendig sei. Die Blüten unserer inneren Körper sind sicherlich da, aber sie benötigen keine besondere Methode, die um sie herum gestaltet wird. Sie sind da als Unterstützungsmechanismus und Ausdruck des Lebens, und man kann sich an ihnen erfreuen genau wie an einer äußeren Blume – die auch ein Ausdruck des Lebens ist. Wobei der Punkt wieder der ist, dass wir Leben sind und dass nichts dazu notwendig ist. Das Universum unterstützt sich selbst. Zu glauben, dass eine Untersuchung der feinstofflichen Energien oder der Stimulation der feinstofflichen Energien im Körper etwas für mich tun wird – beispielsweise mich der Wahrheit näher zu bringen – bedeutet, noch einmal, mich blind zu machen für die Freude an der Lebendigkeit, die ich bereits bin.

Wenn du deine Chakras kennen lernen möchtest, verschmilz mit deinem Liebsten. In der Bewegung der Energie werden sie als ein vollkommen sekundäres Thema offensichtlich werden. Aber wenn du versuchst, deine Chakras anzuschauen, dann wirst du nichts sehen. Um es ganz klar zu sagen: Das vorrangige Hilfsmittel von Yoga ist Beziehung. Energetisch im Kontakt mit deiner Erfahrung zu sein bewegt den Lebensstrom durch den Körper und den Geist.

Dies klärt die Durchgangswege, die durch unsere Reaktion auf die Erfahrung blockiert worden sind. Hauptsächlich werden Yoga oder auch Religion als Teil der komplexen Reaktion auf Erfahrung praktiziert, als eine Alternative zu Beziehung. Der Versuch, Energie mit Yoga zu manipulieren, ist so, als wolltest du versuchen, sie mit einer Fahrradpumpe durch die Wirbelsäule nach oben zu pumpen, während ein bisschen innere Achtsamkeit für das uns innewohnende, Beziehungen herstellende Wesen diese Energie in Wirbelstürmen bewegen wird.

Nimm deswegen deinen Körper wahr, deinen Atem, und tritt in Beziehung zu dir selbst und zu anderen Menschen. Der große Lehrer Neem Karoli Baba sagte: „Wenn du die Kundalini aufsteigen lassen willst, dann gib jemandem etwas zu essen!" Spüre die Beziehungen, die in deinem Leben auftreten, und die *pranashakti* wird fließen.

Das vorrangige Hilfsmittel von Yoga ist Beziehung. Energetisch bei deiner Erfahrung zu sein bewegt den Lebensstrom durch den Körper und den Geist. *Dies klärt die Durchgangswege, die durch unsere Reaktion auf die Erfahrung blockiert worden sind. Hauptsächlich wird Yoga oder auch Religion als Teil der komplexen Reaktion auf Erfahrung praktiziert, als eine Alternative zu Beziehung.*

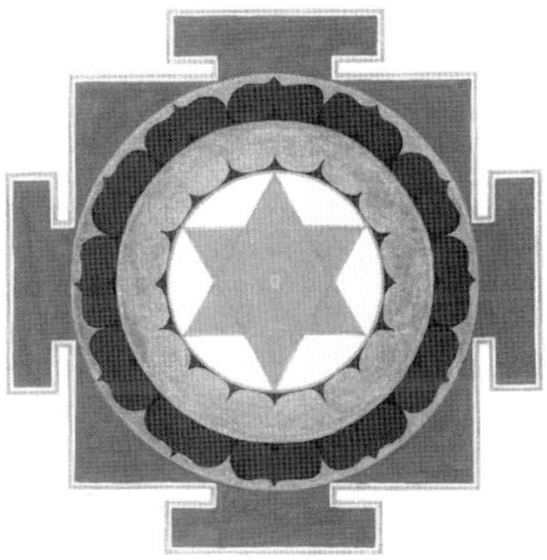

VORTRAG 8: ES GIBT KEINE SCHRITTE ZU TUN

Auf den Pfaden der Rückkehr ist jedoch etwas Trost oder zeitweilige Entspannung zu finden. Beispielsweise betrittst du eine turmhoch aufragende Kathedrale: Die Erfahrung ist erhebend. Auch eine buddhistische *puja* hat einen Fokus, der ein kraftvolles Ereignis darstellt, das ein wenig Frieden hervorrufen wird.

Bhakti

Unser lebendiger Organismus ist von einer gesellschaftlichen Vorstellung missbraucht worden, die glaubt, dass er von Gott und der Natur getrennt ist.

Jeder kann die Erfahrung des tiefen Friedens der indischen hingebungsvollen Liebe machen, denn diese Liebe zu Gott ist nicht anders als die Süße zwischen Liebenden, die einander dankbar sind. Verweigere dich nicht diesen spürbaren Erfahrungen, wenn du sie wirklich erfahren willst, aber stelle sie in einen Kontext. Wie können wir uns ganz mit dem Trauma der Trennung beschäftigen? Gibt es einen Ausweg aus der Zwickmühle, in der wir uns befinden? Unser lebendiger Organismus ist von einer gesellschaftlichen Vorstellung missbraucht worden, die annimmt, dass er von Gott und der Natur getrennt ist. Der eigenwillige Versuch, zu etwas zurückzukehren, was niemals verloren wurde, ist eine Falle. Erfahrungen, die ganz natürlich kommen und gehen, mit einer willentlichen Anstrengung erzeugen zu wollen, können verblenden und abhängig machen. Wir stellen uns vor, dass es eine Kausalbeziehung zwischen unseren Anstrengungen und unserer Erfahrungen der Erlösung gibt, so, als könnten wir Frieden nur durch unsere spirituelle Anstrengung erreichen. Zum Beispiel kann das sehr reale *bhakti*- oder Hingabe-Gefühl, wenn es in einem religiösen Kontext erzeugt wurde, nach dem man sich einem göttlichen Konzept hingeben muss, ein sehr komplexes Gefühlsleben hervorrufen, wenn man das wiederholte „Kommen und Gehen von Gott" erlebt. Normalerweise wird ein solches Leben ohne eine wirkliche Liebesbeziehung mit anderen Menschen geführt oder ist sogar ein Versuch, das menschliche Bedürfnis nach Einheit mit einem anderen Menschen, das kulturell bestritten wird, zu ersetzen. Dieses Bedürfnis wird nicht als wichtigste Herausforderung des Lebens angenommen und entwickelt, und viele gottesfürchtige Menschen leiden unter seinem Verlust und sind einsam. Werden die beiden jedoch zusammengebracht – die Liebe zum Rätsel des Seins mit der realen Liebesbeziehung intimer Liebender – dann resultiert daraus wahre Dankbarkeit, nachhaltige *bhakti*. Sie ist nicht länger nur ein Experiment oder etwas Endliches, was kommt und geht. Sie ist ein Wesenszug, etwas, was dem Leben innewohnt.

Das Geheimnis des Universums

Das Erste, das wir erkennen sollten, ist, dass wir im Leben als Leben lebendig sind und dass es deshalb keine Schritte gibt, die wir tun müssen, um Leben zu verwirklichen. Dies ist kein philosophisches Statement. Es ist nichts, das du für dich selbst tun kannst, wie ein Weg, für den du dich entscheidest. Es ist ein einfaches Statement, das vielleicht eine sprachliche Reaktion oder auch eine gefühlsmäßige Wirkung hervorruft, wenn es wahrnehmbar wird und der Geist sich entspannt. Manche haben eine überraschende Wirkung gespürt, so, als ob man plötzlich aufwacht und etwas unglaublich Wichtiges fühlt. Es kann auch ein Gefühl einer ausströmenden Energie wie bei einem Vulkanausbruch geben, wenn der Geist der Konzepte seinen Zugriff auf den Lebensstrom löst, nicht unähnlich dem Phänomen des *shaktipat*, wie es in den Yogatraditionen beschrieben wird, eine lebensverändernde Erleuchtung, plötzlich und anhaltend. Etwas ist plötzlich in uns, und etwas verlässt uns, und wir sind nie wieder derselbe. Vielleicht kann es verglichen werden mit einer religiösen Bekehrung, aber es ist mehr wie eine emotionale Bekehrung zum Leben und sehr schlicht. Andere bemerken eine sanftere Verschiebung, wenn sie sich von den Arten entspannen, in denen sie vorher an sich selbst gearbeitet haben, während der Lebensstrom durch Körper und Geist sickert.

Als der westliche Weise Robert Adams zu mir sagte: „Es gibt ein Geheimnis im Universum! Es gibt keine Probleme!", fühlte und wusste ich unmittelbar, was er meinte. Es war eine Erfahrung stillschweigender Gewissheit. Robert sprach zu mir aus seiner eigenen persönlichen Erfahrung heraus. Er hatte vier Jahre mit Ramana Maharshi gelebt. Robert hatte kein Interesse daran, ein besonderer Lehrer zu sein oder eine gesellschaftliche Dynamik von *besonders* und *normal* zu erschaffen. In seiner Klarheit wusste er einfach, dass sein Leben sich nicht von dem irgendeines anderen Menschen unterschied. Als ein Gleichartiger, ein Ebenbürtiger, übermittelte er seine Erfahrungen an seine Freunde. Deshalb wurden diese Erfahrungen unmittelbar, in ganz normaler und berührender Weise aufgenommen, ohne die Zumutungen gesellschaftlicher Anspielungen oder Philosophien des Suchens.

Lebendigkeit ist jetzt, hier da. Ich bin da, weil alles andere auch da ist. Ich bin hier, weil die Sonne hier ist, und wo bin ich, wenn die Sonne fort ist? Dann bin ich auch nicht da. Wo bin ich ohne meine Mutter, ohne meinen Vater? Dies zu erkennen bedeutet, dass Leben nicht einmal eine Frage von Beziehung ist. Es ist einfach etwas, was geschieht. Das Geheimnis des Universums ist in seiner ganzen Fülle in mir, als ich. Du siehst, es gibt gar keine Schritte zu tun. Keinen einzigen. Dieser Körper unterscheidet sich nicht von der Quelle, die ein absoluter Zustand ist. Dieser Körper unterscheidet sich nicht von Gott. Es gibt nichts zu tun. Deshalb können deine Fragen nach Meditationen, einer yogischen Methode oder nach einer religiösen Methode oder irgendetwas anderem ganz einfach aufhören. Der Geist bricht unter seiner unnötigen Aktivität zusammen. Yoga kann beginnen. Du beginnst einfach, dich an deinem Leben zu erfreuen. Dich an deiner Körperlichkeit zu erfreuen, was immer das auch ist, dich an deiner dir innewohnenden Bezogenheit zu anderen und zu allem zu erfreuen. Die Yogapraxis beginnt wirklich zu wirken, losgehakt von den Zumutungen des gesellschaftlichen Geistes. Ich mache nicht den vorgeschriebenen Yoga von irgendjemand anderem mit einem vorgeschriebenen Motiv. Ich mache meinen eigenen Yoga, weil es sich gut und natürlich für mein System in seiner fühlbaren Bezogenheit zum Leben anfühlt. Wenn es irgendeinen Impuls des Schmerzes im System gibt, dann wird sich Yoga darum kümmern. Yoga ist die Art und Weise der Natur, das System wiederherzustellen, wenn der Geist einmal mit dem Kämpfen aufgehört hat. Wir arbeiten einfach mit der Bewegung der Energie zusammen. Es gibt keine Zwanghaftigkeit oder kein Thema bei der Praxis – ich mache sie einfach. Es ist meine Wahl, und es ist reines Vergnügen.

Das heilende Prinzip

Wenn du Yoga übst, dann bist du mit deinem Leben verbunden. Yoga ist eine gute Therapie für jemanden, der Schmerzen hat, der sich vom Leben getrennt gefühlt hat. Es gibt zwar keine Garantien dafür, dass der Schmerz sich vermindern wird. Wenn es beispielsweise irgendein noch vorhandenes Trauma durch die Vorstellung der Trennung gibt, dann werden das Loslassen und das Empfangen, das du in den Yogaformen des Körpers, des Atems und der Beziehung erleben kannst, hilfreich sein. Achte auf deinen Körper und deinen Atem. Und was ist es, das dich atmet? Es ist das, was dir bereits geschenkt wurde! Stelle deshalb eine intime Nähe zu deinem Körper und deinem Atem her. Dann gibt es das große Thema der Bezogenheit. Das heilende Prinzip besteht hier darin, einem anderen menschlichen Wesen zu begegnen und von ihm erkannt zu werden. Gegenseitigkeit im Körper, im Geist und in der Spiritualität zu finden – mit jemandem deiner Wahl zusammen zu sein, mit jemanden, den du magst, mit jemandem, von dem du dich angezogen fühlst – das erzeugt einen Gleichklang mit dem Leben. Beziehungen und Freundschaften zu führen ist Teil unserer menschlichen Grundausstattung. Insbesondere menschliche Berührungen können heilsam sein. Und zu gegebener Zeit, im Kontext einer Beziehung, bedeutet dies auch Sexualität. Sexualität ist kein Ereignis oder keine Erfahrung, die aus dem Kontext von Beziehung herausgenommen werden kann. Sie ist ein Zeichen unserer Gefühlstiefe in Beziehungen. Sie ist Ausdruck der Beziehung selbst, die wir wertschätzen und an der wir uns erfreuen. Das ist Yoga.

Schmerz ist der heilende Prozess des Lebens. Wir entspannen uns in den Schmerz und ehren den Prozess, statt uns zwanghaft mit ihm zu beschäftigen und nur zu versuchen, ihn loszuwerden. Der therapeutische Ansatz jeder Krankheit gegenüber ist nicht notwendigerweise, ein Problem zu heilen, sondern einem Menschen zu helfen, sich besser zu fühlen.

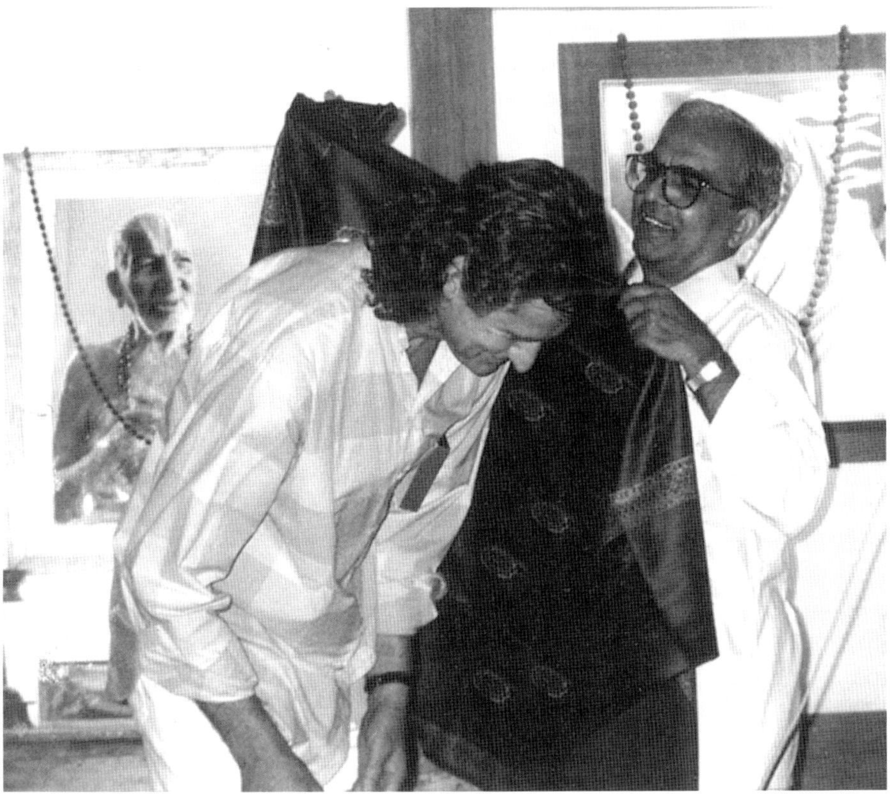

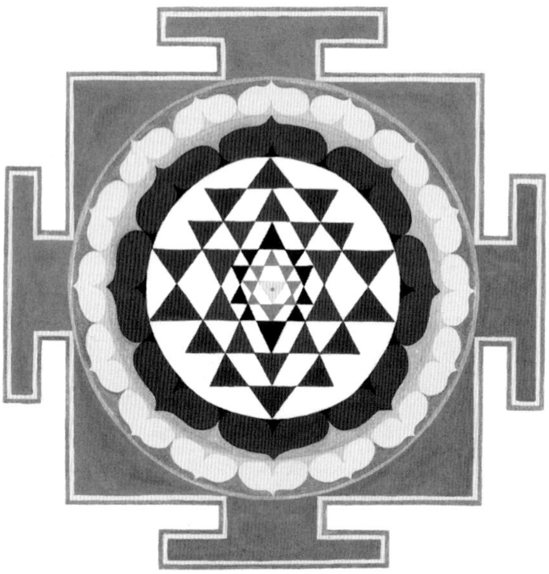

VORTRAG 9: MACH DEIN YOGA-SADHANA

„DAS, WAS GETAN WERDEN KANN“

Yoga kann definiert werden als die Meisterung des Verlangens, nicht als Unterdrückung des Verlangens. Es bedeutet zu wissen, welches Verlangen real ist – wie das Verlangen nach Bezogenheit –, und etwas konkret Spürbares dafür zu tun. Zu handeln und zu tun, was getan werden kann, das ist Yoga *sadhana*. Es macht die Kraft des Lebens und mögliche Veränderungen wahrnehmbar. Leben ist kraftvoll. Dass irgendeine Lebensform erscheinen konnte, war von einer enorm großen Synergie biochemischer und energetischer Prozesse abhängig, die ihren Ursprung in dem alten Universum hatten und die immer noch aktiv sind. Wenn wir das annehmen, dann spüren wir auch noch unsere uralte Quelle.

Yoga erkennt die Energie und die Intelligenz des Lebens als die männlich/weiblichen Gegensätze an, die sich in unserem eigenen System verbinden. Als Leben sind wir aus der sexuellen Vereinigung entstanden, und sie ist offensichtlich auch in uns als unser grundlegendes Wesen.

Sexualität

Lieben ist ausschließlich am Fortgang des Lebens interessiert. Und die Natur hat ein hervorragendes Mittel erfunden, um sicherzustellen, dass die Spezies sich fortpflanzt: die absolute Anziehung der Gegenpole. Leben entsteht bei der Vereinigung polarer Gegensätze. Diese Gegenpole kommen zusammen, die Trennung zwischen männlich und weiblich wird aufgehoben, und die besondere Kraft des Lebens wird erfahrbar. Diese Kraft des Lebens wird besonders in der sexuellen Vereinigung spürbar. Dabei bewegt sich die Lebensenergie durch uns hindurch. Wir sind ausgestattet dafür, diese vollkommen aufgerichteten, haltenden, umarmenden Wesen zu sein. Die Vorderseiten unserer Körper sind offen und weich, und unsere Haut ist ein Gefühlskörper. Wenn wir unseren Gegenpol in unserem natürlichen Lebensstrom fühlen und zulassen, dann bewegt er sich durch uns hindurch. Die Kraft und die Intelligenz des Lebens offenbaren sich. Das ist heilend. Es kuriert das System von seinem traumatisierten Zustand einer nur gedachten Trennung von seinem Wesen hin zu einer natürlichen Teilnahme am Leben. In der ganzen alten Welt Indiens war der Shiva *lingam*, in Vereinigung mit der *yoni* der Shakti, als Form Gottes verehrt worden. Sie symbolisieren zusammen den irdischen Frieden und die universelle Kraft. Und dies bringt, zusammen genommen, die ursprüngliche Erfahrung des Menschseins zum Ausdruck. Das ist sowohl ein altes und wie auch ein neuzeitliches Wissen.

Weil wir aber traumatisiert sind, treten wir gar nicht erst in Beziehung. Die Trennung von der Natur bedeutete die Trennung von Beziehungen und von der Sexualität. In unserer Sexualität gibt es Schmerz und Verwirrung. Die Medien und die Straße beschmutzen alles, was mit Sexualität zusammenhängt, und die spirituellen Ideale, die Sexualität einschränken wollen, sind nur die andere Seite derselben schmutzigen Medaille. In traditionellen Kulturen sind Ehe und Kindererziehung eine Sache der gesamten Gemeinschaft, damit die Gemeinschaft in Frieden leben kann. Deshalb bitte deine Freunde und deine Familie um Hilfe. Probiere es einfach! Verbinde dich. Steh von deiner Yogamatte auf und gehe Beziehungen ein zu einem natürlichen Teil deines Lebens, zu einer natürlichen Bewegung des Lebens. Dies ist die Implikation der Praxis von *asana* und *pranayama*, die Verschmelzung mit deinem eigenen Körper und deinem Atem, dann die Intimität mit dem Körper eines anderen, auf ganz natürliche Weise! Solange es erotisches Verlangen in uns gibt, würde ich sagen: Nutze es für Yoga, für Beziehungen. Wenn es nachlässt, dann ist das auch wunderbar. Wir müssen nichts forcieren, aber im Yoga nehmen wir auf natürliche Weise alles an, was es an Lebensfunktionen in uns gibt. Der Körper und der Geist öffnen sich dem Leben. Aber du weißt, wie gestört es da draußen zugeht. Als Yogapraktizierende können wir zentriert sein, mit klarer Absicht, und wir können für uns einen Weg durch das gesellschaftliche Chaos finden, um diesen Yoga der Intimität zu praktizieren. Das erfordert wahrscheinlich, dass wir unsere Absicht deutlicher klären, als einfach täglich *asanas* zu praktizieren, aber es ist eine tägliche Disziplin wie die anderen Aspekte von Yoga auch. Also gehe Verabredungen ein, plane intime Gelegenheiten, und mach wirklich dein *sadhana*. Eine Disziplin, um negative Muster zu überwinden, eine Disziplin, weil wir dazu tendieren, es nicht von uns selbst aus zu tun, und eine Disziplin, bis sie zu einem natürlichen Teil unseres Tages geworden ist. Dann fließt sie als der natürliche Ausdruck unseres Lebens einfach durch uns hindurch. Ich spreche hier nicht von Tantra in der traditionellen Weise, die ebenfalls auf der Annahme der Trennung und der Vorstellung basiert, dass Gott durch eine Methode gefunden werden könnte – eine erneute ermüdende Falle. Nein, hier geht es um den Ausdruck des Göttlichen in der natürlichen Zusammensetzung des Lebens, wie es erscheint.

Die Störung und der Schmerz um die Sexualität herum wurde von den Lehren und Lehrern nicht angesprochen, obwohl sie offensichtlich die Grundlage des Lebens ist.

Versteht bitte, dass die gesellschaftlich auferlegten Sehnsüchte – wie die Sehnsucht nach Gott oder „die Sehnsucht, frei von Sehnsüchten zu sein“ – uns von der wirklichen Bewegung des Lebens abspalten und deshalb nicht hilfreich sind. In den vergangenen Jahren hat es viele wirklich bedeutende spirituelle Lehrer, Yogalehrer und christliche Priester gegeben, die es ernstlich angenommen und unternommen haben, die Wege zur Erleuchtung oder zur Gottes-Verwirklichung zu lehren, nur um dann von diversen Sex-Skandalen in die Knie gezwungen zu werden. Ihr sexuelles Bedürfnis war einfach deutlich geworden, nur in fehlgeleiteter Richtung und nach einem Leben voll Unterdrückung. Sie sind wirklich Opfer des naiven Glaubens, dass es uns näher zu Gott bringen wird, wenn wir die Sexualität aufgeben. Es war ihr unkritischer Enthusiasmus, mit dem sie kulturellen Glaubenssystemen gefolgt sind, der sie in solch eine tiefe persönliche und gesellschaftliche Krise stürzte, und vielleicht verdienen sie unser Mitgefühl. Die Hexen-Jagd, die sie erleben mussten, ist nur Teil der gesellschaftlichen negativen Einstellung zur Sexualität geworden, die wiederum ihre Irrwege erst ausgelöst hatte. Die Sexualität und Erotik ablehnende Haltung, die Religion und Kultur erzeugt haben, wird wenig verstanden. Die Vorstellung eines höheren Verlangens hat unsere wirklichen Sehnsüchte verleugnet und Störungen und Schmerz rund um die Sexualität erzeugt. Es fällt uns schwer zu sehen, dass eine unverkrampfte Sexualität unsere Spiritualität stärkt. Wir handeln nicht, um unser wahres Verlangen zu erfüllen, wir lassen die Energie nicht durch und erlauben dem natürlichen Wunder der Beziehung nicht, den Yoga lebendig werden zu lassen. Tatsächlich bestärkt die freie Beteiligung an den natürlichen Funktionen des Lebens unsere direkte Einheit mit dem, was groß ist. Alle Lehrgebäude und ihr Einfluss müssen erkannt und verstanden und nach und nach aus unseren Systemen entfernt werden.

VORTRAG 10: DIE MÄNNLICH/ WEIBLICHE GLEICHUNG DES LEBENS

Ausschließlich in der Akzeptanz des Lebens und der anderen erkennen wir das Herz und das alte Universum, das uns geformt hat.

Die männlichen Inhaber der Lehren haben Jahrhunderte lang ihre Wege zur Transzendenz in dieser Welt weiter propagiert. Ihre Lehrmeinungen sind mit Entschlossenheit als Machtinstrumente verbreitet worden. Ihre Furcht vor dem Leben und ihr Versuch, den Schmerz der Geburt und des Todes zu vermeiden, haben die Vorstellung von anderen Realitäten erzeugt und unsere Wirklichkeit hier verleugnet. Diese Wirklichkeit wird bestritten, deshalb spalten Männer auch ihre Weiblichkeit ebenso wie ihre Sexualität ab. Ihre abspaltende Haltung hat sich tief in unser menschliches Bewusstsein eingegraben, ob uns dies nun bewusst ist oder nicht. Weltweit sind Männer in ihrer Sucht nach Doktrin und Macht unfähig gewesen, Frauen als gleichwertig und als ihren Gegenpart anzunehmen. Deshalb fehlt uns die Kraft und die Intelligenz des Lebens, die in einer stabilen Einheit des Männlichen und des Weiblichen besteht. Die Kraft, die dem Weiblichen innewohnt, wird gefürchtet. Statt als gleichwertig aufzutreten, um ihre Kraft zu empfangen und ihr seine zu geben, hat der Mann die Frau mit gesellschaftlich sanktionierten Vorstellungen von Überlegenheit unterdrückt. Frauen wurden von der Gesellschaft zu Besitzobjekten degradiert, um sie zu kontrollieren und um den Zugang zur Sexualität und die Kontinuität der männlichen Erbfolge sicherzustellen. Unterstützt von dieser Philosophie sind Männer nicht bereit gewesen, Frauen auf einer Basis der Gegenseitigkeit zu begegnen: gegenseitige Ausbildung, gesellschaftliche Rollen, Reichtum, Energie und Sexualität. Bis wir dies tun, werden Männer und Frauen sich niemals selbst erkennen oder die Sterne berühren.

Es tut mir leid, aber das ist leider genauso, wie ich es sage. Die Kraft des Lebens liegt in der absoluten Gegenseitigkeit des Männlichen und des Weiblichen als gleichwertigen und gegensätzlichen Kräften innerhalb und außerhalb unserer Gestalt. Sie ist nicht anderswo zu finden. Sie erzeugt Leben und ist unser Leben. Die Natur trägt uns weiter und macht „ihre" makellose Arbeit, aber unser gesellschaftlicher Geist zerrt an der Kette und erzeugt alle möglichen Philosophien um Erotik und Sexualität herum, und wir haben so keinen Anteil mehr an unserer eigenen Kraft und Intelligenz. Die Samen dieses primitiven Denkens sind immer noch in uns. Yoga zu praktizieren, ohne das Thema Sexualität anzuschneiden, bedeutet, den wichtigsten Punkt im Yoga zu verpassen. Die Kultur hat die tiefe Gegenseitigkeit, die es zwischen Männern und Frauen gibt, verdunkelt, und wir begegnen einander nicht als ganze Körper, als das

Wunder des Lebens. Die Vorstellung, dass es da eine Trennung zwischen Geist und Körper gibt, ist eine Erfindung der Kultur. In Wirklichkeit brauchen wir eine totale Verkörperung, um die Natur des Körpers und seine vollständige Wirklichkeit zu verstehen. Nennt es Gott oder Spirit, wenn ihr wollt, aber die Natur der Realität wird nur im und als der Körper des Lebens in all seinen Beziehungsfunktionen verstanden werden können. Die herkömmlichen Traditionen versuchen, mit ihrer Vorstellung einer Dichotomie zwischen dem Materiellen und dem Spirituellen am Thema Sexualität vorbeizukommen, vergrößern dadurch aber nur die Verwirrung und sorgen dafür, dass jeder sich schlecht fühlt. Reine Vergeistigung stellt das Körperliche nicht wieder her, noch reine Körperlichkeit das Geistige. Es geschieht immer nur ein untrennbar Gemeinsames in diesem Moment, und das ist auch schon alles!

Da gibt es diese wundervolle Zeile aus dem Film *Crouching Tiger, Hidden Dragon*, wo der Held zur Heldin sagt: „Ich wäre lieber ein Geist hier an deiner Seite, als ohne dich durch die Tore des Himmels zu gehen." Er ringt mit seinem Leben, um die großen Errungenschaften seiner Kultur und sein Ziel der Erleuchtung zu erreichen, und er schafft es! Nur dass er am Ende seines Lebens erkennt, dass er das eigentliche Ziel verloren und den wahren Zweck und die Kraft des Lebens verpasst hat – nämlich mit seiner Gefährtin verschmolzen zu sein. Er musste erkennen, wie sehr ihn die Kultur beeinflusst und abgelenkt hatte, indem er seine vergeblichen Anläufe zur Größe geprobt hatte, und er musste sie am Ende alle loslassen, um das wahre Geschenk des Lebens zu finden und sich daran zu erfreuen. Er bekam es am Ende, und ich finde, das ist besser, als wenn es gar nicht passiert wäre. Aber es war knapp.

Brahmanen und männliche Dominanz

Wenn die männlich-weibliche Gleichung der Natur nicht gelebt wird, ist die Folge Schmerz und gesellschaftliche Unordnung. In der Kultur der Brahmanen, die Jahrhunderte lang die vorherrschenden Sachwalter des Yoga waren, gibt es eine Ungleichheit beim Einfluss von Männern und Frauen, die sehr ins Auge fällt. Frauen bekamen keine gute Ausbildung und hatten am religiösen Leben keinen Anteil. Ihre Ehemänner waren oft viel älter und besaßen eine fraglose, autokratische Position. Die brahmanische zwanghafte Beschäftigung mit Fragen der Reinheit und Unreinheit, Gott und Nicht-Gott und der unbesiegbaren Macht, die sie ihren Lehrern als Männern Gottes zusprachen, erzeugte eine an Regeln gebundene Gesellschaft. Genau wie in Europa richtet die unhinterfragte männliche Dominanz, die Frauen unterdrückt und junge Menschen

Ohne Sensibilität seinem eigenen System gegenüber zu entwickeln, gibt es nur eine geringe Chance, einem anderen gegenüber sensibel zu sein.

durch Furcht kontrolliert, unglaublich großen Schaden in den Familien und im Gemeinschaftsleben an. Das wird noch schlimmer, wenn dem Männlichen die Autorität eines Guru übertragen wird. Ohne Gegengewicht der Intelligenz und Feinfühligkeit der Frau hat der männliche Geist eine Rigidität erschaffen, die die Gesellschaft auf allen Ebenen beeinflusst. Es gibt eine männliche Selbstgerechtigkeit, als ob sie von Gott persönlich so festgelegt worden wäre, durch die Männer ihre Lebensumstände kontrollieren, ihre Lehrgebäude formulieren und sich nicht dynamisch – als Kraft des Lebens – mit der Weisheit ihrer eigenen Frauen verbinden. Natürlich hat es auch da große Ausnahmen gegeben, aber das gesellschaftliche Muster ist vorherrschend. Es ist an der Zeit, dass man sich dieses gesellschaftlichen Phänomens bewusst wird, das bis in unseren Geist und in unser zelluläres Leben hinein reicht und dort so viel Zwist verursacht. Die gegenwärtigen Autoritäten des Yoga aus Indien haben mit dieser Selbstgerechtigkeit unterrichtet, und in einigen Fällen sogar auf reichlich brutale Weise. Ihre Methoden sind weiter nach unten gewandert und haben bis auf den heutigen Tag die Art und Weise beeinflusst, wie wir Yoga im Westen unterrichten. Wir haben diesen ungebremsten männlichen Zwang mit seinen körperlichen Praktiken und spirituellen Ideen einem unschuldigen Publikum zugemutet. Wir haben ihn einfach übernommen und keine Fragen gestellt. Es muss doch gut für mich sein! In der Zwischenzeit haben diejenigen mit einem weiterentwickelten Mut zu fragen Yoga als irrelevant für ihre spirituellen Bedürfnisse zurückgewiesen, als wäre er zu naiv oder zu grobschlächtig. Das ist schade, denn die Hilfe, die Yoga jedem bei jedem Unternehmen anbieten kann, ist insgesamt noch gar nicht gesehen worden. Wir kommen erst jetzt zur Besinnung.

VORTRAG 11: DER YOGA DES HERZENS

Wir können jetzt den Herzyoga mit dem Herzen unterrichten. Wir kümmern uns um die Bedürfnisse jedes Einzelnen, ohne dass wir ihm unsere eigenen aufzwingen. Wir sind in der Lage, Menschen die Techniken zu vermitteln, die ihnen den Weg zu ihrer Gesundheit eröffnen können, während wir die bisher ungeübte Sicherheit ihrer eigenen Wahrhaftigkeit unterstützen. Hier kommt unsere weibliche Natur ins Spiel. Sorgen und Nähren ist ihre natürliche Domäne. Wir können sowohl die männlichen als auch die weiblichen Qualitäten in unserem Körper und unserem Geist zulassen. Wir bringen den Yoga ins Yoga, die Integration des gesamten Körpers mit allem, was existiert. Dies ist Herzyoga, und es gibt spezifische Techniken, die die Aspekte des Männlichen und des Weiblichen in unserer *asana-*, *pranayama-*, Meditations- und Beziehungspraxis miteinander verbinden. Wir werden sie später im Einzelnen besprechen. Sie sind sehr natürlich und können von jedem praktiziert werden, um etwas Erstaunliches im Yoga zu bewirken. Yoga erkennt die Energie und Intelligenz des Lebens als männlich/weibliche Gegenpole an, die in unseren Systemen zusammenkommen. Wir selbst sind als Leben durch die sexuelle Vereinigung entstanden, und offensichtlich ist dies in uns als unser grundlegendes Wesen vorhanden. Den Ort, an dem diese Vereinigung stattfindet, innerhalb und außerhalb unserer eigenen Systems, nennen wir das Herz. Es ist der Kulminationspunkt des gesamten Körpers und die Quelle des Geistes.

Verbinde dich gefühlsmäßig mit deiner eigenen Form, mit deinem eigenen Leben und dem Leben der dir Nahestehenden. Dies durchtrennt alles andere, entfernt die Wut und lässt dich mitten im Leben und in deinen Beziehungen stehen.

Das Herzzentrum

Dieses Herz kann als ein realer Bereich in deinem Körper gefühlt werden. Er ist nicht das körperliche Herz, aber er ist nicht weit davon zu finden. Er liegt am Brennpunkt der Konvergenz der männlichen und der weiblichen Kräfte im Körper. Er kann jedoch nicht durch irgendeine Art bewusster Anstrengung oder Manipulation des Systems geortet oder gefühlt werden. Stattdessen taucht er einfach als ein Gefühl und eine Gewissheit auf, wenn der gesamte Körper/Geist sich von jeglicher Notwendigkeit oder Anstrengung – einschließlich jeder Anstrengung, das Herz zu erkennen – in seinen eigenen Zustand und in seine natürliche Bezogenheit hinein entspannt!

In alter Zeit wurde dieses Zusammenfließen dargestellt als die Geometrie aufwärts gerichteter Dreiecke, die sich mit abwärts gerichteten Dreiecken verbanden, was als Sri Yantra bekannt ist – eine Form der Göttin, der nährenden Kraft des Lebens, der Mutter. Seine Struktur ist gleich der Energiestruktur des ganzen Körpers; eine lebendige Anatomie, die die körperliche Anatomie zusammenhält; deshalb ist sie auch nicht von der körperlichen verschieden. Der Ort, an dem sich all die Dreiecke miteinander verbinden, ist das Herzzentrum, der Ort, wo das Männliche sich mit dem Weiblichen vereint, oder, um es in der alten Sprache auszudrücken, wo Shiva Shakti trifft. Shivas Hingabe und seine Penetration der Shakti bringt die Mutter hervor, und neues Leben entsteht. Das ist die Schöpfung und die erhaltende Kraft unseres eigenen Zustandes. Es ist die Anerkennung und die Zusammenarbeit mit „ihr". Im Herzen zu ruhen erleichtert die Bewegung der Herzenergie, *prana*, durch den gesamten Körper. Umgekehrt, sich als ganzer Körper im Leben zu bewegen, erlaubt uns, im Herzen zu ruhen, an der Quelle der „Energie Gottes". Es ist nicht das *anahata* (Herz)Chakra, sondern liegt ein wenig weiter rechts. Es ist wie ein winziges Samenkorn oder ein helles, intensives Licht (heller als die Sonne) und fühlt sich wie eine Tiefe an, wie in einer Herz-Höhle.

Es war als *hrid* bekannt, der ursprüngliche Ort unseres Lebenssystems und die Quelle des Geistes. Obwohl es im Körper genau lokalisierbar ist, kann es nur in Beziehungen gefühlt werden. Der gesamte *pranische* Körper und alle Chakras strahlen von ihm aus – genauso wie die Wirbelsäule, die große Krone darüber und der gesamte physische Körper sich aus diesem ersten Funken Leben entwickeln, aus der ersten Zelle nach der Befruchtung. Es ist die vollständige und gegenseitige Hingabe des Männlichen und des Weiblichen aneinander, die vom Männlichen ausgeht. Stärke empfängt und wird empfangen. Die aufwärts gerichtete Stärke der Körperbasis und der Wirbelsäule wird so wahrgenommen, als ob sie die Krone und die Vorderseite hielte, um offen zu sein, weich und empfänglich für andere und für das herabsteigende Leben. Der Ort des Herzens ist dort, wo die Vorderseite auf die Rückseite trifft, das Linke auf das Rechte, das Oben auf das Unten, wo Einatmen auf das Ausatmen trifft, der Himmel die Erde berührt und wo der Spirit Form wird. Es ist das vollkommene Nährende des Lebens. Es ist die Liebe zwischen Mann und Frau und die Sorge für die Kinder. Es ist in uns, als *wir*, unser natürlicher Zustand. Es ist alles, auf dem man ein Leben aufbauen kann.

Wir brauchen Intimität. Ob er es weiß oder nicht, der Mann braucht die Energie und die Liebe einer Frau, und die Frau braucht den Mann. Sie ist die Form und die Kraft der Natur, und sie ist unsere ganz eigene Essenz.

Die Krone

Yogis haben Jahrhunderte lang den höchsten Ort dessen, was ein Yogi erreichen kann, als die Krone des Kopfes und des Bereichs darüber beschrieben. Dieses Ideal bewegt die Aufmerksamkeit nach oben und weg vom Körper, weg vom Leben und seinen Erfahrungen. Solche Annahmen sind Teil des großen kulturellen Drucks, der lebensverneinend ist. Universell betrachtet, haben Religionen – und Yoga, wenn er ungerechtfertigt mit dem Problem/Lösungs-Modell der Kultur verwechselt wird – eine unhinterfragte negative Sicht auf die Welt, auf den Körper und auf Sexualität. Yoga wird als eine Art Kampf mit dem Körper, mit den Elementen, mit dem Verlangen empfunden – so, als müsse man darüber hinausgelangen oder sie transzendieren. Dies hat bei vielen zu einem enormen Konflikt geführt. Tatsächlich führt der einzige Weg über den Körper hinaus durch den Körper und all seine natürlichen Wunder. Dennoch, die Frage nach dem „darüber hinaus" löst sich hier auf, weil es nicht länger irgendeinen Zweifel am Körper in seiner Verbindung von Leben und Quelle gibt. Wir *fühlen* einfach das „Darüber-Hinaus" als dasjenige, was der Körper als Ganzes bereits ist. Wenn wir Yoga als die Einheit unseres natürlichen Lebens und seiner innewohnenden Beziehung zu allem praktizieren, einschließlich einer sexuellen Beziehung, dann verschiebt sich der Ort ins Herz. Dies ist der passende Ort, solange wir in unserem Körper lebendig sind. Wenn wir uns mit dem Leben vereinen, uns miteinander vereinen und nicht im Konflikt mit dem Leben sind, dann gibt es eine Entspannung des ganzen Körpers im Herzen. Es wird dann zu dem Ort, aus dem heraus Körper und Geist aufsteigen und Handlung und Sprache sich bewegen. Das ist ein sehr natürlicher Prozess, der nicht durch irgendeine Anstrengung oder Konzentration erreicht werden kann, sondern einfach geschieht, wenn wir uns in unseren natürlichen Zustand hinein entspannen. Nur in der Vereinigung mit dem Leben und mit anderen können wir das Herz und das alte Universum kennenlernen, das uns geformt hat. Vielleicht stimmt es, dass die Lebenskraft den Körper im Tode durch das Kronenchakra verlässt, aber die Vorbereitung dafür, dass dieser Übergang sich auf entspannte Weise vollziehen kann, geschieht dadurch, dass wir vollständig in unserem Körper und in seinen Beziehungen und in unserem Herzen ruhend sind.

Männlich/weiblich

Kraft kommt durch die Verwirklichung von Frieden, unserer innewohnenden Verbundenheit mit allen Dingen. Und auf diese Weise entstehen Frieden und seine Kraft: aufsteigend aus unserem natürlichen Zustand und unserer Bereitschaft, daran Anteil zu haben, vor allem zwischen Mann und Frau.

Wir beginnen uns in die Realität unseres eigenen Wesens hinein zu entspannen, das erreichbar und auf natürliche Weise männlich und weiblich ist. Jeder Mensch ist männlich und weiblich, einfach durch die Tatsache, dass jeder aus der Vereinigung des Männlichen und des Weiblichen geformt worden ist. Die Qualitäten beider sind in uns, egal, ob wir eine Frau oder ein Mann sind. Beide Aspekte des Ganzen können in jedem gelebt und zum Ausdruck gebracht werden. Der ganzheitliche Mensch kann als Leben präsent sein. Dennoch definieren die gesellschaftlichen Vorschriften Männer und Frauen und legen sie auf Rollen und Verhaltensweisen fest, die die Intimität zwischen Männern und Frauen begrenzen, einschließlich der erotischen Intimität. Typischerweise ist es den Männern nur erlaubt, männlich zu sein, aktiv, analytisch und mächtig; Frauen sollen nur weiblich sein, empfänglich, passiv und weich. Männer und Frauen fühlen sich in diesen gesellschaftlichen Zwangsjacken und ebenso voneinander eingeengt.

In Wirklichkeit tragen wir alle die volle Bandbreite männlich/weiblicher Yin-Yang-Qualitäten in uns und sehnen uns danach, beide zum Ausdruck zu bringen. Ein Mann möchte sowohl gefühlvoll und rezeptiv wie auch sexuell aktiv sein. Eine Frau möchte der Welt und auch einem Mann gegenüber sexuell aktiv sein, ebenso wie gefühlsorientiert und rezeptiv. Und tatsächlich sind ja auch beide dazu in der Lage. Wir können ohne Einschränkung die wahren Qualitäten des Lebens fühlen und über die Zwänge unseres familiären und gesellschaftlichen Hintergrunds hinausgehen, die eine Intimität beschränken.

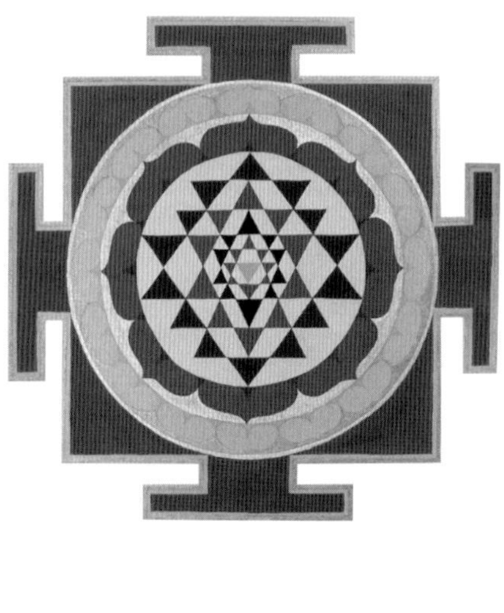

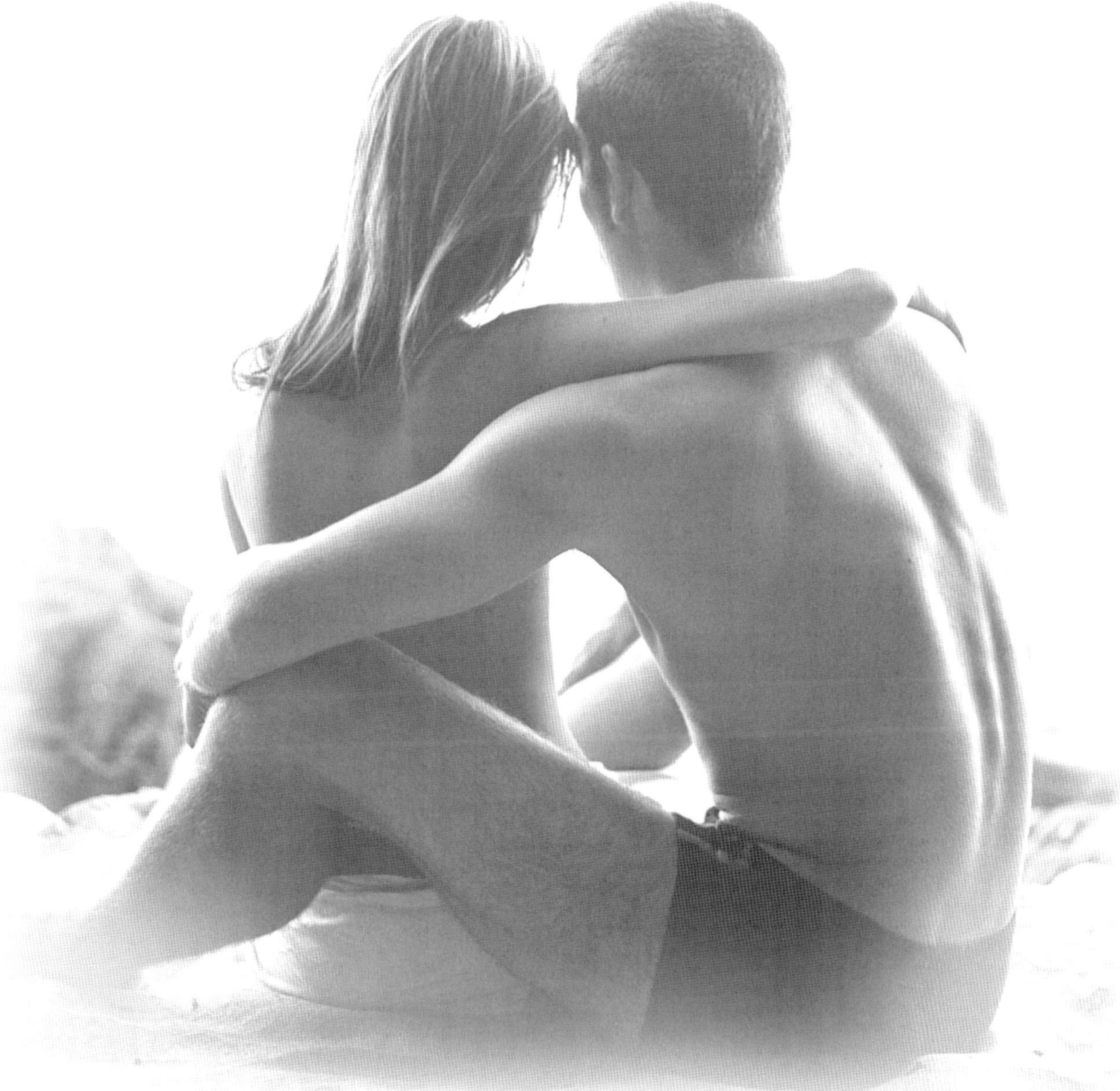

Wir ersehnen diese Qualitäten in unserem Partner und können sie ineinander nähren, indem wir das Gegenteil unseres sozialen Stereotyps leben. Diese gegenteilige Qualität von unserem Partner zu empfangen wird diese Qualität auch in uns erwecken. Männer haben durch die extreme männliche Dominanz, die bis heute die Beziehungen und die Welt kontrolliert hat, eine besondere Verantwortung in dieser Hinsicht. Indem wir uns in Liebe verbinden und zulassen, dass die Empfänglichkeit des Mannes und die aktive Qualität der Frau sich zeigen, kann jeder Mensch gleichzeitig absolut gebend und absolut empfangend sein. Wir können stark füreinander sein und einander gleichzeitig empfangen. Indem wir die Liebe empfangen, die uns von unserem Partner geschenkt wird, haben wir immer mehr, was wir zurückgeben können. Wir fühlen bis zu einem unendlichen Grad das Wesen der Einheit zwischen dem Männlichen und dem Weiblichen, die absolute Bedingung des Seins, unseren eigenen Zustand. In anderen Worten: Das Leben drückt sich vollständig durch uns als wir selbst aus.

Gibt es dazu Fragen? Dieses sensible Thema wird sicher weiterer Nachforschungen bedürfen, die jedoch nicht zwischen Buchdeckeln gedruckt werden sollten. Wir sollten es vielmehr sorgsam mit unseren Liebespartnern untersuchen. Yoga erkennt den gesamten Körper an. Die beiden Seiten jedes Menschen können funktionieren und werden funktionieren, wenn es uns erlaubt ist, als ganzer Körper im Leben zu sein. Die Yogapraktiken, die in diesem Buch dargestellt sind, sind dazu hilfreich. *Asana* mit Gefühl als ganzer Körper zu praktizieren – mit der dualen Qualität des Männlich/Weiblichen, stark und doch empfänglich, wachsam und doch weich –, hat einen spontanen Effekt auf unser Lieben. Vielleicht ist einige Zeit, Sorge und Sensibilität unserem eigenen System und dem unseres Partners gegenüber dazu nötig. Nichts sollte auf der Basis von Vorstellungen erzwungen oder praktiziert werden. Tatsache ist, all dies ist unser natürlicher Zustand. Deswegen entspann dich einfach, und mit ein bisschen Verständnis wird alles ganz natürlich geschehen. Es wird dabei helfen, den Zwang eines Geistes aufzuheben, den man sich vom Leben abgespalten vorstellt, und stattdessen das Herz als die absolute Einheit des Männlich/Weiblichen im eigenen Inneren und Äußeren wieder einzusetzen. Du wirst besser *fühlen* und *dich* besser fühlen!

Jeder Mensch, der sich für die Kraft und die Intelligenz des Lebens als gegenseitiges Annehmen ihres oder seines Gegenteils einsetzt, verliert das Interesse an der konventionellen Machtanhäufung, die auf Furcht basiert. Das Leben ist Fülle und fordert nichts.

Historisch gesehen hat es kleinere kulturelle Entwicklungen beim Yoga gegeben, bei denen das Wissen um Shiva/Shakti, die Form des Lebens und das Wesen des Universums als Sinnbilder der realen Vereinigung von Mann und Frau gesehen wurden – nicht als künstliche Konzepte, die Gottheiten aus anderen Bereichen zugeschrieben wurden, sondern als die wirkliche Lebenskraft zwischen Partnern. Dennoch hat sich dieser Ansatz nie weiter verbreitet, noch hatte er eine größere gesellschaftliche Wirkung. In manchen Fällen wurde er sogar aktiv unterdrückt, oder die reine Kraft des orthodoxen Glaubens verhinderte, dass er zu einer breiten öffentlichen Erkenntnis wurde. Jeder Mensch, der die Kraft und die Intelligenz des Lebens als gegenseitiges Annehmen ihres oder seines Gegenpols einsetzt, verliert das Interesse an der konventionellen Anhäufung von Macht, die auf Furcht basiert. Das Leben ist Fülle und erfordert nichts. Vielleicht ist deshalb dieses Wissen nie zu einer Lehrmeinung geworden, die auf den Markt geworfen werden sollte, und vielleicht sind deshalb wahre, selbstkräftigende Yogapraktiken nicht sehr bekannt. Die konventionellen Inhaber der Lehrgebäude haben kein Interesse an Praktiken, die das Individuum persönlich stärken, und sie sind sicherlich nicht daran interessiert, anderen die Werkzeuge und das Verständnis zu übermitteln, die einem Menschen erlauben, frei auf seinem eigenen Boden zu stehen. Was diese Lehrer wollen, ist Hingabe von anderen, Menschen, die sich ihrer Doktrin hingeben und abhängig sind. Jeder Lehrer, der diesen Namen wirklich verdient, wird jedoch keine Abhängigkeit in anderen herstellen, sondern ihnen die wirklichen selbststärkenden Yogafähigkeiten des Körpers, des Atems und der Beziehung vermitteln und sie dann damit auf ihren eigenen Lebensweg schicken. Auf diese Art kann sich Hingabe oder *bhakti*, nicht-abhängige Dankbarkeit und Freundschaft zwischen Menschen entwickeln, die nichts weniger oder mehr wollen als die Freiheit des jeweils anderen.

Nichts kann uns jetzt noch aufhalten,
weil wir alle aus Sternen gemacht sind.

Moby

VORTRAG 12: „DU BIST JETZT HIER!"

Um es zu wiederholen: Wenn du aufhörst, dich selbst damit unter Druck zu setzen, dass du versuchen musst, irgendwohin zu gelangen und irgendetwas zu verwirklichen, dann kannst du dich in deinen natürlichen Zustand hinein entspannen. Dann beginnt wirklich Yoga, der Yoga des Lebens und der Bezogenheit, der dein dir innewohnende Zustand ist. Wenn du das erwählst, kannst du dich weiter an den Yogaübungen des Körpers, des Atems und der Beziehung erfreuen, was eine gute Idee ist, solange es noch ein Trauma gibt. Und das wird es wahrscheinlich! Du bist in dieses Leben als ein verletzliches Baby gebracht worden und hast wie ein Schwamm den gesamten gesellschaftlichen Geist in dich aufgesogen. Er hat dir beigebracht, dass du getrennt von der Natur bist und all diese Dinge tun musst, um zu einem reinen und verwirklichten Zustand zurückzukehren. Diese Yogaformen werden dir bei der Bewältigung dieses Traumas helfen, während du beginnst, deine offenkundige Verbindung zum Leben zu fühlen. Der höchste Yoga der Beziehung und der Sexualität ist der größte, wenn ihr einander in gegenseitiger Umarmung die Liebe als ganze Körper schenkt. Du entspannst dich in das Leben und umarmst deinen Gegenpol. Der Lebensstrom wird fühlbar; und genau dies ist es, was wir als Leben auf der Erde tun sollen. Genau dafür sind wir ausgestattet.

Ein lebenswichtiger Teil dieser Überlegung besteht darin, dass wir Beziehungen nicht erst erzeugen müssen. Die Intelligenz des Lebens in seiner riesigen wechselseitigen Bezogenheit aufeinander weiß schon, was zu tun ist.

Ich schlage hier einen Lebensstil vor, der uns nicht an einer dauerhaften Teilnahme am Lebensstrom hindert. Er basiert auf dem Körper, auf dem Atem und auf der Beziehung. *Asana* und *pranayama* stärken das System für die Beziehung. Lasst uns Schluss machen mit den unterdrückenden Mustern rund um Beziehungen, einschließlich und in besonderem Maße der sexuellen Intimität – die *yoga* ist. Bezogenheit zu finden vermindert letztlich wirklich den Schmerz, den Menschen erfahren – das Trauma im lebendigen Organismus, das aus der Annahme einer Trennung von der eigenen Natur stammt. Es gibt nichts, was wir erreichen müssten, weil wir vollkommen sind, wie es alle Dinge sind. Aber die Fragen, die uns durch die Kultur vermittelt wurden, haben zur Folge, dass wir uns schlecht fühlen. Ein lebenswichtiger Teil dieser Überlegung besteht darin zu erkennen, dass wir Beziehungen nicht erst erzeugen müssen. Die Intelligenz des Lebens in seiner riesigen wechselseitigen Bezogenheit aufeinander weiß schon, was zu tun ist. Wir sind bereits in Beziehung. Wir sind unter keinem wie auch immer gearteten Stress oder in irgendeiner Verpflichtung. Männer kommen nicht ohne Frauen auf diesen Planeten. Die Erde kommt nicht ohne die Sonne aus. Wir wären nicht hier ohne die Sonne. Dabei stehe ich nicht einmal in einer Beziehung zur Sonne. Es ist einfach alles ein Prozess. Männlich/weiblich ist nur ein Prozess. Bleib deshalb einfach dabei. „Mach mit dem Programm weiter!" Beziehung muss nicht erst erreicht werden, sie ist einfach da. Wir versuchen immer, besser mit jemandem oder zu etwas in Beziehung zu treten, obwohl es in Wirklichkeit gar kein besonderes Sich-Beziehen gibt, das wir zu tun hätten. Du brauchst nicht zu versuchen, eine Beziehung zur Sonne herzustellen. Wir existieren, weil es die Sonne gibt. Auf dieselbe Weise brauchst du nicht bewusst zu versuchen, eine Beziehung zu einem Mann oder einer Frau herzustellen, weil unsere Bezogenheit bereits in der Intelligenz des Lebensprozesses eingebaut ist. Die Sonne erscheint; dieser Körper erscheint durch die Sonne. Ich bin nicht in einer besonderen Beziehung zu ihr, so, als ob ich unabhängig von ihr wäre. Ich habe keine Unabhängigkeit von der Sonne. Aber wir glauben, dass es da etwas gäbe, an dem wir arbeiten müssten, etwas Besonderes, das wir tun sollten, auf das wir uns in einer besonderen Weise beziehen sollten. Und diese bewusste Verwicklung verhindert gerade die innewohnende Einheit. Wenn mein Geist eine Trennung annimmt, mit dieser Einstellung etwas zu tun beginnt, Beziehungen herzustellen versucht, selbst wunderschöne Gedichte darüber schreibt, Kunst macht oder eine Religion daraus kreiert, dann leide ich an der Idee der Trennung. Lass die Gedichte und den Tanz kommen – wenn die Einheit nicht infrage gestellt ist, dann werden sie sich vollständig anders anfühlen! Ebenso gibt es mich nicht ohne Mann und Frau. Es ist einfach das Leben, das geschieht. Deshalb tu es! Erfreue dich tief an dem Prozess: dem Körper, dem Atem und der Beziehung, in dieser Reihenfolge. Geh los! Du bist jetzt *hier.* Lass den Tanz beginnen. Er hat bereits begonnen!

Die Vorschläge der Kultur zur Existenz höherer Wirklichkeiten, so, als ob hier irgendetwas fehlen würde, beinhalten bestimmte Methoden, um unsere fühlbaren Erfahrungen des Körpers und Geistes, ihre eigene höhere Quelle zu finden, zu manipulieren oder diese Fähigkeit sogar zu bestreiten. Diese bringen den Menschen in Konflikt mit seinen eigenen Erfahrungen und bewirken, dass er sich unzulänglich fühlt. Hast du den Vedanta-Chant „Du bist nicht der Körper, du bist nicht der Geist" schon einmal gehört? Das ist eine typische Formulierung, und die Menschen werden verrückt, wenn sie versuchen, dies zu verwirklichen. Ja, wir sind lebendig, in einem riesigen Prozess, also können wir uns auch gleich entspannen. Unser derzeitiger Körper, Atem *und* unsere Bezogenheit sind der fortlaufende Ausdruck dieses Prozesses. Wir müssen gar nichts finden!

Wir werden in eine gesellschaftliche Umgebung hineingeboren, die ein absurdes Paket von Behauptungen aufgestellt hat, die uns von unserem eingeborenen Wunder entfremden. Die antiken Religionen schlagen eine autokratische Superintelligenz vor, die von irgendwoher die Fäden zieht und dabei im Kern die gegenwärtige Intelligenz des Lebens negiert. Die neuzeitliche Wissenschaft andererseits spricht von einer mechanischen Welt, über die man sich Wissen aneignen kann und die so von der Menschheit gemeistert oder kontrolliert wird. Es ist eine Anschauung, die die Welt in einen faden Ort verwandelt und uns selbst zu reinen Beobachtern macht, die von ihr getrennt sind, und die uns vom Staunen fernhält. Gewiss sind diese Behauptungen nicht haltbar, aber sie haben uns verletzt. Diese Art Geist hat die lebendige Menschheit in einen Leichensack gesteckt, und das nur zu oft im wörtlichen Sinn! Du kannst seinen Reißverschluss öffnen, wenn du dich für dein Leben entscheidest, und kannst hinaus ins Sonnenlicht treten. Du gehörst da nicht hinein. Dennoch kann es sein, dass dieser Geist sich noch weiterdreht, wie ein Ventilator, nachdem er schon ausgestellt worden ist. Es gibt einen Nachschwung, und es gibt Schmerzen zu heilen. Indem du dies verstehst, kannst du ihn immerhin ausknipsen, und es *gibt* Mittel und Wege, um die Umdrehungen langsamer werden zu lassen oder sie ganz zum Halten zu bringen. Und sie *können* anhalten, weil wir nicht getrennt *sind*. Wenn wir jeder einander bestätigen, dass wir die Lebenskraft sind, werden wir entdecken, dass wir es wirklich sind! Durch therapeutische Mittel, besonders Handauflegen als Unterstützung und den ganz einfachen natürlichen Austausch zwischen guten Freunden, wird die Lebenskraft offensichtlich. Sie wird die Blockierungen durchbrechen, die auf dem früheren Missbrauch und auf der Verleugnung des Lebens basieren. Wie weiche starke Schösslinge durch Risse im Beton wachsen, so werden die Hindernisse zur Seite geschoben, und das nicht unterdrückbare Leben, das wir sind, bricht sich Bahn, um an das Tageslicht und in die nährende Sonne zu gelangen. Es ist ein Prozess, der nicht aufzuhalten ist.

Wenn wir unserem Liebsten gegenüber zugeben, dass wir mit ihm oder ihr stärker sind als allein, und wenn diese Bekenntnisse gegenseitig gefühlt und zum Ausdruck gebracht werden, dann wird dies ein tiefgreifendes und befreiendes Ereignis sein.

Julius Cäsar und das römische Imperium konnten den blauen Himmel nicht erobern.

Neil und Tim Finn,
„Weather with you“, aus *Woodface*

Teil Zwei
Yoga vom Haken genommen

Ein Musiker, wenn er denn ein Botschafter ist, ist wie ein Kind, das noch nicht zu oft von Menschen behandelt worden ist und nicht zu viele Fingerabdrücke quer durch sein Gehirn bekommen hat. Deshalb ist Musik so viel schwerer als alles andere, was du je gefühlt hast.

Jimi Hendrix,
Zeitschrift *Life*, 1969

Die große Explosion der Popmusik entstand durch unser Bedürfnis, etwas Authentisches im Leben zu fühlen.

Die große Explosion der Popmusik entstand aus unserem Bedürfnis heraus, etwas Authentisches im Leben zu fühlen. Wir können Gott für die Entdeckung der afro-amerikanischen Musik und für all die wunderbaren Künstler nur danken, die diese multikulturelle Ausdrucksform in die Welt gebracht haben. Sie transzendierte unwiderruflich den europäischen Einfluss und ermöglichte uns, vieles wesentlich deutlicher zu fühlen, darunter auch das Pulsieren unseres ursprünglichen Lebens. Das Bewusstsein explodierte weltweit als Folge der neuzeitlichen Musik. Helden der Arbeiterklasse wie George Harrison – unser lieber „Here comes the sun“-Freund – definierten Berühmtheit neu, sodass Normalsein und Menschlichkeit über allem anderen wertgeschätzt wurden. Der Wert des Individuums wurde wiederhergestellt, und das Normale ist als das Außergewöhnliche bekannt geworden. Sie taten genauso viel wie jeder Weltenlehrer dafür, spirituelle Konzepte dem westlichen Geist nahezubringen, indem sie ganz offen ihre ernsthafte spirituelle Suche zum Ausdruck brachten. John Lennon, der ganz offen seine Verletzbarkeit mit seiner Partnerin Yoko Ono zeigte, war außergewöhnlich. Sein Lied „Imagine“ ist ein wichtiger Bestandteil unserer Kultur geworden und sagt in drei Minuten besser, als ich es je könnte, all das, was ich zu sagen versuche. Aber haben wir es wirklich bewusst aufgenommen?

Musik zu schenken und zu empfangen ist auf jeder Ebene möglich. Du musst kein Meistermusiker sein, damit du dich an Musik erfreuen kannst. Folk-Musik ist wieder üblich geworden, aber die wirklich beste war eigentlich schon immer da! Heißt das aber, dass wir nur dann so tief fühlen können, wenn ein scheinbar musikalischer Gott/Avatar wie Jimi Hendrix für uns spielt, wenn ein van Gogh malt oder ein Buddha für uns meditiert? Solche Menschen können uns

– unbeeindruckt von dem, was es vor ihnen schon gegeben hat – ihre Kunst schenken, unmittelbar, aus vollem Herzen, und wir können sie wahrnehmen. Dennoch würde ich gern wissen, wie auch wir Normalbürger die kulturellen Fingerabdrücke aus unserem Gehirn herausbekommen, damit wir uns ausruhen und uns in unserem natürlichen Zustand hinein entspannen und unsere Tiefe fühlen können. Unser Leben fühlen können, bevor wir von der Kultur beeinflusst wurden. Müssen wir also unbedingt die großartigen Arbeiten der Künstler wieder aufnehmen oder sie kopieren oder etwas ebenso Großes oder noch Größeres tun? Sie sind „Boten", Zeichen unseres Potenzials. Aber die Welt ist süchtig danach, in der Kunst und in allem anderen Großes zu erzeugen, und vernachlässigt dabei die Größe, die bereits in jeder Zelle und in jedem Atemzug unserer Existenz vorhanden ist. Ein erlesener künstlerischer Ausdruck fließt aus uns heraus, als ganz gewöhnliche Sprachgewandtheit des Lebens, etwa Worte, die von Freunden gesprochen werden, oder das Lächeln eines Liebenden. Unsere großartige Beziehung zum Leben ist bereits vorhanden, und die kulturellen Fingerabdrücke können sich ablösen.

Wie Yoga ist auch die Kunst die vollkommene Verschmelzung zwischen dem Aufführenden und dem Aufgeführten. Sie ermöglicht der Energie zu fließen. Sie ist nicht auf das begrenzt, was wir im konventionellen Sinn unter großartig verstehen. In Wirklichkeit ist sie leichter in den einfacheren Gesten des Lebens zu erreichen und ist ganz offenkundig im Leben als Natürlichkeit selbst bereits vorhanden. Tatsächlich waren die großen Künstler im Lauf der Geschichte oft gepeinigte Seelen, weil sie nur tief fühlen konnten, wenn ihr künstlerischer Ausdruck Erfolg hatte, was keineswegs ständig der Fall war. Bei vielen entstand der künstlerische Impuls aus den unerträglichen Einschränkungen ihres Lebens heraus und brachte sie dazu, die geistigen Grenzen zu durchbrechen. Wir ehren ihren Mut, dennoch verstehen wir dadurch noch nicht besser, wie wir es schaffen könnten, die Tiefe unserer eigenen, ganz besonders erlesenen Normalität zu fühlen. Etwas Übertriebenes scheint geschehen zu müssen, damit wir überhaupt etwas fühlen. Dennoch gibt es eine neue Möglichkeit für uns. Lasst uns dazu die Welt der Natur betrachten. Alle Wesen mit Ausnahme des Menschen sind besinnlich, sehr ruhig und dennoch sehr wachsam, eingetaucht in ihr natürliches Sein. Wir können uns eigentlich ebenso an dieser Tiefe in unserer speziellen menschlichen und persönlichen Form erfreuen, ohne am Haken der konventionellen Anforderung hängen zu bleiben, dass wir etwas erreichen müssen. Unsere Kunst und unser Yoga wohnen dem Leben als Verbindung aller lebenden Organismen zu allen Dingen inne. Sie sind für jeden kostenlos verfügbar.

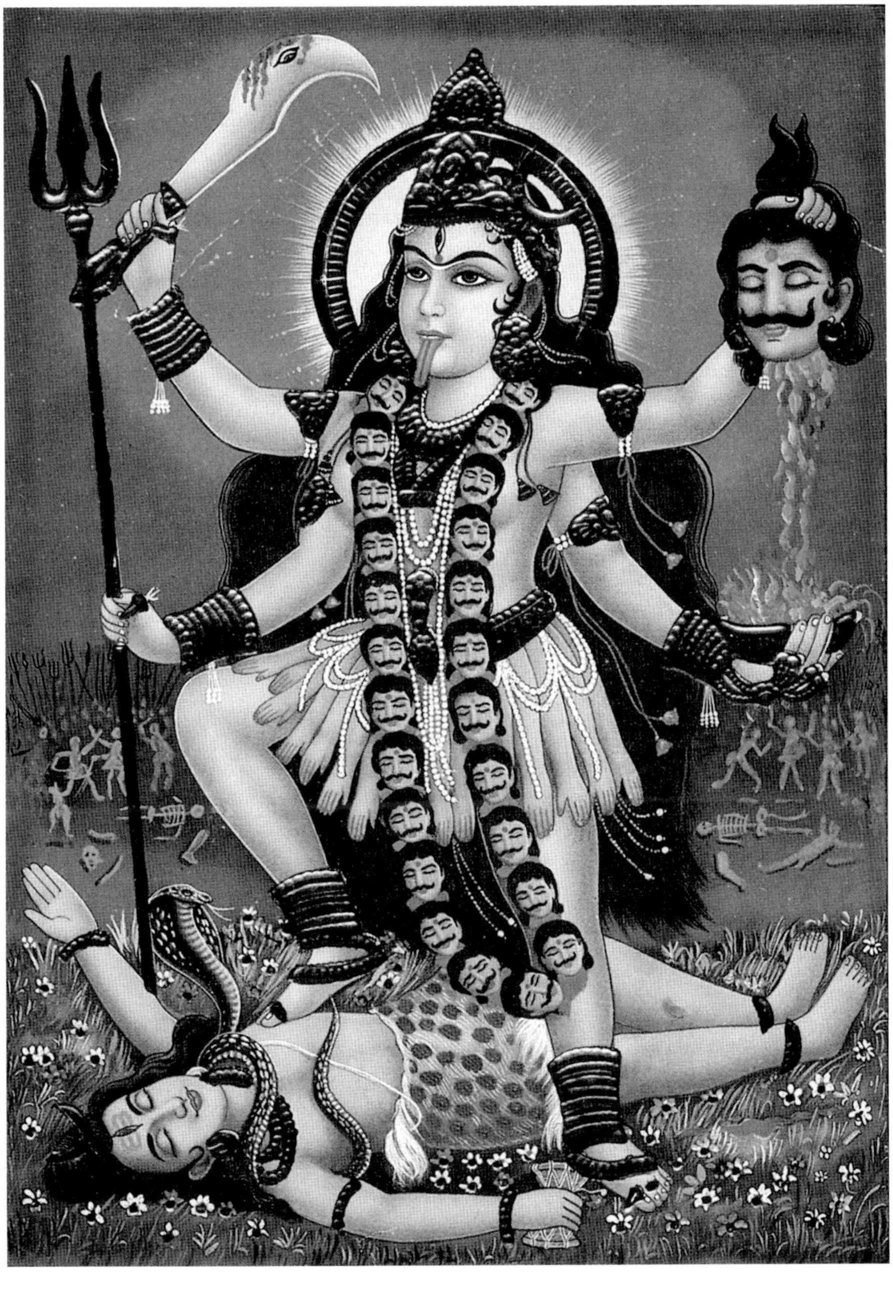

Shiva ergibt sich Kali

Wie im Yoga ist auch die Kunst eine perfekte Verschmelzung des Aufführenden mit der Aufführung. Das erlaubt der Lebensenergie zu fließen.

Worin besteht die Blockierung, und wie kann sie gelöst werden? Yoga weiß, dass der Geist der Kommunikationsmechanismus des gesamten Körpers ist, woraus auch immer der Körper in seiner Gesamtheit besteht. Der Geist und die Sinne sind die Mittel, durch die der Körper die Welt erfährt, auf sie antwortet und sich in ihr zurechtfindet. Wir erfahren alles über den Geist und über die Sinne. Es passt deshalb, dass unsere Wahrnehmung der Erfahrung durch das, was in unserem Geist vorhanden ist, beeinflusst wird. Wenn der Geist voll mit vergangenen Konzepten ist, dann werden unsere Erfahrungen nicht direkt oder authentisch unsere eigenen sein. Wie ein Computer hat der Geist Haltungen und Informationen aus seinem gesellschaftlichen Umfeld absorbiert und besitzt keinen einzigen originellen Gedanken, den er selbst hervorgebracht hätte. Der Geist wirkt auf Erfahrungen wie ein Puffer oder Dämpfer. Er wird Erfahrungen ständig neu interpretieren oder sogar fehlinterpretieren. Yoga wirkt so, dass er den Geist an den gesamten Körper bindet, der Leben ist, Bewusstheit und natürliche Intelligenz. Mit einem Geist, der als ein klarer und empfangsbereiter Kommunikationsmechanismus wirkt, wird unsere Erfahrung deutlich und real. Wir fühlen unsere Erfahrung. Wir können wirklich „bei" anderen sein. Wir entwickeln diese Fähigkeit, andere in uns einzulassen, statt nur auf sie zu reagieren oder vor ihnen zurückzuschrecken. Wir „essen" und verdauen unsere Erfahrung. Bewusstheit verdaut so die Erfahrung, statt dass die Erfahrung uns verschlingt!

Es könnte so aussehen, als sei es sehr negativ zu behaupten, dass der gesellschaftliche Geist unsere authentische Erfahrung in einer Art Würgegriff hat. Wir sind in diesen 40 Jahren ziemlich weit gekommen. Zu sagen, dass der Geist eine Filterstelle für alle Erfahrungen ist, sodass wir nichts erleben können, was wirklich ganz uns selbst gehört, kann sich ein bisschen hart anhören – aber bitte überprüft es einmal. Wir leben nach grotesken Verhaltensmodellen und vorgegebenen Zielen, die die einzigartige Form des Lebens ersticken, die jeder von uns ist. Dies deprimiert uns und bringt uns zur Verzweiflung. Wir werden durch Lösungen aller Art ausgebeutet – von pharmazeutischen bis zu spirituellen Überzeugungen oder auch nur durch die faden Festlegungen eines Mittelklasse-Lebens, das von den Medien verbreitet wird – die alle Teil des gesellschaftlichen und kulturellen Bewusstsein geworden sind. Und wir haben sie übernommen, ohne sie zu hinterfragen.

Das kommt euch vielleicht gar nicht so schlimm vor oder sogar normal. Aber schaut einmal genauer hin und überprüft, ob folgende Überlegung euch anspricht. Erfährst du Leben für dich selbst, fühlst du Dinge unmittelbar für dich selbst und fühlst du diesen lebendigen, atmenden Organismus mit seinem pulsierenden Herzen, der du bist? Was lebt dich, atmet dich und lässt dein Herz schlagen? Die heldenhaften berühmten Künstler, Schauspieler, Schriftsteller,

Musiker und spirituell Erwachten haben uns inspiriert, und das ist großartig, aber sie haben auch Modelle menschlichen Ausdrucks geschaffen, durch die wir heute definieren, wie wir sein könnten, oder, noch schlimmer, wie wir sein sollten. All dies macht es schwerer für uns, unser eigenes einzigartiges Leben zu leben und etwas für uns selbst zu erschaffen, unsere eigenen Yogis zu sein und deshalb Künstler. Wie können wir eine Erfahrung aus erster Hand und einen entsprechenden Ausdruck unseres eigenen Lebens finden, jeder Einzelne von uns? Indem wir verstehen, dass wir als Leben selbst authentisch sind, zusammen mit der Sonne und dem Mond und den Bäumen und allem anderen. Wir lassen zu, dass unser Yoga und unsere Kunst sich als der natürliche Fluss des Lebens ergeben. Der künstlerische Kampf um eine authentische Geste ergibt sich aus der tiefen gesellschaftlichen Verleugnung der Authentizität unseres eigenen Lebens. Aber dein Leben ist außergewöhnlich intelligent und kraftvoll. Es ist schon am richtigen Ort. Du kannst dich von hier aus ganz einfach als deine eigene einzigartige Form bewegen. Und die Sonne wird aufgehen!

Der künstlerische Kampf um eine authentische Geste ergibt sich aus der tiefen gesellschaftlichen Verleugnung der Authentizität unseres Lebens.

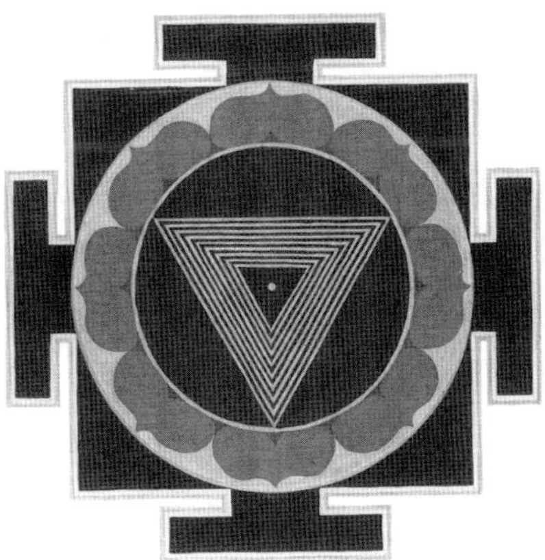

GEWÖHNLICHE BUDDHAS

In der Welt spiritueller Ziele finden wir Supermodelle wie beispielsweise große erleuchtete Buddhas. Sie sorgen dafür, dass wir in unserem heldenhaften Streben sehr eifrig werden und darum kämpfen, so zu werden wie sie. Wir sind aber alle ganz gewöhnliche Buddhas. Wir brauchen nur unseren Körper von unserem Atem durchwehen zu lassen und/oder in eine erotische Begegnung einzutauchen, um eine direkte Erfahrung unserer eigenen Buddhaschaft zu machen, die bereits vollkommen in uns, als wir, als das Leben selbst vorhanden ist! Unsere natürliche Welt ist vollkommen und wunderschön. In einer sehr normalen, nicht-heldenhaften, nicht-zwanghaften Weise können wir unseren berührbaren Zustand des Lebens fühlen, „das Absolute", durch Yoga. Der Körper fängt an, seinen natürlichen Zustand zu fühlen. Wir haben die Stärke des Lebens in uns, die gleichzeitig weich und vollständig empfänglich ist. Diese Stärke ist vollständig in Resonanz mit dem Leben um sie herum, bewegt sich ohne Unterlass, fühlend und empfangend auf natürliche Weise.

Es gibt keinen Zweifel daran, dass Sexualität das vorrangige Mittel ist, um ganz direkt unser authentisches Leben zu erfahren. Deshalb ist die ganze Welt davon besessen, weil wir alle so an unserem Geist ersticken.

Es gibt keinen Zweifel daran, dass Sexualität das vorrangige Mittel ist, um ganz direkt unser authentisches Leben zu erfahren. Deshalb ist die ganze Welt davon besessen, weil wir alle so an unserem Geist ersticken. Jeder möchte von dort ausbrechen und etwas fühlen, und Menschen tun dies auch, unbewusst und oft auf ungeeignete Weise. Die Mittel, um selbst zu Adepten unseres eigenen Yoga, unserer eigenen Sexualität zu werden, und um deren Tiefe zu erfahren, werden uns vorenthalten. Wir ahnen, dass es etwas Großartiges in der Sexualität und im Leben gibt, aber die Mittel dazu werden uns nicht gegeben. Ein bisschen verbotener Sex hier und da bringt uns nicht wirklich dahin, und Menschen auf der ganzen Welt – einschließlich des Präsidenten der Vereinigten Staaten – würden gern sexuelle Adepten werden, wenn sie nur wüssten, wie. Dann, ebenso schnell, werden wir als Lösung besessen von Enthaltsamkeit. In der Zwischenzeit wissen die Gurus nicht mehr, was sie da tun, und begehen sexuelle Dummheiten, während sie gleichzeitig Enthaltsamkeit lehren. Aber das eine funktioniert ebenso wenig wie das andere. Selbst unsere sexuelle Erfahrung wird durch negative Glaubenssysteme und traumatisierte Körper gefiltert, sodass Sex für viele unbefriedigend und schlichtweg verwirrend ist. Unsere Gesellschaft besitzt keine sexuelle Weisheit. Unsere „Befreiung" durch die Popkultur hat zwar einige spektakuläre Ergebnisse gebracht. Wir tanzen weltweit im Scheinwerferlicht, können aber immer noch nicht miteinander in einem angstfreien Austausch des Lebens tanzen.

So viel Aufmerksamkeit wird auf die Sexualität gerichtet. Die Medien und die besitzergreifende Last der Pornografie überreizen den bereits eingeschränkten Geist. Wir machen nur noch indirekte Erfahrungen und wissen nicht einmal, wie wir uns selbst erfahren und wie wir unsere eigene Tiefe erkennen können. Es liegt kein Sinn darin, einfach nur Sex zu haben, ohne seine Bedeutung zu verstehen. Wir brauchen da ein wenig Anleitung, denn die Kultur hat dies ignoriert. Und ohne wenigstens ein bisschen Einfühlsamkeit dem eigenen System gegenüber zu entwickeln, gibt es nur eine geringe Chance, einem anderen gegenüber einfühlsam zu sein.

Die unterstützenden Yogaübungen entspannen und öffnen unseren Körper und unseren Geist. Stärke, die empfängt, ermöglicht Intimität mit dem Körper, dem Atem und mit anderen. Dieser Yoga ist einfach, muss aber gelernt werden. Als Ergebnis wird der Austausch sexueller Energie seinen natürlichen Platz bekommen und seine tiefe, genussreiche Form annehmen. Direkte Erfahrung wird erreicht. Auch die Nahrungsaufnahme ist ein Mittel, um wahrnehmbar eine unmittelbare Beziehung zum Leben zu erfahren. Denn bisher essen wir auf ungeeignete Weise. Sexualität wird uns vorenthalten, und wir essen, um irgendetwas zu fühlen. Zuviel zu essen belastet das System, und Fett beeinträchtigt den Fluss des Lebens. Wenn wir unser Leben durch Bewegung und Atmung fühlen können, dann werden Nahrung und Sexualität ihren geeigneten und unterstützenden Platz in unserem Leben einnehmen.

Egal, wie die Umstände sind, in denen wir leben, ob in einer traditionellen Gemeinschaft oder nicht – das Leiden der Menschheit ist auch in uns. Wir sind am Ende der Geschichte um die Angst der Menschheit angekommen. Und ob uns dies nun bewusst ist oder nicht – es ist eine schwerwiegende Belastung für unseren natürlichen Zustand. Der Einfluss einer Kultur, die in ihrer Angst ständig nach alternativen Wirklichkeiten Ausschau hält, macht uns blind für das natürliche Wunder, das wir sind. Gesellschaftliche und familiäre Annahmen über die Eigenschaften und Rollen der Geschlechter haben uns davon abgehalten, uns einfach in unsere männliche und weibliche Persönlichkeit und deren Einheit hineinfallen zu lassen, egal, ob in unseren eigenen Systemen oder außerhalb davon.

Es gibt wenig Bewusstsein für die negative Einstellung der Sexualität gegenüber, die von der Religion und der Kultur erzeugt worden ist. Die Vorstellung eines höheren Verlangens hat unser wirkliches Verlangen verleugnet und Störungen und Schmerzen um die Sexualität herum erzeugt.

Dies ist eine Überlegung, die den größten Teil der Gesellschaft nicht berühren wird. Es kann jedoch auf tiefgreifende Weise verstörend sein, sich plötzlich der Tatsache zu öffnen, dass unsere gesellschaftlichen Umstände unser Lebenspotenzial dramatisch begrenzt haben. Unsere Antwort darauf kann Wut oder Trauer sein, wenn wir, ganz wörtlich genommen, die Einschränkungen spüren, die irgendwie in unserem Körper oder, wie manche sagen würden, in unserem Zellgedächtnis gespeichert sind. Im Allgemeinen haben wir kein wirkliches Interesse an dem Ausmaß an Verletzlichkeit, die diese Beobachtung notwendig macht. Diese wehrlosen Babykörper wurden geschockt, als wir etwa vom Alter von 18 Monaten an wie große, weiche Schwämme den gesellschaftlichen Geist in uns aufgesogen haben. Dies machte uns angstvoll, vermittelte uns ein Gefühl von Zusammengezogen-Sein und verwirrte uns tief. Man könnte meinen, es sei besser, im Hinblick auf die verstörenden Folgeerscheinungen, die in unseren biologischen und gesellschaftlichen Systemen scheinbar hoffnungslos fixiert sind, weiter unbewusst zu bleiben und weiter zu schlafen. Die meisten tun dies auch. Wie die frühen Buddhisten sagen würden: „Es ist am besten, mit dem Weg gar nicht erst zu beginnen, aber wenn man einmal damit angefangen hat, dann ist es am besten, ihn so schnell wie möglich zu durchschreiten!“ Es könnte besser sein, sich der Einschränkung gar nicht erst bewusst zu werden, aber wenn wir es einmal sind, dann ist es zu spät und der Impuls, etwas dagegen zu tun, ist nicht mehr umkehrbar. Man muss dann etwas tun.

Yoga sieht in dieser Beobachtung des *duhkha* (der Einschränkung des Herzens) die erste Einsicht des Yoga, „das unvermeidliche Motiv für die Praxis“. Es ist der Antrieb, etwas an unserer Situation verändern zu wollen. Jeder Mensch hat vererbte Einschränkungen, deshalb brauchen wir uns nicht dafür zu schämen oder sie persönlich zu nehmen, wie wir es tendenziell tun. Stattdessen können wir dankbar für diese Beobachtung sein, denn sie wird uns dazu motivieren, wirklich etwas zu tun. Es gibt eine Kraft in der Verletzlichkeit, unsere eigenen Einschränkungen zu sehen, weil sie eine Tatsache sind. Deshalb sind sie der Wahrheit und der Kraft des Lebens näher. Es gibt nichts an der schmerzvollen Tatsache unseres eigenen Schmerzes zu ändern, außer sich in Bewegung zu setzen und ein Leben zu leben, das in Beziehung zum Leben steht, unbeeinflusst von irgendeiner Lehrmeinung oder einem Denkmodell (einschließlich dieses hier, wenn es wie eine Lehrmeinung erscheint). Wir haben diese vollkommenen Körper, unseren Atem und die Kraft der männlich/weiblichen Intimität, um diese kraftvolle Wirklichkeit zu leben. Der einzige Weg, das Leiden hinter uns zu lassen, das über Generationen hinweg immer wieder in unser System übertragen wurde, besteht darin, unter uns selbst ein Feuer anzuzünden und es darin zu verbrennen. Verbrenne es! Tu, was getan werden muss, nach und nach, oder auf einmal. Tu es, und zwar nicht in dem Problem-Lösungsmodell, mit dem wir darum kämpfen, eine Schwierigkeit zu überwinden, sondern als die natürliche Bewegung des Lebens. Yoga ist ein vollständig natürlicher Ausdruck des Lebens. Diese Bewegung der Energie entspricht dem, was die Natur bereits vollzieht. Es bedeutet einfach, in unserem Körper, in unserem Atem und in unseren Beziehungen damit zusammenzuarbeiten. Das erste Prinzip besteht darin, dich zu erfreuen. Das Ergebnis ist, dass Hindernisse auf natürliche Weise abgebaut werden.

In unserem natürlichen Zustand haben Menschen wunderbare Möglichkeiten. Wir besitzen diese aufgerichteten weichen Körper mit der Fähigkeit, tief zu fühlen, speziell auf der Körpervorderseite. Wir besitzen ein sehr entwickeltes Nervensystem und eine Wirbelsäule, die zu einem riesigen Gehirnkern zusammenfließen. Er ist zu vielen herrlichen Funktionen in der Lage, darunter zu der des Selbstausdrucks, der Logik, des Gefühls und kreativer Vergnügungen jeglicher Art. Irgendwo auf diesem Weg jedoch haben unsere Gehirne einen tödlichen intellektuellen Fehler begangen. Wir haben uns selbst als getrennt von unserem eigenen Wesen gesehen, getrennt von der Sonne und von den Sternen, Männer getrennt von Frauen und so weiter. An irgendeinem Punkt war der Mensch in der Lage, von seinem Sumpf aufzublicken, sich umzusehen, und der Gedanke kam: „Mein Gott, ich bin getrennt!" oder vielleicht war es auch: „Mein Gott, wie wunderschön!" Was immer es auch war, das Ergebnis war dasselbe, und an dieser Stelle begann die Annahme der Trennung. Wir sehen uns als getrennt von der Erfahrung, von einander, vom Leben selbst. Damals begann das ganze Durcheinander der Kultur, der Religion, der Kunst, der Wissenschaft und der Irrwege als Versuche, zu dem zurückzukehren und das zu fühlen, was nie verloren gegangen war. Dies bedeutet nicht, dass der Mensch ausschließlich angstvoll ist und dass wir nicht alle von Zeit zu Zeit wahre und freundliche Gefühle in unserer Brust spüren können. Oder dass Wissenschaft und Kunst nutzlos sind. Dennoch besteht das, was hauptsächlich von der Kultur kommuniziert wird, aus Angst, Zweifel und einem Gefühl des Verlustes. Weshalb, wissen wir nicht. Aber ist denn wirklich irgendetwas verloren gegangen? Gibt es da wirklich ein Problem? Nein, und es ist nie eins da gewesen. In Wirklichkeit besitzen wir doch diese außergewöhnlichen Körper, diese Fahrzeuge des Fühlens und der Kommunikation mit allem. Es ist nur so, dass der größte Teil unserer Kultur der Verleugnung unserer eigenen Wirklichkeit gewidmet worden ist, und zwar durch Konzepte alternativer Wirklichkeiten höherer oder niedriger Natur, durch alles mögliche andere als dieses Leben, genau hier, genau jetzt.

Der Genuss besteht in dem Verlangen nach und in dem Fluss des Fühlens, im Kreislauf der Energie zwischen zwei sich gegenseitig Liebenden. Nicht in der Erfüllung oder dem Ende des Verlangens. Dies ist nicht nur eine kleine Yogaunterweisung, sondern eine völlige Veränderung des kulturellen Denkens.

Wie schaffen wir es also, uns zu verbinden und diesen vollkommenen und wunderbaren Ort zu genießen, an dem wir uns befinden? Erforderlich dafür ist eine gefühlsmäßige Erfahrung unseres Wesens. Nicht noch mehr Stimulation durch Medien oder Drogen einschließlich Alkohol, sondern die Erfahrung unseres angeborenen Zustands. Wir bleiben bei unserem Yoga und kümmern uns darum, weil er es uns ermöglicht, eine intime, reale Erfahrung mit unserem eigenen Körper, mit unserem Atem und unseren Beziehungen – und damit mit dem Leben selbst – zu haben. Wenn wir berührbar den angeborenen Zustand unseres Seins genießen, wenn wir die Fülle des Lebensstroms durch Intimität ganz zulassen, dann vermindert sich der Einfluss des gesellschaftlichen Geistes in uns und verlässt uns schließlich ganz. Nichts kann die außergewöhnliche Intelligenz unseres lebendigen Systems überlagern. Keine Chance. Es ist ein gradueller Prozess, oder er geschieht ganz plötzlich. Manchmal kann er uns durchschütteln wie ein Erdbeben, das ein Gleichgewicht wiederherstellt und

Felsen von unseren inneren und äußeren Wegen abräumt. Oder er kommt uns auf ganz sanfte Weise den ganzen Weg entgegen, während wir die angenehmen Disziplinen des Körpers, des Atems und der Gegenseitigkeit zwischen den Geschlechtern praktizieren. Die Fesselung durch den gesellschaftlichen Geist ist fest, kann aber durch ein wenig Verständnis vollständig gelöst werden. Wir machen einfach diesen intellektuellen Fehler der Trennung nicht mehr. Wir erlauben unserer Verbindung zum Leben aus erster Hand zu geschehen. Es ist ein neuer Moment in unserer Evolution. Wenn unsere sanften Körper und die ungeheuren Gehirnkerne erst einmal nicht mehr von dem gesellschaftlichen Geist behindert werden, dann können wir unsere Wirklichkeit fühlen und genießen. Wir stärken uns gegenseitig. Der gesamte Körper ist ein Gefühlsmechanismus, der in seiner Gesamtheit für Beziehungen gebaut ist, besonders für die intime Vereinigung. Hier gibt es Frieden, Weisheit und Fülle.

Gemeinschaft und Gesellschaft werden wahrscheinlich ziemlich genau so weitermachen, wie sie heute sind, auch wenn die Befreiung der Einzelnen einen riesigen kumulativen Effekt erzeugen wird. Es gibt daher keine Notwendigkeit, mit der Gesellschaft und mit dem uralten Fehler, den sie gemacht hat, in Konflikt zu sein. Ich schlage hier nicht vor, dass wir unkritisch sein oder uns etwas vormachen sollten. Aber in der Wut über die immense Ungerechtigkeit, die die Kultur an uns verbrochen hat, hängen zu bleiben, verlängert nur unser Leiden. Ganz egal, was der gesellschaftliche Geist vorhat – wir sind hier alle lebendige Formen, „während das Universum seine Aufgabe erfüllt“. Wir können uns auf all dies beziehen und dieselbe Sonne miteinander teilen, ganz egal, wie viel Schmerz bereits geschehen ist oder noch immer weiter geschieht. Was wir tun können ist zu handeln. Zerschlage und verbrenne oder mache eine sanfte Bewegung, was immer dir mehr entspricht. Lerne dein Yoga von jemandem, der dir wirklich helfen kann und sich für dich wirklich interessiert. Bringe dich gefühlsmäßig mit deiner eigenen Form, deinem eigenen Leben und dem Leben der dir Nahestehenden in Verbindung. Dies schneidet durch alles andere hindurch, entfernt die Wut und lässt dich in der Mitte anderer frei stehen.

Der Mann bringt der Frau seine Liebe. Sie empfängt sie und umgibt ihn mit ihrer Liebe. Dann hat er noch mehr Liebe, die er ihr schenken kann. Das ist der gegenseitig stärkende Prozess, und er hat kein Ende.

Du solltest dich dabei nicht isolieren. Wir brauchen die Gesellschaft und andere, und wir können nicht einseitig die Gesellschaft verändern, auch wenn viele dies versucht haben. In den meisten Fällen können wir dort bleiben, wo wir sind, und unsere sozialen Umstände genießen, einen Beitrag dazu leisten und sie eventuell verändern. Es wird viele geben, die dieses Buch lesen, die bereits Teil einer religiösen Kultur sind. Durch Geburt oder aufgrund unserer eigenen Wahl oder vielleicht auch durch beides haben wir uns zu einem bestimmten Lebensstil verpflichtet. Du wirst in deinem Leben und in deiner Gemeinschaft der Suche nach alternativen Möglichkeiten begegnen, die unausgesprochen unseren natürlichen Zustand ablehnt. Dennoch hast du vielleicht die hier vorgelegte Position verstanden und dich in dein eigenes Leben hinein entspannt, was jetzt jede deiner Handlungen und Gedanken beeinflusst. Ganz sicher bedeutet das nicht, dass du im Konflikt mit deiner Gemeinde bist. Du brauchst deine Teilnahme an deiner Gemeinde nicht einmal um das kleinste bisschen zu vermindern. Im Gegenteil, deine Energie für diese Gemeinschaft wird wahrscheinlich sogar zunehmen, wenn du mit der grundlegenden Substanz deiner Lebendigkeit und der Gewissheit oder dem Glauben, der auf dieser Basis entsteht, in Berührung kommst. Es gibt viele andere Gründe dafür, sich an einer Gemeinschaft zu beteiligen, als die, ihre Glaubensmuster zu teilen. Wir sind soziale Wesen. Wir finden uns zu Gruppen zusammen. Wir brauchen Gemeinschaft für unsere Grundbedürfnisse. Wir brauchen Geld, die Energie der Gesellschaft, und wir brauchen die Hilfe von anderen. Wir brauchen Intimität, Umstände, um leben zu können, und einige gute Freunde. Seit uralter Zeit sind religiöse Gemeinschaften Unterstützungshilfen für ihre Mitglieder gewesen. Es gibt keinen Grund dafür, deine Gemeinschaft zurückzuweisen. Es ist besser, da zu bleiben, wo du bist, und die Unterstützung zu genießen, die eine Gemeinschaft dir bieten kann. Wir können die Situation analysieren und den Grundglauben jeder Kultur fördern, der in der Heiligkeit des Lebens und dem Respekt des Individuums als Leben besteht, während wir die Verhaltensregeln weniger wichtig nehmen, die die Kultur uns gewöhnlich auferlegt. Diese Stärke des Verstehens sowie der Mut, für deine Meinung einzustehen, wird den alten Glaubensmodellen eine neue Klarheit der Interpretation schenken. Der Glaube wird sich vertiefen, indem die Gewissheit des Lebens dein System verändert. In den meisten Situationen kannst du genau an dem Ort bleiben, wo du bist, deinen Yoga praktizieren und dein Leben in deiner Familie und in deiner Gemeinde leben. Du wirst innerlich frei an der Gemeinschaft teilnehmen und einen Beitrag zu ihr leisten, der helfen wird, ihre Begrenzungen auszumerzen, ohne von ihnen eingeschränkt zu werden.

Vielleicht ist dies eine idealistische und unrealistische Vision. In manchen Fällen kann die Einschränkung durch ein autoritäres kulturelles System ernsthaften negativen Einfluss auf dein Leben nehmen. Dann wirst du möglicherweise einige Änderungen vollziehen oder deine Umstände vollkommen verändern müssen. Das ist deine Entscheidung und könnte eine „Seelensuche" mit Hilfe deiner Freunde, deines Yogalehrers und deines „Gesundheits-Führers" erforderlich machen, aber fühle dich frei, der Meister deines eigenen Lebens zu sein. In einigen Fällen jedoch kann Einsicht oder Yogapraxis keinen wie auch immer gearteten Unterschied machen, wenn nicht auch bisher unhinterfragte Gewohnheiten und begrenzende Umstände angesprochen werden. An dieser Stelle brauchen wir einander als Hilfe, um die praktischen Veränderungen zu vollziehen, die gewöhnlich für unsere Freunde offensichtlicher sind als für uns selbst. Es könnte sein, dass du einige Veränderungen vornehmen und dich aus besonders einschränkenden Umständen entfernen musst. Vielleicht musst du dich für deinen eigenen Frieden und für deine Kraft als ein organisches lebendes, atmendes Leben einsetzen. Kann eine Frau in einer fundamentalistischen islamischen oder christlichen Kultur sich beispielsweise als Leben selbst verwirklichen und durch eine auf Gegenseitigkeit beruhende Beziehung zu einem liebenden Mann ihren kreativen und erotischen Geist blühen lassen? Wahrscheinlich nicht! Und du musst nicht einmal in einer besonders religiösen Gemeinschaft sein, um durch ein Verhalten begrenzt zu werden, das ausgehend von einem religiösen Geist in alle Richtungen und durch alle Zeiten seine Kreise gezogen hat. Die Grundlage unseres gesellschaftlichen Wertesystems basiert auf religiösen Dogmen. Das Römische Reich und die Kirche haben unser Denken tiefgreifend beeinflusst, und das ist immer noch in uns. Jeder ist davon geprägt. Wie sehr sind wir von den negativen Haltungen der Gesellschaft der Sexualität gegenüber begrenzt worden, ob wir nun konventionell religiös sind oder nicht? Wir sollten das genau untersuchen. Aber in den meisten Fällen glaube ich, dass wir an unserem Platz bleiben können. Mach einfach „deinen Yoga“!

Männer sind bisher nicht bereit gewesen, in einer wechselseitigen Beziehung mit Frauen zu sein: in wechselseitiger Erziehung, wechselseitigen gesellschaftlichen Rollen, in Reichtum, Energie und Sexualität. Bis wir so weit sind, werden Männer und Frauen sich nie selbst kennen und die Sterne berühren.

Ich habe eine Frau getroffen, die ein hingebungsvolles Mitglied der griechisch-orthodoxen Kirche war, einer Institution, die nicht eben für die Wechselseitigkeit von Männern und Frauen bekannt ist. Sie hatte die Bedeutung der hier dargelegten Position verstanden und wurde von Panik ergriffen, weil sie annahm, dass sie die Kultur ihrer Familie, ihren Ehemann und die religiöse Schule ihrer Kinder, an der sie unterrichtete, verlassen müssen würde. Sie war zunehmend wütend darüber geworden, ihre Pflichten gegenüber der Familie und der Gemeinde gegenüber zu erfüllen und sich weiterhin kulturell korrekt zu verhalten. Es brauchte jedoch nur eine zweiminütige Diskussion mit ihr, damit sie erfassen konnte, dass auch ihr Ehemann, ihre Kinder und die Gesamtheit ihrer Gemeinde alle „Leben waren, was geschieht“, und dass dies in keiner Weise ein Dilemma darstellte. Sie spürte die Möglichkeit einer Umkehrung ihres kulturellen Lebens, das bisher auf den Versuch ausgerichtet war, Gott zu erkennen, zu einem natürlichen Leben, das ein Ausdruck des Lebens oder der Quelle oder Gottes war. Ein Jahr später erklärte sie mir, dass sich eine vollständige Umkehr vollzogen hatte und dass die natürlichen Beziehungen zu ihrem Ehemann, ihren Kindern und ihrer Gemeinde das Umfeld für den freien Ausdruck des Lebens geworden waren, das sie in ihren Venen pulsieren und in ihrer Brust atmen fühlte. Sie fing an, Spaß und Freude an der lebendigen Intimität mit ihrem eigenen Körper, ihrem Atem und ihrer Beziehung zu empfinden – „in dieser Reihenfolge“. Es war offensichtlich nicht viel nötig, damit auch ihr Ehemann sich diesem neuen Ausdruck und der Freude in ihrer Beziehung zuwandte. Ihre sanfte, aber dennoch kraftvolle Verspieltheit und ihr entsprechender Ausdruck ihrer Bedürfnisse bewegten ihn bald. Er wurde in ihrem intimen Leben weniger ernst und selbst verspielter.

Die Vorherrschaft der Liebe des Mannes zu einer Frau und die Weisheit ihrer Gegenseitigkeit wurden fühlbar. Die langweiligeren Aspekte des kulturellen Lebens und der Machtkampf zwischen Mann und Frau wurden ersetzt durch das primäre Spiel der Intimität. Wir werden später untersuchen, wie sich dieser Wandel vollzieht. Was bedeutet: Wie verwandeln wir unser Leben zu einem Yoga der Intimität? Im Herzen dieser Veränderung ist das Faktum zu finden, dass wir Intimität brauchen. Ob er es weiß oder nicht: Ein Mann braucht die Energie und die Liebe einer Frau, und die Frau die des Mannes. Dies ist die Form und die Macht der Natur, und sie ist unsere tiefste Essenz. Deshalb, wenn wir uns dieser Tatsache öffnen und versuchen, dass unsere Bedürfnisse eine Antwort darauf finden, dann wird gewöhnlich eine Antwort von unseren Intimpartnern da sein, die sich in Wirklichkeit nach demselben sehnen.

Ihre Gemeinde beobachtete ihren Wandel von einem suchenden Geist, der mit allen Beschränkungen, konventionellen Glaubensmustern oder hoffnungsvollen Verhaltensweisen eines religiösen Idealismus durchsetzt war, zu einem Geist, der in all der Gewöhnlichkeit/Außergewöhnlichkeit der natürlichen Beziehungen des Lebens gelebt und gefühlt wurde. Vielleicht begegnete ihr auch Widerstand, aber jeder sehnt sich nach Berührung und nach offenem Ausdruck direkter Beziehung. Wenn es eine Integration von Geist und Gefühl gibt, von ausdrucksstarken Worten und gefühlsentsprechenden Handlungen, dann herrscht Friede. Wenn es eine offene Kommunikation von Körper zu Körper gibt, dann gibt es keine Hindernisse mehr. Diese Frau schaffte es und wählte, in ihrer Gemeinde zu bleiben. Es liegt Macht in diesem einfachen Verstehen der Zusammenhänge, weil sie wahr sind, selbst wenn sie nur geflüstert werden. Mit der Macht ihrer Verletzbarkeit kommunizierte sie ihre Bedürfnisse in einer Art, die ihr Partner fühlen und in seiner eigenen stillen Weise beantworten konnte. Stärke empfängt und kommuniziert in einer weichen Weise. Es gibt keinen Weg, mit dem wir jemanden davon überzeugen können, uns zu lieben. Aber Stärke, auf eine sanfte Weise vermittelt (wie in einer Yoga *asana*), ist unüberwindlich. Ihre Gegenwart trug dazu bei, ihre Gemeinde von einer kopfgesteuerten, regelgebundenen Gesellschaft in eine zu transformieren, in der Geist und Körper zum Ausdrucksmechanismus des Lebens selbst wurden. Sie durchdrang das Herzstück des religiösen Verständnisses in ihrem Leben, das vorher immer durch die reinen Denkkonzepte überlagert worden war. In anderen Worten, Gott kann nicht gefunden werden, sondern nur als die Quelle und Essenz unseres gegenwärtigen Lebens gelebt werden.

Unsere Fähigkeit, einander zu empfangen, nährt und begünstigt die Stärke oder männliche Kraft in unserem Partner. Das ist eine paradoxe, wilde und empfindsame Liebesaffäre! Jeder wird für eine Eigenschaft einstehen, die in ihm selbst oder im anderen aufgrund vergangener gesellschaftlich definierter Begrenzungen fehlt.

Männliche Stärke kann auf lange Sicht nicht ohne das Weibliche funktionieren. Das Weibliche gibt ihm den Kontext, die Kontinuität und die Substanz.

Männliches ohne Weibliches ist destruktiv, wie wir immer wieder im Verlauf der Menschheitsgeschichte beobachten konnten. Aber Männliches zusammen mit dem Weiblichen ist friedvoll. Das Ziel des Yoga ist *vairagya*, Frieden – Freiheit inmitten der Erfahrung. Dies wird nicht durch Distanz gegenüber der Erfahrung oder durch die Vermeidung von Erfahrung erreicht, sondern durch die natürliche Teilnahme an allen erscheinenden Zuständen des Lebens. Yoga bedeutet Beziehung, und Beziehung bedeutet Frieden. Das Ziel von Yoga ist Frieden, nicht Macht, und das Mittel dazu ist Beziehung. Dazu ist keine bewusste Anstrengung nötig, wie etwa zu versuchen, besonders klug oder positiv zu sein, wie dies in „New Age" -Idealen oder in den von Angst geprägten konventionellen gesellschaftlichen Formen der Beziehungsaufnahme vorherrschend ist. Es ist einfach die sanfte Anerkennung, dass Bezogenheit der natürliche Zustand unseres Systems ist. Macht ohne Frieden ist destruktiv. Dennoch entsteht Macht durch die Verwirklichung von Frieden, unserer inhärenten Verbindung zu allen Dingen. Deshalb entsteht Frieden und seine Macht als Folge unseres natürlichen Wesens und unserer Bereitschaft, daran Anteil zu haben – vor allem als Mann gegenüber der Frau. Deshalb, wenn du dich nicht friedlich fühlst, wende dich der Beziehung zu, und der Frieden wird uns erlauben, dort zu verweilen und sie über alles andere wertzuschätzen: über den Körper, den Atem und alles andere, in dieser Reihenfolge! Diese Art Macht ist nachhaltig und zuverlässig. Diese lebenden Organismen sind vollkommen intelligent und stehen in einer kontinuierlichen Reaktion auf unsere sich verändernde Welt. Leben weiß genau, was zu tun ist, und ist absolut präzise in seiner Fähigkeit, auf die gewaltsamen Störungen im Leben einer Beziehung zu reagieren.

Jimi Hendrix sagte einmal: „Tauscht die Liebe zur Macht gegen die Macht der Liebe aus." Menschen wie Jimi Hendrix sind Symbole des Lebens. In ihrem künstlerischen Leben erkennen wir den natürlichen Mann, die natürliche Frau und ihre wunderbare Fähigkeit, auf das Leben zu antworten. In ihren Werken können wir unsere eigene Tiefe fühlen. Dennoch ist dieselbe vollkommene Empfänglichkeit auch in unseren eigenen Systemen als Prozess der Natur angelegt – wenn wir blinzeln oder uns umdrehen, wenn wir lächeln oder berühren oder beim Anblick von Schönheit tief einatmen. Wir genießen Leben in all den gewöhnlichen künstlerischen oder yogischen Gesten unseres natürlichen Daseins und geben uns den grundlegendsten Zuständen des Lebens hin: der Sexualität und dem Überleben. Intimität, Mutterschaft und die Versorgung von Kindern werden zum offensichtlichen Inhalt eines erfüllten Lebens. Alles außer der Sorge für andere wird bedeutungslos, wenn wir uns tief in das Wesen des Ganzen einfühlen. Solche Tiefe des Fühlens kann uns das Gefühl geben, verletzlich zu sein. Wir spüren alles, einschließlich der Wunde, an der die Menschheit leidet. Deshalb pass auf. Unsere Herzen fühlen unsere Tiefe, aber auch unsere Wunden. Dennoch gibt es Macht in dieser Verletzlichkeit, weil sie wahr ist. Wir können uns jetzt entspannen und eine nährende Gemeinschaft, Wirtschaft und Welt aufbauen. Es ist möglich, dies in unserer eigenen Lage zu tun, wenn auch die Welt dem noch hinterherhinkt.

Wir genießen Leben in all den gewöhnlichen künstlerischen oder yogischen Gesten unseres natürlichen Daseins und geben uns den grundlegendsten Zuständen des Lebens hin: der Sexualität und dem Überleben. Intimität, Mutterschaft und die Versorgung von Kindern werden zum offensichtlichen Inhalt eines erfüllten Lebens.

Selbstporträt

Es interessiert mich nicht, ob es einen Gott gibt
Oder viele Götter.
Ich möchte wissen, ob du dich zugehörig fühlst
Oder verlassen.
Ob du Verzweiflung kennst oder sie in anderen erkennen kannst.
Ich möchte wissen
Ob du vorbereitet bist, in einer Welt zu leben,
die das heftige Bedürfnis hat
Dich zu verändern. Ob du dich zurückwenden kannst
Mit festem Blick
Und sagst: Hier stehe ich. Ich möchte wissen,
ob du weißt,
wie du in diese unerträgliche Hitze des Lebens hineinschmelzen kannst,
und dabei fällst
ins Zentrum deiner Sehnsucht. Ich möchte wissen,
ob du bereit bist,
zu leben, Tag für Tag, mit der Konsequenz der Liebe,
und der bitteren,
ungewollten Leidenschaft deiner sicheren Niederlage.

Mir wurde gesagt, dass in dieser unerträglichen Umarmung selbst
Götter von Gott sprechen.

David Whyte, aus: *Fire in the Earth*

INTIMITÄT WIEDERHERSTELLEN

Hier zur Wintersonnenwende und beim Zwinkern heller Augen,
hier ist, was nicht weggenommen werden kann,
von dem niedrigsten der kältesten Tore,
und hier ist, was der Höchste nicht festhalten kann,
auch nicht mit höchsten Mauern.
Und hier ist, was die Oma und das kleine Baby wissen,
hier ist der Herzschlag der Welt,
und hier ist das für dich.

Ich bete zu Gott in der Gegenwart Gottes,
Menschlich – und vor allem verliebt,
Ich singe für uns im Schiff unserer Nacht,
In unserer gemeinsamen Furcht und unserem Lachen,
suche keinen anderen Trost als deine Hand in meiner,
Was für eine Ehe gibt es, wenn wir nicht verbunden sind
An unseren Wurzeln,
Im Brunnen unserer Träume,
Im Nabelpunkt der Seele,
Was für eine Ehe ist dann da?

Robin Williamson, „*I pray to God in God's Absence*“,
aus: *The Island of the Strong Door*

Liebe ist nicht Sex. Dennoch können Menschen die ihnen innewohnende Einheit und das eine Leben durch Sex fühlen und ausdrücken. Liebe ist der menschliche Respekt des einen für den anderen, und wir können sexuell lieben – mit unseren weichen Körpervorderseiten, unserer fühlenden Haut und den starken, aufrechten Wirbelsäulen. Wenn Sex als ein bloßer Reiz von menschlichem Respekt getrennt ist, dann ist er aufdringlich, im wörtlichen Sinne schmerzhaft und hinterlässt Leere. Menschen drängen sich gegenseitig ihre Sexsüchte auf, indem sie, gereizt durch gesellschaftliche Bilder, Erfahrungen suchen – von der konventionellen Erotik, die als neuzeitliches Mittel männlicher Wirtschaftsmacht der Gemeinschaft aufgezwungen wurde, bis zum tantrischen Irrglauben an Erhabenheit oder religiöse Idealisierung. Das tut weh und lässt uns mit Beziehungen und Sexualität vorsichtig werden, und dieser Schmerz kann nur durch ehrliche, gegenseitige körperliche Liebe, die wir einander schenken, von uns genommen werden.

Liebe ist persönlich. Sie ist die Wertschätzung eines realen Menschen. Es gibt eine große Entpersönlichung der Liebe. Der Zwang zu Sexualität und die Vorstellungen von „höherer Liebe", einem „allesdurchdringenden Bewusstsein", einem „Fundament des Seins" oder all die sonstigen Annahmen verzerren die Liebe in gröblicher Weise. In der Vorstellung, man könnte durch den Körper des anderen die Hand nach Gott, dem „Allesdurchdringenden", ausstrecken, ist implizit eine Missachtung des anderen enthalten. Das kulturelle Verlangen nach extremen Zuständen wie der „universellen Liebe" oder der tantrischen Einheit (wie immer diese auch ausgedrückt wird), ist Teil von uns geworden. Dies vermindert den Wert persönlicher Liebe, die Achtung vor ihr und die Berührung durch sie. Wirklich, der Wert des Individuums als Wesen und Wunder des Lebens wird so missachtet. Diese Muster sind im gesellschaftlichen Geist eingeprägt, ob wir nun religiös sind oder nicht, und sie sind in ihm im Verlauf einer langen Geschichte der Indoktrination entstanden.

Wenn die Macht der Frau sich mit der Macht des Mannes verbindet und umgekehrt, wenn ein Mann zu einer Frau sagen kann: „Du machst mich mächtig" und umgekehrt, dann geschieht etwas Außergewöhnliches. Eine dritte, sehr machtvolle Wesenheit der Beziehung selbst wird durch eine solche Übereinstimmung oder Ehe erzeugt. Aber dieses Außergewöhnliche ist eigentlich sehr gewöhnlich, weil es der natürliche Zustand ist, der Prozess der Natur – unser Leben, das gerade geschieht. Diese grundlegendste Kraft des Lebens geschieht als wir und durch uns und stellt das Überleben unserer Gattung sicher. Wenn wir sie nicht leben, nicht an dieser essenziellen Stärke teilhaben, dann leben wir, als ob die anderen Optionen wie die Karriere, die Religion oder der Sport mehr Lebenskraft hätten. Dann sind wir gelangweilt. Das lässt uns einschlafen, und letztlich macht es uns den Garaus. Deshalb geht es darum, dass wir „mit unserem Programm gehen" und glauben können, dass wir diese Macht der Gegenseitigkeit des Lebens finden, die machtvoller ist als ein Individuum. Du kannst hier das Wort „friedlich" einsetzen. Es geht dabei um dasselbe. Wir genießen den Frieden und die Macht unseres individuellen Lebens in seiner großen Integration mit allem, *und* wir genießen die Bewegung des Lebens hin zu seinem Gegenpol. Beides gehört zusammen. Eins schließt das andere nicht aus. Eins ermöglicht vielmehr das andere.

Persönliche Autonomie und Partnerschaft gehen Hand in Hand. Es gibt eine kleine Übung, die du dazu machen kannst: Ohne einander besondere Aufmerksamkeit zu schenken, liege in der Stille des Augenblicks neben deinem Partner.

Ruhe im Gefühl der Stille zwischen dir und dem Leben, zwischen dir und dem Ganzen. Nach kurzer Zeit wendet euch einander zu und lasst zu, dass das Leben sich zwischen euch bewegt. Bald wirst du diese kraftvolle Stärke spüren, die ganz natürlich aus der Stille entsteht. Die Praktiken des Yoga sind die ganz einfache Teilnahme an der Bewegung des Lebens, im Körper, im Atem, in den Sinnen, im Ton und in der Sexualität; aus der Stille und zurück in die Stille. Leben hat seine Stille und seine Bewegung, seine Bewusstheit und seine Bewegung, die im Yoga prana genannt wird. Es gibt ein Lied, in dem es heißt: „Da scheint Bewegung zu sein, aber die Bewegtheit ist still. Der Ozean ist lautlos, und doch gibt es da einen Thrill (einen Nervenkitzel)." Das spiegelt exakt die intime Beziehung zwischen Partnern und auch die zwischen dir und dem Leben.

Wir müssen aufhören zu philosophieren und uns mit Sexualität zu manipulieren, und etwas mehr tun, als unsere Vorfahren taten. Sie hinterließen uns dieses Chaos, das wir nun aufräumen müssen! Wir können es nicht vermeiden, weil Sexualität die Essenz und Funktion des Lebens ist. Es wäre so, als würden man jemanden auffordern, nicht mehr zu atmen – und genau das hat die Kultur mit uns getan. Wir leben in einer ungemein lebensverneinenden, sex-verneinenden gesellschaftlichen Umgebung mit ihrer dunklen Vergangenheit. Die absurde Idee als wertvoll aufrechtzuerhalten – dass du die Sexualität aufgeben musst, um zu Gott zu kommen –, erzeugt einen inneren Konflikt und ein Gefühl von Wertlosigkeit, wenn der natürliche Impuls, intim zu sein, aufkommt. Kürzlich hörte ich zufällig sagen: „Wir sind die zusätzliche Meile gegangen – wir haben die Sexualität aufgegeben." Da habt ihr es! Dieser Irrsinn hallt in der ganzen Gesellschaft wider. Die Gegenmeinung ist, wenn du zu Gott willst, dann übertreibe es mit deiner Sexualität. Egal, wie herum wir es betrachten, ob mit Sexualität oder ohne: Wir sind erledigt. Der gesellschaftliche Geist hat uns arme Menschen ruiniert, wo wir doch eigentlich nur eine schöne Beziehung mit jemandem haben wollten!

Wenn wir unseren Liebsten gegenüber zugeben können, dass wir *mit* ihm oder ihr mächtiger sind als allein, und wenn diese Offenbarungen gegenseitig gefühlt und ausgedrückt werden, dann wird dies ein tiefgreifendes, befreiendes Ereignis sein. Wir werden dann den weiten Fluss des Fühlens zwischen uns entdecken. Er ist weit und tief, wie die unermessliche Bewegung des Lebens. Wir wissen, dass dies ein verletzbarer Ort ist, an dem wir dann sind. Deshalb haben wir Angst davor, es zu tun. Wir fühlen uns sicherer allein und riskieren keine Zurückweisung. Was wir finden, könnte uns genommen werden. Aber diese Verletzbarkeit ist Macht, weil sie wahr ist. Also, wenn du jemanden findest, der auf diese Weise verletzbar dir gegenüber sein kann, dann lass dich auf ihn ein. Du wirst dein Leben genießen. Wir meinen damit nicht nur den sexuellen Aspekt der Gegenseitigkeit, sondern die gesamte Beziehung, in der die gegenseitige

Übereinkunft und die Freude zwischen gleichwertigen Partnern wertgeschätzt werden. Jeder ist dem anderen für das dankbar, was diese Verbindung erzeugt. Die liebende sexuelle Vereinigung jedoch bringt diese Qualität im Kontext des Ganzen auf besonders machtvolle Weise zum Ausdruck.

Diese Tiefe ist das Wesen der Existenz, die ihren Ursprung in der männlich/weiblichen Vereinigung hat. Dies bedeutet nicht, dass du sie kontinuierlich wahrnehmen kannst. Wir sind gehemmt. Dennoch kannst du ihre Tiefe praktizieren. Die Ausgangsbasis besteht im Verstehen der Macht und des Potenzials der Bezogenheit. Tritt in keine Beziehung ein oder verweile nicht in einer, wenn dieses gegenseitige Bekenntnis nicht gegeben werden kann. Du bist dann allein besser dran. Sofern die tatsächliche Dynamik der Natur in deinem Leben nicht gelebt werden kann, wird die Beziehung lediglich irgendwann eine Störung produzieren, durch die der gesellschaftliche Geist re-inszeniert wird, und nicht Ausdruck der Bewegung der Einheit des Lebens sein. Offenkundig braucht es aber Geduld und Sensibilität den Bedürfnissen des anderen und seiner früheren Prägung gegenüber. Die Bewegung des Lebensstroms zwischen zwei Menschen tut dann ihr Werk. Sie entfernt im Laufe der Zeit die Hindernisse. In eurem gegenseitigen Bekenntnis und Verständnis, wie Beziehungen funktionieren, wisst ihr, wohin die Reise geht, und könnt euch dafür Zeit nehmen. Wenn eine Beziehung auf der Basis der Gegenseitigkeit errichtet worden ist, wird sie auf tiefgreifende Weise genussreich sein. Aber seid gewarnt, diese Tiefe der Gegenseitigkeit wird all eure Ängste und Hemmungen nach oben bringen, damit sie gesehen und losgelassen werden können. Dies kann eine Tortur sein, aber es ist die Anstrengung wert. Wir heißen sie willkommen, weil sie unsere Fähigkeit zu fühlen vertieft. Jeder transformiert den anderen und diejenigen um uns herum. Deshalb müssen wir üben. Liebt viel und versucht nicht, den anderen zu verändern. Liebevolle Ereignisse werden dies auf ganz natürliche Weise im Laufe der Zeit erledigen.

Sexualität ist kein Ereignis oder keine Erfahrung, die aus dem Kontext der Beziehung gelöst werden kann. Sie ist ein Symbol für die Tiefe unseres Gefühls in der Beziehung. Sie ist die Beziehung selbst, die wir wertschätzen und genießen. Das ist Yoga.

Wir sollten die gesellschaftliche Störung, die uns hemmt, eine passende Beziehung zu finden und die Gegenseitigkeit darin zu bewahren, nicht unterschätzen. Die gesellschaftliche Landschaft und das Handicap zu kennen, mit dem wir antreten, kann uns helfen, daraus etwas zu machen. Traurigerweise hat der Mann bisher mehr Interesse an Macht und an der Philosophie alternativer Wirklichkeiten gehabt als an der Frau. Der Weisheit männlich/weiblicher Gegenseitigkeit beraubt, zog er sich auf aggressiv-autokratische Mittel zurück, um mit der unglücklichen Frau umzugehen. Frauen sind lange, lange Zeit schrecklichen kulturellen Verhaltensweisen ausgeliefert gewesen. Wir hoffen, dass wir am Ende dieser dunklen Vergangenheit angekommen sind, aber, ob wir das nun mögen oder nicht, die Samen dieser Haltungen und Verhaltensweisen sind immer noch in uns.

Dennoch sind zum ersten Mal die Frauen in der Gegenwart in der Lage gewesen, sich zu erheben und zu sagen: Genug ist genug. Manchmal sagen sie sogar mehr als das! Und die Männer sind in der Lage gewesen, ihren Schmerz zu fühlen. Die Wunden sind immer noch in unseren Systemen, und wir müssen sie fühlen, bevor wir über sie hinausfühlen können. Aber wir sind immer noch verwirrt, egal, was für eine gute Absicht wir auch verfolgen. Es gibt eine Negativität der Sexualität gegenüber in uns, obwohl wir versuchen, wir selbst zu sein, und es gibt einen anhaltenden Machtkampf zwischen den Geschlechtern. Frauen sind in der Lage, für sich einzustehen, und das ist großartig! Dennoch geht die Pattsituation weiter. In den meisten Beziehungen geht ein subtiler oder gar nicht so subtiler Wettbewerb um die Macht oder den Einfluss vor sich. Wer ist weiser, klüger, stärker, sexyer, reicher und so weiter? Indem sie versuchen, das Terrain wieder zu beanspruchen, das ihnen genommen worden ist, fühlen Frauen natürlicherweise das Bedürfnis nach Macht als Kompensationsfaktor gegenüber dem kulturellen Druck, der immer noch da ist. Dies ist jedoch ebenso destruktiv wie die männliche Aggression auf der anderen Seite, die unvermindert weitergeht. Was für ein Chaos!

Hier ist das Geheimnis der Tantriker. Der Genuss des Mannes besteht nicht in seinem eigenen Genuss, er besteht in dem Genuss der Frau.

Was ist dann der Ausweg? Praktiziere Gegenseitigkeit. Bestätige dir selbst, woher unser Friede und unsere Macht wirklich kommen. Sie bestehen aus Berührung und jeder Form von Bezogenheit mit unserem Gegenpol, die Yoga uns zu fühlen erlaubt. Es gibt kein Tantra ohne Hatha Yoga, in dem jede Form von Gegenseitigkeit, die dem Körper innewohnt, anerkannt und gefühlt wird. Die Intimität mit dem Körper und mit dem Atem ebnet den Weg dazu. Tantrische Lehren, die nicht auf realen *asana*- und *pranayama*-Übungen basieren, sind fragwürdig. Es ist unsere Fähigkeit zu fühlen, die auf den Yogaformen der Gegenseitigkeit basiert, die geübt werden muss, und das Potenzial der Tiefe unseres Fühlens ist endlos.

Hier ist *das* Geheimnis der Tantriker. Der Genuss des Mannes besteht nicht in seinem eigenen Genuss, er besteht in dem Genuss der Frau. Dies kann auf sehr unterschiedliche Weise verstanden werden. In der sexuellen Vereinigung ist es in besonderer Weise wahr, dass der Mann die Frau und ihr Lieben umso tiefer erfährt, je tiefer ihr Genuss ist. Deshalb besteht das Geheimnis des Mannes darin, seiner Frau Genuss zu bereiten und die Sensibilitäten zu lernen, die dazu notwendig sind. Ein Mann geht über seine Vorsicht hinaus, um sich instinktiv mit ihr zu verbinden und ihr Genuss zu bereiten. Je tiefer ihre Entladung, desto tiefer wird die seine sein. Er ist für sie als Stärke da, dennoch ist er zur selben Zeit ein weicher und empfänglicher Eingang für ihre eigene Bewegung. Im alltäglichen Leben ist er auf dieselbe Weise für sie da. Auch im Leben in größeren Gemeinschaften gilt, dass die Kinder glücklich sein werden, wenn die Frauen umsorgt werden und sich Nährende der Gemeinschaft wohlfühlen. Und genauso die Männer. Das Leben der Tantriker aus einem religiösen Umfeld ist darauf ausgerichtet, der Mutter, der Göttin Shakti oder Lakshmi oder irgendeiner anderen ihrer Formen, Genuss zu bereiten. Wenn die Göttin glücklich ist, dann wird das gesamte materielle Leben glücklich sein. Und ebenso wird es ihr Herr sein, ihr Ehemann Shiva oder Vishnu. Wenn ihr Gott gefallen wollt, dann versucht als erstes seiner Gefährtin Shakti zu gefallen, der „ersten" Mutter. Wenn wir verstehen, dass Shiva und Shakti nirgendwo außen sind, sondern in uns selbst als unsere eigene innere Verfassung, dann können wir sehen, dass dies auch in unseren menschlichen Beziehungen Sinn ergibt. Die Rolle des Mannes besteht darin, der Frau Genuss zu bereiten, die Shakti ist. Wenn Mutter glücklich ist, dann ist die Familie glücklich, die Erde ist glücklich, und alles ist gut.

Ganz offensichtlich ist das Lieben im Rahmen der Sexualität in dieser Hinsicht sehr bedeutsam. Es gibt eine berühmte Geschichte in der Hindu-Mythologie über Shakti in der Form von Kali, die von den Göttern gerufen wird, dabei zu helfen, die Dämonen zu bezwingen. Kali tanzt einen wilden Tanz, der die Dämonen erschlägt. Sie hört aber nicht auf zu tanzen, nicht einmal, als Shiva sie darum bittet. Sie tanzt hysterisch weiter und weiter, und die Dinge geraten ziemlich außer Kontrolle. Schließlich gibt Shiva auf und ergibt sich ihr. Er legt sich hin, an ihre Seite. Sie erkennt, dass er sich ergeben hat, und beruhigt sich schließlich, hört auf zu tanzen und ergibt sich ihrerseits Shiva. An diesem Punkt wechselt sie die Form, wird zu Parvati und wird Shivas Ehefrau. Dies ist die Geschichte jedes Mannes und jeder Frau. Kali sagt: „Wer immer mich dazu bringt, mit dem Tanzen aufzuhören, den werde ich zu Shiva machen." Jede Frau ist berechtigterweise hysterisch, solange sie es mit Dämonen zu tun hat, mit Unehrlichkeit und sozialem Unrecht, so lange, bis sie geliebt wird, die Erneuerung des Lebens erfährt und dadurch Gottesverwirklichung erlangt. Der Mann, der sich ihr ergibt, ist Shiva, der Herr des Yoga, mit unersättlichem Hunger nach liebender Vereinigung und Liebe zu seiner Ehefrau Shakti. Sein Geheimnis besteht darin, dass Shakti sein Genuss ist, seine Macht und seine Bewegung. Er ist in höchstem Maße daran interessiert, dass er sie glücklich erhalten kann. Das Umgekehrte ist natürlich ebenso wahr, und die Frau weiß, dass ihre Macht in Shiva besteht, deshalb versucht sie alles, um ihren Mann glücklich zu machen. Wir sind hier für unsere Partner und empfangen gleichzeitig ihre Begrenzungen und nähren sie bei ihren Schwierigkeiten. Männer, die das Leben annehmen, können nicht vermeiden, dass sie auch die Schmerzen des Lebens fühlen, besonders den Schmerz der Geburt ihrer Frauen und Kinder. Mitgefühl und Sorge sind die natürliche Antwort darauf und werden zum Zweck des Lebens.

Es ist gut, Hindugeschichten nicht allzu sehr zu romantisieren; dennoch können sie uns eine Menge lehren. Jeder Mythos ist aus einer menschlichen

Wir sind hier für unsere Partner und empfangen gleichzeitig ihre Begrenzungen und nähren sie bei Schwierigkeiten.

Erfahrung entstanden und kann darum tiefe Einsichten schenken. Was sind die praktischen Hinweise, die wir verstehen müssen, um daraus Nutzen zu ziehen? Es gibt sicherlich yogische Techniken und esoterische Geheimnisse, die dafür sorgen, Gegenseitigkeit aufrechtzuerhalten. Sie sind ein so offensichtlicher Ausdruck gesunden Menschenverstands, dass es erstaunlich ist, dass sie Geheimnisse sein sollen. Tantrische Praktiken wurden von der orthodoxen Hindulehre unterdrückt oder zurechtgebogen oder für den Zweck des Lebens, wie er in der Vedanta vorgeschrieben ist, als nicht relevant erachtet. Aber jeder Mann und jede Frau wollen wissen, wie sie eine Beziehung voll Energie erhalten können – deshalb lasst sie uns hier ans Tageslicht holen!

Kein Mann ist so böse, dass er nicht heimkommen könnte
Und auch nicht so gut, dass er jede Prüfung besteht.
Indem die Feuer der Erinnerung mich verbrennen,
kehrt die Gnade deiner Liebe zu mir zurück
zu dieser viel befahrenen Autobahn
wo ich alles tun würde, um zu dir heimzukehren.

John Hiatt, „To Come Home to You“,
aus *The Tiki Bar is Open*

GEHEIMNISSE EINER ERHOLSAMEN INTIMITÄT

Bringt eure Liebe körperlich zum Ausdruck. Wenn der Sinn des Lebens darin besteht, als ganzer Körper zu lieben, dann ist es lebenswichtig, dass wir genau dies wirklich tun. Genauso wie wir annehmen, dass *asana* und *pranayama* eine nicht-zwanghafte tägliche Praxis sein sollten, so ist auch eine Verbindung in Liebe eine tägliche oder wenigstens eine regelmäßige Praxis – in einer Häufigkeit, die beide Partner gemeinsam festlegen. Wir nehmen an, dass dies im Kontext eines täglichen Yoga praktiziert wird. Ohne ein tägliches Yoga sind Körper und Geist nicht vorbereitet oder „eingestimmt", eine ausreichende Energie halten zu können. Die Energie des Lebens, die Yoga *prana* nennt, ist exakt dieselbe Energie, die in der Sexualität verwendet wird. Wir übernehmen die Verantwortung für die gesamte regenerative Funktion in den Systemen, die das Leben erneuern und die zu rechten Zeit in der Fortpflanzung ihren Höhepunkt erreichen. Findet die Zeit dazu. Verabredet euch miteinander, schafft intime Situationen und liebt euch körperlich. Tut alles, was euch am Anfang eurer Beziehung zusammengebracht hat, eure gemeinsamen Interessen, und liebt euch. Tut Dinge miteinander, die Spaß machen – Arbeit, Gemeinschaft, Dienen, Künste, Medien, Spaziergänge, Freunde, Kinder, Musik, Segeln, Angeln, Reisen, Gärtnern und endlose weitere Möglichkeiten – und liebt euch. Ebenso wie eine Yoga-*asana* und *pranayama* ist dies eine sehr natürliche Disziplin des Genusses, aber dennoch eine Disziplin, denn wir tendieren dazu, sie nicht zu tun. Es ist eine sehr reale Veränderung des Musters von negativ zu positiv, deshalb erfordert sie Achtsamkeit. Unser täglicher Yoga, die Intimität mit dem Körper und mit dem Atem, hat eine offensichtliche und spontane Wirkung, nämlich die Bewegung der Energie hin zu unserem Partner. Es wird ein nahtloser und natürlicher Prozess sein. Was immer auch geschieht, haltet diese Disziplin des Körpers, des Atems, der Berührung und des Liebens aufrecht, selbst wenn es nur für kurze Zeit ist. Der Geist kann in einer Beziehung wegen vieler Dinge sehr eng und unglücklich reagieren, vor allem aufgrund von Ereignissen der Vergangenheit, die vielleicht nichts mit eurer gegenwärtigen Beziehung zu tun haben. Der männliche Geist kann einen anderen Menschen jedoch nicht ins Lieben hinein argumentieren, egal, wie logisch er dieses auch begründet. Stattdessen ist Handeln nötig. Praktiziert eure Liebe, ganz egal, was gerade den Bach hinunter geht. Der Körper ist dem Geist überlegen, und die

Lebensenergie fließt und informiert den Geist über die fundamentale Intelligenz des Lebens. Fangt an. Wendet euch einander zu und berührt euch. Genau wie im *asana*, tut den ersten Atemzug! Bewegt euch durch die Verengung, durch die Hemmung, mit einigen Atemzügen hindurch. Auf dieselbe Art praktiziert eure Liebe. Erschafft eine spürbare körperliche Verbindung. Die Energie bewegt sich. Danach seid ihr davon frei. Es ist die körperliche Liebe, die die Wunden des Nicht-Liebens heilt. „Furcht wird dich davon abhalten zu lieben, aber Liebe wird deine Furcht verschwinden lassen." Deshalb tut es.

*

Es ist nicht nötig, eine lange Zeit mit der körperlichen Liebe zu verbringen. Vielleicht kann in den ersten Stadien einer Beziehung stundenlange körperliche Zuwendung natürlich sein, aber wenn das körperliche Lieben seine Wirkung tut, dann kann die weitere Notwendigkeit dafür abnehmen. Tatsächlich können wir vielleicht spüren, dass die Schwingungsenergie der Partner im jeweils anderen zu spüren ist, veredelt und stabil, während der Prozess des Liebens voranschreitet. „Du bist in meiner Wirbelsäule." In diesem Fall ist nur wenig körperliche Liebe notwendig, obwohl etwas Berührung wahrscheinlich immer Freude bereitet. Erarbeitet all diese Absprachen mit Sensibilität gegenüber den Bedürfnissen eines jeden und in gegenseitigem Verständnis. Lieben hat eine kumulative Wirkung. Der Körper öffnet sich und entspannt sich mehr und mehr. Im Yoga gibt es passende Übungen für die verschiedenen Lebensabschnitte, und ebenso wird sich die Praxis der körperlichen Liebe verändern, wenn das Leben voranschreitet. Im Yoga-*asana* und in der Liebe gibt es eine Veränderung von kräftigen Bewegungen im jüngeren Lebensalter zu mehr subtileren Energiebewegungen, wenn das Leben voranschreitet. Das Bedürfnis nach körperlicher Umarmung nimmt vielleicht ab. Diese ganze Arbeit ist bereits getan. Nun kannst du ausruhen und im Fühlen bleiben, im *bhavana* der Beziehung. Es ist die Beziehung selbst, die der Genuss ist, das Geschenk des Lebens. Wenn die Genussbahnen durch Lieben geöffnet worden sind, dann sind auch die *prana*- oder Geistwege geöffnet. Sie sind dasselbe. Es gibt vielleicht wirklich weniger Bedürfnis nach Sexualität. Der Lebensstrom besteht bereits und du genießt sein Fließen. Worte, Berührung oder Tanz oder gemeinsames Schlafen können ebenso kraftvoll sein, wie es körperliche Liebe früher war (wenn diese Energie auch feiner ist). Geht achtsam mit den Mondzyklen um, da sie die Körperrhythmen sowohl in Männern wie auch in Frauen verändern. Lasst zu, dass die Liebesenergie ihren Höhepunkt in einer intimen Gelegenheit bei Vollmond erreicht, und ruht vielleicht mehr, wenn der Mond abnimmt. Aber es gibt keine Regeln. Ihr könnt auch damit experimentieren, auf welcher Seite

Eure Eltern als die Lebenskraft zu sehen bedeutet, die begrenzenden gesellschaftlichen Muster und Annahmen zu transzendieren, die sie selbst und andere auf euch übertragen haben.

ihr gemeinsam schlaft. Es gibt eine Vorstellung, dass die linken und die rechten, die weiblichen und die männlichen Qualitäten in jedem der Beteiligten im Gleichgewicht sind und verstärkt werden, wenn der Mann auf der rechten Seite der Frau schläft. Miteinander eine Übereinkunft zu finden, dass man manchmal auch getrennt schläft, in deiner eigenen vollständigen Autonomie, kann ebenfalls erfrischend sein.

*

Wenn es Kinder in der Partnerschaft gibt, dann ist es von größter Wichtigkeit, dass die erwachsenen Liebenden sich nicht ausschließlich über die Kinder aufeinander beziehen. Dies ist immer eine Versuchung und eine Belastung, besonders wenn es sich um eure eigenen leiblichen Kinder handelt. Die tiefe stillschweigende Verbindung zu euren Kindern ist so befriedigend, dass sie das Bedürfnis nach anderen Formen der Bezogenheit ersetzen zu können scheint. Eltern können alle Formen ihrer Intimität in Richtung auf die Kinder ausleben. Die Mann/Frau-Beziehung fliegt dann aus dem Fenster, und schon bald ist die Energie der Intimität verschwunden. Das größte Geschenk, das ihr euren Kindern machen könnt, ist das Modell realen, erwachsenen Liebens. Ohne dies haben sie keine Vorstellung davon, wie sie als Erwachsenen selbst lieben können. Erwachsene Intimität durch die Intimität mit Kindern zu ersetzen, besonders mit denen des anderen Geschlechts, hat schwerwiegende familiäre und soziale Störungen hervorgebracht. Die Erwachsenenbeziehung anzuerkennen ist vorrangig. Sie kommt zuerst. Ohne diese vorrangige Beziehung gibt es keine Kinder! Macht weiter damit, dass ihr euch regelmäßig liebt. Stellt sicher, dass ihr häufig Zeit allein miteinander verbringt, um eure Intimität zu praktizieren. Macht dabei keine Kompromisse, so schwierig dies auch erscheinen mag, genauso, wie ihr keine Kompromisse bei eurer täglichen *asana*- und *pranayama*- Praxis macht. Dies schadet in keiner Weise der Liebe und der Fürsorge für eure Kinder. Das Gegenteil ist wahr. Die Liebe der ersten Beziehung hat die Kinder hervorgebracht und strahlt auf die Kinder aus. Eins schadet nicht dem anderen.

*

Denkt an *yoga vinyasa*, wenn ihr eure intime Zeit miteinander plant, und geht dabei durch logisch aufeinander folgende Stadien. Stellt sicher, dass ihr jedem Aspekt der Beziehung Zeit gebt. Ein Stadium bereitet ein anderes vor, und alle Aspekte dienen dem Ganzen. Ein lebenswichtiger Teil der Intimität besteht darin, entspannt miteinander Zeit zu verbringen. Ebenso wichtig ist es, Zeit allein zu verbringen und während dieser Zeit die Einheitlichkeit und Vollständigkeit unseres Lebens als Individuen zu spüren. Zu viel ständige Gesellschaft und Überfamiliarität kann die Energie zwischen den polaren Gegensätzen vermindern. Getrennt verbrachte Zeit, darunter auch Zeit mit anderen Freunden, Arbeit, persönliche Projekte, kurze Reisen und insbesondere die ganz persönliche Yogapraxis ist lebenswichtig dafür, die Integrität eines unabhängigen Lebens zu bewahren. Die beste Beziehung ist der Zusammenschluss autonomer Individuen, die frei wählen, zusammen zu sein. Als Individuen bringen wir die Energie unseres Selbst in die Beziehung und in die Geschehnisse in der Beziehung ein. Dann entsteht etwas, was mehr ist. Es gibt eine Co-Abhängigkeit in der Natur, die Kraft des Lebens, die neues Leben hervorbringt. Dieses anzuerkennen muss nicht notwendigerweise bedeuten, dass eine gesellschaftliche Co-Abhängigkeit entsteht. Dagegen zieht die gesellschaftliche Co-Abhängigkeit – wenn zwei Menschen nicht leben können, ohne ständig Bezug aufeinander zu nehmen und die phantasierten Begrenzungen des anderen in Szene zu setzen – Energie von der Beziehung und ihrem enormen Potenzial ab. Eine tägliche private Yogapraxis tut viel dazu, eine persönliche Autonomie herzustellen. Die Intimität mit dem eigenen Körper, dem Atem und dem Leben wird dabei ganz klar gefühlt und ermöglicht einem Menschen, voller Energie und unter voller Beteiligung als Leben in Beziehung zu treten.

Hier geht es nicht um eine Methode oder darum, irgendetwas zu erreichen. Es geht um Liebe. Es geht darum, was zwei Körper tun, die einander lieben. Die Körper wissen, was sie zu tun haben.

*

Die grundlegenden Eigenschaften und Strukturen des Lebens sind bereits in unseren Systemen vorhanden. Täglich einen Yoga zu üben, der genau auf uns zugeschnitten ist, ermöglicht, dass wir sie wahrnehmen. Zum Beispiel bewirkt schon die simple Einführung von *sthira/sukha* (Stärke mit Weichheit) in unser *asana,* dass wir uns unseres Wesens bewusst werden. Denn in der Tat sind wir starke und gleichzeitig empfängliche und weiche Systeme. Dadurch entsteht Leben. Wir sind Ausdruck der Vereinigung des Männlich/Weiblichen und tragen beide Qualitäten in uns. Tägliches Yoga macht uns diese grundsätzliche sexuelle Natur unseres Wesens bewusst. Bevor wir uns dem anderen Geschlecht zuwenden, können wir so diese Einheit als unseren eigenen Zustand spüren. Sie ist offensichtlich und auch subtil fühlbar und bereitet uns ganz natürlich und gut auf eine mögliche Begegnung und Einfühlsamkeit mit unserem Gegenpol vor. Die grundlegende Yogapraxis der Einatmung entwickelt unsere Fähigkeit zu empfangen. Sie anerkennt und entwickelt in uns unseren femininen Aspekt des Nährens, der Empfänglichkeit und der Weichheit. Die Ausatmung von der Basis her entwickelt unsere Fähigkeit loszulassen. Die männlichen Qualitäten der Stärke, der klaren Wahrnehmung und der Fähigkeit, den Moment zu durchdringen, werden anerkannt und entwickelt. Und selbstverständlich werden diese Aspekte miteinander verbunden. Ein Aspekt wird durch die Aufnahme des andern gestärkt. Die energetische Bewegung der Einatmung bewegt von oben in einer Abwärtsrichtung die weiche Vorderseite des Körpers und kann im ganzen Körper wahrgenommen werden. Die Stärke an der Basis, einschließlich der Beine, absorbiert diese Weichheit. Diese Abwärtsbewegung der Energie verschmilzt mit der Aufwärtsbewegung der Energie beim Ausatmen im Herzen, dem Zentrum der Verschmelzung. Dies wird genau an der Wurzel des Körpers wahrgenommen und bewegt sich durch den starken Rücken und die Wirbelsäule. Energie bewegt sich von der starken Basis aus, der Stütze des ganzen Körpers, zu allem, was darüber liegt. Sie kann im ganzen Körper gespürt werden und stärkt das gesamte System, einschließlich der weiblichen Qualitäten darüber. Jeder Einzelne erhält ein geeignetes *asana* und *pranayama* mit ganz spezifischen Techniken, um diese Einheit zu bahnen. Es macht die Gegenseitigkeit von allem, was oben liegt, mit allem darunter wahrnehmbar und ist der grundsätzlichste Teil von Yoga. Er erleichtert und heilt das System und ist von jedem erreichbar, ganz gleich, in welcher Verfassung er oder sie sich befindet. Und er ist leicht erfahrbar, denn die Vereinigung hat natürlich in Wirklichkeit bereits stattgefunden. Es geht jedoch darum, diese Vereinigung anzuerkennen, zu fühlen und zur Basis unserer Handlungen im Inneren und bald auch im Außen werden zu lassen. Sie ist die Form des Lebens selbst. Sie wird als Einheit des Oberen und Unteren wahrgenommen, der Rückseite und der Vorderseite, der Einatmung und der Ausatmung, des Linken und des Rechten, des Inneren und des Äußeren. Das Verschmelzen von links und rechts ist im Yoga besonders wichtig und steht in Übereinstimmung mit dem Konzept der Psychologie, dass die linke und die rechte Gehirnhälfte in Zusammenhang mit männlichen und weiblichen Funktionen stehen. Wir werden ein ganzer Körper und können in all seinen Aspekten da sein. Gesellschaftlich auferlegte Begrenzungen in Bezug auf die Funktion und Eigenschaften der Geschlechter werden durch die männlich/weibliche Einheit, die innerhalb und außerhalb unserer Systeme entwickelt wird, korrigiert. Tatsächlich können ganz spezifische Korrekturen durch besondere Yogapraktiken vorgenommen werden, um bestimmte Qualitäten blühen zu lassen. Die Betonung von links und rechts, oben und unten wird die damit verbundene Qualität zum Vorschein bringen. Geeignete Bilder wie Yantras können ebenfalls dazu eingesetzt werden. Keine Funktion wird unterdrückt. Nichts dominiert. Eins nährt das andere, innen und außen. Wenn der gesamte Körper vollständig im Leben als Leben in seiner Einheit mit seinem Gegenteil innen und außen lebendig ist, dann wird das Herz, *hridayam*, spürbar. Es ist der Kulminationspunkt des Körper-Geistes, in dem sich das Männliche und das Weibliche vollkommen in einer unermesslichen Tiefe des Fühlens vereint haben. Manche nennen dies das „spirituelle" Herz,

Das größte Geschenk, das ihr euren Kindern machen könnt, ist das Modell wahrer erwachsener Liebe. Ohne dieses Modell haben sie keine Vorstellung davon, wie sie in ihrem Erwachsenenleben lieben sollen. Erwachsene Intimität durch Intimität mit Kindern zu ersetzen, insbesondere mit denen des anderen Geschlechts, hat ernsthafte familiäre und gesellschaftliche Störungen hervorgebracht. Die Erwachsenenbeziehung anzuerkennen ist vorrangig.

so, als ob es irgendwie jenseits von oder über Körper und Erfahrung hinausreichen würde. Aber es wird lediglich im Körper als Körper gefühlt, als Leben in seiner fühlbaren und unbehinderten Beziehung zu allem einschließlich und insbesondere zu seinem Gegenpol, der Einheit, aus der Leben entsteht.

*

Ein Mann schenkt der Frau seine Liebe. Sie empfängt sie und umgibt ihn mit ihrer Liebe. Er hat dann wiederum mehr Liebe, die er ihr schenken kann. Dies ist ein gegenseitig stärkender Prozess und läuft endlos weiter. Er ergibt einen Spiraleffekt, der sich in Richtung Unendlichkeit bewegt und fühlbar ist. Deshalb heißt es, dass ein Mann und eine Frau sich gegenseitig zu Gott bringen können. Es ist ein fühlendes Strömen durch den ganzen Körper, wie ein großer Fluss, nährend und reinigend, breit und aufeinander bezogen, eine Unterstützung für alle Aktivitäten des Lebens, die um ihn herum entstehen. Es gibt keinen Impuls von Seiten des Mannes oder der Frau, sich dieses Gefühls zu entledigen.

*

Konventionelle Sexualität dient dazu, Stress zu mindern. Dabei wird aus der Basis des Körpers heraus Energie im Bemühen aufgebracht, Spannung abzubauen. Männer und Frauen tun dies, weil sie unbedingt einen Orgasmus haben wollen, und das ist besonders schwächend für den Mann, in einer so starken Weise, dass ein Mann das Interesse an Sexualität verlieren kann, und dann habt ihr wirklich ein Problem. Wenn ein Mann die Vereinigung beendet, ohne ejakuliert zu haben, wird er spüren, dass sein Verlangen und seine Energie nicht abnehmen. Er wird sich den ganzen Tag lang und bei allen Aktivitäten stark und voller Energie fühlen. Seine Liebe und sein Verlangen für seine Partnerin werden nicht abnehmen, und die Häufigkeit der Vereinigung zwischen ihnen wird auf ganz natürliche Weise zunehmen. Für die meisten Männer ist dies jedoch ein absurder Vorschlag. Er ist bisher von unserer Kultur noch nicht verstanden worden. Die einzige Chance, seine überschüssige Energie loszuwerden, kann doch nicht vergeudet werden! Und er glaubt, dass darin seine Erfüllung und sein Genuss bestehen. Obwohl doch offensichtlich ist, dass sein Genuss direkt mit der Tiefe des Genießens seiner Partnerin verbunden ist, versteht er dies nicht. Er ist nicht für sie da. Seine Energie wird verschleudert, nach unten und nach außen. Und damit ist sein Lieben vorbei.

*

Der Genuss besteht im Verlangen und im natürlichen Fließen der Gefühle, im Zirkulieren der Energie zwischen wechselseitig Liebenden, nicht in der Erfüllung oder im Beenden des Verlangens. Schaut – dies ist nicht einfach eine kleine Yogaanleitung, sondern eine vollkommene Veränderung des kulturellen Denkens. Versucht es und nehmt wahr, was geschieht. Lasst einfach gelegentlich den Orgasmus aus. Trenne dich von deiner Liebsten, während du noch voll Verlangen bist, lebe deinen Alltag und achte darauf, was geschieht. Wage es, komm zurück, liebe erneut und trenne dich erneut vor dem Orgasmus. Es wird eine interessante Erfahrung sein. Der konventionelle Lebensstil lässt uns ausbluten, weil die Energie sich nach unten und außen verströmt. Spannungsabbauender Orgasmus, Reaktionen auf andere, zu viel Essen und Überreizung lassen unsere Energie nach unten und nach außen ausfließen, was das Gegenteil eines erholsamen Fließens (nach innen und oben) ist. Dies entspricht jedoch dem gesellschaftlichen Druck, der leicht verändert werden kann, wenn ihr euch seiner bewusst werdet. Yoga kann diesen Fluss umkehren. Die Energie bewegt sich dann nach innen und oben und kann von den Intimpartnern geteilt werden. Es ist möglich, dein Leben so zu organisieren, dass dieses Fließen niemals unterbrochen wird. Dies ist der natürliche Flow des Lebensstroms, und wir können lernen, uns ohne jede Anstrengung an ihn anzuschließen. Sexualität wird so zu einer regenerierenden und nicht zu einer degenerierenden Aktivität. Wir können lernen, die Basis des Körpers zu entspannen, sodass der drängende Impuls zum Orgasmus sich auch entspannen kann. Manchmal kann eine leichte Anspannung der Muskeln an der Basis ähnlich einem *bandha* auch hilfreich sein, um einem plötzlichen Impuls vorzubeugen und um die Energie die Wirbelsäule hinaufzubewegen und nicht nach außen wegfließen zu lassen. Die Bewegung des Atems, besonders der Ausatmung, löst unbewusste Muster des Festhaltens von Spannung auf und kann hilfreich sein. Dennoch, keine Technik sollte zur Heiligen Kuh werden. Die Techniken sollten spontan und natürlich angewandt werden. Nichts kann echtes Gefühl und eine von Herzen kommende Aufmerksamkeit deiner Liebsten gegenüber ersetzen. Im Laufe der Zeit wird selbst die Ejakulation, die gelegentlich aus Gründen der Gesundheit oder zur Zeugung stattfinden muss, zu einer erholsamen Handlung werden. Besonders, wenn sie gleichzeitig mit dem Orgasmus deiner Partnerin stattfindet, wird die Energie sich bis zum Kronenchakra hochbewegen, statt nach außen geworfen zu werden. Eine Ejakulation zu übergehen ist für einen jungen Mann noch nicht von so ausschlaggebender Bedeutung, obwohl es interessant sein kann, damit zu experimentieren. In der Frühzeit junger Beziehungen könnt ihr einfach gute, liebevolle Sexualität haben. Ihr besitzt dafür noch große Mengen Energie. Wenn ihr älter werdet, etwa in den 30ern, dann beginnt, mehr mit der Zurückhaltung der Ejakulation zu experimentieren. Und während die Jahre vorbeiziehen, wird dies ein immer wichtigeres Thema. Um auch in späteren Lebensjahren noch oft eine körperliche Vereinigung praktizieren zu können, ist das Auslassen der Ejakulation eine Notwendigkeit. Ihre Häufigkeit nimmt ab, von etwa einmal pro Woche in deinen Dreißigern zu etwa einmal oder zweimal im Monat in den Vierzigern oder Fünfzigern. Dennoch könnt ihr euch jeden Tag lieben. Es gibt nur einfach keine Notwendigkeit, die Energie wegzuwerfen. Stattdessen bewahren wir sie für uns auf, ob wir nun Liebe machen oder nicht, ob wir einen Partner haben oder nicht, und nutzen sie für unseren Alltag. In der ayurvedischen Terminologie nehmen dadurch unsere *ojas* (die Substanz des Bewusstseins) und unsere *tejas* (Klugheit) zu. Das System ist integriert und fühlt sich leicht an. Je mehr wir uns als ganzer Körper entspannen und lieben, vom Herzen zum Kopf und in Zusammenarbeit mit der Basis, desto mehr nehmen diese „kostbaren Botenstoffe" zu und werden durch den ganzen Körper hindurch bis zum Kronenchakra hin verteilt. Unsere Systeme werden so im Fluss des Lebens immer wieder neu regeneriert.

Jeder empfängt die Fülle der männlichen Stärke im anderen. Eine besondere Verantwortung des Mannes in seiner Sensitivität der Frau gegenüber besteht darin, seine kraftvolle Bewegung zurückzuhalten, sodass ihre kraftvolle Bewegung und Stärke sich entwickeln können.

*

Wie schaffen wir das, wenn der Druck, einen Orgasmus haben zu müssen, so drängend wird? Erstens geschieht dies alles im Zusammenhang mit einer *asana-* und *pranayama*-Praxis. Yoga ist die Integration des gesamten Körpers mit allem, was existiert. Wir etablieren durch eine tägliche Praxis eine Intimität mit unserem eigenen Lebenssystem. Wir haben gelernt oder lernen immer mehr, uns in den Lebensstrom hinein zu entspannen und sein natürliches Fließen durch uns zu genießen. Der Kopf ist nicht unabhängig vom Herzen, der Rumpf ist nicht unabhängig von der Basis, und der Körper ist stark und gleichzeitig weich und in Resonanz. Wir sind Stärke und gleichzeitig sehr entspannt und offen. Dies fühlen wir täglich. Das Verschmelzen von rechts und links, oben und unten, männlich und weiblich wird in unserem täglichen Yoga praktiziert. Es ist keine Anstrengung, jedenfalls keine, die als solche empfunden wird. Wir denken wahrscheinlich nicht einmal daran oder ziehen sie nicht einmal in Erwägung. Es geschieht einfach. Es bedeutet nur, sich mit den Dingen zu beschäftigen, wie sie bereits sind. Wenn wir dann mit unserem Partner zusammenkommen, dann fühlen wir uns genauso stark und in Resonanz. Wir entspannen uns einfach. Jeder Moment ist so genussreich, dass wir uns in den Augenblick hinein entspannen, in den Genuss, und das ist Fülle und mehr als genug. Wir transzendieren den Druck, einen Orgasmus bekommen zu müssen. Sollte die Fülle und die Entspannung so intensiv werden, dass alles sich in einem Orgasmus löst, dann geschieht das eben. Dann wird dies auch nicht entkräftigend sein; nein, es wird ein energetischer Impuls im gesamten Körper fühlbar, der sich durch beide Intimpartner wie Gefühlswellen bewegt. Der Mann kann dann diese Art körperlicher Erregung auf dieselbe Weise mit der Frau teilen, wie die Frau dies auch tun kann, und dazu ist keine Ejakulation nötig. Wenn die Frau einmal gelernt hat, wie sie sich entspannen kann, ohne dass diese drängende Spannung unbedingt explodieren muss, dann kann sie so viele tiefe Orgasmen haben, wie sie auf natürliche Weise geschehen. Ihr Partner wird sie alle genießen. Sie sind ebenso seine wie ihre. Sie werden wechselseitig geteilt und die Teilnahme des einen erhöht die Energie im anderen. Er lernt, zu ihrer Bewegung in Resonanz zu treten. Er empfängt ihre Energie und Bewegung, während die Frau ihre männliche Seite lebt. Dennoch bleibt er stark und präsent ihr gegenüber, während sie ihn empfängt. Die Energien sammeln sich dadurch, dass der weibliche Aspekt in jedem Partner genährt wird. Jeder empfängt die Fülle der männlichen Stärke im anderen. Eine besondere Verantwortung des Mannes in seiner Empfindsamkeit der Frau gegenüber besteht darin, dass er seine kraftvolle Bewegung zurückhält, sodass ihre kraftvolle Bewegung und Stärke sich entwickeln kann. Er tut dies, indem er sich leicht oder beinahe vollständig zurückzieht und gleichzeitig eine starke Präsenz für sie beibehält und sich langsamer bewegt. Das Eindringen wird energetisch beibehalten. Die Bewegung kann schneller werden, wird aber mit weniger Eindringen verbunden, um ihrer Kraft zu erlauben, in ihn einzudringen. Dies ermöglicht ihm auch, ihre männliche Stärke zu empfangen und ihre Energie zu sammeln. Mit jedem teilweisen Zurückziehen wird ihre Energie in seinen Körper geschleudert, bewegt sich seinen Rücken und seine Wirbelsäule hinauf bis zu seinem Kronenchakra, während er gleichzeitig ihren weiblichen Aspekt mit der weichen Körpervorderseite empfängt und umfängt. Die Wirbelsäule ist das Übertragungsmittel der männlichen Kraft, während die Körpervorderseite den empfänglichen weiblichen Aspekt repräsentiert. Erhöhte Empfänglichkeit erhöht ganz offensichtlich die Stärke in den Systemen und das Teilen dieser Stärke. Es gibt eine Abnahme und eine Zunahme der männlich/weiblichen Energien, und zu gegebener Zeit wird diese Bewegung sich dem verändernden Fluss des Fühlens entsprechend vertiefen. Jeder Partner praktiziert das Empfangen und Geben gleichzeitig, bis hin zu einem absoluten Grad des Fühlens. Nehmt wahr, welchen energetischen Effekt es auslöst, wenn ihr den Rücken durchbiegt, und wie anders es sich anfühlt, wenn ihr das Kinn einzieht.

*

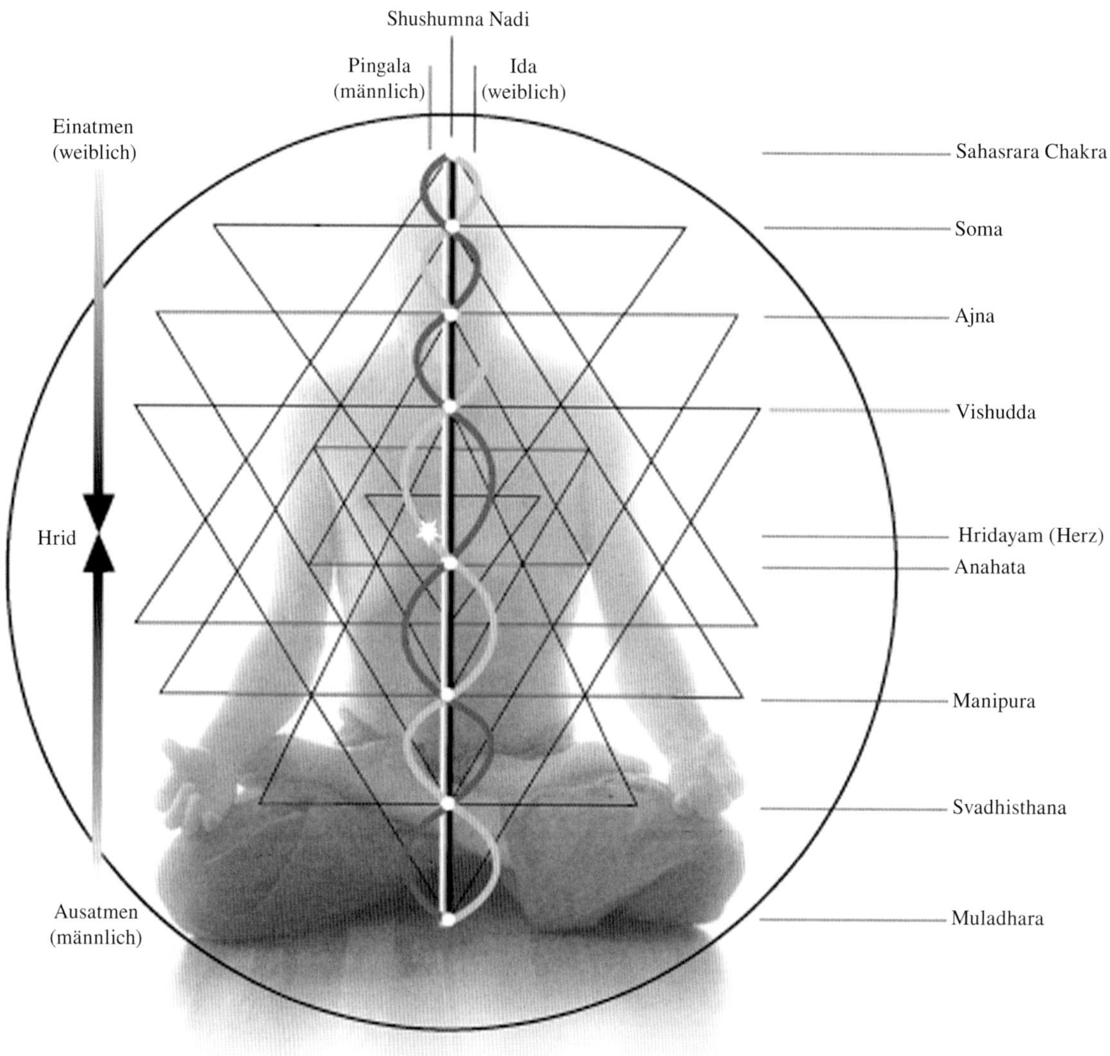
Shushumna Nadi
Pingala
(männlich)
Ida
(weiblich)
Einatmen
(weiblich)
Hrid
Ausatmen
(männlich)
Sahasrara Chakra
Soma
Ajna
Vishudda
Hridayam (Herz)
Anahata
Manipura
Svadhisthana
Muladhara

Um die ganze Wahrheit zu sagen, muss darauf hingewiesen werden, dass die weibliche empfängliche Qualität ein wenig bedeutsamer für den Prozess ist. Im Shri Yantra gibt es fünf sich abwärts bewegende Dreiecke, die die weibliche Kraft repräsentieren, und vier, die die männliche abbilden. Im Shiva Lingam erhebt sich aus der Yoni. Er dringt nicht in die Yoni ein. Dies sind uralte Beschreibungen der Vorherrschaft der weiblichen Kraft, wenn das Leben und die Stärke erscheinen. Unsere Fähigkeit, einander zu empfangen, nährt und begünstigt die Stärke oder männliche Kraft unseres Partners. Das ist eine paradoxe, wilde und sensitive Liebesgeschichte! Jeder wird sich für diejenige Eigenschaft einsetzen, die ihm selbst und dem Partner aufgrund früherer gesellschaftlich definierter Begrenzungen fehlt. Insbesondere kann die Stärke der Frau erweckt werden, indem diese Empfänglichkeit genährt wird. Der Yoga des Körpers, des Atems und des Liebemachens ist das wesentliche Mittel dazu. Die männlichen und die weiblichen Aspekte verschmelzen in jedem Partner, während sie im Äußeren gemeinsam verschmelzen. Diese Einheit ist bereits in der Natur angelegt, deshalb ist sie so leicht zu erreichen. Es ist mehr ein Anerkennen dessen, was bereits der Fall ist, und hat Auswirkungen auf das Ganze im Leben jedes Partners. Man entwickelt die Fähigkeit zu handeln, vertrauensvoll in die Welt einzudringen, während man gleichzeitig andere empfängt. Die gesellschaftlichen Stereotypen über Männer, die handeln, aber nicht fühlen können, und über Frauen, die fühlen, aber nicht handeln können, sind nicht länger relevant. Es geht nicht darum, dass Frauen mehr wie Männer werden oder umgekehrt. Das Yang oder die männliche Kraft, wie sie sich durch die weibliche Form ausdrückt, hat ihre ganz eigene Manifestation und ihre Eigenschaften, genauso wie das Yin, ausgedrückt durch die männliche Form, ihre ganz eigene Kraft und Qualitäten hat. Auf diese Weise entsteht ein ganzer Mensch. Vertrauen ins Leben vermindert nicht die Sensitivität und Freude anderen gegenüber. Stärke, die im Kontext nährender weiblicher Kraft zum Ausdruck gebracht wird, ist eine unüberwindliche und anhaltende Macht.

Es ist wahr genug, um ausgesprochen zu werden, dass die weibliche empfängliche Qualität ein wenig bedeutsamer für den Prozess ist.

Dies ist die Kraft des Lebens selbst, und sie wird sich irgendwann durchsetzen. Wie wir wissen, ist die männliche Kraft ohne die Weisheit des Weiblichen zerstörerisch der Familie und der Welt gegenüber, aber gemeinsam sind wir in einem wunderschönen, natürlichen Paradies.

*

In der sexuellen Liebe umarmen wir uns als ganzer Körper. Alles steht im Zusammenhang mit allem anderen, männlich mit weiblich, Kopf mit Herz und Genitalien, oben mit unten. Anders als im konventionellen Sex gibt es keinen Fokus auf die Genitalien. Wir lieben als ganzer Körper, und die Genitalien entspannen sich in der Zusammenarbeit, statt aufeinander zu prallen, um die Energie zu verschwenden. Der ganze Körper entspannt sich, und die Basis des Körpers wird als Teil des Ganzen integriert. Insbesondere umarmen wir uns aus dem Herzen und aus dem Kopf heraus, die zu Bereichen vorrangiger Aufmerksamkeit werden. Die große Körperbasis bewegt sich in Ko-Operation mit dem Herzen. Der weiche Teil der männlichen und der weiblichen Brust empfängt unseren Geliebten oder unsere Geliebte, während der Kopf, als Ausdehnung des Herzens, eine Sprache des Herzens finden kann. Die weichen, fühlenden Bereiche des Gesichts und der Lippen können empfangen und sich ausdrücken, und die Augen können empfangen und geben. Die Augen sollten nicht fixiert sein oder starren. Das Schauen ist entspannt und frei, sich zu bewegen. Die Basis des Körpers bleibt stark und präsent auf unseren Partner gerichtet und hält die Stärke in der natürlichen Bewegung aus dem Herzen heraus. Wenn die Energie zunimmt und der Genuss sich intensiviert, entspannt sich die Basis gleichzeitig. Die Partner stellen sich spontan aufeinander ein, mit Intuition oder Absicht, genau wie in der selbstregulierenden Praxis des Yoga. Wenn notwendig, kann die Bewegung vermindert werden. Es ist möglich, sehr still zu verweilen, während der Lebensstrom sehr kraftvoll durch einen fließt. Wenn die Energie sehr stark ist, kann die Aufmerksamkeit sich auf den höchsten Punkt des Kopfes und sogar darüber hinaus richten. Dies bringt die Energie durch den ganzen Körper und vermindert den Impuls, sie aus der Basis hinauszuschleudern. Ein Paar wird auf diese Weise länger in körperlicher Vereinigung verweilen, und das wird für beide befriedigend sein. Sie wissen intuitiv, wann sie es zum Abschluss bringen wollen; und vielleicht gibt es kein besonderes Zeichen dafür oder ein dramatisches Ende. Sie können sich einfach aus der Umarmung heraus entspannen, sich nebeneinander ausruhen, schlafen oder mit ihrem Alltag weitermachen, während der Lebensstrom immer weiter durch sie fließt und dem System Genuss bereitet.

Wir umarmen uns aus dem Herzen und aus dem Kopf heraus als Bereich unserer vorrangigen Aufmerksamkeit. Die große Körperbasis bewegt sich in Ko-Operation mit dem Herzen.

*

Wenn die Körperbasis sich von ihrem drängenden Impuls entspannt, dann kann sich der Lebensstrom durch den ganzen Körper bis ganz hinauf zum obersten Punkt des Kopfes bewegen. Die Praktiken des Yoga – insbesondere das Loslassen und Stärken der Basis durch die Ausatmung – energetisieren das System, in genau derselben Weise, wie dies ein Liebender tut. Wir empfangen beim Einatmen, und die Energie bewegt sich entlang unserer Vorderseite nach unten. Die empfängliche, nährende Qualität des Einatmens stellt das weibliche Prinzip und die Fähigkeit, einen anderen zu empfangen, wieder her, die bisher durch die Gesellschaft verringert worden war. Diese Aktivitäten haben etwas mit dem

Liebemachen zu tun. Sie unterstützen einen einzigen Zweck: als ganzer Körper zu lieben und zu fühlen. Wenn wir einmal als ganzer Körper aufeinander Bezug nehmen, dann vermindert sich die Notwendigkeit einer Yogapraxis, oder sie wird leichter. Beziehung ist natürlich das vorrangige Mittel, um Behinderungen auszuräumen, und *asana* und *pranayama* sind lediglich eine Unterstützung für dieses vorrangige Mittel. All dies ist lediglich unsere Ausdrucksform der Intimität mit unserem natürlichen Zustand und kann deshalb auf ganz natürliche Weise genossen werden. Nach einiger Zeit, wenn die energetischen Bahnen des Systems sich verfeinert haben, kann auch das Bedürfnis nach männlichem Eindringen in der sexuellen Vereinigung abnehmen, genauso wie das Bedürfnis nach *asana* und *pranayama* sich vermindern kann. Paare können sexuelle Intimität dann auch schon über Berührung erfahren, während der Lebensstrom sich bewegt. Energie hat eine kreisförmige Bewegung. Der männliche Gefühlsfluss von der Basis zur Krone, durch den Rücken und zurück, begegnet dem weiblichen Fühlen, das sich von oben bewegt, von der Krone zur Basis, hinunter die Körpervorderseite entlang. Nach einiger Zeit nimmt der Fluss des Fühlens durch ein verfeinertes System zu und bewegt sich immer weiter, auch ohne körperliches Eindringen. Beide Partner beginnen sich in ein intimes Fühlen hinein zu entspannen. Die Bewegung und das Eindringen nimmt jetzt die Form von Energie an. Paare können so ganz still bleiben, mit nur minimaler oder überhaupt keiner körperlichen Umarmung, während sich die männliche und weibliche Kraft bewegt. Diese Intimität ist der natürliche Zustand des Lebens in der polarisierten Einheit mit unserem Partner und allem anderen. Er geht weiter, ob wir mit unserem Partner zusammen sind oder nicht.

*

Lass zu, dass die Ganzkörperbewegung als ein natürlicher Impuls aus der Unbewegtheit entsteht. Beginne mit der Unbewegtheit, sodass diese Bewegung authentisch als die Aktivität des *prana* entsteht und sich nicht durch eine Belastung durch Gedanken und Vorstellungen in unser System drängt. Zumindest experimentiere damit, indem du so unbewegt wie möglich bleibst, während die Bewegung geschieht. Dränge dir jedoch durch diese Vorstellung hier jetzt nicht die Unbewegtheit auf. Shiva und Shakti, Ozean und Welle, sind eins. Übt miteinander, und nehmt dabei abwechselnd und wechselseitig die passive und die aktive Rolle ein, als Übung, um die männlichen und die weiblichen Aspekte zu entwickeln. Versucht eine Umkehrung der männlich/weiblichen Identität zu visualisieren, und nehmt wahr, was dann geschieht. Wagt ebenso, wenn die Energie zunimmt und der Impuls der Bewegung drängend wird, unbewegt zu bleiben, geht in die Unbewegtheit in der Mitte des Sturms und erlaubt, dass

Alle weiblichen und männlichen Eigenschaften existieren gleichzeitig, sind gleichermaßen wertvoll und voneinander abhängig.

die Lebensenergie sich durch entspannte, starke Körper bewegt. Schließlich vergesst sie vollständig. Bewegt euch, wie ihr wollt, aktiv und passiv, gebend und empfangend als eins.

*

Im Allgemeinen wird die weibliche Kraft als eine Bewegung von oben angesehen, die mit Empfänglichkeit gleichgesetzt wird. Die männliche Kraft wird im Allgemeinen gesehen als eine aufwärts gerichtete Bewegung aus der Basis heraus, die mit Stärke, Entladung und Eindringen gleichgesetzt wird. Dennoch können die männlichen und weiblichen Bewegungen der Energien auch so gesehen werden, dass sie sich in entgegengesetzte Richtungen bewegen, was bedeutet: die weibliche Kraft als eine aufsteigende und die männliche als eine absteigende Bewegung. Die Energie der Stärke, die aus der Basis aufsteigt, kann als weiblich betrachtet werden. Sie ist die Stärke des Lebens, des Körpers, der Erde und der Natur aller Dinge, die existieren, und ist in den Traditionen als *prakriti* bekannt. Sie ist die Quelle von allem, die nährende Kraft, und deshalb bekannt als Mutter. Ihre Stärke und ihre Bewegung sind bekannt als Shakti. Die Erdhaftigkeit des Körpers, *prakriti*, verschmilzt mit der Bewusstheit, *purusha*, die männlich ist, Shiva, und die von oben empfangen wird. In dieser Einheit, „die bereits geschehen ist", sind wir als Leben vollständig. Die Intelligenz, die Bewusstheit des Lebens, Shiva, verschmilzt mit der Stärke des Lebens, Shakti. Dies wird im Yoga des Körpers, des Atems und des Liebens ausgeführt. Es ist ein weiterer, poetischer Rahmen, unser Leben zu betrachten, und alle Prinzipien lassen sich darauf anwenden. Shiva und Shakti sind ein und dasselbe. Eins kann nicht ohne das andere existieren. Eins ist das Mittel für das andere. Eins unterstützt das andere, und ihre Eigenschaften und Bewegungen sind austauschbar. Das große Sri Yantra, das grafisch die männlich/weibliche Einheit definiert, kann auch umgedreht werden. Die männlich/weiblichen Bewegungen umgekehrt zu betrachten hat keine Auswirkung. Die zentrale Aussage ist, dass alle weiblichen und männlichen Eigenschaften gleichzeitig existieren, sie sind gleichermaßen wertvoll und voneinander abhängig. Diese poetischen Konzepte haben vielleicht eine Bedeutung für unsere Wirklichkeit, dennoch bleiben sie intellektuelle Konzepte. Sie besitzen keine Wirklichkeit außerhalb unseres eigentlichen Zustands, und das ist alles, was wir benötigen. Sie sollten nicht zu ernst genommen werden; wie der Dalai Lama sagte: „Sorgt nur einfach füreinander!"

*

Partner sollten miteinander ausmachen, wie oft sie körperliche Liebe haben wollen. Wenn jeder die lebenswichtige Bedeutung dieser Praxis versteht, können sie einander helfen, die Anpassung vom konventionellen Sex zu einem sexuellen Yoga zu vollziehen. Insbesondere während des Liebemachens können die Partner empfindsam auf den Moment reagieren und intuitiv spüren, was jeder braucht. Dafür ist Übung erforderlich, und es sollte dabei keine festen Vorstellungen von Erfolg oder Misserfolg und keine Affektiertheit in Bezug auf irgendeine Technik geben. Hier geht es nicht um eine Methode oder ein Erreichen von irgendetwas. Es geht um Liebe. Es geht darum, was zwei Körper tun, die einander lieben. Die Körper wissen, was sie tun sollen. Macht euch deshalb keine Sorgen über all das hier und versucht nicht, diese Hinweise als eine Anweisung oder eine Methode anzuwenden. Alles geschieht schon zu seiner Zeit auf ganz natürliche Weise.

Yoga ist die Anerkennung der Einheit polarer Gegensätze. Auf diese Weise entsteht Leben. Die Welt, die Natur und die Frau werden vom Mann nicht länger gefürchtet oder gefühlt als etwas, das man meistern oder kontrollieren sollte, sondern als etwas, mit dem man in der enorm großen Kraft des Lebens zusammenarbeiten will.

*

Paare sollten sich keine Sorgen um Schwangerschaft machen müssen, und um sich entspannen zu können, müssen sie eine bewusste Entscheidung über Verhütung treffen. Eine Frau ist sehr dankbar, wenn der Mann die Verantwortung für seine Fortpflanzungsfunktion übernimmt. Dies ermöglicht ihr, sich zu entspannen und eine grundlegende Wiederherstellung ihrer Energie ohne die Gefahr einer Empfängnis zu genießen. Um es klar zu sagen, das Hauptmittel zur Verhütung ist die Zurückhaltung des Samens. Pharmazeutische Eingriffe in die Chemie des weiblichen Körpers sind eine männliche Manipulation der Frauen, weil der Mann keine Verantwortung für seine Fortpflanzungsfunktion übernehmen will. Dies hat Auswirkungen auf die Gesundheit der Frau und schon aus diesem Grund sollten – bis eine vollkommene Entspannung und Kontrolle der Ejakulation erreicht ist – einfachere Methoden der Verhütung angewandt werden.

*

Die kostbarste Technik, der ein Mann sich öffnen muss, um ohne seinen Orgasmus bleiben zu können, ist seine tiefe Liebe zur Frau. Und es ist keine Technik. Eine Frau so vollständig zu lieben, wie die Erde die Sonne liebt, gibt ihm eine große Kraft. Liebe ist einfach die Anerkennung, dass wir denselben Zustand teilen. Ein Mann und eine Frau können fühlen, wie ihre DNA sich gegenseitig umschlingt! Dies ist die direkteste Erfahrung, lebendig zu sein. Die Intelligenz der männlich/weiblichen Polarität sättigt jede Zelle. Seine Sexualität wird zu einem Mittel, seine Hingabe an seine Frau auszudrücken, statt dass sie etwas ist, was sich außerhalb seiner Kontrolle befindet, außerhalb des Kontextes der Liebe. Er kann sich deshalb entspannen, in einem ganz wörtlichen Sinn, und mit seinem Geschlecht im Frieden sein. Er kann es nutzen, um seine Frau zu lieben und ihr Genuss zu bereiten. Tatsächlich kann ein Mann sein Verlangen nach Sexualität ohne Liebe verlieren, sodass sein einziges Verlangen im Impuls des ganzen Körpers aus dem Herzen heraus besteht. Die Macht der Hingabe zwischen Mann und Frau ist die Kraft des Lebens; und sie ist das größte sexuelle Stimulationsmittel. Wir können nicht sagen, ob Liebe oder Verlangen das größere ist. Wir sind geneigt, beides anzunehmen. Es ist unser altes Glaubensmuster, an höhere Mächte und an die Unterdrückung der Frau und unsere Angst vor ihrer Macht zu glauben, die all unsere sexuellen Störungen und Schmerzen verursacht hat. Der Mann versucht, die Welt mit Karriere und Geld zu penetrieren, mit harten Raketen und Gewehren, statt die Auswirkung zu spüren, wie es ist, in eine Frau einzudringen und von ihr penetriert zu werden. Er wagt sich lieber in den Weltraum, als sich in die Wirklichkeit zu vertiefen. Diese Angst ist nicht unsere eigene. Sie war anfangs nicht unsere Idee.

Der Mann wusste nicht, dass seine Erlösung in der Liebe zur Frau bestand und nicht in einem von Männern geschaffenen Gott. Aber heute wissen wir, wo unsere Macht und unser Gold zu finden sind. Wir haben keine Angst mehr davor, der Energie einer Frau als einer gleichwertigen und gegensätzlichen Kraft zu begegnen, mit all ihrer Macht und ihrer Weisheit, die dadurch zu uns und in uns hineinkommt. Der Mann stärkt die Frau, und die Frau stärkt den Mann, in einem endlosen, befreienden Austausch.

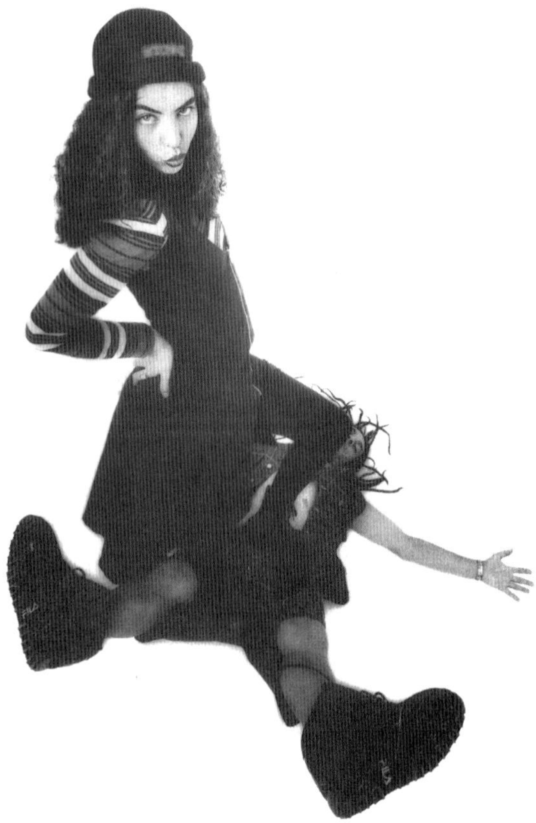

Sie wurde uns übermittelt, und wir sind immer noch dabei, mit ihr aufzuräumen. Genauer gesagt, wir sind hier, um uns selbst zu genießen, und das wird mit ihr aufräumen. Eine Frau offen und sexuell zu lieben beendet die *karmas* der Vergangenheit, indem die lange Kette der Furcht unterbrochen wird. Wir sind nicht einfach die Söhne und Töchter unserer Eltern. Wir sind das Leben selbst. Der Mann wusste nicht, dass seine Erlösung in der Liebe zur Frau bestand und nicht in einem von Männern geschaffenen Gott. Aber heute wissen wir, wo unsere Macht und unser Gold zu finden sind. Wir haben keine Angst mehr davor, der Energie einer Frau als einer gleichwertigen und gegensätzlichen Kraft zu begegnen, mit all ihrer Macht und ihrer Weisheit, die dadurch zu uns und in uns hineinkommt. Der Mann stärkt die Frau, und die Frau stärkt den Mann, in einem endlosen, befreienden Austausch. Die Welt, die Natur und die Frau werden nicht länger vom Mann als etwas gefürchtet, das man meistern oder kontrollieren muss, sondern mit dem man zusammenarbeitet, um die enorm große Kraft des Lebens zu erfahren.

Eine Ejakulation ohne diese Fülle der Intimität ist erschöpfend für einen Mann. Die darauffolgende Geburt und der Lebenskampf sind so schmerzlich, dass der Mann die verrückte Vorstellung einer unmanifesten und manifesten Welt, des Bekannten und des Unbekannten entwickelt hat. In seiner Angst vor der Sexualität, vor dem Leben und vor dem Tod findet er in phantasierten, unbekannten Wirklichkeiten Trost. Die Hoffnung besteht darin, dass man auf irgendeine Weise das Unbekannte oder das Unmanifeste erkennen kann, wenn man das Leben und die Sexualität transzendiert, indem man eine hochfliegende und distanzierte Haltung dem Leben gegenüber einnimmt. Einige versuchen, die Sexualität ganz aufzugeben, und entwickeln Verachtung der Welt gegenüber. Solche Haltungen sind unter Lehrern sehr verbreitet, von denen man eigentlich annehmen könnte, dass sie es besser wissen. Sie haben einen enorm großen Einfluss gehabt, der die Welt und die Sexualität auf eine geringere Bedeutung reduziert. Das Bekannte, so wird postuliert, ist weniger als das Unbekannte, und manche haben behauptet, eine Art höheren Wissens zu besitzen, während sie gleichzeitig desinteressiert am Leben und an der Sexualität waren. Selbst ein so intelligenter Erleuchteter wie J. Krishnamurti sprach über die Wunder des Lebens, während er gleichzeitig Verachtung der Sexualität gegenüber zeigte und seine eigene Sexualität verbarg und auf diese Weise das Unbekannte in ein „Etwas" oder ein „Anderes" verwandelte, das man erkennen könne. Durch solche Vorstellungen wird dieses Leben hier abgewertet oder unterschätzt, und das natürliche Wunder, das wir sind, wird nicht gesehen oder gefühlt. Dies ist eine verdrehte und dennoch einflussreiche Vorstellung. Der Definition zufolge *kann* nämlich das Unbekannte nicht erkannt werden, und damit ist die Geschichte auch schon zu Ende. Unser natürlicher Zustand ist ebenso geheimnisvoll wie irgendeine unmanifeste Wirk-

Den gesellschaftlichen Geist zu durchschneiden, um eine vollständige Intimität herzustellen, ist ebenso herausfordernd wie irgendein anderer „spiritueller" Vorschlag der Kultur. Aber ***diese*** *Herausforderung liegt in unserer Reichweite, denn sie ist der natürliche Zustand unseres Lebens.*

lichkeit, die wir erschaffen, und *wir sind gerade jetzt* Teil dieses Wunders. Wenn es überhaupt ein Geheimnis des Lebens gibt, das aufgedeckt werden kann, dann wird es nur unter voller Beteiligung des Bekannten enthüllt werden. Die Kraft, die in allem Leben wirkt, wird zu gegebener Zeit erkannt werden. Dazu ist nur nötig, dass ein Mensch lernt, seine Lebensenergie zu steuern, die ein Ausdruck des Wunders seines eigenen Wesens ist. Auf diese Weise können wir unsere Sexualität in einen lebenserneuernden Prozess verwandeln und die Macht des Lebens fühlen, die den Herzschlag erzeugt, den Atem und die Sexualität, und die voll Gnade für die Mütter des Lebens sorgt, die jungen und die älteren. Auf diese Weise steigt der Himmel zur Erde hinab.

*

Ich bin mir wohl bewusst, dass es im gesellschaftlichen Kontext der Gewalt, die Gesellschaften seit den Urzeiten der Geschichte bis heute erleben mussten, weil Menschen in einem Gefühl der Trennung leben, schwer für uns ist, einen friedlichen Kontext zu finden, um diesen „Leben-für-die-Liebe"-Yoga zu praktizieren. Es gibt ein sehr reales Trauma in uns. Dennoch ist dieser Yoga zu allen Zeiten praktiziert worden und sollte als Ausdruck des Lebens weiter praktiziert werden. Die Natur leidet nicht an den Problemen, die ihr von dem angsterfüllten Geist des Menschen und seinem Bedürfnis nach Kontrolle aufgezwungen wurden. In der Natur gibt es eine vollkommene Einheit und Harmonie. Die Terrorakte des 11. September geschahen in New York an einem wunderschönen Tag, und im kriegsgeschüttelten Europa sangen die Vögel weiter in den Feldern. Und *wir* sind Teil der Natur. Wir müssen uns nur darauf besinnen. Ohne die Notwendigkeit eines gesellschaftlichen und wirtschaftlichen Wandels zu ignorieren, ist es dennoch möglich, einen Platz für uns selbst auf dieser Erde zu schaffen, ganz gleich, wie schlecht es um sie steht. Wir können immer praktizieren, was dem Leben entspricht; und das ist die wahre Revolution. Wir können das persönlich erreichen, weil es jetzt schon wahr ist.

*

Sich über den gesellschaftlichen Geist hinwegzusetzen, um vollständige Intimität zu erzeugen, ist ebenso herausfordernd wie jeder andere „spirituelle" Vorschlag der Kultur. Aber *diese* Herausforderung liegt in deiner Reichweite, denn sie *ist* der natürliche Zustand unseres Lebens. Verschiedene männliche und weibliche Aspekte deiner Visualisationen werden deine energetische Reaktion darauf entsprechend beeinflussen, und wir können die männlichen und weiblichen Aspekte unseres Selbst im Wechselspiel mit ihnen entwickeln. Es ist wichtig, seine Energie und Sexualität vor einer Beziehung kennen gelernt zu haben, um eine positive Einstellung der Sexualität gegenüber sowie Vertrauen dazu zu entwickeln, wie man einander näherkommt. Sonst fordern wir einen Menschen nämlich auf, ohne Vorbereitung von null auf hundert zu beschleunigen! Wo die natürliche Bewegung in Richtung auf eine Beziehung vorhanden ist, gibt es keine Wahl, sondern man sollte ihr einfach folgen. Ansonsten wäre es so, als wollte man versuchen, den Mond auszuknipsen. Beziehung ist die Kraft des Lebens; und sie muss geschehen, wie auch Atmen geschieht, und du kannst vollkommen präsent dabei sein, sie meistern und über die gesellschaftlichen Begrenzungen hinausgehen. Zölibatär zu leben sollte sich nur ganz natürlich ergeben, und es sollte ohne Beweggrund geschehen.

Wo es die natürliche Bewegung in Richtung auf eine Beziehung gibt, gibt es keine Wahl, sondern man sollte ihr einfach folgen. Ansonsten wäre es so, als wollte man versuchen, den Mond auszuknipsen. Sie ist die Kraft des Lebens; und wie der Atem muss sie geschehen und du kannst daran vollkommen beteiligt sein, sie meistern und über die gesellschaftlichen Begrenzungen hinausgehen.

*

Dieser Yoga der Beziehung ist eine höhere Form des Yogas des Körpers und des Atems, den beide Partner auf ihre eigene, angemessene Weise praktizieren müssen. Die Sensibilitäten des Körpers und des Atems und die Intimität mit dem eigenen Leben sind notwendig, damit sich eine sexuelle Yogapraxis entwickeln kann. Es geschieht häufig und macht traurig, wenn ein Partner sich durch Yoga veredelt und dies von seinem oder ihrem Partner nicht geteilt wird. Wenn die Kraft des Yoga und des Lebens sich durchsetzen, dann geht es nicht anders: Man muss versuchen, dem Partner Yoga beizubringen. Auf diese Weise wird Yoga unter anderem traditionell übermittelt, und es ist eine ebenso legitime Art und Weise wie jede andere Lernsituation auch. Tatsächlich ist dies diejenige Art und Weise, wie der „erste" Lehrer des Yoga, Shiva, seiner Frau Parvati Yoga übermittelte.

*

In unseren gegenwärtigen gesellschaftlichen Verhältnissen sind es die Frauen, die im Allgemeinen an Yoga interessierter sind, und sie haben deshalb den Männern gegenüber eine besondere Rolle als Vermittlerinnen. Selbstverständlich kann das nicht forciert werden, und im Hinblick auf die Situation und den Hintergrund jedes Menschen ist viel Einfühlsamkeit erforderlich. Aber es lohnt sich, in einem sanften, aber starken Dialog beharrlich zu bleiben. Vielleicht ist der Begriff „zähe Liebe" dafür ein passender Ausdruck, aber jedenfalls ist es Liebe! Natürlich kann hier auch ein Dritter – beispielsweise die Intervention eines aufmerksamen Lehrers – hilfreich sein. Wir können ein Interesse an Yoga bei jemandem sicherlich nicht forcieren. Es muss auf natürliche Weise durch den positiven Einfluss eines anderen entstehen. Wenn es sich nicht entwickelt, ist es kontraproduktiv, jemanden dazu zwingen zu wollen. Es ist besser, die ganze

Sexualität fallenzulassen und dein Lieben einfach auf den simplen Respekt und die Fürsorge für deinen Partner zu konzentrieren. Warte und entspanne dich, statt in Frustration zu leben. Es kann sein, dass man die schwierige Entscheidung treffen muss, ob man weiter versuchen will, die Beziehung zu transformieren, wenn das möglich ist, oder auf eine geeignetere Form der Partnerschaft überzugehen. Das Feuer des Yoga und des Lebens müssen ihren Weg nehmen, sich durch die Hindernisse hindurchkämpfen, und dazu muss Gegenseitigkeit gefunden werden. Aber seid gewarnt! „Es ist besser, mit dem Weg gar nicht erst anzufangen! Aber wenn du einmal damit angefangen hast, dann bringe ihn so schnell wie möglich zu Ende!“

Wenn du Single bist und eine intime Beziehung sich nicht abzeichnet, dann übe weiter allein. Gehe dabei auch mal ein Risiko ein. Triff dich mit allen möglichen Menschen, und lass aus jeder Beziehung erst eine einfühlsame Freundschaft werden, bevor du dich in Liebe verbindest. Erkläre jedem potenziellen Partner deine Ansichten und deine Absicht, die mit all dem verbunden ist. Es wird gut für denjenigen sein, ganz egal, was dabei herauskommt.

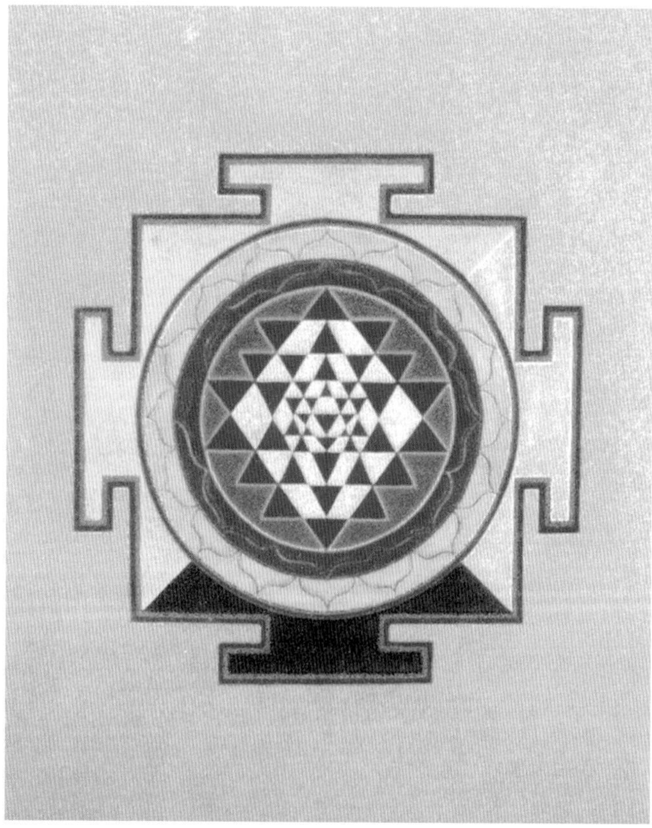

Wenn du Single bist und eine intime Beziehung sich nicht abzeichnet, dann übe weiter allein. Gehe auch mal ein Risiko ein. Triff dich mit allen Arten von Menschen, und lass aus jeder Beziehung erst eine einfühlsame Freundschaft werden, bevor du dich in Liebe mit ihm verbindest. Erkläre jedem potenziellen Partner deine Ansichten und deine Absicht, die mit all dem verbunden ist. Es wird gut für denjenigen sein, ganz egal, was dabei herauskommt. Eine sexuelle Begegnung kann zu einer lebenslangen Beziehung mit jemandem führen. Sie kann ein notwendiger Schritt in der Entwicklung einer Beziehung sein, durch den ihr erkennt, ob ihr sie zu einer echten Partnerschaft machen wollt. Ein Kuss kann dazu manchmal auch schon genügen! Egal, was geschieht, tu alles in einem Geist ehrlicher Freundschaft und in gegenseitiger Absprache. Viele versuchen, ohne eine solche Aussprache sexuelle Beziehungen zu haben, in der Hoffnung, dass sich daraus eine weitergehende Beziehung entwickelt. Die Vorstellung der Liebe um der Liebe willen hat ihre Logik, insofern sexuelle Vereinigung ein kraftvolles Mittel sein kann, den Lebensstrom zu bewegen und das System zu heilen. Es kann auch außerhalb einer Partnerschaft praktiziert werden. Allerdings ist dies eine leidenschaftliche und schwierige Praxis, weil die emotionale Bindung in der Sexualität tief ist und eine Kontinuität sowie erweiterte Formen des Ausdrucks erfordert. Solange die Praktizierenden sich der Bedürfnisse und Absichten des anderen vollkommen bewusst sind und sich als Gleichwertige treffen, kann auch dies fruchtbar sein. Wenn einer sich jedoch als Überlegener aufführt, wie beispielsweise als Therapeut oder Guru oder Priester, der es nur um des anderen willen tut, dann ist dies heimtückische Ausbeutung, die die gegenseitige und freiheitliche Teilnahme an der Sexualität und an allem anderen verleugnet. Und dies ist in allen Traditionen weit verbreitet.

Tu alles in allen Situationen in einem Geist ehrlicher Freundschaft und mit gegenseitiger Übereinkunft. Gestaltet euer Auseinandergehen genauso heilig wie euer Zusammenkommen, als notwendiges Mittel für neues Wachstum.

*

Solltest du dich selbst in einer Partnerschaft ohne Gegenseitigkeit wiederfinden, dann mach dir keine Sorgen. Du kannst längere Zeit versuchen herauszufinden, ob sich Gegenseitigkeit erreichen lässt, und wenn nicht, verlasse eine solche Beziehung in Würde. Jeder hat Blockaden im Leben. Diese Komplexität kann die Liebe behindern. Sei nicht zu streng mit dir oder mit deinem Partner. Wenn man neue Fähigkeiten erlernt, ist es notwendig, Fehler zu machen. Wir haben eine Menge Schmerz ererbt, den manchmal selbst die Liebe zweier engagierter Menschen nicht verändern kann. Du hast alle Liebe gegeben, die es in dieser Beziehung zu geben gab. Man muss wissen, wann man weitergehen und mit jemand anderem mit seinem Lieben weitermachen muss. Gestaltet euer Auseinandergehen genauso heilig wie euer Zusammenkommen, als notwendiges Mittel für neues Wachstum. Ihr solltet nicht beiläufig auseinandergehen, aber auch nicht zurückschauen, damit eure Liebe nicht zum Ausdruck einer sentimentalen Vergangenheit wird. Liebe hier und jetzt, mit jemandem, der dir mit seinem Körper, seinem Geist und spirituell begegnet. Sei darauf vorbereitet, dies alles mit jemandem zu erleben. Halte nichts zurück, nur weil du in der Vergangenheit Fehlschläge und Angst erlebt hast, die zum größten Teil nicht deine eigenen waren.

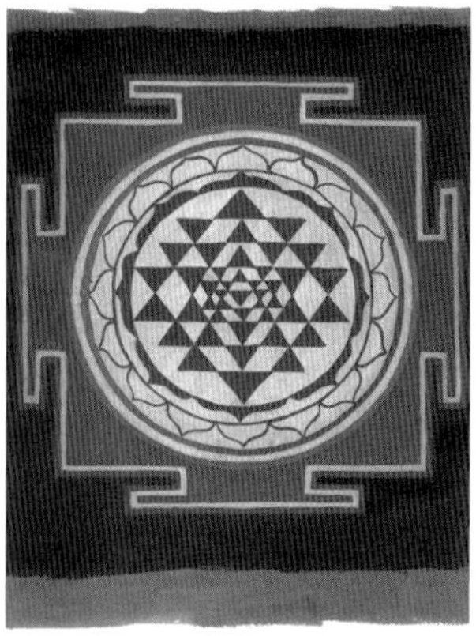

Was die weit verbreitete Furcht vor durch sexuelle Kontakte übertragbaren Krankheiten betrifft: Lass sie nicht deine Liebe beeinflussen oder nutze sie nicht als Entschuldigung, dich nicht auf Intimität einzulassen. Paare, die sich entschließen, intim miteinander zu werden, müssen sich diesem Thema stellen und eine Lösung dafür finden, weil es nun einmal Teil des Lebens ist. Paradoxerweise erhöht positives Lieben das Wohlbefinden und vermindert so das Risiko der Erkrankung, während Furcht das Immunsystem schwächt.

Die unausweichliche Frage, die bei dieser Überlegung aufkommt und die sowohl Männer als auch Frauen betrifft, ist die nach der Homosexualität. Die Antwort ist einfach. In jedem menschlichen Körper gibt es männlich und weiblich. Der sexuelle Yoga ist derselbe und erfordert dieselbe Einfühlsamkeit, in jeder Situation. Wo immer es Liebe gibt, muss sie geehrt werden.

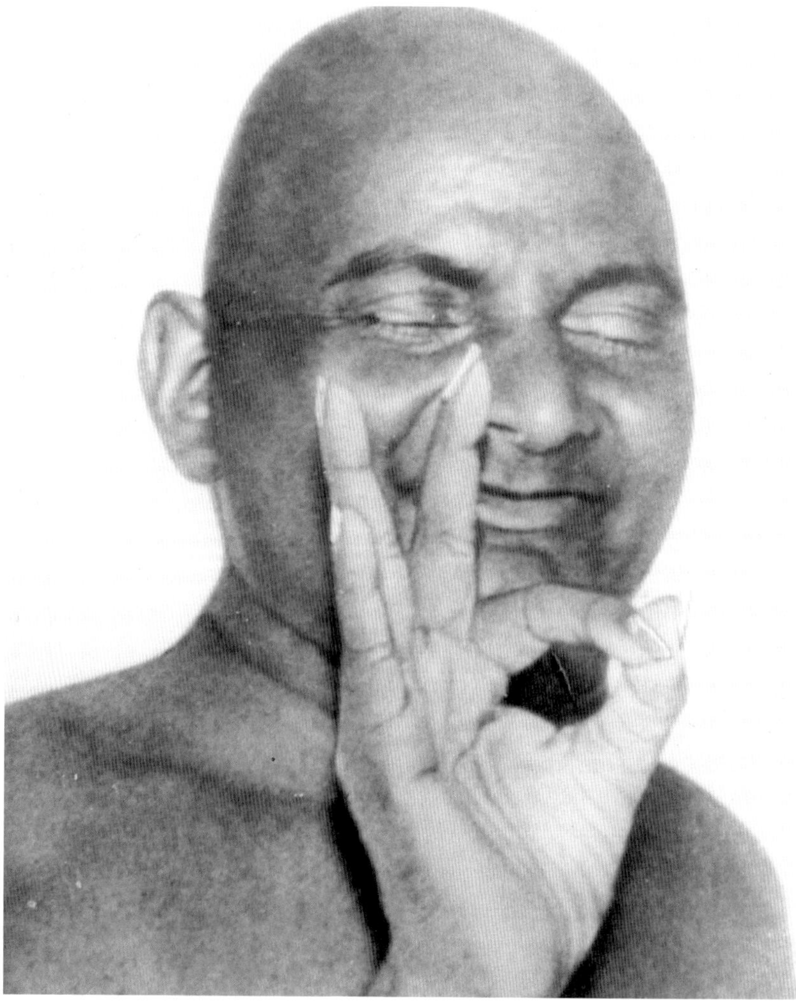

Nityananda

SCHÖPFUNG

Sarah und Vishal waren ein typisches „aufstrebendes" Paar. Sie waren sehr „busy" in ihrem Leben zwischen Job und Spaß. Da sie häufig zwischen New York und Neu Delhi hin- und herreisten, trainierten sie eifrig den populären Yoga, der in New York gelehrt wird, um sich in ihren Jobabläufen gesund zu halten. Als Sarah 36 Jahre alt wurde, beschlossen sie, dass sie ein Baby haben wollten, in dem Bewusstsein, dass die Jahre verstrichen und dass dies ihren Wunsch entscheidend beeinflusste. Ohne ihren Lebensstil zu unterbrechen, versuchten sie es. Die Jahre vergingen, es trat keine Schwangerschaft ein. Endlich wurde Sarah schwanger, hatte aber früh eine Fehlgeburt. Das war traurig für sie beide. Und offen gesagt, so gaben sie zu, machte ihnen körperliche Liebe wirklich Spaß.

Sarah genoss ihre Fraulichkeit auf alle Arten und Weisen, ohne Einschränkung. Vishal genoss ihre Fraulichkeit auch, und zwar auch ohne Einschränkung! Sie hatten das Gefühl, dass diese Veränderung wie ein Geschenk Gottes war.

Ein guter Freund rief mich an und bat mich, ihnen zu helfen. Nun ist Krishnamacharya für seine heilenden Gaben und für seine Fähigkeit bekannt gewesen, Paaren dabei zu helfen, schwanger zu werden. Ich hatte das Glück, diese Art Therapie in Madras (Chennai) zu beobachten. Ich gab jedem der beiden eine passende Yogapraxis und machte ihnen einige Vorschläge zu bestimmten Praktiken, die sie zusammen machen konnten, darunter einige Yogatechniken und auch einige sexuelle Praktiken. Sie empfingen ein Mantra und ein Yantra, mit dem sie üben sollten und das der Mutterkraft erleichtern sollte, in sie einzutreten. Sehr wichtig war auch, dass sie sich versprechen sollten, nicht zwanghaft zu üben, es aber andererseits wirklich zu tun. Sarah wurde gebeten, alle das Durchsetzungsvermögen übermäßig stärkenden „männlichen" Übungen zu unterlassen, sich mehr zu entspannen und Dinge herauszufinden, die sie mit Muße in natürlichen Umgebungen machen konnte. Vishal wurde gebeten, ein wenig mehr Zeit zu investieren, in der er die Verbindung mit seiner Frau genießen konnte, und mit ihr die erholsame Energie des sexuellen Yoga zu praktizieren, wobei er wählen sollte, zu den Zeitpunkten des Eisprungs zu ejakulieren. Von einem medizinischen Standpunkt aus betrachtet konnte man vermuten, dass ihre Energien und ihre Biochemie sich sicherlich so verändern würden, dass dies einer Empfängnis förderlich wäre.

Und genau dies geschah auch. Das unmittelbare Ergebnis bestand darin, dass ihre sexuelle Lust und der Genuss miteinander sich dramatisch erhöhten. Die empfangende Stärke durch eine einfache *asana*- und *pranayama*-Praxis während des Tages tat ihre offensichtliche Wirkung. Sie waren jetzt bereit, sich gegenseitig zu empfangen und füreinander da zu sein. Dies, und darin stimmten sie überein, war schon allein ein befriedigendes Ergebnis und bestätigte den Wert des Yoga für sie – und für ihre Freunde! Sarah wurde unmittelbar femininer in ihrer Persönlichkeit und in ihrer Erscheinung, begehrenswerter für Vishal, der ihr viel Aufmerksamkeit widmete! Er wurde ein wenig weicher, ein bisschen weniger getrieben von seinen Karriereambitionen. Ihr ganzes sexuelles Leben wurde sehr interessant für sie, wo es vorher beinahe so etwas wie eine Pflichtübung gewesen war – mit der zusätzlichen Belastung, unbedingt empfangen zu müssen.

Und dann geschah es! Und dieses Mal, in ihrem entspannteren Lifestyle, im Genuss und in der Gesundheit ihrer Intimität, schien es keine Frage und kein Risiko einer Fehlgeburt zu geben. Ihr Bauch wuchs wunderbar!

Als ich sie einige Monate später traf, war ich fassungslos, die radikale Veränderung in Sarahs äußerer Erscheinung zu sehen. Ein 38jähriger Wildfang war zu einer anmutigen Frau geworden, sehr stark und sehr sanft. Es war unglaublich, weil die Mutterkraft auch in ihr war, und sie war wunderschön! Ich hatte gerade meine Mutter verloren, deshalb war ich auf besondere Weise dankbar, durch Sarahs Gegenwart gesegnet zu sein. Sarah sagte, dass sie ebenfalls tief dankbar für die Intimität mit ihrer eigenen Mutter und der sorgenden Mutter von Vishal war. Diese war Inderin, deshalb hatte auch die Großfamilie und die ganze Gemeinde Interesse an der Heirat und dem Aufziehen ihrer Kinder. Für Sarah war es ein zusätzlicher Segen, so viel Liebe und Unterstützung zu bekommen.

Sarah genoss ihre Fraulichkeit auf jede erdenkliche Art, ohne Einschränkung. Vishal genoss ihre Fraulichkeit auch, und zwar auch ohne Einschränkung! Sie hatten das Gefühl, dass diese Veränderung wie ein Geschenk Gottes war. Sie erkannten, dass Yoga der Auslöser war, um mit ihrem natürlichen Zustand in Kontakt zu kommen. Yoga hatte unterstützt, was Mutter Natur mit ihnen vor der Belastung durch den gewöhnlichen Lifestyle, der ihr Lieben beeinträchtigte, im Sinn gehabt hatte. Es war ein Privileg, ein Katalysator für sie zu sein und ihren Wandel zur Anmut mitzuerleben.

Unsere Tipunas spannen ihre Linien
Wie Spinnen, die ihre Netze weben
Mit einer Myriade Fäden
Die an jedem Kontinent hängen bleiben
Geh nicht und lass sie in Schachteln liegen
An Orten, die man nur schwer finden kann
Wie das entfernteste Ausstrecken
Deines Herzens und deines Geistes
Nein, lass den Tau noch
Tropfen und hängen bleiben
Und das Morgenlicht sie beleuchten.

Jacqueline Celia Carter

Tipuna sind Ahnen.

Yoga muss, um erfolgreich zu sein, von den begrenzenden Programmen der religiösen und wirtschaftlichen Institutionen abgehängt und wieder zu dem echten Zeitvertreib aufrichtiger Menschen gemacht werden, die sich umeinander kümmern.

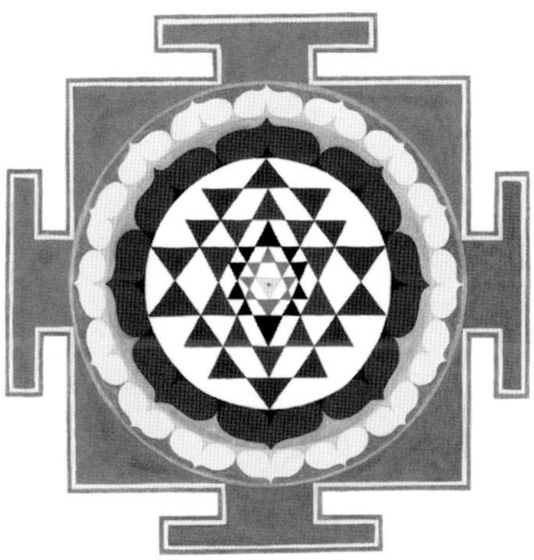

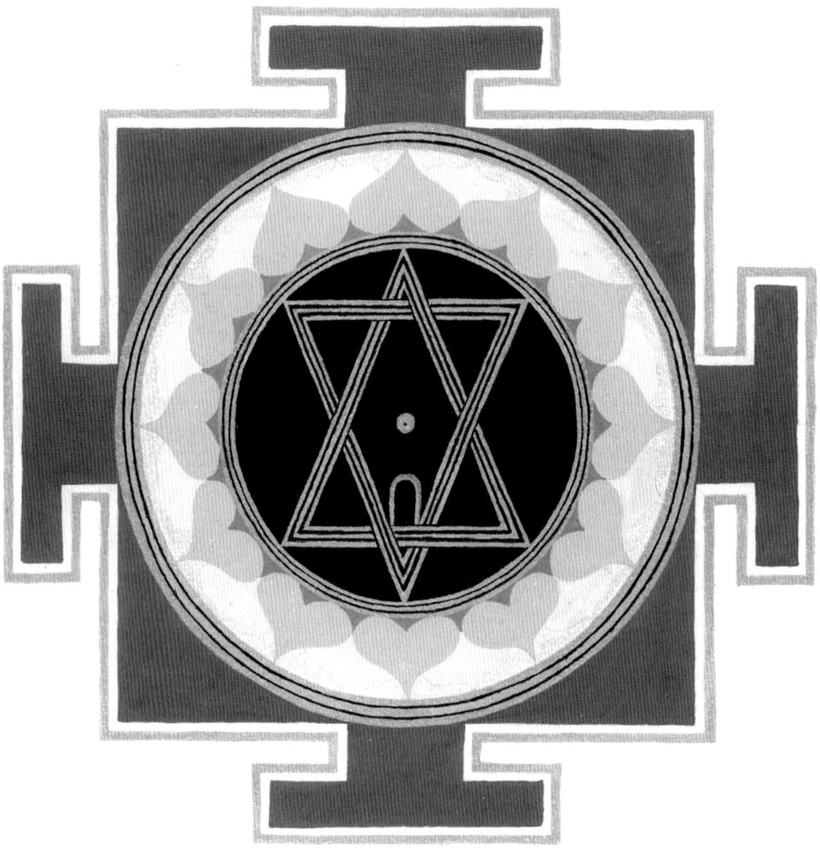

Eine Bemerkung zu Lehrern

Wie auch bei anderen persönlichen Yogapraktiken, die Sorgfalt erfordern, ist die Hilfe eines guten Lehrers von großem Vorteil für uns. Einen Menschen zu finden, der versiert in all diesen Bereichen ist, ist offensichtlich schwierig. Sehr häufig sind Menschen, die behaupten, Lehrer oder Therapeuten zu sein, stärker interessiert an ihren professionellen bzw. wirtschaftlichen Programmen als daran, wirklich für Menschen zu sorgen. Sie sind nicht bereit, sich auf gleichwertige und gegenseitig offene Freundschaften einzulassen. Du gehst in diesem Milieu ein Risiko für dich ein, und die Begrenzungen, die dem Lehrer, den Lehren oder der Therapie innewohnen, werden sich verdoppeln. All dies entsteht im Kontext einer Kultur der Begrenzung, die jedoch auch die Voraussetzung ihrer Lösung in sich trägt. Der einzige Mensch, von dem du Yoga lernen solltest, ist ein Freund, jemand, dem du vertrauen kannst, der sensibel deinen Bedürfnissen gegenüber ist und der sich um dich kümmert. Dies ist die „höchste" Qualifikation, und sie ist ausschlaggebender für deinen Erfolg beim Yoga als eine große Menge Information. Wenn du keinen solchen Yoga-Adepten hast, dann finde einen Freund, mit dem du reden kannst, der ebenso wie du an diesen Überlegungen und Praktiken interessiert ist. Das ist ausreichend.

Der einzige Mensch, von dem du Yoga lernen solltest, ist ein Freund – jemand, dem du vertrauen kannst, der empfindsam gegenüber deinen Bedürfnissen ist und der sich um dich kümmert. Dies ist die „höchste" Qualifikation, und sie ist entscheidender für deinen Erfolg beim Yoga als eine große Menge Information.

Die heutige Praxis der gegenseitigen Begleitung und des gegenseitigen Beratens ist ein gutes Modell, durch das du Unterstützung bei diesen sensiblen Themen und vielleicht sogar so etwas wie einen Mentor finden kannst. Freunde sind füreinander erreichbar – „Ich bin für dich da" – und hören einander sorgsam zu, um helfen zu können. Im gegenseitigen Verstehen werden hemmende Muster identifiziert und gelöst oder durch positive Muster ersetzt. Freunde helfen sich gegenseitig dabei, zur Klarheit und zu ihrer natürlichen Freiheit zu finden. Die hilfreichsten unter ihnen sind ganz normale Freunde, die eigene Schwierigkeiten kennen und durchlebt haben und bereit sind, das miteinander zu teilen. Vermeide Menschen, die deine Erfahrung nicht verstehen können, weil sie schon erleuchtet geboren wurden oder etwas in dieser Richtung! Oder die gefesselt sind an eine Autorität oder ein Programm der Abstammungslinie und der Tradition und behaupten, in einer überlegenen, kontrollierenden Position zu sein.

Wo sich yogische Kompetenz entwickelt, wird sich auf ganz natürliche Weise eine Position als Lehrer aufbauen. Ebenso unausweichlich können sich dabei auch ungesunde Muster ähnlich den Eltern/Kind-Abhängigkeiten entwickeln.

Sie basieren auf früheren gesellschaftlichen Modellen oder auf unabgeschlossenen emotionalen Störungen der Kindheit oder Jugend, die auf die Lehrerin projiziert werden. Sie wird als etwas Besonderes mit ganz seltenen Errungenschaften gesehen. Im Wissen, dass nichts Besonderes erreicht worden ist und dass wir einfach denselben Zustand teilen, liegt es in der Verantwortung der Lehrerin, darauf zu achten, dass solche Dynamiken sich nicht entwickeln. Sie hält die Beziehungen natürlich und auf der Basis von Gleichwertigkeit aufrecht. Auf diese Weise werden Studenten in kurzer Zeit mit derselben Klarheit antworten. Darin liegt die Bedeutung der Yoga-Übertragung durch einen Geist, der frei von gesellschaftlichen Konzepten ist. Machtspiele konventioneller gesellschaftlicher Beziehungsführung werden so ausgelöscht und sind nicht länger relevant.

Auch bei Jugendlichen entsteht unausweichlich eine Resonanz, wo es die gesellschaftliche Annahme gibt, dass der Lehrer irgendwie besonders sei. Gesten der Unabhängigkeit oder wütende Trennungen können als Folge des phantasierten Bedürfnisses entstehen, Macht durch Selbstbestimmung unabhängig vom Lehrer zu finden. Wiederum liegt es in der Verantwortung des Lehrers, sich davon nicht beeindrucken zu lassen und nicht seinerseits diese gesellschaftliche Dynamik zu erzeugen oder eine gesellschaftliche Identität anzunehmen, die dazu tendiert, eine solche Reaktion zu begünstigen. Wenn Studenten dieses Problem verstehen, dann können sie ebenfalls die Verantwortung für ihre Reaktionen aus dem Kindheits- oder Jugend-Ich auf den Lehrer übernehmen und sich dahin entwickeln, ein solches Vorkommnis in einer natürlichen Freundschaftsbeziehung neu zu bewerten.

Wir bringen frischen Wind in die Kultur. Der Mechanismus beim Entstehen menschlicher Blockaden wird so eliminiert. Yoga wird dort erfolgreich unterrichtet, wo es kein Macht- und Kontrollmotiv gibt, sondern nur Freundschaft und Füreinander-Sorgen. Die Intimität, die man unter Freunden findet – seien sie nun formale Lehrer oder nicht – ist das Mittel, das Yoga zur Transformation anbieten kann. Diese besondere Beziehung auf der Basis von Gleichheit ist die notwendige Voraussetzung der Yogaübertragung und der persönlichen gegenseitigen Stärkung. Vertrauen zueinander ermöglicht Vertrauen zu uns selbst und Vertrauen zum Leben. Wenn ein Schüler zu einem Lehrer kommt, dann ist Vertrauen bereits vorhanden, einfach deshalb, weil er im Glauben gekommen ist, dass es dort etwas für ihn zu entdecken gibt. Es liegt in der Verantwortung des Lehrers, dieses Vertrauen nicht auszubeuten und nur das zu lehren, was nützlich und wichtig für jeden Einzelnen ist. Viele Menschen, die sich selbst für Lehrer oder Therapeuten halten, sind in Wirklichkeit verwundete Persönlichkeiten, die ihr Lehren als Strategie nutzen, Kontrolle über andere auszuüben. Sinnvolles Lehren kann aber nur geschehen, wenn es keine psychologische Strategie und überhaupt kein gesellschaftliches Programm gibt. Dies ist ein sehr sensibles und gesellschaftlich bedeutsames Thema und die Verletzbarkeit eines Schülers muss verstanden werden. Die *bhavana* oder Qualität einer Lehrsituation basiert auf dem Respekt für das Individuum. Wenn du das Gefühl hast, in sicheren Händen zu sein, dann geschieht etwas. Es ist eine alles umfassende Stimmung oder Resonanz für jeden, der daran teilnimmt. Das ist Herzyoga, das Herz des Yoga.

Ein Mensch, der sich als überlegen darstellt, wie ein Therapeut oder ein Guru oder ein Priester, und dies angeblich um des anderen willen tut, beutet ihn heimtückisch aus und verleugnet die gegenseitige und freie Teilnahme an der Sexualität und an allem anderen. Das ist in allen Traditionen weit verbreitet.

Hilf mir, die Botschaft zu verbreiten, die in dir und in mir ist.
Wir kommen aus einer langen Linie, das kann ich in deinen Augen sehen.
Du bist Teil deiner eigenen Zeit, ich bin Teil deiner Liedzeile.

All diese Dinge, die ich hinter mir gelassen habe,
all diese Dinge, die ich hinter mir gelassen habe,
waren niemals meine.

Tim Finn, „Songline“ (Liedzeile), aus: *Feeding the Gods**

* Eine Liedzeile ist das Mittel, durch das die australischen Aborigines das Stammeswissen erhalten und weitergeben.

Die heiligen Texte

Dharma bedeutete persönliche und gesellschaftliche Verantwortung, die Unterstützung und das Erheben des Lebens. Es beinhaltete kein Lehrgebäude, dem man sich anschließen, das man verbreiten oder das man verteidigen sollte.

Zu allen Zeiten bis heute haben Menschen von ihren Erfahrungen berichtet oder versucht, die Erfahrungen anderer in schriftlicher Form oder durch andere Kommunikationsmittel in einer sinnvollen Weise weiterzugeben. Dies scheint ein wichtiger Teil menschlicher Erfahrung zu sein. Im Yoga gibt es viele antike und moderne Texte, die einen wichtigen Beitrag zu unserem Verständnis und unserer Praxis leisten. Wir sind unseren antiken und modernen Freunden sehr dankbar, die voll Inspiration versucht haben, ihre Gedanken auszudrücken oder die von anderen zu kodifizieren. Besonders Patanjalis Yogasutra ist „das" Yogahandbuch gewesen, das den Prüfungen der Zeit standgehalten hat und für viele Generationen von Yogis nützlich war. Solange wir eine gesunde Beziehung zu solchen Werken haben, sind sie unendlich bereichernde und unterhaltsame Dokumente. Als einfache Lehrhandbücher – wie man beispielsweise ein Auto repariert oder Gitarre zu spielen lernt – sind sie nützlich. Jedoch ist der heutige Lehrwert antiker Texte in ihrem archaischen Ausdruck minimal. Außerdem wurden diese Texte in einem antiken gesellschaftlichen Kontext entwickelt, der annahm, dass ein persönlicher Lehrer verfügbar war, der diese Texte erklären konnte. Die Rolle des Lehrers bestand darin, ihn für den Schüler sinnvoll und bedeutsam zu machen und damit dem Text in einem lebendigen Dialog unter Freunden Leben einzuhauchen. Das Yogasutra ist wie ein Lehrhandbuch aufgebaut, eine Anleitung für Lehrer und Schüler in der lebendigen Dynamik ihrer Beziehung. Die Beziehung ist der Herzyoga, die dem Yogaunterricht Leben und Bedeutung gibt. Der Yoga besteht in der Beziehung, nicht in der Lehre. Ansonsten bleibt sie ein unlebendiges Dokument, ohne jede Bedeutung für irgendetwas. Es ist populär geworden zu sagen: „Die Lehre ist das Ausschlaggebende, nicht der Lehrer." Dem stimme ich nicht zu.

Unglücklicherweise hatten die Inder die Angewohnheit, ihre Lehrer und deren Unterricht zu vergöttern, und haben ihnen damit eine Position und eine Kontrolle gegeben, die die Stellung der anderen Teilnehmer und ihre Autonomie zu leben verminderte. Menschen und Büchern wurde so eine paranormale Stellung eingeräumt, die weit entfernt von der Realität und der Lebenssituation entfernt war – eine Position, die sich oft erst lange nach dem Leben des Lehrers und der ursprünglichen Quelle der Lehre entwickelte. Sie wurde so in der menschlichen Geschichte zu einem Mittel sozialer Kontrolle, mit der Einzelwesen die Verantwortung von Menschen an sich rissen, ihr eigenes Leben zu verwirklichen.

Einige Lehrer und Lehren wurden selbst aus politischen Gründen ausgebeutet. Ebenso wie Rom sich des Christentums bemächtigte und es überall in einem allmählich zerbrechenden Kaiserreich ausbreitete, so verbreitete König Ashoka den Buddhismus und sein Konzept des Verzichts als ein Machtinstrument. Und die Maharadschas bauten Tempel, um Steuern zu erheben! Wir geben antiken Texten und Geschichten eine Autorität, die nicht berechtigt ist. Wir suchen nach Bedeutung und Wahrheit in Texten, die es dort nicht gibt, sondern hier, direkt unter unserer Nase, in unserer Haut und in unserem Leben. Wenn wir über die Worte von anderen und mit der ihnen innewohnenden Logik nach Bedeutung und Authentizität in unserem Leben suchen, dann verleugnet diese Suche implizit die Wahrheit, die unsere wahre Essenz ist. Wahrheit ist nicht zwischen Buchdeckeln zu finden. Sie ist in unserem Leben. Wenn wir dies einmal begriffen haben, dann können wir diese Dokumente frei und auf für uns sichere Weise nutzen. Oder sie eben nicht benutzen. Es spielt keine Rolle. Es kann unterhaltsam sein, dies zu tun, genau, wie wenn man in einen guten Film geht, außer dass wir Filmen oft auch eine größere Realität zugestehen als unserem eigenen Leben. Ich hoffe, ihr versteht, was ich damit sagen will. So wie uns ein guter Film auf die Situation unserer eigenen Befindlichkeit hinweisen kann, so kann dies natürlich auch ein Text, wenn wir ihn gut einsetzen. Das Yogasutra ist dafür wirklich gut! Dieses *sutra* in seiner Ursprache, dem antiken Sanskrit, zu lesen oder es zu chanten, macht wirklich Spaß, wenn ihr Lust dazu habt.

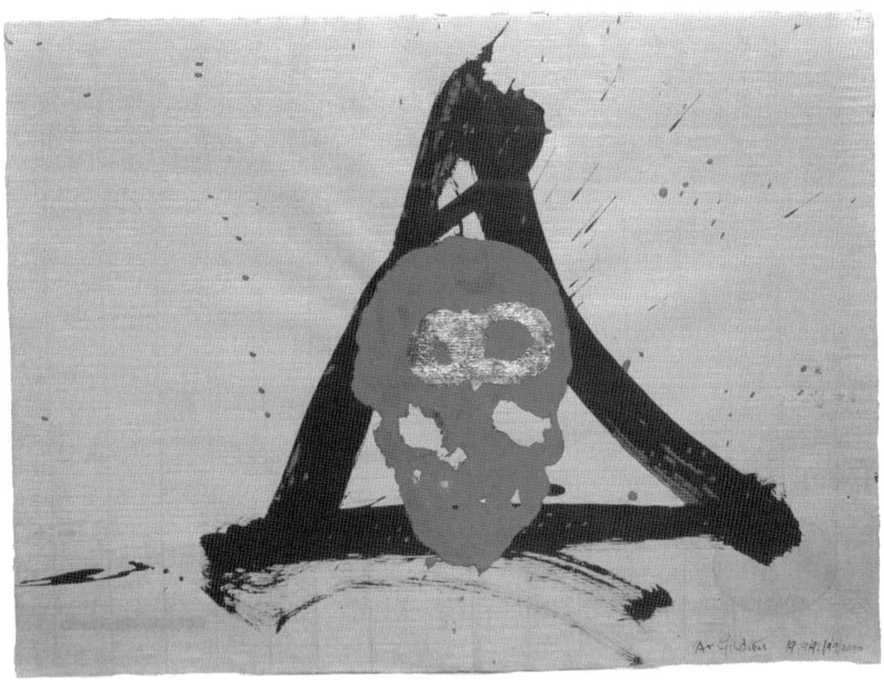

Ich bin sicher, dass Patanjali eine gute Absicht verfolgte, als er all das, was bereits vorlag, in einer nützlichen Zusammenfassung kodifizierte, aber daraus wurde dann ein Unterrichtshandbuch gemacht, was man im Leben tun sollte – so, als ob Leben eine Art Problem wäre oder eine Unzulänglichkeit. Das ist die implizite Annahme, die die Urheber von Texten für ihr eigenes Leben machten und die sie dann auf alle anderen projizierten. Sie waren so beschäftigt damit, von der Kultur vorgegebene mythische Zustände zu erlangen, dass sie auf diese Weise ihren wahren Zustand verleugneten. Das ist bei allen Texten und Lehrern der Fall, die „heilig" gemacht werden. Sie fangen vielleicht selbst gar nicht mit dieser Absicht an, aber die Kultur nimmt sie schnell in Besitz. Aus Patanjali wurde ein Gott gemacht, und die Worte des Yogasutra wurden in Granit gemeißelt. Diese wundervollen Worte verlieren auf diese Weise jedoch ihre Nützlichkeit und erzeugen lediglich einen Geist, der zu zweifeln beginnt, so, als ob wir nicht Fülle und ausreichend als das Leben selbst wären. Das erzeugt Zwiespalt und impliziert unmittelbar, dass etwas in unserem Leben nicht heilig ist. Die Vorstellungen, die in den heiligen Texten zum Ausdruck gebracht werden, sind wahr und machtvoll, aber sie bleiben lediglich Vorstellungen und Sprache und sollten nicht übertrieben ernst genommen werden, als wären sie bedeutsamer als das Leben selbst. Die Autorität des geschriebenen Wortes, die so entstanden ist, beeinflusst dich sonst zu sehr, auch wenn du nicht Teil der Kultur bist, die Patanjali zu einem Gott gemacht hat. Tatsächlich zweifeln wir so sehr, dass wir dazu tendieren, unsere persönliche Autorität an *alles* abzugeben, was in einem Buch geschrieben steht. Und das meiste davon ist schlicht falsch und basiert auf Annahmen, die die Autoren niemals selbst hinterfragt haben.

„Yoga bedeutet, das Bewusstsein durch den Geist hindurch kontinuierlich auf ein Objekt der Wahl zu richten." Das Ergebnis ist eine Verminderung der Veränderungen des Geistes. Nun, dies ist etwas, das jeder tun kann.

Ein schlagendes Beispiel dafür ist die Übersetzung des wichtigsten *sutra* (1.2), der Definition von Yoga. Mehr als einhundert englische und deutsche Übersetzungen dieses *sutra* haben jahrelang immer wieder gesagt: „Yoga ist das Einstellen der Veränderungen des Geistes." Dies ist zu einer Definition geworden, die enorme gesellschaftliche Auswirkungen hat. Menschen auf der ganzen Welt haben jahrhundertelang in einem naiven Enthusiasmus darum gekämpft, die Schwankungen des Geistes zu vermindern, sie haben deshalb Erfahrungen vermieden und alles, was diese für sie bedeuten. Unser lieber Krishnamacharya behauptet jedoch in seiner sprachlichen Akkuratesse, dass die korrekte Übersetzung folgendermaßen lautet: „Yoga bedeutet, das Bewusstsein durch den Geist hindurch kontinuierlich auf ein Objekt der Wahl zu richten." Das *Ergebnis* ist eine Verminderung der Modifikationen des Geistes. Nun, dies ist etwas, das jeder tun kann. Yoga kann auf diese Weise bedeutungsvoll werden und ist leicht zu erlangen. Die gewählten Objekte – zunächst der Körper, der Atem und die wichtigen Beziehungsumstände – sind alle in Reichweite eines Menschen. Dies hat eine fundamental andere Auswirkung und gesellschaftliche

Folgen im Hinblick darauf, wie Menschen leben werden. Wir unterliegen alle manchmal der Gefahr, unsere Autorität der Sprache zu übergeben, aber Texte können nützlich sein, wenn wir dies nicht tun.

Die Essenz des Yogasutra ist in den ersten vier Sutras zu finden. Sie definieren Yoga als ein Verschmelzen mit einer gewählten Richtung oder Erfahrung (1.2) und weisen darauf hin, dass wir „unsere eigene Form" kennen werden, wenn wir mit unserer Erfahrung verschmelzen oder uns selbst als den Einen erkennen werden, der sieht (1.3). Darüber hinaus, und das kann Angst machen, heißt es, dass wir nur Verwirrung erleben, wenn wir dies nicht tun (1.4). Das ist herrlich lehrreich, aber lasst uns einmal klar aussprechen, dass dies nichts ist, was wir tun können oder auch nur anstreben müssten. Wir sind schon mit unserer Erfahrung verschmolzen. Der Organismus antwortet bereits in vollkommener Weise auf das Leben, im Leben als Leben. Natürlicher Yoga entsteht, wenn der Geist seine selbst-zentrierte Aktivität aufgibt zu versuchen, alles verstehen zu wollen oder an sich zu arbeiten. Und das Yogasutra sagt dasselbe. „Ein Mensch mit außergewöhnlicher Klarheit ist einer, der frei ist vom Verlangen, die Natur des Wahrnehmenden kennen zu wollen." Er ist in Kontakt mit seinem eigenen Wesen gekommen (4.25).

Wenn du dich also hingezogen fühlst, das Mittel des Yoga zu praktizieren, erleichtere dir deine Last – dass du glaubst, du wärest durch Yoga verpflichtet, ein vorgestelltes Problem zu lösen. Praktiziere ihn nur zu deinem Genuss. Tu dies im vollen Verständnis dafür, dass es nichts zu erreichen gibt. Du kannst das Yogasutra schlicht vergessen oder dich daran erfreuen – was immer du möchtest. Obwohl Patanjali viele verschiedene Mittel von Yoga ins Bewusstsein ruft, sagt er auch, dass sogar die Yoga *samskaras* (Muster) selbst schließlich aufhören und dass überhaupt keine geistigen Eindrücke übrig bleiben. Yoga wird als Methode überwunden, und wir geben unsere Anhaftung selbst an positive Muster und an alles auf, was wir tun, um erleuchtet zu werden. Dies sind auch nur Süchte und Blockaden. Wir können sie zwar nicht absichtlich aufgeben wie eine weitere, selbst gewählte Methode, aber vielleicht lösen sie sich spontan auf, weil sie nicht mehr wichtig sind. Dann endet das Problem/Lösungs-Modell, und wir verweilen in einem natürlichen Zustand, in dem Dinge einfach sind, Ausdruck der außergewöhnlichen Intelligenz des Lebens selbst. Authentischer Yoga entsteht aus diesem Bewusstsein heraus auf ganz natürliche Weise. Das Yogasutra unterläuft seinen eigenen Zweck. Es ist ein wundervolles Dokument, das es wert ist, studiert zu werden, mit dem Vorbehalt, dass wir es selbst nicht zu ernst nehmen oder Vorstellungen Autorität verleihen, die nicht notwendig sind und schon gar nicht unsere eigenen.

Wenn du dich also hingezogen fühlst, das Mittel des Yoga zu praktizieren, erleichtere dir deine Last, die Verpflichtung, die du dem Yoga auferlegst, ein vorgestelltes Problem zu lösen. Praktiziere ihn nur als einen Genuss. Tu dies in dem vollständigen Kontext einer Einsicht, dass es nichts zu erlangen gibt.

Ich empfehle dringend, Desikachars Übersetzung der Interpretation der Yogasutras durch seinen Vaters Krishnamacharya zu studieren. Sie ist vollständig in „*The Heart of Yoga*" von T.K.V. Desikachar abgedruckt. Andere moderne Bücher, die ich als praktische Anleitungen und Einblicke in Yoga empfehlen kann, sind:

Yoga for the three stages of life von Srivatsa Ramaswami
Health, healing and beyond von T.K.V. Desikachar
The Viniyoga of Yoga von T.K.V. Desikachar
Yoga for Body, Breath and Mind von A.G. Mohan
Yoga for your Life von Margaret und Martin Pierce
Yoga for Transformation von Gary Kraftsow
Yoga for Wellness von Gary Kraftsow
Licht auf Yoga von B.K.S. Iyengar
Yoga Rx von Dr. Larry Payne

Tantra, Mantra und Yantra: Das Yantra des ganzen Körpers

Man kann sagen, dass in den antiken Systemen, Mythen und Symbolen Macht enthalten ist, denn sie sind seit Jahrtausenden eingesetzt worden und haben über Jahrhunderte hinweg Macht angesammelt. Manche glauben an diese Vorstellung, und wahrscheinlich hat dieser Glaube selbst schon einige Macht und kann Veränderungen bewirken. Diese kulturellen Beobachtungen und Beschreibungen entstanden als Folge menschlicher Erfahrung und stehen uns bis heute zur Verfügung. Es ist erstaunlich zu sehen, wie sich kulturelle Verständnissysteme im Verlauf der Geschichte entwickelten; allerdings kann die Faszination, die ihre Kunst und Schönheit auf uns ausüben, die Achtsamkeit für unsere eigene Schönheit verhindern, die in unserem Körper liegt. Ihre Macht, wenn es denn eine gibt, ist kein Ersatz für die Macht, die dem Leben innewohnt. Ihre Macht kommt aus derselben Quelle, die Leben ist. Sollten wir uns dafür entscheiden, Symbole einzusetzen, um zu bestätigen, was schon im Hinblick auf unseren eigenen Zustand wahr ist – großartig! Diese Freiheit, zu verstehen, dass kulturelle Phänomene nicht notwendig sind – die einst als Voraussetzung angesehen wurden –, hat die paradoxe Wirkung, uns zu erlauben, jeden Aspekt der Kultur so bodenständig übernehmen zu können, wie wir wollen. Wir sind dann geschützt vor ihren begrenzenden oder suchterzeugenden Wirkungen, während wir uns gleichzeitig des gesamten Nutzens oder der Macht erfreuen können, die sie erzeugen. Wir haben die Freiheit, mit ihnen zu spielen und sie kreativ einzusetzen. Es gibt sehr reale Gefahren und unerforschte Grenzen in kulturellen Glaubenssystemen. Manche sind so tief in unserer Lebensweise verwurzelt, dass wir sie nicht einmal mehr bemerken. Sie sind Axiome des gesellschaftlichen Geistes und beeinflussen unser Leben, ob wir nun religiös sind oder nicht.

Es gibt sehr reale Gefahren und unerforschte Begrenzungen in kulturellen Glaubenssystemen. Manche sind so tief in unserer Lebensweise verwurzelt, dass wir sie nicht einmal mehr bemerken. Sie sind Axiome des gesellschaftlichen Geistes und beeinflussen unser Leben, ob wir nun religiös sind oder nicht.

Zum Beispiel hat die Zwanghaftigkeit der Hindus und des Yoga, die Achtsamkeit so zu lenken, dass sie über die drei unteren Chakras emporsteigt, einen tiefen gesellschaftlichen Einfluss gehabt, durch den die menschlichen Aufgaben auf der Ebene des Lebens verleugnet wurden. Es ist eine gesellschaftliche Prägung, dass es „niedriger“ oder weniger wertvoll ist, Bedürfnisse und Funktionen zu haben, die „animalischen“ Notwendigkeiten entsprechen. Auf ähnliche Weise ist die Vorstellung der jungfräulichen Geburt im Christentum eine Verleugnung der Sexualfunktion und unserer biologischen Existenz. Die

Zwanghaftigkeit im Umgang mit dem „Wiedergeboren-Sein" tut unsere Geburt und das damit verbundene Wunder einfach ab. Auch im Buddhismus gibt es die Vorstellung, dass der Buddha aus der Seite seiner Mutter geboren wurde, statt aus dem normalen Geburtskanal zu kommen. Diese religiösen Konzepte sind alle eins aus dem anderen entstanden, Folgen derselben großen kulturellen Theorie, die den Zustand des Geboren-Seins verleugnet. Und sie sind alle Teil von uns geworden, ob wir nun gerade religiös sind oder nicht. Dies ist wahrscheinlich die Ursache für die unkalkulierbare Missachtung des menschlichen Lebens, die sich durch die ganze Geschichte zieht, und auch für die Qual, die der Mensch dem Tierreich angetan hat. Er kann sein eigenes biologisches Leben nicht fühlen und bewertet es durch seine Vorstellungen einer spirituellen Geburt, der Wiedergeburt oder einem Öffnen des „spirituellen Herzens", wenn erst einmal die drei unteren Chakras „bezwungen" worden sind, als etwas Geringeres. Die Vorstellung des Himmels ist eine riesige Missachtung der Schönheit des Lebens hier auf der Erde. Nicht in der Lage, die Wirklichkeit des Lebens anzunehmen – einschließlich des sehr realen Schmerzes der Geburt und des Todes –, entwickeln wir tröstliche Glaubenssysteme. Mit diesen versuchen wir den Schmerz und deshalb das Leben zu vermeiden und entwickeln nicht das notwendige Mitgefühl für uns selbst und für andere. Diese inneren Haltungen herrschen immer noch in weltweit gültigen Lehrgebäuden und bei vielen Lehrern vor. Zusammen mit der Annahme einer höheren Wirklichkeit sind sie eine Weigerung, das Leben selbst aktiv anzunehmen. Selbst große Kulturanalytiker unserer Zeit wie Joseph Campbell oder Carl Gustav Jung haben diesen Punkt bei ihrer rhetorisch großartigen Argumentation übersehen. Es ist eine Prägung, von der wir nicht einmal wissen, dass es sie gibt.

Gesellschaftliche Co-Abhängigkeit – wenn zwei Menschen nicht ohne konstante Bezugnahme aufeinander und die Inszenierung der vorgestellten Begrenzungen des jeweils anderen existieren können – lässt Energie aus der Beziehung und ihrem enormen Potenzial ausfließen. Eine tägliche private Yogapraxis tut viel, um eine persönliche Autonomie zu erzeugen.

Zu erkennen, dass das biologische Leben von der Kultur verleugnet wird, ist alles, was nötig ist, um in die Fülle des Seins einzutreten. Es bedeutet, mehr als nur die drei unteren Chakras zu akzeptieren – nämlich ganz im Leben zu leben, ohne die Last der Vergangenheit. Es gibt kein Erwachen zu etwas, was oben ist, ehe die Basis des Körpers eingesetzt werden kann, ohne dass sie von einer negativen Haltung ihr gegenüber beeinflusst ist. Wir können die drei unteren Chakras erwecken und ihre lebenswichtige Unterstützung für alles fühlen, was sich über ihnen befindet. Wir fangen bei ihnen an, als Leben im Leben, und die natürlichen Yogas des Körpers, des Atems und der Beziehung beginnen sich zu bewegen. Das bedeutet eine Verpflichtung unserem biologischen Leben und seinen Beziehungen gegenüber. Es gibt keine kulturelle Diskriminierung und kein einseitiges Wertesystem, das das Chakrasystem belastet, ob hoch oder niedrig. Jeder Teil ist vollkommen wichtig und hat die Erlaubnis, im und als der ganze Körper zu funktionieren, und alle seine natürlichen Funktionen müssen verwirklicht werden. Oder, um es genauer zu sagen, die Verwirklichung des ganzen Körpers in all seinen Funktionen *bedeutet*, das Herz zu verwirklichen. Das Herz wird sichtbar. Es gibt kein Motiv, das Herz zu verwirklichen oder überhaupt irgendetwas. Es ist einfach da, als Einheit der Gegensätze, bereits vollständig miteinander verschmolzen. Gottesverwirklichung geschieht in den unteren Chakras, ebenso wie im Herzen und im Kopf.

Seid also vorsichtig, wenn ihr irgendeine kulturelle Form, ein Symbol oder ein System einsetzt – einschließlich Yoga. Wir müssen den Kontext verstehen, in dem sie alle aufgetaucht sind. Die Kultur der Begrenzung ist immer noch vorherrschend. Selbst die großen tantrischen Traditionen sind im Kern lebensverneinend, insofern, als sie das Problem/Lösungsmodell vorschlagen. In ihrem Versuch, etwas zu verwirklichen, wohnt ihnen eine negative Sicht der Schöpfung inne. Tantra ist ein Kampf mit der Natur und versucht, etwas zu überwinden. Systeme, die die Erfahrung manipulieren, die Elemente, die Sexualität oder Kräfte oder Chemie irgendeiner Art, bieten eine Lösung für ein Problem an, das es gar nicht gibt. Tantriker mögen die Erfahrung in einem Versuch nutzen, ein kulturell vorgegebenes Ziel zu erreichen, aber ihre Haltung verleugnet im Grunde genommen die Erfahrung als Teil einer vorgegebenen Begrenzung, über die sie sich zu erheben versuchen. Hingabe an die Gottheit als „andere" verleugnet allein schon unsere Natur als Göttin. Sie umarmt uns schon mit all ihren Armen als Form unseres eigenen Lebens; und Leben ist so rein und stark, dass jeder Versuch, es zu „verwirklichen", es nur behindert. In dem makellosen Verständnis, dass es nichts zu tun gibt, keine Schritte unternommen werden müssen, wird sie verwirklicht. Für Tantriker wird Sexualität lediglich für „höhere Zwecke" manipuliert und wird dadurch zum Teil des vorgegebenen Problems. Das Höhere nimmt das Niedrigere an. Entwickelt beinhaltet nicht-entwickelt, und anzunehmen, dass das Innere größer ist als Äußere, verleugnet die Bewusstheit und die absolute Verfassung unserer eigenen fleischlichen Einheit. Sexualität, der Körper und die Welt werden von Tantrikern als Begrenzungen gesehen, die man transzendieren oder überwinden muss, indem man die sexuelle Energie und alles andere auch manipuliert. Religionsfanatiker und Tantriker sprechen vielleicht in einer positiven Sprache über Sexualität und Erfahrung, aber ihre essenzielle und unhinterfragte Psychologie ist lebens-verneinend. Sie hält uns davon ab, uns ins Leben hinein zu entspannen und unverhohlen alle Formen des Lebens, einschließlich der Sexualität, zu erkunden. Wir sind mit nichts im Konflikt, und der ganze Körper ist voll Leben und strahlend als Leben.

Also, um irgendetwas zu nutzen, das aus der menschlichen Erfahrung der Größe entstanden ist, nimm es als Erstes vom Haken der Kultur der Begrenzung und nutze es freizügig und unorganisiert als Bestätigung deiner eigenen Größe. Es ist mehr als eine Bestätigung. Es ist nämlich einfach so, dass dein eigenes System genau das ist, auf das die großen kulturellen Signale hingewiesen haben. Zum Beispiel, wenn du auf das Sri Yantra meditierst – ein großartiges yogisches Handwerkszeug, das aus der antiken menschlichen und yogischen Erfahrung entstanden ist –, dann können wir fühlen, wie diese Form unsere lebendigen Systeme beschreibt. Sie bringt auf vollkommene Weise die Einheit des Männlichen und des Weiblichen in unseren eigenen Formen zum Ausdruck. Wir können uns davor setzen, unser Yoga davor machen, und es bringt zum Ausdruck, was wir sind. Wir versuchen nicht auf irgendeine Weise zu etwas zu gelangen, von dem wir annehmen, dass es dies repräsentiert. Wir sind, was es ist. Wir sind die Einheit des Männlich/Weiblichen, yin/yang, Shiva/Shakti und all die Eigenschaften, Attribute und Energie dieser Einheit. Wir sind das Leben selbst, in Fülle und ausreichend als Leben.

Der einzige Grund, aus dem heraus wir wählen, Yoga zu üben, ist der des Genusses, der wortwörtliche Genuss, wenn sich unsere Systeme entspannen und sich mit Energie füllen. Es ist kein Kampf, um irgendwann einmal ein Ergebnis zu bekommen.

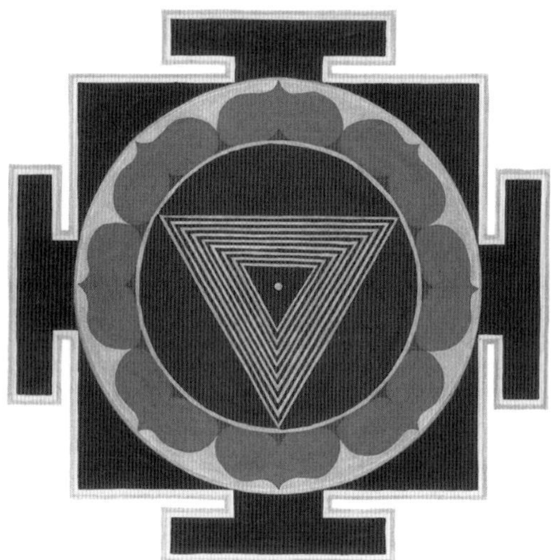

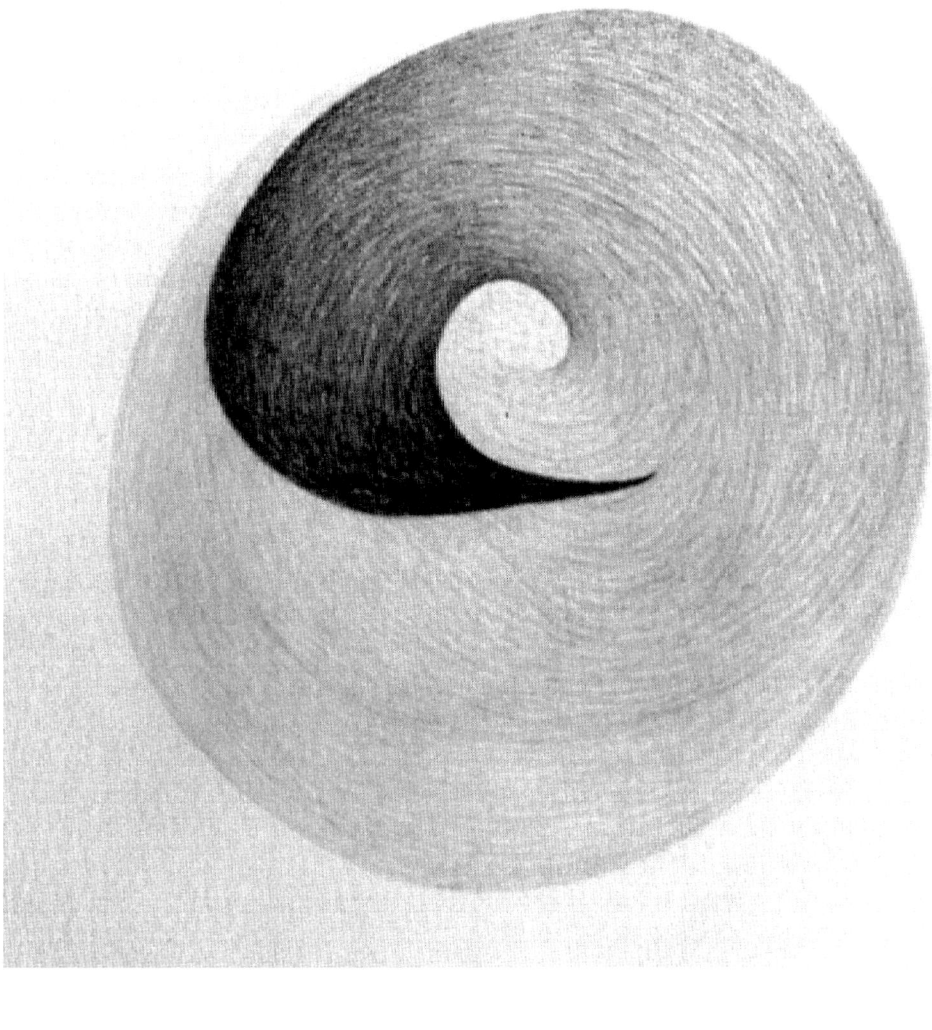

Wir können jetzt einfach mit der großen Kraft des Yantra spielen und seine Gegenwart genießen. Wir sind das Yantra. Genau wie wir nicht ein Zeichen oder ein Symbol Gottes sind, so wird auch gesagt, dass Ausdrücke wie Sri Yantra oder begleitendes Mantra oder andere Bilder keine Zeichen oder Repräsentationen sind. Sie sind Gott. OM ist kein Symbol für das Absolute. Es *ist* das Absolute, wie wir es auch sind. Das Sri Yantra ist keine Repräsentation der Göttin, es *ist* die Göttin, wie wir es auch sind. Es ist alles ein Zustand. Es ist kein religiöser Vorschlag, keine Bestätigung, sondern ein Faktum. Wir können deshalb mit diesen Machtsymbolen spielen, die keine Notwendigkeit für uns besitzen. Trotzdem können wir eine starke Beziehung zu ihnen haben, weil sie unser eigener Zustand sind. Wir können mit ihnen machen, was wir wollen. Wir können mit ihnen verschmelzen, auf sie meditieren. Wir können sie mit neuzeitlichen Kunstformen zusammenbringen – Musik, Tanz, Grafiken, Tattoos, Design und Mode. Wir können unsere eigene Tradition und unsere eigenen Systeme erfinden, einander als Gott und Göttin verehren, unsere Eltern als große Gurus ehren – und sollten all das wahrscheinlich auch tun. Schließlich hat dein Vater deine Mutter zu deiner Mutter gemacht. Das ist Shiva/Shakti, genau hier, ganz egal, was sie verbrochen haben. Leben wurde durch sie weitergegeben und ist DU geworden. Ganz ernsthaft, deine Eltern als Lebenskraft zu sehen bedeutet, die begrenzenden gesellschaftlichen Muster und Annahmen zu transzendieren, die sie selbst und andere auf dich übertragen haben. Wir können damit leichtherzig umgehen, wenn wir dies wollen, frivol sein oder vollständig ernsthaft oder beides zur selben Zeit. Warum nicht? Aber sei im Leben als große Kraft und großes Geheimnis, jeder eine völlig einzigartige Ausdrucksform des Absoluten.

Das Sri Yantra und der menschliche Körper sind identisch. Im menschlichen Körper gibt es Orte, wo das männliche und das weibliche Prinzip in absoluter Einheit sind. An der Basis des Körpers, im Herzen und an der Krone des Kopfes – bekannt als *brahmarandra* und *bindhustana* – sind die weiblichen und die männlichen Kräfte ineinander verschlungen. Du wusstest sicher noch nicht, dass du in deinem Körper Shivas und Shaktis hast, die fortwährend Liebe miteinander machen? Jedenfalls wird es so in den Traditionen dargestellt. Es illustriert die Form und die Kraft des Lebens als unser eigenes System. Yoga bedeutet die Anerkennung der Einheit der polaren Kräfte. Dadurch entsteht Leben. Die weiblich/männliche Einheit wird als Gegenseitigkeit von unten und oben gefühlt, von links und rechts, vorne und hinten, Bewusstheit und Energie, Stärke und Empfänglichkeit, Hell und Dunkel, Sonne und Mond, Innerem und Äußerem und anderen Gegensätzen. Man gibt ihnen kulturelle Identifikationen wie Shiva/Shakti, die vielleicht dichterisch wichtig sind, aber sie sind die spürbare Wirklichkeit unserer eigenen Form. Die Qualität eines Pols wird durch seine Beziehung zum anderen hervorgebracht und gestärkt. Yoga macht sich daran, systematisch die Paare anzuerkennen, und besitzt endlose körperliche und meditative Praktiken, um die beiden zusammenzubringen. Yoga ist das Ende der angenommenen Dualität. Er erkennt den anderen an, aber dann macht er sich daran, die innewohnende Einheit der beiden anzuerkennen. Jedes wird durch den anderen gestärkt und das Ganze wird dadurch gesund und stark.

Das Sri Yantra und der menschliche Körper sind identisch. Im menschlichen Körper gibt es Orte, wo das männliche und das weibliche Prinzip in absoluter Einheit sind: an der Basis des Körpers, im Herzen und an der Krone des Kopfes.

Das Sri Yantra ist ein sehr nützliches Handwerkszeug für diesen Prozess. Jeder Aspekt hat seine Bedeutung für das menschliche System. Die *pranischen* Kanäle und Energiezentren, die den lebendigen Körper unterstützen, können durch die Geometrie des Yantras lokalisiert werden. Es informiert uns darüber, wie wir unser Yoga machen und wie wir Sexualität haben sollten. Jedes Dreieck und die Verschmelzung der Dreiecke hat eine Bedeutung. Es ist die Beschreibung der lebendigen Anatomie des ganzen Körpers. Es ist das Leben, das unser System zusammenhält, nicht der „tote Körper" oder das Fleisch und die Knochen, die die Wissenschaft identifizieren kann. Es bildet die Einheit des männlichen und des weiblichen Prinzips ab; die vier aufwärts weisenden Dreiecke, männlich, verschmelzen mit den fünf abwärts zeigenden Dreiecken, weiblich. Das Männliche dringt in die weibliche Kraft ein; dadurch entsteht die Mutter und die Geburt neuen Lebens. Dies ist das Yantra der Göttin Sri oder Lakshmi, der ersten Mutter allen Lebens, der Erhalterin des Universums, und sie ist unsere eigene Form. Jeder Zwischenbereich der aufwärts gerichteten und abwärts gerichteten Dreiecke repräsentiert einen energetischen Ort im menschlichen Körper; wobei die Basis, das Herz und die Krone besonders kraftvolle Orte der männlich/weiblichen Vereinigung darstellen. Der Punkt der absoluten Einheit ist das Zentrum, der *bindu* oder das Herz *hrid* und der Sitz des Geistes. Diese Energiezentren sind als Chakras bekannt, und man hat ihnen in antiken Kulturen kunstvolle Namen gegeben, Beschreibungen und Funktionen. Es gibt die sieben wohlbekannten Chakras und andere, wie beispielsweise das *soma*-Chakra in der Krone. Gerade zu sitzen oder zu stehen und den ganzen Körper auf diese Konfiguration auszurichten erlaubt uns, diese Stellen bedeutsamer Energie in unseren eigenen Systemen zu spüren und an ihnen Anteil zu haben.

Dazu ist keine besondere Anstrengung nötig, keine gewaltsame Konzentration. Die Einsichten in unsere selbst-existierende Natur kommen auf ganz natürliche Weise als *siddhis* (Geschenke) zu uns, die das Ergebnis unserer Unbekümmertheit, unserer Entspannung und des vorherigen *asana* und *pranayama* sind. Alle natürlichen Lebensweisen – die *yamas* und *niyamas* des Yoga – , die persönlichen und beziehungsgestaltenden Bedingungen und die subtilen Einsichten und die Bewusstheit des *raja* (königlichen) Yoga, sind *siddhis*, Geschenke, die aus der *sadhana* resultieren, dem, was getan werden kann, die *asanas*, *pranayamas* und die Beziehungen, die Intimität mit dem Körper und

Das Sri Yantra bildet das fundamentale Gefühl der sich aufwärts bewegenden Stärke unseres eigenen Lebens ab, die sich mit der abwärts gerichteten rezeptiven Qualität verbindet, die von oben kommt. Ohne irgendetwas zu tun, können wir diese Bewegung und diese Beziehungen des Lebens kontemplieren und fühlen. Das Sri Yantra ist es deshalb wert, mit dieser entspannten Aufmerksamkeit betrachtet zu werden, insbesondere vor und nach asana und pranayama.

mit dem Atem. Sie entstehen nicht durch selbst-bewusste Anstrengung oder irgendeine Absicht. Wir können durch reine Willenskraft keine Vorstellungen wahrnehmen, wie sie in den Traditionen beschrieben werden. Selbst im *asana* und *pranayama* können wir nicht über unsere natürliche Atemkapazität hinausgelangen, die festlegt, wie weit wir in der Praxis gehen können. Wir *können* nicht darüber hinausgelangen. Das zu verstehen ist sehr wichtig, denn es wird uns von dem konventionellen Kampf befreien, etwas erreichen zu müssen, und von dem unhinterfragten Versuch, etwas zu sein, was wir nicht sind, der die Ursache unseres Leidens ist. Für unser Wohlbefinden ist keine Erfahrung nötig. Erfahrungen geschehen oder sie geschehen nicht. Erwartungen entstehen kulturell, wenn ein bestimmter Typ Mensch, der eine Prädisposition für feinstoffliche Wahrnehmung und poetische Einsichten hat, seine Erfahrungen so beschreibt, als wären sie notwendig auch für andere. Aber: Es gibt keine Notwendigkeit, Erfahrungen zu wiederholen, die kulturell definiert worden sind, einschließlich dieser Beschreibung hier. Jeder Mensch hat seine oder ihre vollkommen einzigartigen *siddhis* und seinen Ausdruck des Lebens. Einzigartige Erfahrungen und Kraftsymbole tauchen in endloser, ungewöhnlicher und gewöhnlicher Art bei jedem auf. Es gibt eine stattliche Reihe yogischer Phänomene, Bilder, Einsichten und Visionen, die auf sehr persönliche Weise in jedem aufkommen können.

Das Sri Yantra bildet das fundamentale Gefühl der sich aufwärts-bewegenden Stärke unseres Lebens ab, die sich mit der von oben kommenden, abwärtsgerichteten rezeptiven Qualität verbindet. Ohne irgendetwas zu tun, können wir diese Bewegung und diese Beziehungen des Lebens kontemplieren und fühlen. Das Sri Yantra ist es deshalb wert, mit dieser entspannten Aufmerksamkeit betrachtet zu werden, insbesondere vor und nach *asana* und *pranayama*. Die Einheit von oben und unten wird in der Physik des Yoga praktiziert und gefühlt, und ebenso beim Liebemachen. Danach, wenn wir das Sri Yantra anschauen oder visualisieren, fühlen wir vielleicht die Einheit auf eine passive oder kontemplative Weise. Begleitend spüren wir die Qualität der Stärke, die eindringt und doch empfängt, und unsere Fähigkeit, uns in der Welt zu bewegen und gleichzeitig unserer Erfahrung gegenüber vollkommen empfänglich zu sein und sie so zu verarbeiten. Stärke ist empfänglich. Dies ist die Qualität des Lebens.

Einheit

Wir treffen uns
Wie Regenwasser die Erde

Auch wenn mein Fleisch
erscheint, als ob es ein wenig Widerstand leistet

Unser jeweiliger Atem
Stimmt überein wie ein paar Winde

Die

Obwohl sie gegeneinander wehen
Sauerstoff füreinander sind

Ich stelle mir vor, die Hitze ist
Wie der Schimmer des Sommers

Sie tanzt zwischen unseren Gliedern
Wie Blätter auf Bäumen
Und Federn auf Flügeln

Yeah

Komm, steige auf meinen Berg
Und trinke von meiner Quelle

Aber achte darauf,
was du den Göttern lässt
Als eine perfekte Gabe.

Jacqueline Celia Carter

Die begleitende Qualität der Stärke, die eindringt und doch empfängt, die Fähigkeit, sich in der Welt zu bewegen und dennoch unsere Erfahrung vollkommen zu empfangen und zu verdauen, wird offensichtlich. Stärke ist empfänglich. Dies ist die Qualität des Lebens.

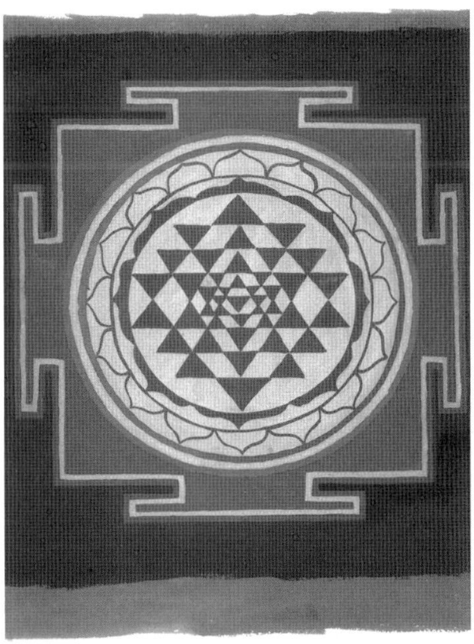

Puja und persönliche Rituale

Obwohl die Kultur viele Texte zu den Energiezentren kennt, ist es am besten, ihnen nicht zu viel Bedeutung, Bezeichnungen oder Beschreibungen beizumessen. Das ist nur Gedankenfutter. Wir existieren aus uns selbst heraus, und die Chakras sind ein selbst-erhaltender Unterstützungsmechanismus des Lebens. Sie einfach als Orte der Energie zu fühlen und sich an ihrer Gegenwart und Funktion zu erfreuen, ist erfüllend und ausreichend. Es geht dabei darum, das Wesen der Wirklichkeit zu fühlen, den Körper als ein integriertes Ganzes in Beziehung zu allem, was existiert, wahrzunehmen. Wir können systematisch jede bedeutsame Energiequelle im Körper mit ihrem Äquivalent im Sri Yantra in Übereinstimmung bringen, den Punkten, wo die Dreiecke sich treffen. In einem Akt der Aufmerksamkeit, durch Bewegung oder durch Berührung des Körpers und/oder des Yantras, können wir jeden Ort oben oder unten wahrnehmen. Wir können eine Flamme oder ein heiliges Objekt wie eine Mala einsetzen, um jeden Ort der Vereinigung wahrzunehmen oder zu berühren. In der Wahrnehmung jeder Stelle spüren wir gleichzeitig deren Integration oder Gegenseitigkeit mit dem ganzen Körper. Schließlich fühlen und anerkennen wir den ganzen Körper, oben und unten, links und rechts, vorne und hinten, außen und innen als Ganzes.

Zu studieren, technisches Wissen zu haben und Klassenprogramme zu entwickeln – das sind nützliche Werkzeuge, aber sie sind wertlos ohne das Lehren, das aus der lebendigen Erfahrung deiner eigenen Praxis resultiert. Du kannst dann wirklich auf allen Ebenen die Bedürfnisse aller ansprechen, die da sind.

Indem man beispielsweise ganz einfach die Handflächen vor dem Herzzentrum aneinanderlegt, fühlt man die Einheit von links und rechts, das Ende der Dualität. Aufrecht zu sitzen anerkennt die Einheit von allem, was unter dem Herzen ist, mit allem, was über dem Herzen ist. Der Ort der Einheit – das Herz selbst – wird dabei möglicherweise gefühlt. Solch ein Prozess wird in den Traditionen *puja* genannt und kann natürlich auf andere Yantras oder heilige Objekte traditioneller oder neuzeitlicher Natur übertragen werden. Man kann dazu auf kreative Weise bedeutungsvolle und persönliche Rituale entwickeln, indem man alle Arten bekannter und geliebter Objekte einsetzt. Yantras, die persönlich kreiert und koloriert werden, sind außergewöhnlich kraftvoll, schon wenn man sie herstellt, aber auch in der andauernden Beziehung zu ihnen. Sie können ausgefeilt sein, oder indem man einfach ein Dreieck als Basis nimmt, einen Kreis und ein Quadrat – die Geometrie des antiken Yantra – oder irgendeine andere Form und Farbe. Indem wir sorgsam Objekte auswählen und sie in ein Arrangement unserer Vorstellung einfügen, erschaffen wir die Stimmung und die Qualität unseres Lebens und unserer Yoga-Praxis. Die Kunstfertigkeit und die Poesie unserer Gesten den Objekten gegenüber bringt unsere Beziehung und das innewohnende Einssein mit allen Dingen zum Ausdruck und erkennt sie an. In dieser Beziehung zum Sri Yantra und/oder zu anderen Objekten unserer Wahl kann unser ganzer Yoga praktiziert werden. Tatsächlich werden *asana* und *pranayama* in eine Richtung gewandt praktiziert, als hätte man eine Beziehung zu „etwas" – vielleicht zu einem spezifischen Objekt wie dem Sri Yantra, der Sonne und zum Gefühl des Lebens im ganzen Körper, als körperliche Anerkennung des Lebens. Die *puja*-Stelle kann etwas so Einfaches sein wie ein Fenster mit einem Ausblick auf einen Baum oder einen Berg. Oder sie kann ein erlesener Ort sein wie ein Tempel. Wir wenden uns immer in diese bevorzugte Richtung und erkennen durch unsere Praxis davor an, was großartig ist. Es ist Ausdruck der Anteilnahme und Bestätigung, in Freiheit und voll Genuss, ein Zeitvertreib mit einer Beziehung zum Leben. Es gibt keine Notwendigkeit, irgendetwas zu tun, und wir machen daraus auch keine Psychologie des Versuches, irgendwohin zu gelangen. Wir sind bereits da, vertieft in eine erlesene Weise, unsere Zeit zu verbringen, wie zum Beispiel mit Liebemachen.

Die Weisheitskulturen der antiken Welt waren voll von detaillierten Praktiken, von denen einige überlebt haben und an uns weitergegeben worden sind. Ihre Wahrnehmungen des Lebens und des Universums kommen aus einer Zeit, bevor die religiösen Lehrgebäude und die Verwirrung über das *dharma* zu einem Machtmechanismus wurden, und auch vor der religiösen Unterdrückung der Frauen. *Dharma* bedeutete damals einfach persönliche und gesellschaftliche Verantwortung, Unterstützung und Begeisterung für das Leben. Es beinhaltete kein Doktrin, der man anhängen, die man verbreiten oder die man verteidigen musste. Ihre Praktiken brachten einfach die Art und Weise zum Ausdruck, wie unsere Welt gesehen wurde. Es waren schamanische Praktiken, die aus Beobachtungen des natürlichen Zustands hervorgingen und bei denen es mehr um die Beziehung ging, die man hatte, oder um die Position, die man allem gegenüber einnahm. Beispielsweise ist das Feueropfer *puja* oder *yajna* – wie es in allen Einzelheiten in den Upanishaden beschrieben wird – eine wundervolle und machtvolle Praxis. Opfergaben werden hergestellt und mit Hilfe des Feuers der Unendlichkeit dargebracht und bringen auf diese Weise unsere eigene Unendlichkeit zum Ausdruck. Der Prozess wird ausführlich und wundervoll detailreich beschrieben. Es ist ein Wunder, dass solche Detailgenauigkeit für uns heute noch verfügbar ist, von Generation zu Generation durch alle Zeiten hindurch gechantet wurde, ebenso wie Yoga für uns verfügbar ist, der uns von diesen außergewöhnlichen Menschen gegeben wurde. Wir können eine solche Zeremonie vielleicht bei Vollmond oder Neumond mit der gleichen Detailgenauigkeit oder auch vollkommen vereinfacht durchführen, wodurch sie bedeutungsvoll und persönlich wird. Das Gefühl und die Absicht sind dieselben

Bedeutsame und persönliche Rituale können auf kreative Weise gestaltet werden, indem man alle Arten bekannter und geliebter Objekte einsetzt.

wie bei unseren Ahnen, die Anerkennung der Unendlichkeit, die wir sind. Die Kultur der Upanishaden zwischen 2000 vor Christus und 1000 vor Christus war eine kulturelle Wiege des Yoga, deshalb ist es natürlich für uns, uns dafür und für andere Weisheitskulturen zu interessieren, ohne jedoch zu glauben, dass ein bestimmter Prozess oder ein bestimmtes Glaubenssystem dafür notwendig seien. Moderne naturwissenschaftliche Gesellschaften haben uns unserer Lagerfeuer beraubt, unserer Betrachtung der Sterne, unserer uns innewohnenden Hingabe an Sonne und Mond. Wir haben keine Kultur mehr, die unsere eigene Verfassung anerkennt oder Übergangsriten kennt. Wir können aber unsere eigenen Rituale erschaffen, die unsere einfache oder ausgefeilte Wertschätzung füreinander, für uns selbst und für unser unendliches Rätsel des Seins zum Ausdruck bringen.

Komm schon, Bruder, spring rein. Komm schon, Mama, schwimm.

Dave Davies, „Displaced Person", aus *Bug*

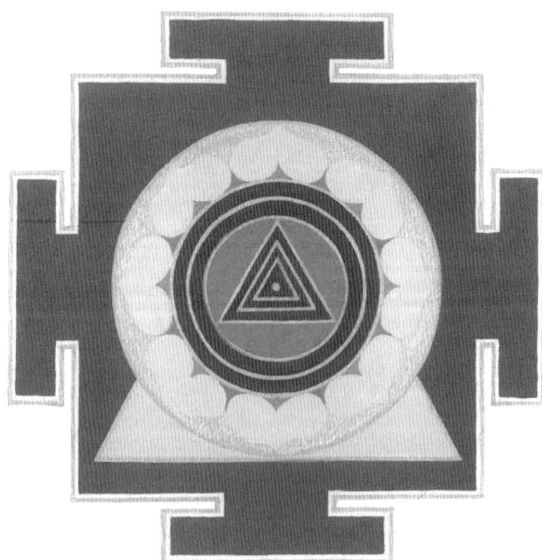

MANTRAS

Klänge oder Mantras können dieses Bekenntnis begleiten und dazu dienen, die Aufmerksamkeit auf besondere Bereiche oder Aspekte des lebendigen Systems zu lenken. Zum Beispiel bewegt das *Om* – der berühmteste Laut von allen – die Aufmerksamkeit und Energie von der Basis bis zur Krone durch den ganzen Körper, wenn er gesprochen wird. Das „O" braucht offensichtlich eine Schwingungskraft aus der Basis des Körpers, während das „m" eine Schwingungskraft aus der Krone benötigt. Energie wird deshalb von der Basis zur Krone bewegt. Versucht es. Sprachwissenschaftlich gesehen wird *Om* im Sanskrit im Verhältnis von drei „O" zu einem „M" ausgesprochen, und immer folgt ihm ein Schweigen, bevor man die nächste Silbe spricht. Damit zu experimentieren und zu fühlen, wo die Aufmerksamkeit und die Energie sich in der Stille hinbewegt, nachdem der ganze Körper von der Vibration des *Om* erfasst und integriert worden ist, ist interessant. Sie kommt zu einer natürlichen Ruhe im Schweigen des ganzen Körpers, im Herzen, dem Kulminationspunkt. Lautstärke und Tonhöhe können auch eingesetzt werden, und die Aufmerksamkeit geht den Körper entlang nach oben, von Chakra zu Chakra, während die Tonhöhe immer weiter ansteigt. Einige von uns haben Spaß an Sanskrit-Lauten, die wunderschön sind, obwohl viele von uns die Laute unserer eigenen Kultur vorziehen.

Klang bringt ein fundamentales Prinzip der Hatha Yoga-Praxis zum Ausdruck. Er dient dazu, die Blockaden zu beseitigen, die sich aufgrund unserer Zusammenziehung und unserer Reaktionen auf Erfahrungen an der Körperbasis gesammelt haben.

Im *asana* kann Klang auch eingesetzt werden, um die Ausatmung zu ersetzen oder zu verlängern und zu helfen, die Körperbasis in die Körperhitze emporzuheben (das *muladhara* Chakra ins *agni* Chakra). Auf diese Weise bringt der Klang ein fundamentales Prinzip der Hatha Yoga-praxis zum Ausdruck. Er dient dazu, die Blockaden zu beseitigen, die sich aufgrund unserer Zusammenziehung und unseren Reaktionen auf Erfahrungen an der Körperbasis gesammelt haben. Indem wir diese Blockaden erhitzen und verbrennen, erlauben wir das sanfte Fließen der Lebensenergie aus den beiden Sekundär-*nadis*, *ida* und *pingala*, der weiblichen und der männlichen Seite, in den zentralen und Primär-*nadi shushumna*. Auf diese Weise werden die Qualitäten des Männlichen und des Weiblichen hervorgebracht und als ganzer Lebenskörper balanciert. Dies ist ähnlich, wie sich einem *bhanda* zu nähern oder es zu praktizieren, und es ist ein machtvolles Integrationswerkzeug des Yoga. In jeder ruhenden oder dynamischen *asana* werden aus der Körperbasis heraus mit Stärke Laute erzeugt, und der Schwingungseffekt wird mit Hilfe verschiedener Selbstlaute, Konsonanten und Tonhöhen durch den ganzen Körper gelenkt.

Die Laute selbst sind als Schwingungskraft ausreichend und man muss ihre Bedeutung nicht kennen. Einfache Laute wie *Om*, *Ma*, *Ah*, *Hum*, *Srim*, *Hrim*, *Klim* können auf kraftvolle Weise wirksam sein. Wir können sie in stetiger Folge chanten – von kräftigen, hörbaren Lauten zu leiserer Hörbarkeit, bis zur Beinahe-Stille und zur Wiederholung in vollkommener Stille. Dies kann ein reizvolles Ergebnis haben, indem es unsere Aufmerksamkeit vom Groben zum Subtilen bewegt, vom Außen zum Innen, was eine friedliche Wirkung und eine Bewusstheit der Einheit von innen und außen erzeugt.

Ausgesprochene und stille Mantras nach einer *asana-* und *pranayama*-Praxis haben den Effekt einer Verfeinerung der Praxis, indem sie die rauen Kanten wie Sandpapier schleifen und polieren. Klang stimuliert die feinstoffliche Chemie (die *ojas* und *tejas*) im ganzen Körper und hinterlässt einen klaren Geist.

Es ist besser, den Schwingungseffekt im ganzen Körper zu meistern, bevor man ihm eine Bedeutung gibt. Wenn wir ein Mantra einsetzen, dann ist der einzige Fokuspunkt der Klang selbst.

Wenn ein Mantra von Freund zu Freund übertragen wird, von Lehrer zu Schüler, und auf präzise Weise wiedergegeben wird, dann kann man sagen, dass der Zustand des Lehrers damit reproduziert wird. Natürlich sind wir alle sowieso schon in derselben Verfassung, deswegen ist es mehr eine Anerkennung des natürlichen Zustands, den wir teilen. Durch reines Lauschen und Empfangen kann man dies wahrnehmen, und ganz sicher kann in einer Gruppe die durch Klang entstehende Intimität gespürt und geteilt werden – von Mensch zu Mensch und in der Gruppe als ganzer. Die Bedeutung ist zweitrangig oder sogar ablenkend und nicht notwendig. Es ist besser, die Wirkung der Schwingung im ganzen Körper zu spüren und zu lenken, bevor man ihr eine Bedeutung gibt. Wenn wir ein Mantra einsetzen, dann ist der einzige Fokuspunkt der Klang selbst. Körper und Geist organisieren sich auf natürliche Weise ganz von allein rund um das Mantra herum, um das Mantra und seinen Schwingungseffekt zu erzeugen. Es ist bedeutsam, dass die Sanskrit-Laute als onomatopoetisch bekannt sind, das bedeutet, dass Thema, die Bezeichnung (der Klang) und die Bedeutung dasselbe sind. Der Geist kann sich also entspannen. Wir brauchen nicht über die Bedeutung nachzudenken. *Om* bedeutet *Om* und *Ma* ist *Ma*, und wir sind direkt damit verbunden, ohne den Filtermechanismus des Geistes. Es gibt eine erlesene Wechselbeziehung mit Bedeutung und Klang im Körper. Zum Beispiel betont *Ha* (Sonne) die Stärke aus der Körperbasis und *tha* (Mond) wird sanft an der Krone erzeugt. Sowohl im *asana* wie auch in der kontemplativen Praxis oder dem *puja* hat Klang eine besondere Kraft.

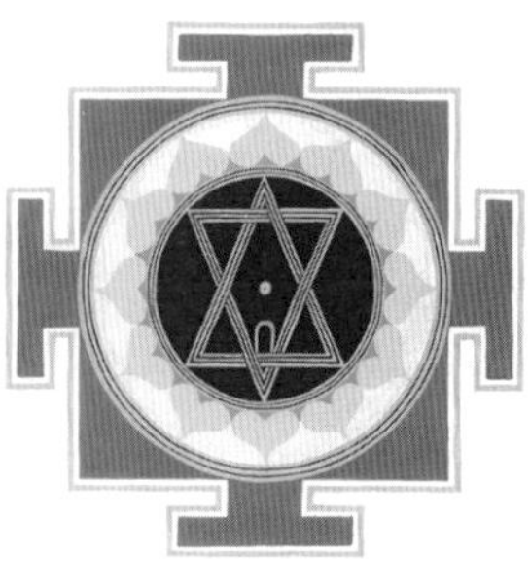

Ein Mensch, der Klang in dieser personalisierten Weise einsetzt, statt ihn nur als ein Kommunikationsinstrument zu nutzen, kann vielleicht einige interessante Ergebnisse bemerken. Viele berichten, dass die Verbindung zwischen Geist und Stimme mit dem ganzen Körper im yogischen Tönen ihre Fähigkeit verbessert, ihre Gefühle anderen mitzuteilen und das Vertrauen des Lebens ins Leben zu fühlen.

YOGA UND RELIGION

Yoga ist immer schon über kulturelle und Sprachgrenzen hinweg übermittelt worden, von alters her bis heute. Jetzt erkennen wir, dass sich überall und rund um die Welt die Übermittlung beschleunigt. Sie ist universell und nicht auf irgendeine Gesellschaft oder kulturelle Gruppierung beschränkt. Obwohl Yoga von der religiösen Kultur, insbesondere dem Hinduismus und dem Vedanta, in ihrem Versuch benutzt worden ist, ihre mystischen Konzepte in der Welt zu verbreiten, ist Yoga nicht hinduistisch und auch keine religiöse Praxis. Es schlägt nichts vor, das nicht von dem Übenden direkt erfahren werden kann.

Yoga verbindet uns mit unserem eigenen Leben. Er hat Respekt für das Leben und kann das Mittel sein, durch das das Herz des religiösen Zwecks verwirklicht wird: der Respekt für den Einzelnen und die Entdeckung des menschlichen Herzens.

Dennoch ist vieles von den Lehren des Yoga mit religiösen Lehren vermischt worden und wird oft im Kontext derselben Suche präsentiert, die auch von der Religion gefördert wird. Darüber hinaus war die Weitergabe des Yoga in alten Zeiten eine Handlung, die ortsbezogen erfolgte. Sie war eine sehr persönliche Kommunikation zwischen echten Lehrern und Schülern und stellte nicht das Wirtschaftsgut dar, das sie heute ist. Yoga muss, um erfolgreich zu sein, von den begrenzenden Programmen religiöser und wirtschaftlich arbeitender Einrichtungen abgekoppelt und wieder zum echten Zeitvertreib ehrlicher Menschen werden, die füreinander sorgen. Die Wahrheit ist da, und wir sind auch da. Das ist unsere Verfassung. Die Vorstellung, alte Wahrheiten durch spezielle, eine besondere Macht besitzende Menschen weiterzugeben, ist falsch. Nur durch die Hingabe an uns selbst, an unsere eigene Wirklichkeit, fühlen wir die antike Welt, die bis heute da ist, hier und jetzt.

Yoga verbindet uns mit unserem eigenen Leben. Er besitzt Respekt für das Leben und kann das Mittel sein, durch das das Herzstück religiöser Absicht verwirklicht wird: das Individuum zu respektieren und das menschliche Herz zu entdecken. Die lange Debatte darüber, ob man Yoga von einem religiösen Engagement trennen sollte, wird so überflüssig. Wir können die alten Formen und Praktiken nutzen, wenn wir wollen, indem wir sie in diesen lebendigen Verständnis-Kontext stellen, dass es nichts zu erreichen gibt, keine alternative Wirklichkeit. Die alten Psychologien der Glaubenssysteme, die kulturellen Autoritäten, Bücher und Lehrer – als ob man einen Vermittler brauchte – sind nicht mehr relevant. Es gibt keine Notwendigkeit mehr für sie. Fleisch und Geist sind Teile einer einzigen Wirklichkeit, und alles ist in uns vollkommen als wir vorhanden. Die gesamte Welt der Religion ist eine kultische Handlung, die uns Glaubenssysteme und Lösungen auferlegt, die unseren natürlichen Zustand verleugnen, die Schönheit, die wir alle teilen. Wir empfinden weiterhin eine tiefe Dankbarkeit unseren antiken Brüdern und Schwestern gegenüber, für ihr Leben, ihre Eingebungen und ihre Übungen, an denen wir uns erfreuen können, frei von irgendeiner Notwendigkeit eines Ergebnisses. Wie in Bob Dylans wundervollem Album *Love and Theft* stehlen wir von der Vergangenheit, weil wir sie lieben, sie ehren und von ihr lernen, aber wir erschaffen etwas mit ihr, was völlig neu ist, unseren eigenen einzigartigen Ausdruck des Lebens. Wir stehen auf ihren Schultern und atmen sie und sprechen sie, aber in unserer eigenen Form. Wir sind das, worüber sie sprachen. *Om* ist immer noch *Om*. Es ist das Absolute und wir sind *das*.

Fleisch und Geist sind eine Wirklichkeit, und alles ist völlig in uns als wir vorhanden. Die gesamte Welt der Religion ist eine kultische Handlung, die Glaubenssysteme und Lösungen auferlegt, die unseren natürlichen Zustand verleugnen, die Schönheit, die wir alle teilen.

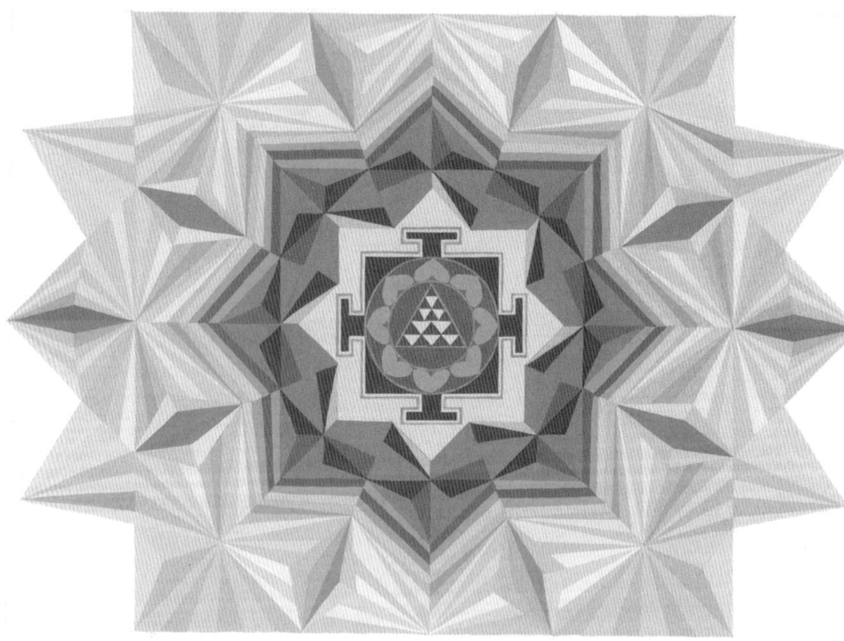

Teil Drei: Yoga für jeden, aber nicht einfach irgendeinen Yoga!

Zu lernen, deinen Bedürfnissen im Yoga gegenüber sensibel zu sein, ist ein wundervolles Abenteuer. Spontane Veränderungen in deiner täglichen Praxis vorzunehmen, die deine Gesundheit und dein Energieniveau unterstützen, bedeutet, dem Leben gegenüber sensibel zu sein, was sich auf natürliche Weise entwickelt. Es ist eine Annahme deines eigenen Lebens und deiner Energie, ein energetischer Genuss – „der einzige Grund, Yoga zu betreiben!". Das wichtigste Handwerkszeug für Yoga ist der Atem, ein präziser Indikator dafür, was in deiner Praxis angemessen ist. Es gibt ständige Veränderungen und Phasen in deinem Leben. In der Lage zu sein, sich diese bewusst zu machen, einfach dadurch, dass du deinen Atem beobachtest, ist ein Geschenk und eine Freude. Dein Atem gibt dir ein unmittelbares Feedback. Auf eine Art, die dein Gefühl von Wohlbefinden maximiert, kannst du deine Praxis in der Intimität mit deinem Körper und deinem Atem richtig einstellen. Zum Beispiel kann der Mondzyklus von Männern *und* Frauen berücksichtigt werden. Bei Frauen wird die Praxis vor und während der Menstruation gewöhnlich sanfter gestaltet. Indem du beim Atem als dem zentralen Grund und Bestandteil der *asana* bleibst, weißt du unmittelbar, wie du die *asana* entsprechend der sich verändernden Atemkapazität einstellen musst. Bis zur äußersten Grenze deiner Atemkapazität zu gehen führt zu einer ausdehnenden, aufheizenden oder energetisierenden Praxis, während es zu einer beruhigenden, kühlenden Praxis führt, wenn man die Atemarbeit mit einer verlängerter Ausatmung lindert. Es gibt klare Yogatherapie-Prinzipien zum Kühlen und Beruhigen, zum Aufheizen und Energetisieren, zum Empfangen und Loslassen, die jeder Situation präzise angepasst werden können. Die frühen Stadien der Praxis erfordern in der Regel eine Betonung der loslassenden Aspekte, denn es bewirkt lediglich Störungen, wenn man ein System aufheizt, das noch nicht losgelassen ist. Genauso tendieren Menschen, die man allein lässt, dazu, ihre Dysbalancen zu verstärken. Zum Beispiel wird ein nervöser, „überhitzter", also *pitta*-Persönlichkeits-Typ, gewöhnlich eine Praxis üben wollen, die sein *pitta dosha* weiter übertreibt. Ebenso wird ein Mensch, der zur Schwere, also zum *kapha dosha,* tendiert, wahrscheinlich wenig Lust haben, sich energetisch zu bewegen. Hier ist gewöhnlich ein gewisser

Versuche, allen Schülern eine authentische Yogaerfahrung zu schenken, in der die Klasse wie eine persönliche Yogapraxis für jeden ist.

Einfluss von außen nötig. Dennoch müssen wir da beginnen, wo ein Mensch gerade ist, ihm nichts aufzwingen und uns innerhalb der Fähigkeit des Menschen zur Balance bewegen. Dazu ist ein erfahrener Lehrer nötig. In deiner eigenen Praxis müssen wir jeden Tag dort anfangen, wo wir gerade sind, und jeden Aspekt unseres Lebens in Betracht ziehen und uns dementsprechend bewegen. Wir mögen vielleicht wissen, wohin wir gehen wollen, aber wir wissen nie, wohin wir wirklich gehen! Es *ist* ein Abenteuer!

Wo es körperlichen Schmerz oder Verletzungen gibt, geht der therapeutische Ansatz zunächst dahin, das Trauma in dem Körperbereich zu verringern, indem man eine kühlende, beruhigende Praxis anwendet. Nach und nach führen wir etwas Bewegung und Beugung ein, die den Körperbereich nicht weiter traumatisiert. Schließlich arbeiten wir daran, ihn zu stärken. Schmerz ist der Heilprozess des Lebens. Wir entspannen uns in den Schmerz und ehren den Prozess, statt dass wir zwanghaft versuchen, ihn lediglich beseitigen zu wollen. Der therapeutische Ansatz jeder Erkrankung gegenüber bedeutet nicht notwendigerweise, ein Problem heilen zu wollen, sondern dem Menschen zu helfen, dass er sich besser fühlt. Selbst ein Problem zu übergehen, kann ein wirkungsvoller Ansatz sein. Dem Menschen eine Praxis zu geben, die er durchführen kann, um die anderen Bereiche seines oder ihres Lebens zu stärken, kann hilfreich sein. Wenn er sich besser fühlt, können die Wunder des Heilungsprozesses zu arbeiten beginnen, der dem Leben innewohnt, um die Biochemie und Energie des lebendigen Organismus zu verändern, und Heilungen erfolgen dann spontan. Die Verlängerung des Ausatmens und die Atemverhaltung nach dem Ausatmen, die durch vorwärts beugende Haltungen oder Drehungen erleichtert werden können, sind unbezahlbar. Dies ist der loslassende oder langhana Prozess. Loslassen ist eine stärkende Haltung. Es gibt keine wahre Stärke ohne Loslassen, keine Macht ohne Frieden. Loslassen erlaubt nach einiger Zeit, dass die brmhana-Praxis geschieht und erfolgreich wird, die Energetisierung der Einatmung und die Atemverhaltung nach dem Einatmen. Eine Praxis wird gewöhnlich so gestaltet, dass sie entweder brmhana oder langhana ist, aber sie muss immer auch Aspekte von beiden beinhalten und erfordert Sensibilität, um ein energetisiertes, aber ruhiges System zu erzeugen.

__Asana__ kann auch in logischer Folge über den Atem zu __vinyasa__ verbunden werden, um den spezifischen Erfordernissen jedes Menschen zu begegnen.

Sensibilität der Feinstofflichkeit deinem Atem und deinem System gegenüber entwickelt sich im Laufe der Praxis, während sich das Verständnis vertieft, wie man die Technik anwendet. Wenn zum Beispiel die Atemverhaltung nach der Ausatmung signifikant verlängert wird, wird sie zu einer energetisierenden *brmhana*-Handlung, die das System aufheizt und erfordert, dass man mit Stärke einatmet. Der Punkt ist, dass Yoga auch eine Wissenschaft ist, die kunstvoll angewandt werden muss. Intuitive und persönliche Sensibilität ist erforderlich. Es ist eine große Freude, wenn ein Mensch diese Sensitivitäten in seiner oder ihrer Praxis und im Leben anzuwenden beginnt. Die Richtschnur sollte dabei immer das natürliche Volumen und die Kapazität des Atemzyklus sein.

Obwohl die beruhigenden, loslassenden Aspekte von Yoga im Allgemeinen den ausdehnenden Übungen vorangehen sollten, ist es nicht immer so einfach. Eine Frau, die beispielsweise unter prämenstruellen Schmerzen leidet, wird hochgradig von einer Praxis profitieren, bei der längere Ausatmungsphasen mit Vorwärts-Beugen vorherrschend sind. Mit einem sanften Halbschulterstand während des Monats vor der Menstruation beispielsweise würden die aufheizenden Aspekte des Yoga vermindert werden. Dennoch gibt es hier ein Problem. In den populären Yogaklassen von heute wollen Menschen energetisiert und stimuliert werden. Es scheint mir, dass man dieses Interesse nicht ignorieren kann, und es ist möglich, Übungen zu gestalten, die einem Menschen das geben, was er ersehnt *und* was er braucht. Man kann die richtige Kombination von aufheizenden und kühlenden Übungen erreichen. Sicherlich, wenn die aufheizenden, energetisierenden Übungen dominieren, sollten sie mit beträchtlich kühlenden Aspekten ausgeglichen werden, bevor man abschließt. Umgekehrt sollte es immer einige energetisierende Aspekte in einer Praxis geben, die vorrangig kühlend und beruhigend ist. Alles kann angesprochen und berücksichtigt werden. Yoga zu unterrichten ist ein kreativer und herausfordernder Job.

Um es zusammenzufassen: Um erfolgreich zu sein, muss Yoga sorgsam auf die Bedürfnisse jedes Menschen zugeschnitten werden. Indem man den Körpertyp, die Gesundheit und das Alter, die Fähigkeiten und die Interessen in Betracht zieht, kann eine Praxis gestaltet werden, die perfekt zu den Erfordernissen jedes Menschen passt. Wenn Yoga in richtiger Weise für den Einzelnen gestaltet worden ist, dann sind die Ergebnisse sofort fühlbar. Du fühlst dich stärker und mehr im Frieden, klarer und energiereicher. Es gibt zahlreiche Wege, um das Ergebnis von Yoga zu beschreiben, aber vielleicht ist die einfachste „mehr Frieden und mehr Power". Es gibt vielleicht eine besondere Richtung oder einen Zweck in deiner Praxis, die du erreichen möchtest, wie beispielsweise Heilung, ein neues Zutrauen oder eine Beziehung. Dennoch, nach einiger Zeit wird sich die Notwendigkeit irgendeines Ziels wahrscheinlich in ein Gefühl des Friedens auflösen, bei dem es überhaupt kein Bedürfnis nach irgendeinem Erreichen mehr gibt. Frieden wird nur jetzt gefühlt. Frieden geschieht, wenn sich die Ziele auflösen, während die Authentizität des Lebens vorherrschend wird.

Also, jeder, der möchte, kann Yoga machen, aber nicht einfach irgendeinen Yoga. Es muss der Yoga sein, der richtig für dich ist. Jeder Mensch hat die Fähigkeit, sich in einer Weise zu bewegen und zu atmen, die als Ergebnis einen authentischen Yoga hat, der dem Menschen hilft, sich besser und wohler zu fühlen. Die Praxis sollte nicht zu kurz oder zu lang sein, und auch dies ist abhängig von jedem Einzelnen. Die Mechanismen des ganzen Körpers werden genutzt, um den Atem zu verbessern, und *asana* wird danach ausgewählt, ob er einem Menschen erlaubt, den Atem zu entdecken und bei ihm zu bleiben. Es ist unangemessen, *asana* durchzuführen und dann zu versuchen, darin zu atmen. *Asana* entsteht aus dem Atem und muss daher im Rahmen der Fähigkeiten eines Menschen stattfinden, sodass es keinen Energieverlust gibt. Der Geist verbindet sich mit dem ganzen Körper und fühlt sich klarer. Stress wird losgelassen und Energie wiederhergestellt. Eine Praxis, die technisch richtig für den Einzelnen ist, wird das unmittelbare Ergebnis haben, *prana*, Lebensenergie, durch das System zu bewegen, und einem Menschen zu erlauben, sich besser zu fühlen. Es ist möglich, so effektiv zu unterrichten, dass die erste Yogapraxis eines Menschen eine positive Erfahrung von Frieden und Energie für ihn ist. *Asana* legt das Fundament für *pranayama*, und gemeinsam legen sie das Fundament für die Erfahrung von Wohlbefinden. Zu viel Anstrengung bei der *asana*-Praxis wird die Energie im Körper und die Übungen des *pranayama* stören.

Konsequenterweise wird unser Gefühl von Wohlbefinden dadurch vermindert. Übermäßiges Atem-Verlängern beim *pranayama* wird auf ähnliche Weise im pranischen Feld Störungen hervorrufen. Eine Yogapraxis besteht nicht aus dem Erreichen von *asana* oder aus komplizierten Heldentaten beim Atmen. Sondern es ist eine einzigartige, individuelle Erfahrung von Gesundheit, die für alle Menschen in allen Situationen offen ist.

Bis zur äußersten Grenze deiner Atemkapazität zu gehen führt zu einer ausdehnenden, aufheizenden oder energetisierenden Praxis, während es zu einer beruhigenden, kühlenden Praxis führt, wenn man die Arbeit beim Atem mit einer verlängerten Ausatmung löst.

Die Yogapraxis kann dennoch eine Herausforderung sein – und in manchen Fällen eine große Herausforderung –, aber sie ist kein Kampf und ganz sicher nicht schmerzvoll. Sie ist ein großer Genuss und für unser System natürlich. Du musst einen Lehrer finden, der wirklich an dir interessiert ist und der dir nicht einseitig eine standardisierte Praxis oder Philosophie auferlegt, jemand, der Yoga praktiziert und versteht und die Fähigkeit hat, eine Praxis für dich zu gestalten, die sicher, passend und nicht zwanghaft ist.

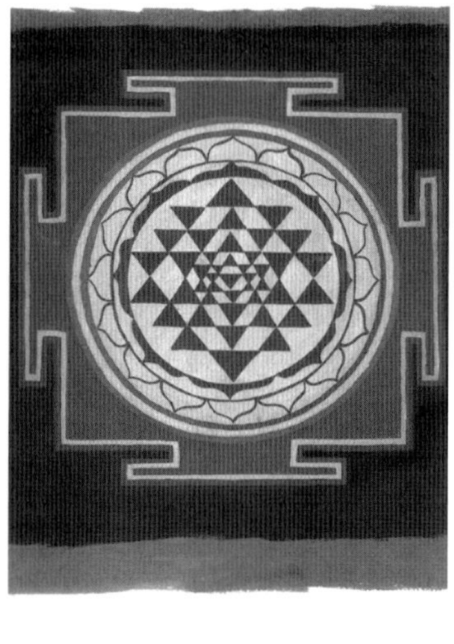

PRINZIPIEN EINER ASANA- UND PRANAYAMA-PRAXIS

Es ist notwendig, die Situation einer Schülerin zu beobachten und zu verstehen, um eine passende Yogapraxis für sie zu gestalten. Die einfachen Kriterien für eine wirkungsvolle Praxis sind die vergleichsweisen Stärken oder das Gleichgewicht der gegensätzlichen Aspekte in der Persönlichkeit eines Menschen. Der Lehrer beobachtet die relative Stärke der linken im Vergleich zur rechten Seite, der Vorderseite im Vergleich zur Rückseite (insbesondere den Bauch im Vergleich zum unteren Rücken), und, am wichtigsten, die Stärke unterhalb des Herzens im Vergleich zu der Stärke im oberen Teil des Körpers. Jeder schwächere Aspekt wird ins Gleichgewicht gebracht, indem man eine *asana*- und *pranayama*-Praxis gestaltet, die die Stärkung dieser wechselseitigen Gegensätze erleichtert. Dies wird erreicht, indem man mit dem schwächeren Aspekt arbeitet, und besonders dadurch, dass man die gegensätzlichen Aspekte in eine wechselseitige Beziehung zueinander bringt. Eins stärkt dann das andere, und durch dieses Mittel wird der gesamte Körper gestärkt. Indem man sorgfältig den Mechanismus der natürlichen Körperanatomie nutzt, um den Atem zu bewegen, erholt sich das gesamte System und wird in seinen natürlichen Zustand zurückversetzt. Die Gegenseitigkeit des Männlich/Weiblichen, das Loslassen und Geben, Stärke, die empfängt, wird wiederhergestellt. Offensichtlich muss die Praxis den Fähigkeiten des Menschen entsprechen, und diese werden gemessen durch die Fähigkeit, wie viele Atemzüge lang und in welchem Atemverhältnis es möglich ist, in jeder Haltung beim Atemrhythmus zu bleiben. Die Wirkungen einer solchen Arbeit sind weitreichend im Hinblick auf das körperliche, mentale und emotionale Wohlbefinden. Obwohl spezielle *asanas* für ihren therapeutischen Nutzen bekannt sind, muss die Wirkung einer Praxis im Zusammenhang der ganzen *vinyasa*-Folge gemessen werden und nicht nur anhand einer besonderen *asana* innerhalb dieser Folge.

Indem man sorgfältig den Mechanismus der Anatomie nutzt, um den Atem zu bewegen, erholt sich das gesamte System und wird in seinen natürlichen Zustand zurückversetzt. Die Gegenseitigkeit des Männlich/Weiblichen wird wiederhergestellt.

- Erlaube eine kurze Zeit des Übergangs zwischen normaler Aktivität und der *asana*-Praxis. Ruhe dich vielleicht bei etwas Musik aus oder mit Chanten oder in Stille mit einer entspannten Aufmerksamkeit auf bedeutsame Objekte mit offenen oder geschlossenen Augen. Dies wird deine Stimmung oder *bhavana* der Praxis ausrichten. Yoga fängt mit *savasana*, der Totenstellung oder irgendeiner anderen passiven Haltung an, und bewegt sich dann als natürliche Bewegung der Lebensenergie oder *prana* des ganzen Körpers, normalerweise anfangs mit einfachen, schlichten Bewegungen. Der Körper bewegt sich während der gesamten Praxis leicht als Ausdruck der Energie des Systems. Nichts wird aufgezwungen. Gewalt stört eher, als dass sie die Bewegung des *prana* unterstützt.

- Beginne mit einer *asana*, die die Prinzipien der Körper/Atem-Beziehung fühlbar werden lässt, und fahre von dort aus fort, um die Prinzipien durch die gesamte Praxis hindurch beizubehalten.

- Die *asana*-Praxis sollte kein Kampf sein. Sie sollte stetig und angenehm sein, gleichzeitig stark und aufmerksam, aber auch sanft und empfänglich, *sthira* und *sukha*, was im wörtlichen Sinne achtsam, ohne Schmerz bedeutet. Dieselbe Qualität der Energie ist notwendig, um in der Welt erfolgreich zu sein, ohne in dir Stress zu erzeugen. *Asana* erleichtert diese Fähigkeit. Rechtes *asana* erzeugt Gleichmut, Flexibilität und Stärke, in dieser Reihenfolge.

- *Asana* ist die Beteiligung an der Elastizität des ganzen Körpers. Es ist lebenswichtig, nicht über die natürliche Elastizität hinaus Druck auszuüben. Der Körper wird auseinanderbrechen! Insbesondere wird *asana* gestaltet, um die Elastizität und Stärke zu verbessern, die das System braucht, damit es atmen kann. *Asana* ist im Grunde genommen derselbe Prozess wie *pranayama*. Der Unterschied besteht darin, dass hier die Bewegung des ganzen Körpers benutzt wird, um den Atemprozess während der *asana* zu verbessern. Im *pranayama* bleibt der Körper ruhig, und es wird weniger Aufmerksamkeit auf den Körper und mehr auf die feinstofflichen Aspekte des Atems gerichtet.

- Die Wirksamkeit einer Praxis wird nicht an den Errungenschaften der *asana* gemessen, sondern eher an dem Gefühl, das dadurch erzeugt wird und dazu führt, dass der Praktizierende sich besser fühlt (und besser *fühlt*!). Technisch betrachtet muss eine Praxis dazu führen, dass sich ein Mensch besser fühlt. Dann ist es eine korrekte Praxis. „Es gibt keinen schlechten Yoga! Wenn es nicht gut tut, dann ist es kein Yoga!"

Der Lehrer muss die Art des Unterrichts für die Teilnehmer und ihre Fähigkeiten ins Gleichgewicht bringen.

- Die Bedeutung von *asana* ist seine energetische Funktion, nicht, wie es aussieht. Was ein Praktizierender wirklich fühlt, ist vorrangig. Wie eine *asana* außen aussieht, ist von zweitrangiger Bedeutung. *Asana* ist vor allem ein Prozess der Integration von Körper, Atem und Geist. Sie ist nicht um ihrer selbst willen vorhanden. Sie erleichtert *pranayama*. Wenn *pranayama* erfolgreich ist, dann wird der Geist geklärt und der Körper wird energetisiert. Deshalb geschieht Meditation, *dhyana*, spontan. Am Ende der Praxis sollte deshalb immer eine kurze Zeit dafür eingeräumt werden, damit diese Wirkung auf natürliche Weise aufgenommen werden kann. Keine Technik im Yoga existiert als Selbstzweck. Sie sind alle da, logisch aufeinander aufgebaut, um sich gegenseitig zu unterstützen. Sie werden praktiziert mit dem einzigen Zweck, Leben zu unterstützen, den Kontext des ganzen Körpers.

- Ständiger Einsatz des *ujjayi*-Atems hält den Fokus zentral auf die *asana*-Praxis gerichtet und bereitet auf das *pranayama* vor. *Ujjayi* (der Brust) ist ein Atem, der in der Kehle (der Larynx) erzeugt und kontrolliert wird, nicht an den Nasenlöchern. Die Struktur des ganzen Körpers kann gefühlt werden, wenn du die Bewegung des Atems in der *asana* und im *pranayama* einbeziehst und regulierst.

- Die Bewegung des Körpers wird bewusst mit der Bewegung des Atems verbunden und als dieselbe Bewegung gefühlt.

- Der Atem umfasst die Bewegung des Körpers. Der Atem beginnt leicht vorher und endet leicht nach der Bewegung. Der Atem leitet die Bewegung des Körpers ein.

- Das Maß der *asana*-Praxis ist die Qualität des Atems, der beständig und angenehm sein sollte. Der Atem ist unser Führer und Lehrer. Im Yoga ist der Atem das Mittel und der Bezugspunkt.

- Die Praxis kann gesehen werden als eine Bewegung/Beobachtung vom Groben zum Feinstofflichen oder vom Äußeren zum Inneren. Wir weisen jedoch keiner Richtung eine qualitative oder bevorzugte Wirkweise zu. Das bedeutet, alle Qualitäten sind annehmbar und bedeutungsvoll. Ebenso kann die Yogapraxis beschrieben werden als die Einheit von rechts und links, darüber und darunter, vorne und hinten, männlich und weiblich, Wissendem und Gewusstem, Innerem und Äußerem, Bewusstheit und Energie, oder die mit ihnen im Zusammenhang stehenden kulturellen Beschreibungen wie *Shiva* und *Shakti*, ohne dass ein Aspekt oder eine vorgegebene Vorliebe dominiert. Alle sind gleichzeitig vorhanden, und alle sind notwendig.

- Atme zunächst in die obere Brust ein, wobei du den Brustkorb ausdehnst, dann lass zu, dass sich der Bauch dehnt. Beim Ausatmen ziehe den Bauch in Richtung Wirbelsäule. Auf einer feinstofflicheren Ebene kann der ganze

Körper am Atemprozess als Energie und Fühlen teilnehmen. Ein antiker Text sagt: „Ein wahrer Yogi atmet durch seine Füße."

Technisch muss eine Praxis dazu führen, dass ein Mensch sich besser fühlt. Dann ist es eine richtige Praxis. „Es gibt keinen schlechten Yoga! Wenn es nicht gut ist, dann ist es kein Yoga!"

- Pausen sollten je nach Bedürfnis eingelegt werden, etwa, wenn der Atem gestört ist oder wenn der Körper ermüdet, zittert oder im Übermaß schwitzt.

- Die *Asana*-Praxis sollte in einer intelligenten Folge weitergehen, *vinyasakrama*, in einer logischen Folge der Vorbereitung, Haltung und Gegenhaltung. Jeder Haltung folgt eine Gegenhaltung, die gewöhnlich weniger Anstrengung erfordert, die aber eventuelle unerwünschte Wirkungen der vorhergehenden ausgleicht. Eine logische Folge einer *asana*-Praxis ist: Stehen, Knien, Liegen, Umkehrhaltungen, Rückwärtsbeugen, Drehungen, Vorwärtsbeugen, Ruhe, *pranayama*, Meditation/Kontemplation und persönliches Ritual. Die gesamte Praxis ist ein nahtloser Prozess. Eine Praxis sollte sorgfältig geplant werden, um eine geeignete Vorbereitung, einen Höhepunkt und einen Abstieg zu enthalten sowie eine Zeit für eine Ruhephase. Im Allgemeinen ist eine Umkehrhaltung der Höhepunkt der Praxis, um den herum die *asana* geplant wird. *Shirasana* (Kopfstand) muss von *sarvangasana* (Schulterstand) oder *halasana* (Pflug) oder *dvipadaspitham* (Tisch) als Gegenposition gefolgt werden, um den Nacken zu schützen. *Pranayama* und Meditationspraktiken sollten ebenfalls eine Vorbereitung, einen Höhepunkt und einen Abstieg beinhalten.

- Der Zweck, die Erfordernisse und die Wünsche der Praktizierenden müssen in Betracht gezogen werden.

- Haltungen werden im Allgemeinen eher dynamisch als statisch eingenommen. Es gibt dennoch selbst in statischen Haltungen ziemlich viel Bewegung, da der gesamte Körper an der Elastizität des Atemprozesses beteiligt ist. Das Atemverhältnis in statischen Haltungen ist gewöhnlich dasselbe wie das in der vorhergehenden dynamischen Haltung. Halte die Gelenke immer beinahe weich und schwinge niemals mit dem Einsatz deines Gewichts auf den Gelenken, während du dich von Haltung zu Haltung bewegst. Bewege dich so, dass der Atem die Bewegung führt und strukturiert. Beim Stehen nach einer Vorwärtsbeuge halte immer die Knie weich, um das Zentrum der Schwerkraft durch die Füße zu ziehen. Dies schützt den unteren Rücken vor Überlastung. Versuche niemals Kopfstand, *shirasana*, oder Schulterstand, *sarvangasana*, ohne einen qualifizierten Lehrer. Die meisten Menschen sollten eine stärkende stehende *asana*, darunter *trikonasana*, einige Monate lang praktizieren, bevor sie sich an diese Haltung heranwagen. Haltet immer den Nacken und die Schultern weich.

- Einatmung und darauf folgende Atemverhaltung verbinden sich am besten mit dehnenden, energetisierenden Positionen (Rückwärtsbeugen) und entwickeln die *brmhana*-Praxis. Ausatmung und darauf folgende Atemverhaltung verbinden sich am besten mit beruhigenden, loslassenden Positionen (Vorwärtsbeugen, Drehungen) und entwickeln die *langhana*-Praxis. Eine Praxis wird die andere beeinflussen, und eine gesamte Praxis ist immer eine Kombination beider, abhängig von den sich verändernden Bedürfnissen des Praktizierenden. Eine balancierte oder *samana*-Praxis, die für jeden Menschen geeignet ist, wird erreicht durch die richtige Kombination von *langhana* und *brmhana*. Es gibt dazu viele Techniken, und sie müssen von Mensch zu Mensch variiert werden. Eine lange Atemverhaltung nach der Ausatmung wird einen *brmhana*-Effekt hervorrufen.

- Im Folgenden findet ihr eine allgemeine Anweisung für die Entwicklung der Atemkapazität im Laufe der Zeit. Die gesamte Entwicklung einer *asana*-Praxis sollte verstanden werden als Mittel zur Entwicklung des Atems und der folgenden Stufen der Atemkapazität:
  1. Gleichmäßige und leichte Einatmung (puraka) und Ausatmung (rechaka)
  2. Verlängerte Ausatmung
  3. Führe Atemverhaltung nach dem Ausatmen (kumbhaka) ein.
  4. Verlängerte Einatmung
  5. Führe Atemverhaltung nach dem Einatmen ein
  3. und 4. können ohne weiteres ausgetauscht werden

Der Atem umgibt die Bewegung des Körpers. Der Atem beginnt kurz vor und endet kurz nach der Bewegung. Der Atem initiiert die Körperbewegung.

- Im Allgemeinen wird es als sicherer betrachtet, in den Anfangsstadien einer Praxis die Ausatmung mehr zu betonen als die Einatmung. Es ist einfacher, durch die Willenskraft den Atem nach dem Einatmen anzuhalten als auszuatmen, was jedoch das System belastet. Allgemein gesprochen, wird die Atemverhaltung nach dem Ausatmen (*kumbhaka*) als sicherer und tatsächlich auch als notwendiger angesehen. Wir betonen die Ausatmung, um vom System das loszulassen, was nicht benötigt wird. Ein System zu energetisieren, das noch nicht befreit ist, wird nur eine stressreiche Situation stärker energetisieren. Wir lassen das los, was alt ist, um das zu empfangen, was neu ist. Eine Verlängerung des Ausatmens und die Atemverhaltung nach dem Ausatmen sind wichtige Mittel, um den Körper zu heilen und den Geist zu klären. Dies erleichtert das Loslassen und macht die Einatmung und das Empfangen von Energie möglich und nützlich.

- Eine Verlängerung und Verhaltung einer Atembewegung sollte die Qualität und die Länge der nachfolgenden, gegenteiligen Atembewegung nicht verändern. Wenn das geschieht, sind eine Ruhephase und/oder eine Anpassung notwendig. Wir lernen, unsere Praxis spontan und natürlich selbst zu regulieren, wenn wir unser System beobachten und Sensibilität dafür entwickeln. In der Zwischenzeit ist die Hilfe eines Lehrers ausschlaggebend. Der Schlüssel zu einer Praxis ist die erlesene Verbindung des Atems mit dem gesamten Körper. Wir lernen, „beim" Atem zu sein, und deshalb „beim" Leben.

- Eine Ausatmung kann an die Stelle einer Einatmung treten, aber ersetze nie eine Ausatmung durch eine Einatmung. Wenn du im Zweifel bist, welche Atemform eine Bewegung begleiten soll, mache sie im Zweifelsfall mit einer Ausatmung.

- Um eine schlechte Einatmung muss man sich nicht zu sehr kümmern, während eine schlechte Ausatmung kein gutes Zeichen ist und du deshalb nur vorsichtig weitermachen solltest.

Die obigen Feststellungen sind Prinzipien, keine Regeln.

Einatmung und die damit verbundene Atemverhaltung passen zu ausdehnenden, energetisierenden Positionen. Ausatmung und die damit verbundene Atemverhaltung passen zu beruhigenden, loslassenden Positionen. Eins wird das andere beeinflussen, und eine Praxis ist immer eine Kombination von beiden, in Abhängigkeit von den sich verändernden Bedürfnissen des Praktizierenden.

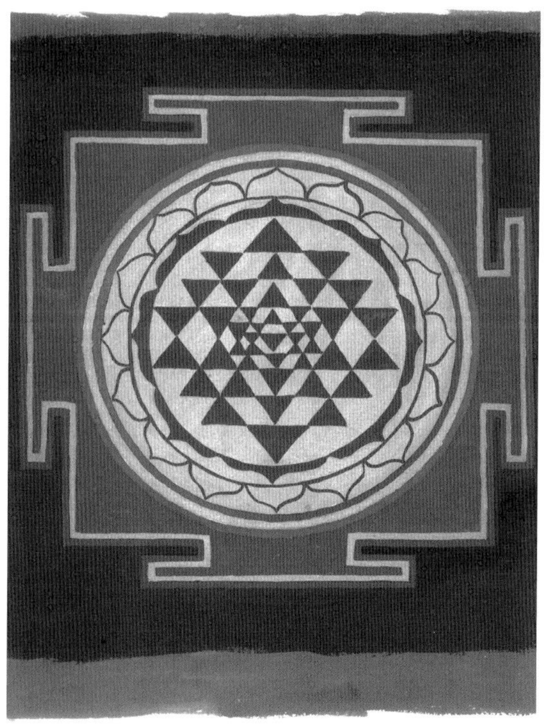

Sthira und Sukha

Sthirasukham asanam (YS II.46). Mit diesem kurzen und berühmten *sutra* schenkt uns Patanjali die Eigenschaften einer wirkungsvollen *asana*-Praxis. *Sthira* bedeutet fest, stark, aufmerksam, wachsam; *sukham* bedeutet angenehm, entspannt, locker. Wir wünschen uns unsere *asana*-Praxis stark und angenehm, fest und entspannt. Wir wünschen uns Aufmerksamkeit ohne Anspannung. Das mag sich paradox anhören, aber wir wollen beide Eigenschaften.

Im Einzelnen: Du wirst mit offenen Händen und weichen Handflächen praktizieren wollen. Und du möchtest, dass deine Schultern, deine Handgelenke und alle Gelenke entspannt sind. Du möchtest dich ins Zentrum deines Körpers hinein und aus ihm heraus bewegen. Gib deshalb keine Spannung in die Oberfläche. Arbeite, ohne zu kämpfen. Dies ist Stärke, die sanft ist. Dies ist Stärke, die empfängt. Dies ist die Einheit von männlich und weiblich, von innen und außen.

Mach es dir angenehm in deiner Praxis. Akzeptiere, wo du bist, wer du bist, lass die Anstrengung los und bleibe bei deinem Atem.

Wenn wir angespannt sind, können wir nichts als unsere Spannung wahrnehmen. Wenn wir überanstrengt sind, wird es kein Yoga geben. Wenn wir uns anstrengen und dabei überlasten, dann wird sich die Muskulatur verhärten. Stärke wird nicht empfangen. Wenn wir mit gekreuzten Beinen sitzen und das Einzige, was wir fühlen, der Schmerz in unseren Knien ist, dann bedeutet dies, dass wir nicht wirklich in der *asana* sind. Es bedeutet auch, dass wir noch nicht auf die *asana* vorbereitet sind. Wir müssen etwas Einfacheres tun, etwas, das uns hilft, uns auf die *asana* vorzubereiten.

Um diese Eigenschaften in der *asana* zu erreichen, müssen wir uns so annehmen, wie wir sind. Wenn der obere Rücken immer noch steif ist, dann ist dies unser Ausgangspunkt. Wenn wir flexibel sind, aber kurzatmig, dann fangen wir dort an. Selbst wenn wir uns wohlfühlen, aber der Geist nicht bei der Sache ist, dann ist dies nicht *asana*. Denn die Eigenschaften von *sthira* und *sukha* beziehen sich auch auf den Geist. Du möchtest, dass dein Geist fokussiert und beständig ist. Du möchtest, dass dein Geist entspannt und leicht ist. Und wieder möchtest du diese paradoxe Kombination entspannter Aufmerksamkeit in dir spüren.

Mach es dir angenehm in deiner Praxis. Akzeptiere, wo du bist, wer du bist, lass die Anstrengung los und bleibe bei deinem Atem. Deine Praxis sollte auf natürliche Weise fließen und sollte sich natürlich anfühlen. Praktiziere ohne jede Erwartung, dass du irgendeine ausgefallene asana meistern willst. Praktiziere ohne jede Erwartung, dass du den Himmel erreichen willst (denn du bist schon da, weißt du?). Dieses Praktizieren ohne jede Erwartung einer Belohnung wird mit dem Fachausdruck Ishvarapranidana bezeichnet (YS II.1, wo es Teil von Patanjalis Kriya Yoga ist und in YS II.32, wo es als eins der Niyamas aufgelistet ist, der persönlichen Bedingungen von Yoga).

Sthira und *Sukha* sind auch im Leben die Schlüssel zum Erfolg. Es sind die Qualitäten, die wir bei all unseren Handlungen brauchen. Festigkeit und Wohlbefinden. Dann wird es in und als Ergebnis unserer Handlungen keinen Stress geben. Und dann werden wir Erfolg haben.

Sukham ist ein interessantes Sanskrit-Wort. *Kham* bedeutet Raum und *su* bedeutet ausgedehnt. *Sukham* bedeutet also wörtlich: ein offener und ausgedehnter Raum, ein offenes Zimmer, ein Zimmer, in das Licht hineinscheint. Dies ist das, was wir uns von unserer Praxis wünschen (und auch vom Leben). Das Gegenteil ist *dukham* (das Wort für Schmerz oder Qual): ein eingegrenzter Bereich, ein beengter Raum, ein dunkler Raum, ein Raum, in dem die Wände dich umzingeln.

Also, entspann dich einfach und sei bei deinem Atem. Und indem du dies tust, sei bei dem, was dich atmet. Lade die Tanzpartner von *sthira* und *sukha* in deine Praxis ein. Versuche nicht, irgendwohin zu gelangen. Alle sogenannten Ziele kommen aus deinem Geist, dem sozialen Geist. Sie sind Werte, die die Gesellschaft dir auferlegt hat. Was denkst du denn, wohin du gelangen wirst? Es gibt keinen Ort, zu dem du kommen müsstest. Du bist nämlich schon da. Du bist Leben, Wahrheit, Göttlichkeit. Genau so, wie du bist.

Also, entspann dich einfach und sei bei deinem Atem. Und indem du dies tust, sei bei dem, was dich atmet. Lade die Tanzpartner von sthira und sukha in deine Praxis ein.

Und jetzt versuche eine kleine Übung. Wärme dich auf und dann, mit der Bewegung, die aus deinem Atem fließt, versuche als eine Praxis *bhujangasana vinyasa* (S. 249) mit den Qualitäten von *sthira* und *sukha* zu üben.

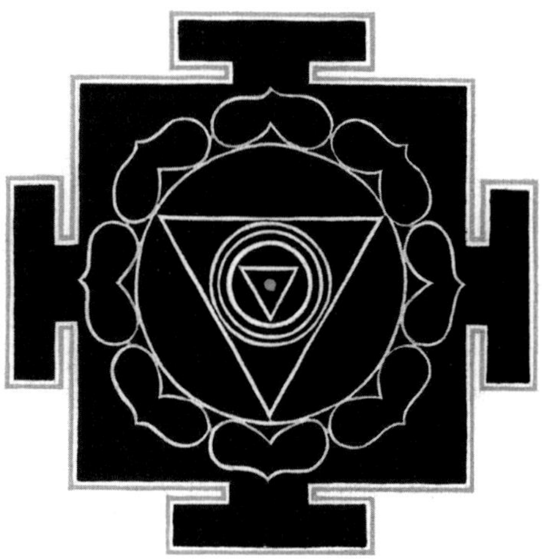

LEHRE YOGA, WIE DU ES SELBST ERFAHREN HAST

Lehre Yoga, wie du es selbst erfahren hast – nicht, wie es dich berührt, sondern wie es den anderen berührt. So viele von uns unterrichten Yoga, dass ich dachte, es könnte nützlich sein, einige der wichtigen Themen für Unterrichtsklassen anzusprechen. Das Yogasutra benutzt das Wort *vini*, was bedeutet, dass Yoga „entsprechend der Situation" unterrichtet werden sollte. Manche Lehrer benutzen den Begriff „vini", um ihren Yoga zu beschreiben, was eine gute Idee ist, weil Yoga, wenn er korrekt unterrichtet werden soll, angepasst werden muss. Das ist nur normal. Ob wir das mögen oder nicht – Menschen kommen gerne zu ihren Stunden, um ihren Yoga zu machen, und wir müssen den Yoga dieser Situation anpassen. Menschen mögen es, auszugehen, genießen den Rausch, treffen Freunde und genießen die *sangha*, die Gemeinschaft der Praktizierenden. Viele dieser Menschen haben andere Yogamuster (*samskaras*), weil sie die populären Formen kennen gelernt haben. Viele praktizieren gern in einer sehr kraftvollen, sportlichen Weise, wie ein intensives Fitnessprogramm. Das kennen wir aus unserer Gesellschaft und dagegen ist nichts einzuwenden. Yoga wird heute in Sportzentren und Fitness-Studios unterrichtet, und das ist gut so. So sind wir eben. Darüber hinaus gibt es auch hier in der Klasse viele verschiedene Körpertypen, Altersstufen und Gesundheitsprobleme. Was machst du damit? Lauf weg oder stell dich der Musik und mach das Beste aus der Situation. Menschen kommen zum Yoga, weil sie etwas suchen, sie suchen Hilfe oder sie suchen Gott. Du hast eine Gelegenheit, jedem Einzelnen etwas Wertvolles zu schenken, oder eine Gelegenheit, sie für den Rest ihres Lebens vom Yoga abzuschrecken. In der Kultur, in der du unterrichtest, könnte es wertvoll sein, denjenigen Privatstunden anzubieten, die ihren Yoga und ihre tägliche Praxis entwickeln wollen. Sicherlich werden Menschen mit besonderen Gesundheitsproblemen privaten Unterricht brauchen sowie die Fürsorge und die Freundschaft, die ein Yogalehrer bieten kann. Wenn du die Fähigkeiten besitzt – und wir sind sicherlich dabei, in unserem Yogaverständnis zu reifen –, dann tu diesen Schritt.

Eine Yogaklasse zu unterrichten ist eine Situation, die einen Kompromiss erfordert – Yoga wird traditionell eins zu eins unterrichtet. Der Lehrer muss die Klasse ins Gleichgewicht bringen, damit alle, die teilnehmen, nach ihren Fähigkeiten etwas davon haben.

Eine Yogaklasse zu unterrichten ist eine Situation, die einen Kompromiss erfordert, denn Yoga wird traditionell eins zu eins unterrichtet. Der Lehrer muss die Klasse ins Gleichgewicht bringen, damit alle, die teilnehmen, nach ihren Fähigkeiten etwas davon haben. Wenn du eine starke Klasse unterrichtest, aber siehst, dass sie für einige Schüler nicht geeignet ist, dann musst du eine Strategie entwickeln, um auch ihren Bedürfnissen entgegenzukommen und dennoch gleichzeitig die Arbeitsebenen herzustellen, die die anderen brauchen. Ein Ansatz besteht darin, die klassischen Positionen für diese Schüler in weichere Varianten zu verwandeln, während sie beständig lösende Atemzüge nehmen. Fordernde Positionen werden für sie dynamisch gehalten. In der umgekehrten Situation – einer sanften Klasse mit einigen Schülern, die stärkere Arbeit brauchen – ist ein anderer Ansatz nötig. Eine Möglichkeit ist, dass diese Schüler die Atemverhältnisse zählen und/oder zwischen den Atemzügen den Atem anhalten, Muskelgruppen in besonderer Weise bilden und die Positionen in Richtung auf ihre klassischen Formen intensivieren und sie statisch machen, während die anderen sich dynamisch bewegen. Dies könnte auch eine gute Zeit sein, um *bandha* einzuführen.

Verschiedene Stadien und Variationen für Schüler anzubieten, aus denen sie wählen können, ist nützlich. Selbst auf diese Weise werden jedoch einige Schüler mit einem Suchtverhalten, die stets im Wettbewerb mit sich selbst und anderen stehen müssen, unweigerlich darauf bestehen, über ihre Grenzen hinauszugehen. Zum Beispiel, wenn du weißt, dass ein Schulterstand jemanden verletzen könnte, der darauf besteht, ihn zu erreichen, dann musst du ihn oder sie ermutigen, eine Variante davon zu üben, wie beispielsweise im Liegen mit den Beinen auf einem Stuhl. Tatsächlich kann es sogar sein, dass du von einem Schüler forderst, die Variante zu üben statt die Originalhaltung (zum Beispiel „Ich möchte, dass du das jetzt so machst"). Das Wohlbefinden der Schüler ist in deiner Hand. Und wenn du das Gefühl hast, dass dies eine Störung in der Gruppe geben würde und/oder das Fließen der Klasse bricht, dann kann es sein, dass du den Schulterstand an diesem Tag überhaupt nicht machst. Die Zahl möglicher Szenarien ist endlos, ewig anders und erfordert ständigen sensiblen Umgang.

Der Unterrichtsprozess basiert auf der jeweiligen Situation, nicht auf einer vorgefassten, systematisierten Vorstellung oder einem Prozess. Es ist eine lebendige Situation. Es ist eine direkte Beziehung, die auf der Übertragung des authentischen Yoga zwischen Menschen basiert.

All dies illustriert, dass sich eine hochintuitive Interaktion zwischen Lehrern und Praktizierenden abspielt. Studieren, technische Information zu haben und Unterrichtsprogramme zu entwerfen, sind nützliche Mittel, aber sie sind wertlos ohne deinen Unterricht, der auf der Erfahrung deiner eigenen Praxis basiert. Du kannst dann wirklich auf allen Ebenen die Bedürfnisse derer ansprechen, die da sind. Es ist eine lebendige Situation, in der du wirklich mit jedem, der anwesend ist, kommunizieren und die Bedürfnisse der Schüler auf der Basis deiner eigenen Yogaerfahrung interpretieren kannst. Ein Yogalehrer muss seine oder ihre tägliche Praxis haben, um unterrichten zu können.

Der Unterrichtsprozess basiert auf der jeweiligen Situation, nicht auf einer vorgefassten, systematisierten Vorstellung oder einem solchen Prozess. Er ist eine lebendige Situation. Er ist eine direkte Beziehung, die auf der Übertragung des authentischen Yoga zwischen Menschen basiert. Wo Schüler die Körper- und Atemsensibilität ignorieren oder durch falsch informierte und manchmal sadistische Anweisungen gehetzt werden, geschehen Verletzungen. Es gibt bis heute eine alte Tradition, die den Begriff „*hatha*" mit „gewaltsam" übersetzt. Dies war Teil der großen Tradition oder sozialen Annahme, das Leben als Gegenteil zur Natur anzusehen. Yoga war irgendwie ein Versuch, den Prozess der Natur zu brechen oder umzukehren, „gegen die Natur zu gewinnen", statt mit ihr zusammenzuarbeiten, nicht getrennt von der Natur zu sein. Schülern werden unpassende *asanas* im Versuch aufgezwungen, die Schmerzgrenze zu durchbrechen und sie zu besiegen. Verletzungen aber geschehen plötzlich oder fortschreitend und sind vollkommen unnötig. Beim Yoga jedoch geht es um die Verminderung des Leidens (*duhkha*). Die Vorstellung von „kein Schmerz, kein Gewinn" ist Blödsinn. Schmerz ist eine Vitalfunktion in der Natur, die uns mitteilt, dass wir nachlassen und unsere Situation untersuchen sollten. Er schützt uns davor, uns selbst zu zerstören!

Die Herausforderung ist, Schülern genug Arbeit zu geben, damit sie wirklich spüren können, und gleichzeitig keine Störungen hervorzurufen. In einer großen Klasse, in der sich Menschen in allen möglichen unterschiedlichen Situationen befinden, ist dies ein Dilemma. Manche werden überbewerten, wessen sie fähig sind, manche werden es unterbewerten. Hoch motivierte Typen werden sehr bereit sein, aggressiv zu handeln. Manche mögen unfähig scheinen, auch nur die einfachste Handlung mit irgendeinem Grad von Vertrauen zu vollziehen. Viel Glück! Entwickelt den Prozess, den Körper mit dem Atem zu verbinden, auf jede Art, die für die Anwesenden wichtig ist. Lenkt Menschen in sanftere oder in stärkere Klassen, wie sie es brauchen, und, wo du Gesundheitsprobleme erkennen kannst, biete die Dienstleistung einer privaten Stunde an. Wenn du qualifiziert bist, biete Privatstunden für alle an, die ihre Praxis vertiefen wollen.

Schüler sollten einige Erwartungen und einen Kontext bekommen, damit sie sich entspannen können und sich wohl in der Klasse fühlen. Du kannst ihnen helfen, dass sie sich während ihrer Erfahrung wohlfühlen. Vor jeder Klasse kann man eine Ankündigung machen. Zum Beispiel:

„Ich mache vielleicht einige kleine Korrekturen bei deinen Positionen, um sicherzustellen, dass du sie in der nützlichsten Weise übst. In einigen Fällen werde ich die Arbeit speziell für dich modifizieren."

„Bitte nimm dir eine Decke und auch eine Matte. Dies wird auf dem Boden unter knochigen Körperbereichen wie Hüften und Knien bei einigen Positionen notwendig sein."

„Bitte mach nichts, mit dem du dich nicht wohlfühlst. Wenn du dich in einer Position nicht wohlfühlst oder meinst, dass sie dir Schmerzen bereitet, dann lasst mich das bitte wissen oder mach einfach eine Pause."

„Wenn dein Atem schwer wird, du dich schwindlig fühlst oder benommen, nimm kleinere, normale „Ruhe-Atemzüge". Überanstrenge dich nicht."
„Yoga ist Loslassen, sowohl körperlich als auch emotional. Wenn du irgendeine Schwierigkeit erlebst, dann mach eine Pause. Yoga sollte nicht schmerzhaft sein, und wenn du irgendeinen Schmerz erlebst, dann lass mich das bitte wissen, damit wir die korrekte Veränderung für deinen Körper vornehmen können."

Der Schlüssel zur Praxis ist die kostbare Verbindung des Atems mit dem ganzen Körper. Wir lernen, „beim" Atem zu sein, und deshalb „beim" Leben.

Punkte, die man im Hinblick auf die Bedeutung des Dialogs und der Sprache beim Unterrichten einer Yogaklasse bedenken sollte, sind:

Sei klar und präzise in deinen Anleitungen. Manchmal ist es möglich, Menschen auch ohne Demonstration anzuleiten.
Richte die Lautstärke deiner Stimme auf die Situation aus. Nimm zum Beispiel bei einer fordernden Position eine lautere, stärkere Stimme und eine sanftere bei einer entspannenderen Position.
Wähle Worte, um Effekte und Gefühle zu erzeugen, von detaillierten anatomischen, muskulären, auf das Knochengerüst bezogenen Anleitungen bis zu lyrischen, die Vorstellung weckenden Suggestionen.
Wähle einen Dialog, der auf der unmittelbaren Beobachtung dessen basiert, was gerade passiert. Leite die Klasse und die Menschen damit in die erwünschte Richtung. Diese verändern sich vielleicht, während die Klasse voranschreitet, und du lernst deine Schüler besser kennen. Sprich diejenigen, die da sind, direkt an, beachte dabei die Dynamik des Augenblicks. Vermeide ein geschriebenes Skript.

Schüler, die zum ersten Mal Yoga machen, klären ihren Geist auf eine ziemlich tiefe Weise. Gib deshalb klare und einfache Anleitungen. Stell den Atem vor und entwickle ihre Beziehung zu ihm. Gib den Schülern genug Arbeit, damit sie wirklich etwas fühlen, aber nicht so viel, dass dies Erschöpfung hervorruft. Indem du die Körper/Atem-Beziehung während des ganzen Unterrichts, ohne übermäßig kompliziert bei deinen Anleitungen zu sein, wiederholst, wirst du deinen Schülern helfen, ihren Geist zu entspannen, während sie angenehme Gedankenverbindungen an den Prozess behalten. Zu viel wörtliche Anleitung über anatomische Merkmale und dies und das beschäftigt nur den Geist und lenkt von der Qualität und dem Zweck des *asana* ab. Sanfte Ermutigung und Lob kann eine große Hilfe sein. Yoga ist ein Prozess, bei dem man sich ohne Kritik und mit Selbstakzeptanz selbst beobachtet, und vor allem geht es darum, sich besser zu fühlen. Versuche den Prozess zu erzeugen und Schülern zu helfen, die zum ersten Mal da sind. Minimiere ihren Kampf, und du wirst die Tiefe ihrer Entspannung und ihres Loslassens maximieren.

Versuche allen Schülern eine authentische Yogaerfahrung zu vermitteln, in der die Klasse für jeden wie eine persönliche Yogapraxis ist. Plane und berechne die Klasse sorgfältig und schließe alle Aspekte der Praxis in einem nahtlosen Prozess ein. Du kannst den Raum in einen echten Yoga-Event verwandeln, den jeder fühlen kann.

Weil der Atem so fundamental im Yoga ist, muss man ihm eine erstrangige Bedeutung geben. Unsere Schüler damit bekannt zu machen ist der erste Schritt; dennoch, nicht jeder verbindet sich einfach mit dem Atem. Zu sehr darauf zu bestehen wird kontraproduktiv sein. Als Lehrer entwickelst du deine eigene Methode und Ausdrucksform, von der du merkst, dass sie für die Menschen funktioniert. Gib deinen Schülern eine einfache Vorstellung der Atempraxis, und sie werden sich, wenn du sie sanft ermutigst, im Verlauf der Zeit darauf zubewegen. Wähle die asana und die vinyasa sorgfältig als Mittel, den Atem präzise zu unterrichten. Gib ihnen ihren Atem. Das kann schnell gehen oder länger dauern, aber liegt definitiv in der Reichweite eines jeden.

Gewöhnlich finden die Schüler den *ujjayai* Atem (den Kehl-Atem) leichter beim Ausatmen und können dann nach und nach auch beim Einatmen einen Zugang dazu finden. Der Klang ihrer Ausatmung kann genutzt werden, um zu zeigen, wie ihre Einatmung sich entwickeln kann.

Wenn der Yoga für den Menschen korrekt gestaltet worden ist, dann wird das Ergebnis sofort spürbar sein. Du wirst dich stärker und friedlicher fühlen, klarer und voller Energie.

Als Lehrer musst du sehr aufpassen, wenn du Positionen demonstrierst, dass du nicht einen „Standard" einführst, den deine Schüler dann zu erreichen versuchen. Es ist besser, dass du nur eine minimale Menge Demonstration einsetzt – zum Beispiel auf Belastungen, Anpassungen und Fokuspunkte hinweist. Dieses, kombiniert mit klarer Anleitung, zielt darauf ab, die Praktizierenden dazu zu bringen, dass sie ihren Yoga personalisieren, indem sie die Funktion der Positionen von innen heraus erfahren, im Gegensatz zu einer Imitation einer standardisierten Form. Gewöhnlich werden Anleitungen gut genug gegeben, ohne dass man eine körperliche Demonstration geben muss. Dein vorrangiger Fokus sollte Beobachtung sein, um sicherzustellen, dass jeder der Anwesenden einen lebendigen und bedeutsamen Yoga empfängt.

Betone die Qualität und nicht die Quantität. Yoga ist keine kommerzielle Handlung. Du wirst vielleicht merken, dass die Zahl deiner Schüler abnimmt, wenn die Qualität deines Yoga zunimmt. Im Allgemeinen wollen Menschen nur stimuliert oder durch etwas abgelenkt werden, das ihnen auferlegt wird. Authentischer Yoga reduziert die Stimulation, um einen bedingungslosen Zustand im Körper und im Geist zu erzeugen, wo nichts geschieht außer dem Leben selbst. Hier finden Schüler ihre persönliche Authentizität, ihren Frieden und ihre Power. Am Anfang mag dies ein wenig überraschend für Menschen sein, die eine stimulierende Ablenkung von ihrem gewöhnlichen Leben erwarten. Eine gewisse psychologische Bereitschaft ist erforderlich, um schlicht präsent zu sein.

Dies ist eine ernsthafte (aber nicht humorlose) Aktivität, die eine Beobachtung und Integration jedes Aspekts des Lebens fördert, indem sie negative Muster durch positive ersetzt. Nicht jeder ist bereit dazu oder gewillt, dies zu tun. Wir sollten Schülern jedoch dort begegnen, wo sie sind, und ihre anfängliche Erwartung berücksichtigen. Das Beispiel, das wir schon gegeben haben, ist, dass ein aufgeregter oder zu feuriger Mensch mit einer *pitta*-Konstitution am Anfang nur eine feurige Praxis wollen wird. Eine *kapha-* (schwere) Konstitution wird nicht zu früh zu aktiv sein wollen. Indem man ihnen erlaubt, selbst in ihrem unbalancierten Zustand etwas zu fühlen, indem man ihnen dort begegnet, wo sie sind, leite sie sanft zu Gleichgewicht und Frieden. Verblüffe sie sanft!

Verwässere nicht die Qualität deines Yoga, nur um Schüler zu gewinnen oder zu behalten. Lass sie kommen, gehe frei vor und preise dich nicht mit falschen Behauptungen oder den emotionalen Suggestionen an, dass irgendjemand Yoga „brauche" oder so etwas. Es ist bei Weitem befriedigender, einige ehrliche Freunde zu unterrichten. Die Intimität beim Unterrichten ist ein großer Genuss, weit erfreulicher als viel Geld zu verdienen! Es ist besser, mit einer kleinen Zahl guter Menschen tief zu gehen, als ein fades, standardisiertes Produkt zu verkaufen, das versucht, vielen zu gefallen. Es ist der Anfang des Yoga im Westen, und wir bewegen uns weg von der Fehlinformation, die bis vor kurzem vorherrschte. Du wirst vielleicht merken, dass es eine große Resonanz gibt, wenn die Welt erkennt, was Yoga wirklich anbieten kann. Wirklich zu sorgen und in einer traditionellen Weise zu unterrichten, einem Individuum zu helfen, seinen oder ihren Frieden zu finden, ist das Beste, das du in dieser leidenden Welt tun kannst.

Verwässere nicht die Qualität deines Yoga, nur um Schüler zu gewinnen und sie zu behalten.

Die Herausforderung besteht darin, Schülern genug Arbeit zu geben, damit sie wirklich fühlen können, und zur selben Zeit keine Störung zu erzeugen.

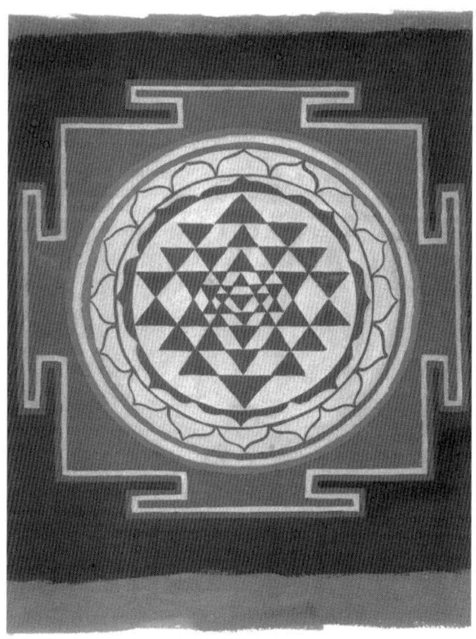

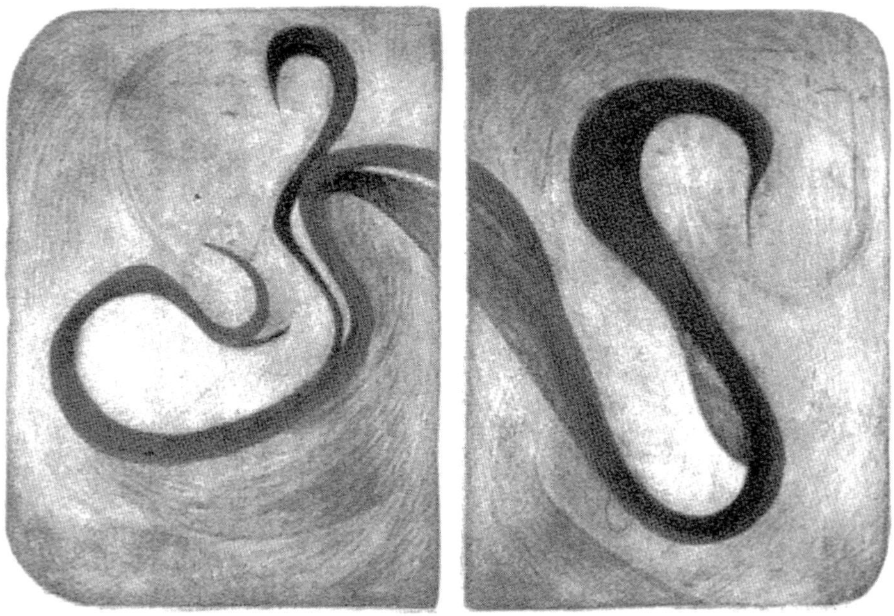

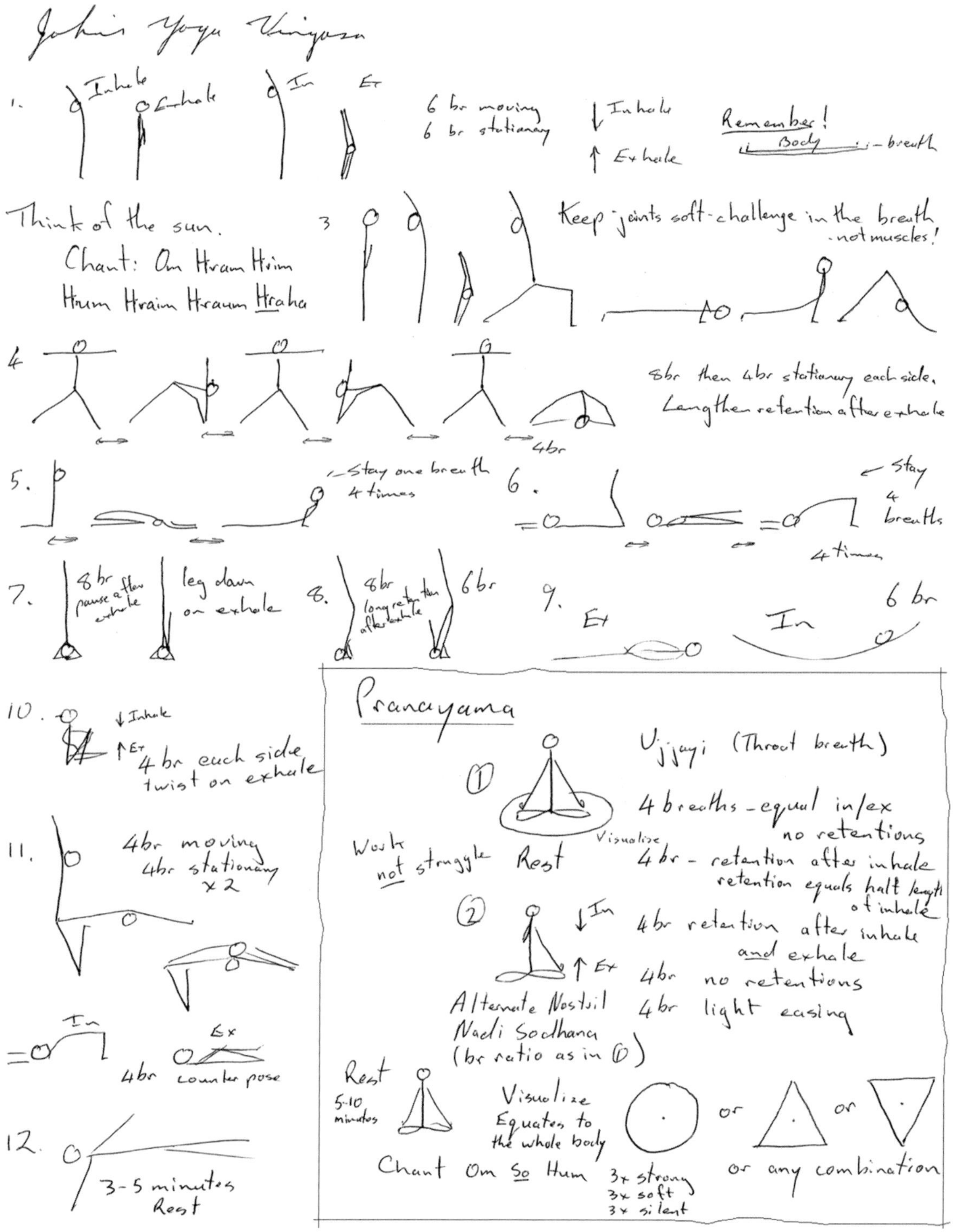

Beispiel einer Praxis, zugeschnitten für die Bedürfnisse eines Einzelnen (darf nicht kopiert werden)

BEISPIELE KLASSISCHER ASANAS

Ein nützliches Modell, um sicherzustellen, dass *asana* den Bedürfnissen von Einzelnen auf geeignete Weise angepasst worden ist, besteht darin, klassische *asanas* zu betrachten und zu überlegen, wie man sie modifizieren kann, damit sie wirkungsvoll sind. Ohne die Qualität, die Stimmung und die energetische Absicht zu verlieren, kann jede *asana* beträchtlich angepasst werden. *Asanas* können auch in einer logischen Folge, *vinyasa*, über den Atem verbunden werden, um den spezifischen Anforderungen jedes Menschen zu entsprechen. Wir zeigen hier einige einfache klassische *asanas* und illustrieren später, wie sie modifiziert werden können.

Es ist die Wirkung der vollständigen *vinyasa* (Folge von Yogaübungen), die in Betracht gezogen werden muss, wenn man eine persönliche Yogapraxis gestaltet. Die Wirkung und der Zweck jeder einzelnen *asana* muss im Kontext der gesamten Praxis eines Menschen und seiner Lebenssituation in Betracht gezogen werden.

Asanas können auch in einer logischen Folge – vinyasa – über den Atem verbunden werden, um den spezifischen Anforderungen jedes Menschen zu entsprechen.

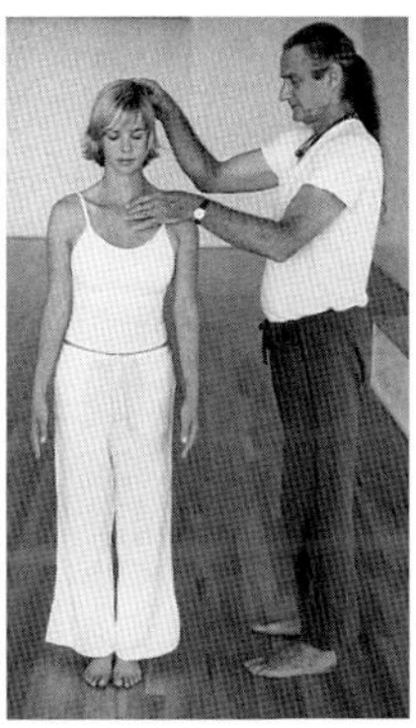

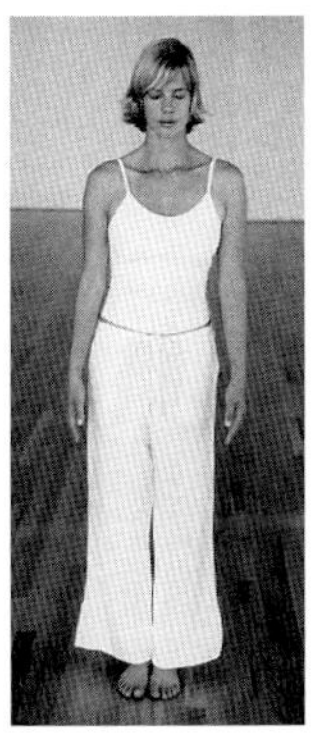

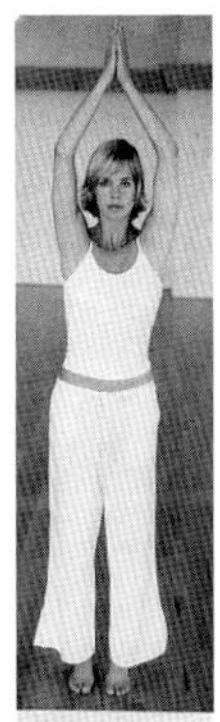

Samsthiti – Stehende Position
Füße parallel,
die großen Zehen berühren sich
Abstand zwischen den Zehen
Beine gerade, Knie ein wenig weich
Beckenkamm nach vorn geklappt
Schulter in Richtung Hüften
Kinn zur Brust

Tadasana – Bergposition
Blicke geradeaus
Finger strecken sich zum Himmel
Komm auf die Zehenspitzen
Gewicht gleichmäßig auf Füße verteilt
Arme gerade, fester Po

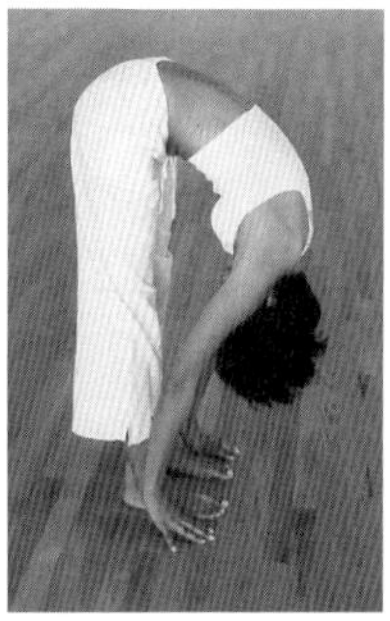

Uttasana – Stehende Vorwärtsbeuge

Beine gerade
Hände neben den Füßen
auf dem Boden
Kinn zur Brust
Stirn auf Beinen

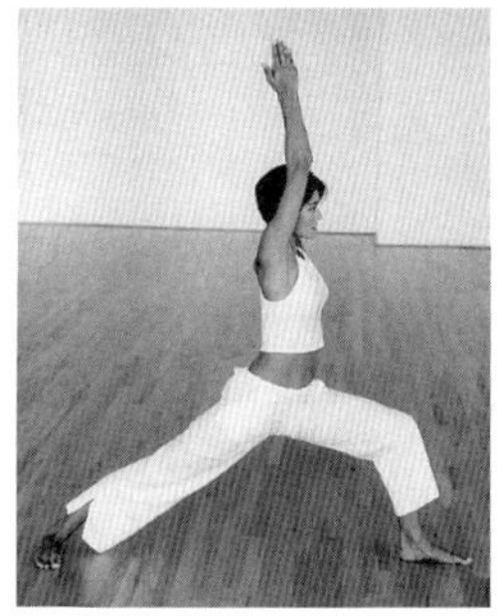

Virabhadrasana – Kriegerposition

Kinn bleibt eingezogen
Vorderes Bein 90 Grad gebeugt
Hinterer Fuß 45 – 90 Grad dazu
Gerade Linie zwischen hinterer Ferse
und Innenseite des Vorderfußes
Rücken gebogen, aber aufrecht
Hüften nach vorn,
Arme senkrecht nach oben
Handflächen aneinander

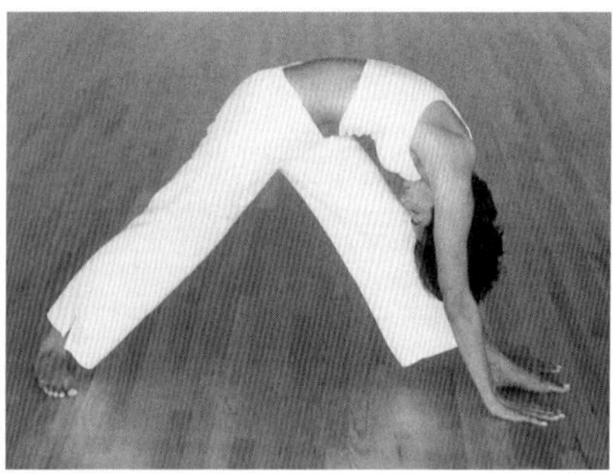

Parsvottanasana – Asymmetrische Trikonasana

Stirn berührt Bein
Kinn zur Brust
Füße in Kriegerhaltung
Beide Beine gerade
Hände auf dem Boden

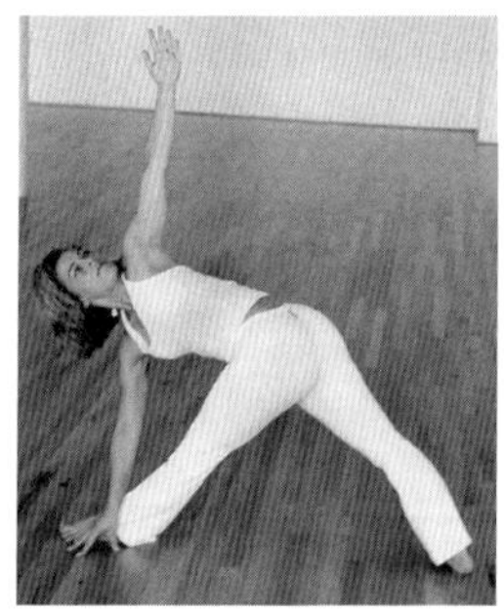

Dreieckshaltung – Vorwärtsbeuge

Füße so weit auseinander, wie man
bequem wieder hochkommen kann
Hand neben seitlichem Fuß, Handfläche
nach unten, ohne Gewicht
Beine gerade
Kopf in einer Linie mit der Wirbelsäule und
nach oben zur Hand gerichtet

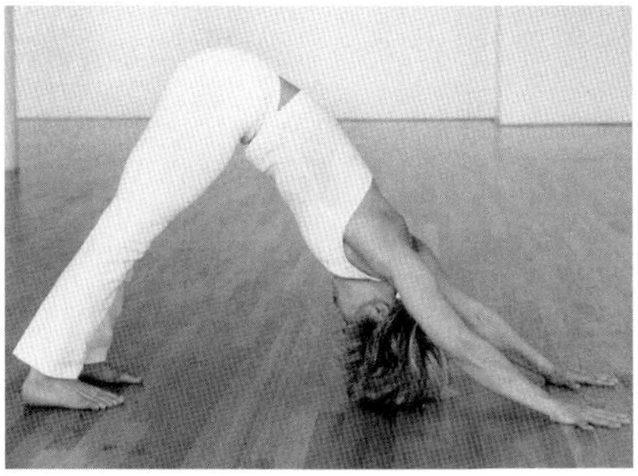

Adhomukha Svanasana – Nach unten schauender Hund

Fersen auf den Boden
Beine gerade
Kinn zur Brust
Rücken gerade
Kopf nahe dem Boden

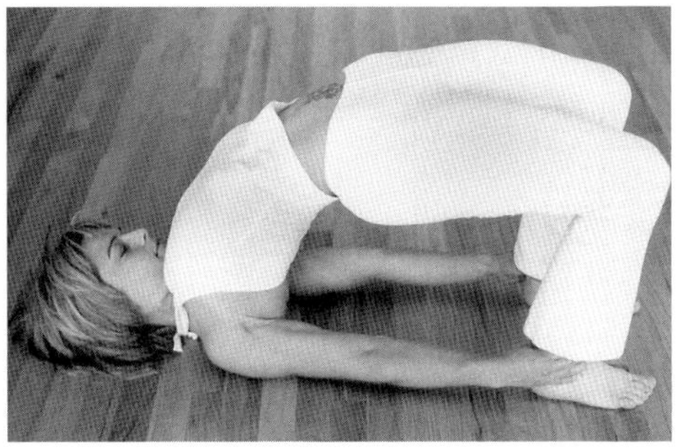

Dvipada pitham – Tischposition

Kinn auf die Brust
Füße zusammen und flach auf dem Boden
Knie zusammen
Hände halten Fußgelenke

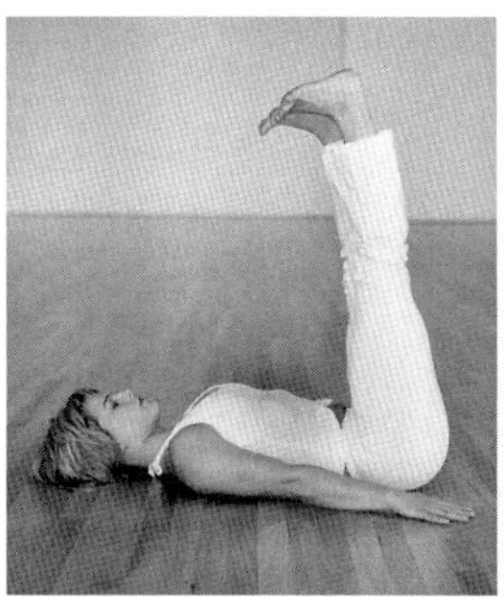

Urdhva Prasarita Padasana – Beinheber

Große Zehen berühren sich, Fußgelenke auseinander
Kinn zur Brust
Beine zusammen und 90 ° hoch
Zehenspitzen zeigen zum Kopf
Arme neben Körper flach auf dem Boden

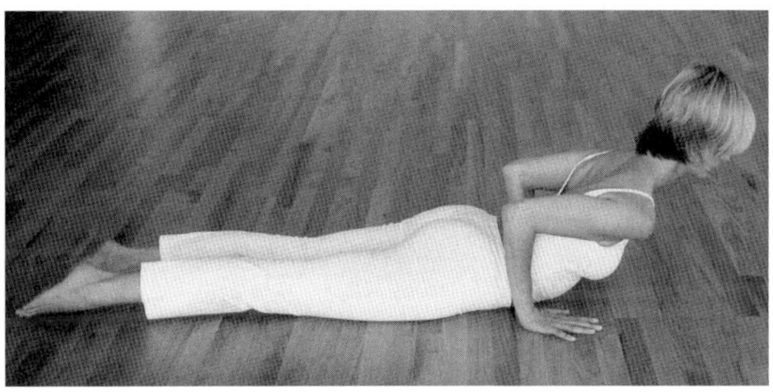

Bhujangasana – Kobra

Kopf bildet eine Linie mit der Wirbelsäule
Hände auf Nabelhöhe flach auf dem Boden und neben dem Körper
Ellenbogen nah am Körper gebeugt
Kein Gewicht auf den Händen
Beine entspannt auf dem Boden

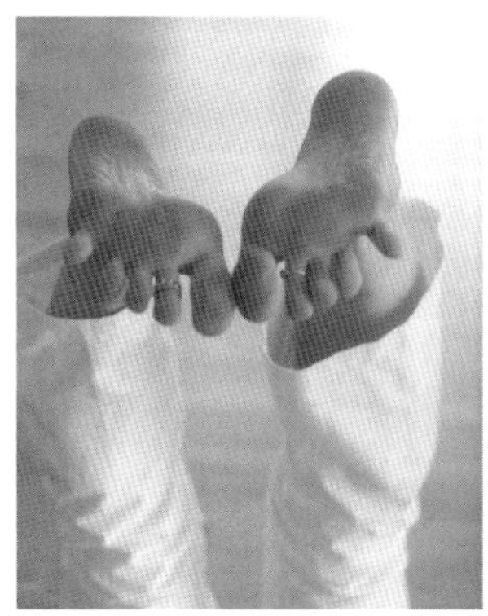

Evas Füße

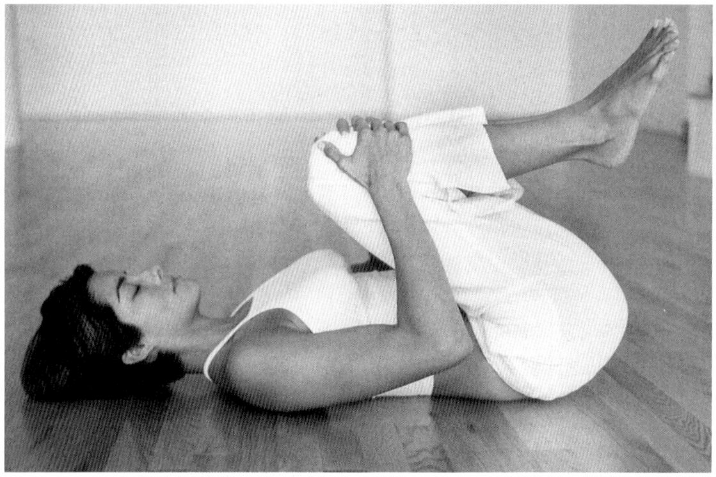

Apanasana – Knie zur Brust
Kinn zur Brust
Hände um Knie geschlungen

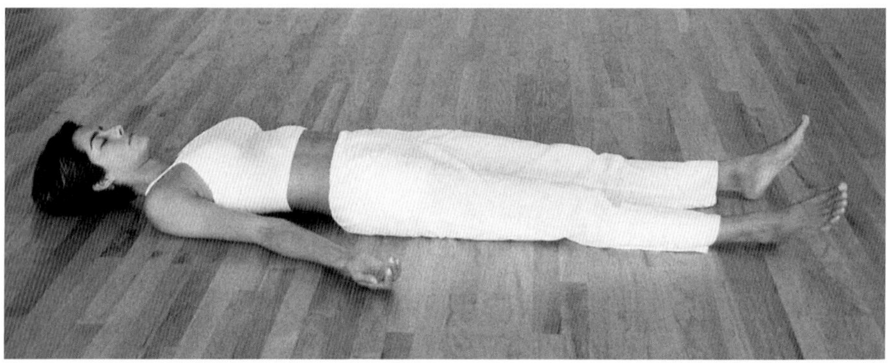

Savasana – Entspannung
Füße leicht auseinander
Arme leicht vom Körper entfernt
Handflächen zeigen nach oben
Aufmerksamkeit in Armen und Beinen
Lippen in ganz leichtem Lächeln

ANPASSUNGEN, VARIANTEN UND VINYASA

Das Folgende ist in keiner Weise eine Vorschrift, sondern lediglich ein Beispiel für die Möglichkeiten. Man kann ein *vinyasa* gestalten, indem man sich von *samasthiti* zu *tadasana* bewegt, mit jeder möglichen Anzahl von Variationen. Die Betonung liegt dabei immer auf einer Verbindung des Atems mit dem Körper.

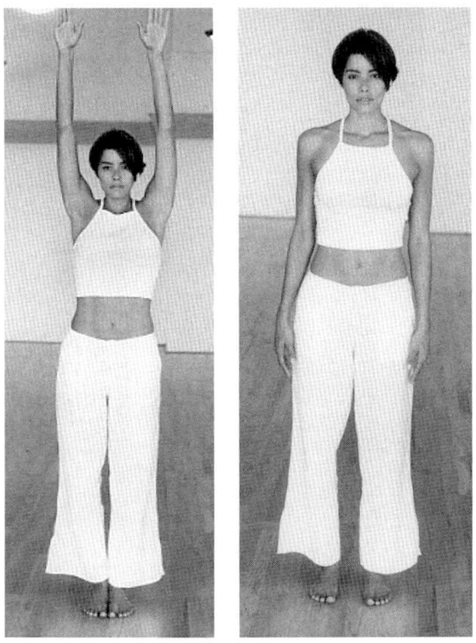

Einatmen ← → Ausatmen

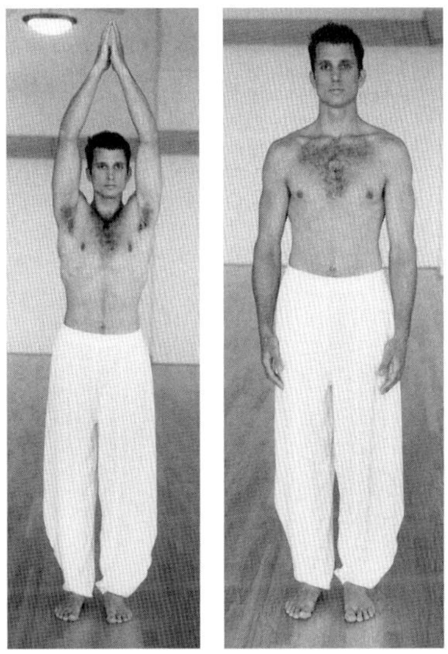

Einatmen ← → Ausatmen

Samasthiti – Stehende Position
Füße können leicht auseinander stehen
Zehen können auswärts gedreht sein
Arme weich

Tadasana – Bergposition
Füße flach auf dem Boden
oder auf Zehenspitzen
Ellenbogen/Schultern weich halten
Hände auseinander oder
Handflächen aneinander

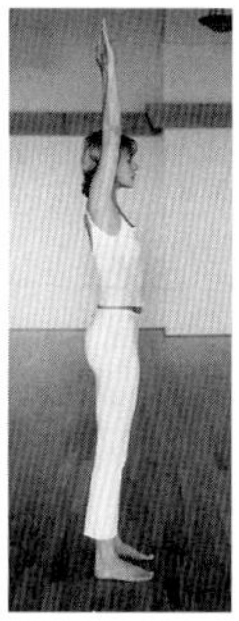

Einatmen ←

→ Ausatmen

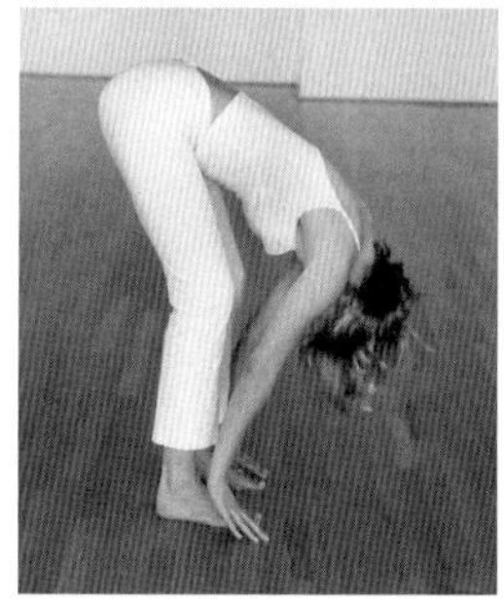

Uttasana – Stehende Vorwärtsbeuge

Knie weich bis zum Wohlfühlpunkt
Hände können etwas vor den Füßen sein, auf den Fingern
Kopf bleibt entspannt von den Beinen weg

Achtsamkeitspunkte:
Kinn zur Brust während der gesamten Bewegung
Sicherstellen, dass der Kopf am Ende der Ausatmung entspannt ist
Beim Einatmen kommen die Arme zunächst hoch, formen eine gerade Linie mit dem Rücken, die Stärke kommt die Beine hoch, arbeitet sich hoch und integriert den Rücken

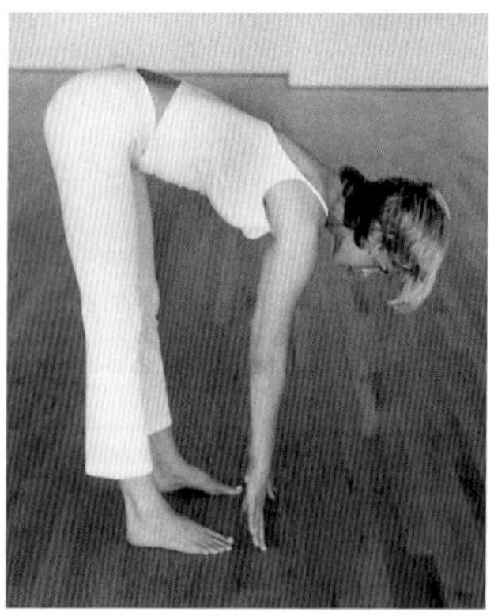

Einatmen ←

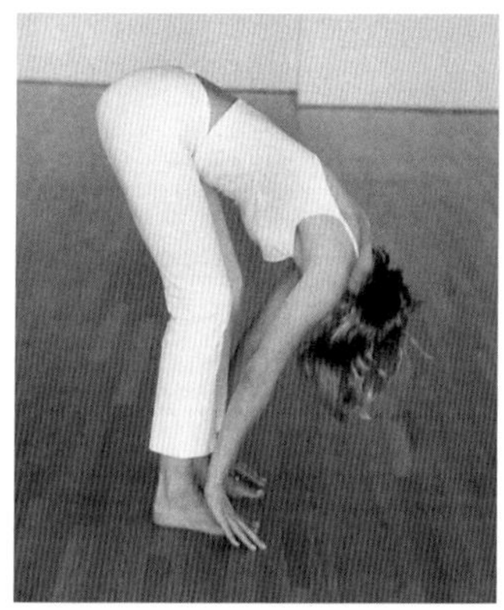

→ Ausatmen

Vinyasa, um die Körper/Atem-Beziehung zu betonen

Einatmen, mach den Rücken gerade, streck die Beine und komm auf die Fingerspitzen
Schau sanft nach oben, um die Wirbelsäule zu verlängern
Ausatmen, schau zum Bauch, mach die Knie weich, vertiefe das Vorwärtsbeugen (Brust zu den Oberschenkeln)
Der Kopf bewegt sich als Letztes beim Einatmen, als Erstes beim Ausatmen

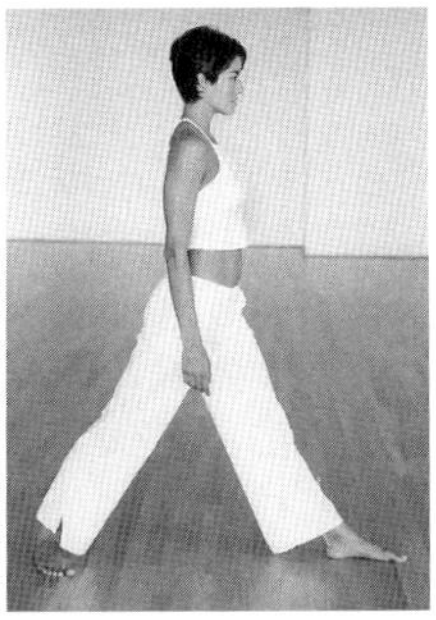

Ausatmen ←

→ Einatmen

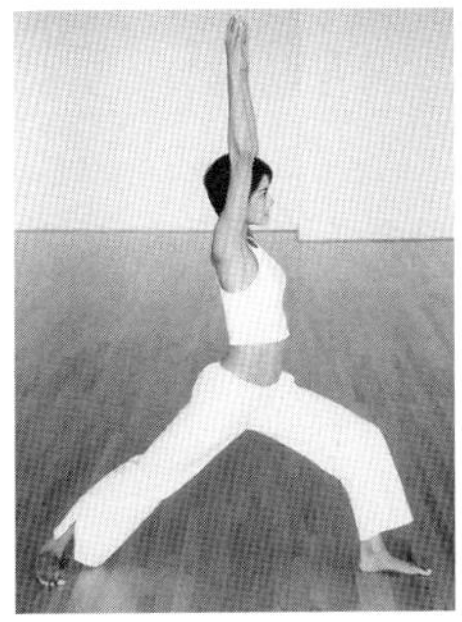

Virabhadrasana – Position des Kriegers

Arme können weich sein, Hände auseinander oder sogar Arme an den Seiten

Kopf leicht angehoben

Mehr Raum zwischen den Füßen, um es fest und einfacher für die Hüften zu machen

und sie nach vorne zu drehen

Vorderes Knie nicht mehr als 90 Grad beugen (Knie über Knöchel, nicht weiter)

Hinterer Fuß bleibt so fest, wie es angenehm ist, auf dem Boden

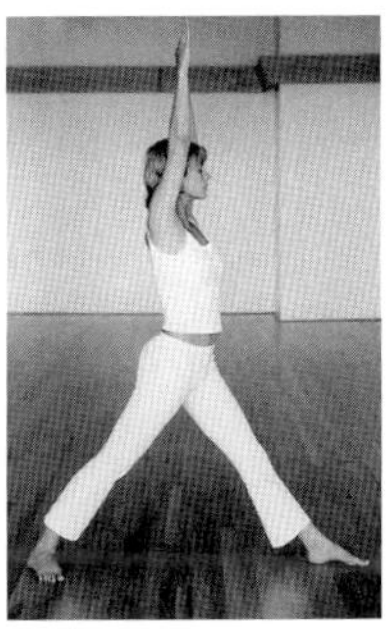

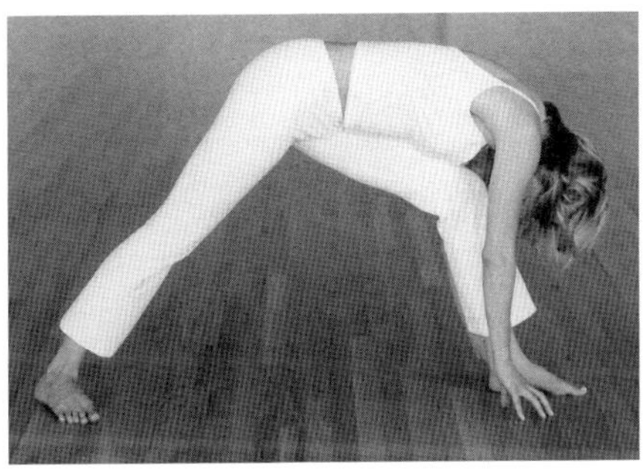

Einatmen ←

→ Ausatmen

Parsva Uttasana – Asymmetrische Vorwärtsbeuge

Vorderes Knie weich und gebeugt bis dahin, wo es noch gut tut

Finger berühren leicht den Boden

Stirn berührt nicht das Bein

Kinn leicht in Richtung Brust eingezogen

Ausatmen ← → Einatmen ← → Ausatmen ← → Einatmen

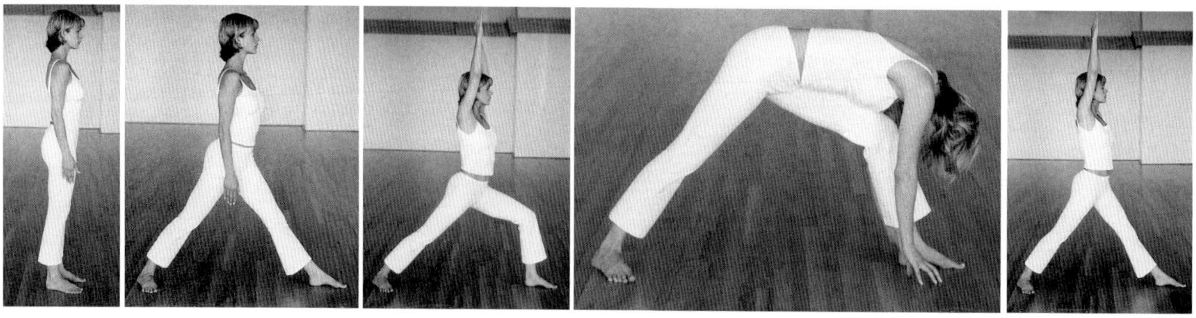

Mach eine Vinyasa zwischen Virabhadrasana und Parsva Uttasana
Halte das Kinn leicht zur Brust gezogen, um den unteren Rücken sicher arbeiten zu lassen
Sanfte Arbeit am Rücken, bring die Arme über die Seiten hoch und hinunter
Weiche die Schulterspannung auf, indem du die Arme nur bis zur Schulter anhebst

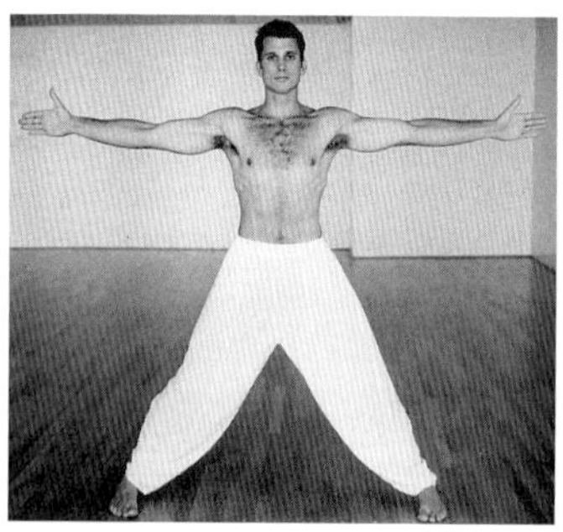

Einatmen ← → Ausatmen

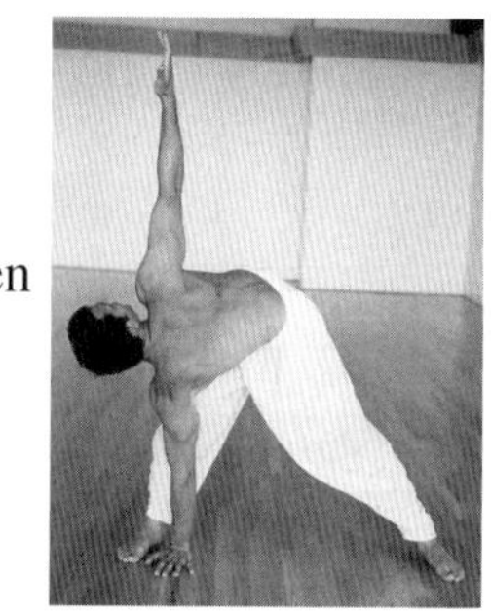

Trikonasana – Dreiecksposition
Füße leicht ausgestellt
Beuge Knie, bewege dich zu einem Punkt, der noch gut tut
Halte Kopf in einer Linie mit dem Oberkörper, nicht hochdrehen, schau auf obere Hand
Betone das Einziehen des Bauches zur Wirbelsäule beim Ausatmen, drehe so noch weiter aus der Basis des Oberkörpers heraus

Beim Ausatmen bewege die Hand zum Boden, indem du eine sanfte Kurve zeichnest, und komm auf ähnliche Weise beim Einatmen hoch. Die Position kann noch sanfter werden, wenn du mit der Hand den Knöchel greifst, während die andere Hand auf dem Rücken bleibt, die Handfläche nach oben, und du vollständig Kopf, Nacken und Schultern entspannst.

Ausatmen ← → Einatmen ← → Ausatmen

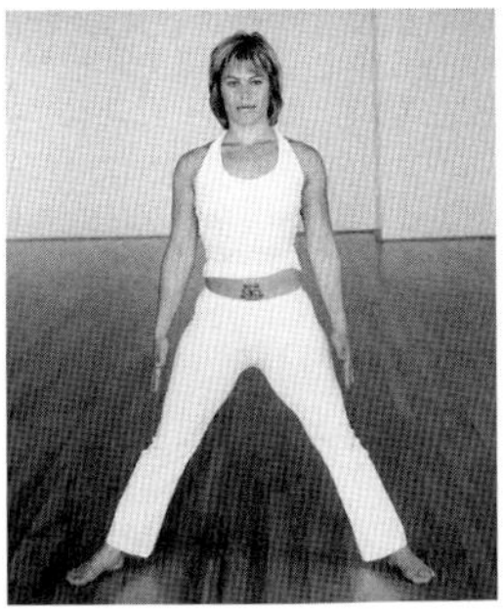

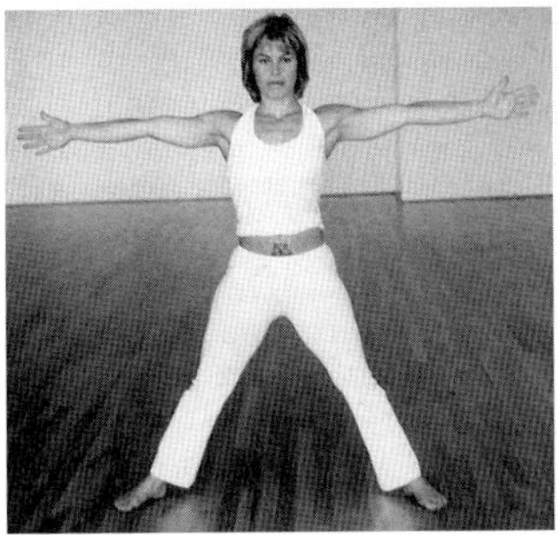

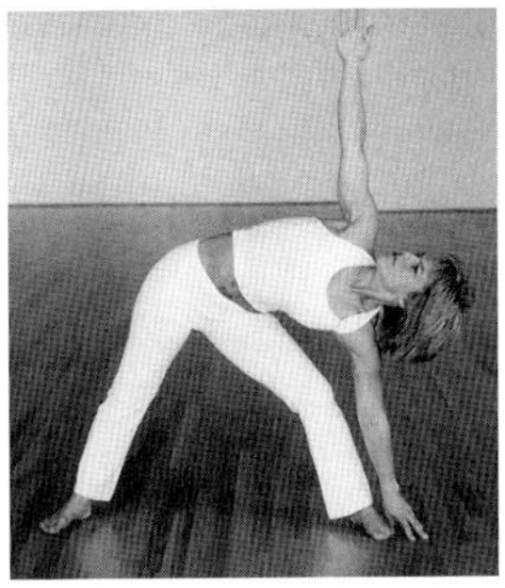

Die Qualität des Atems (und dadurch die Effektivität der Praxis) wird häufig in dieser Position geschädigt.

Beachte, dass der Atem die Bewegung führt. Wenn der Atem nicht auf leichte Weise an die gesamte Bewegung gebunden wird, gib Ruheatemzüge zwischen den Zyklen vor, mit den Armen an den Seiten.

Wenn du einige Atemzüge lang in der Position bleibst, betone die Öffnung des Oberkörpers beim Einatmen, wobei du die Wirbelsäule verlängerst (und sie subtil ent-drehst). Beim Ausatmen ziehe den Oberkörper nach innen zur Wirbelsäule, was die Drehung vertieft. In der Lage zu sein, wenigstens vier Atemzüge lang leicht im Trikonasana zu atmen, wird als eine gute Vorbereitung und eine Voraussetzung für den Schulterstand angesehen.

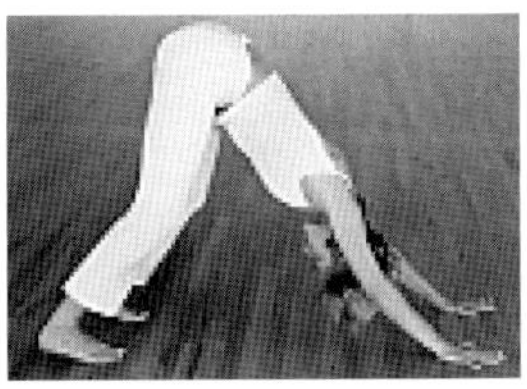

Adhomukha Svanasana – Nach unten schauender Hund Variation

Fersen vom Boden entfernt
Füße Schulterbreit auseinander
Knie locker lassen, solange es gut tut
Arme locker lassen, solange es gut tut
Kinn leicht eingezogen in Richtung auf die Brust
Rücken so gerade, wie es möglich ist und gut tut
Die Finger bewusst spreizen
Den Bauch beim Ausatmen in Richtung auf die Wirbelsäule einziehen und eine kurze Pause nach der Ausatmung machen

Ausatmen ← → Einatmen ← → Ausatmen

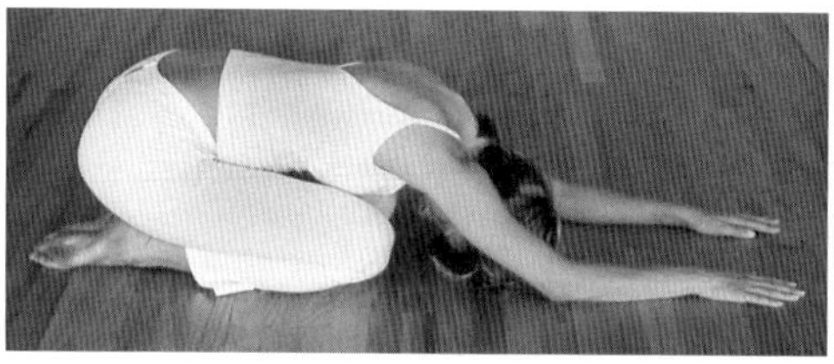
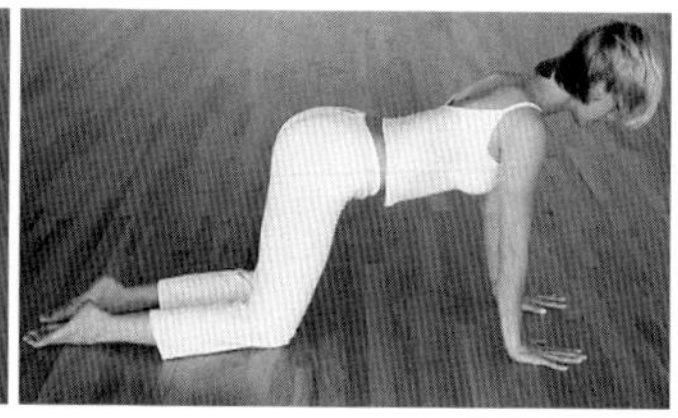
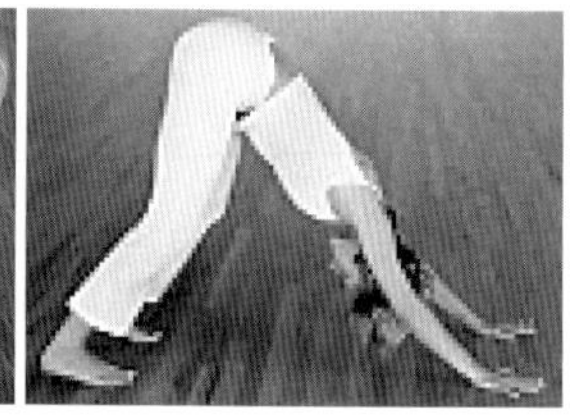

Adhomuka Svanasana Vinyasa – Nach unten schauender Hund
Die Entspannung in der tiefen Hockposition als Moment des Loslassens betonen, mit den Ellenbogen und der Stirn auf dem Boden.
Einatmen: Das Kinn während der *chakravakasana* (Katzenposition) eingezogen halten. Den Kopf als Letztes anheben, wenn sich der Rücken wölbt. Hüfte über den Knien, Schultern über den Händen.
Ausatmen: Auf den Bauch schauen, die Zehen aufsetzen, den Po heben und in den nach unten schauenden Hund kommen. Beim Zurückkommen aus der Katze in die tiefe Hockposition ausatmen, zum Bauch schauen, der Rücken wölbt sich in die andere Richtung beim Zurückkommen in die Hocke. Die Wirkung ist, dass der Kopf den Boden ein wenig eher erreicht, als der Po die Fersen berührt.

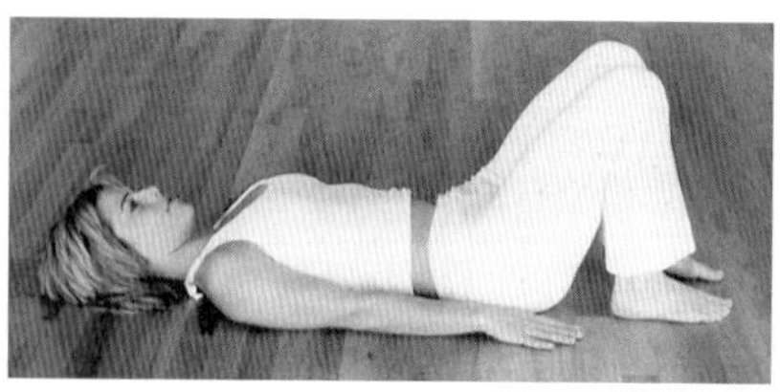
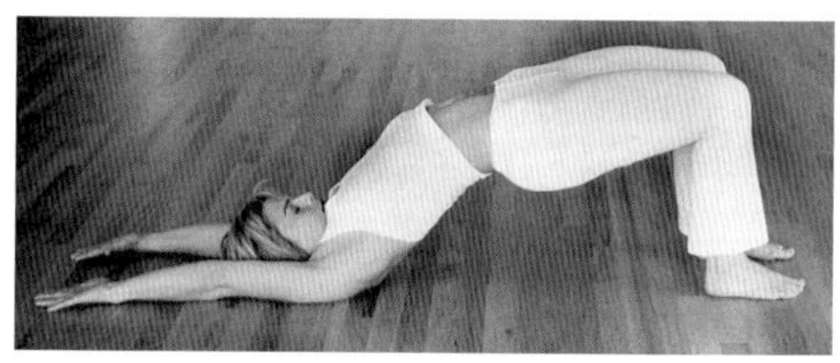

Ausatmen ← → Einatmen

Dvipada Pitham – Tischposition
Füße hüftweit auseinander und so nahe beim Körper, wie es leicht möglich ist
Arme ein wenig entfernt neben den Körper legen, Handflächen nach unten
Das Kinn leicht zur Brust eingezogen halten (eine Decke unter den Kopf kann eine mögliche Belastung mindern)
Bemerken, wie der Atem den Körper hebt und senkt. Während du in der Position bleibst, hebe beim Einatmen die obere Brust und vertiefe die Rückenbiegung, und beim Ausatmen ziehe den Bauch in Richtung Wirbelsäule.

Ausatmen ←

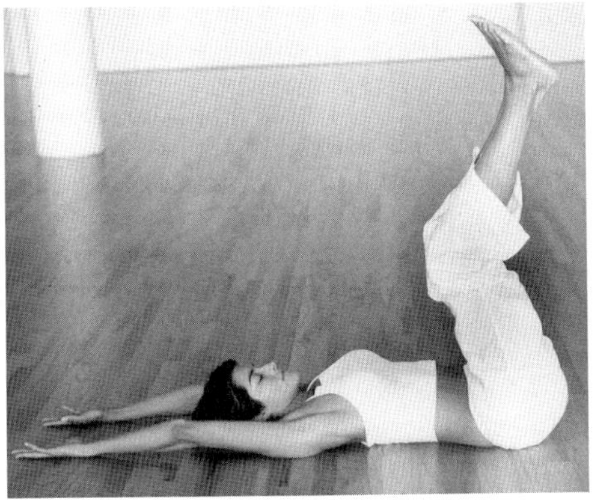

→ Einatmen

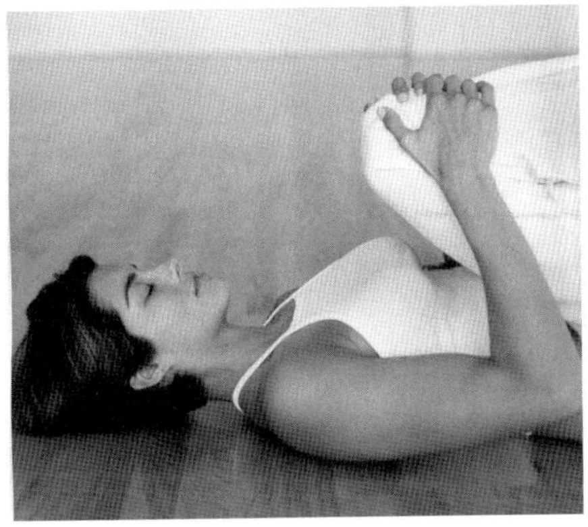

Urdhva Prasarita Padasana – Beinheber

Knie sind weich, solange es leicht ist.

Arme zeigen leicht vom Körper weg und bewegen sich leicht auf den Boden hinter dem Körper, der Nacken ist gerade oder das Kinn eingezogen. Ein kleines Kissen kann eingesetzt werden. Es ist besser, die Knie gebeugt zu halten, statt die Beine in einem Winkel weg vom Körper zu nehmen, was eine Belastung im Rücken hervorrufen könnte.

Ausatmen ←

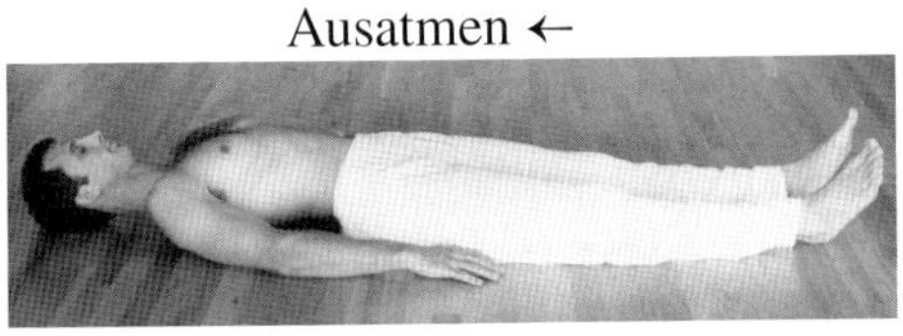

→ Einatmen ←

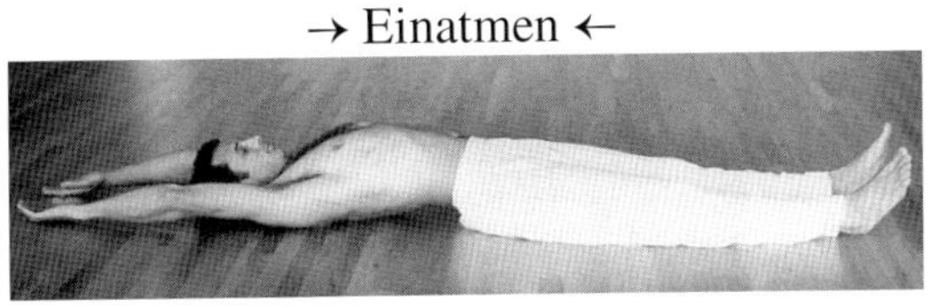

→ Ausatmen

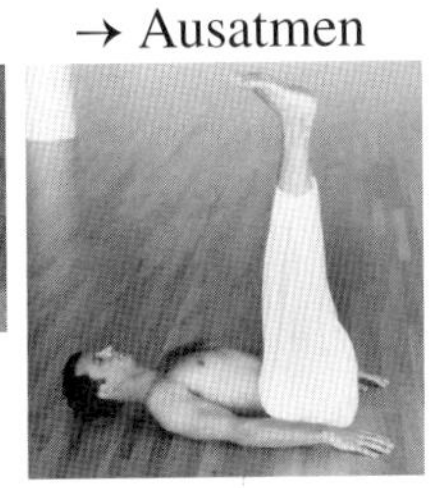

Ausatmen ←

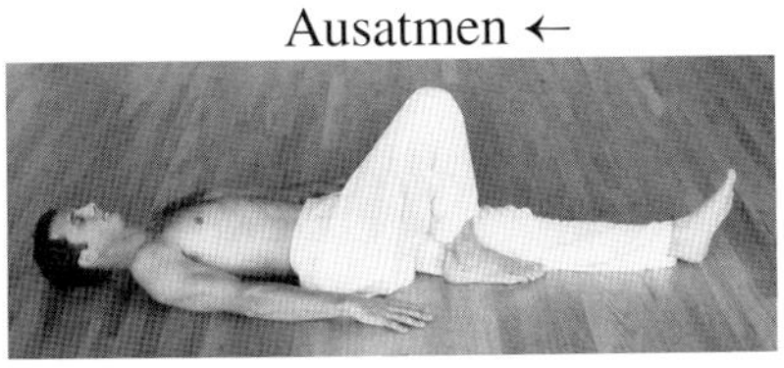

→ Einatmen ←

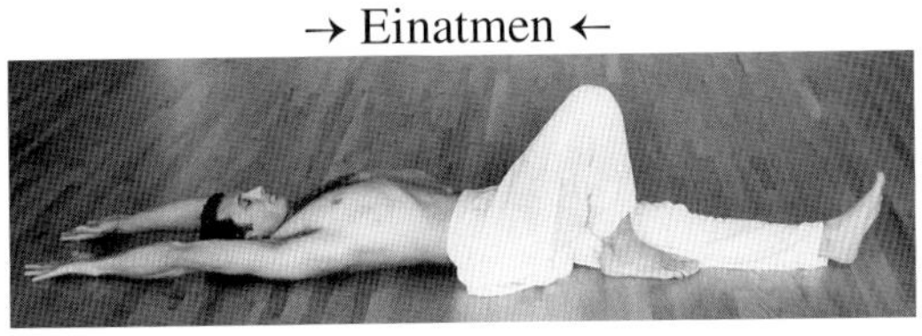

→ Ausatmen

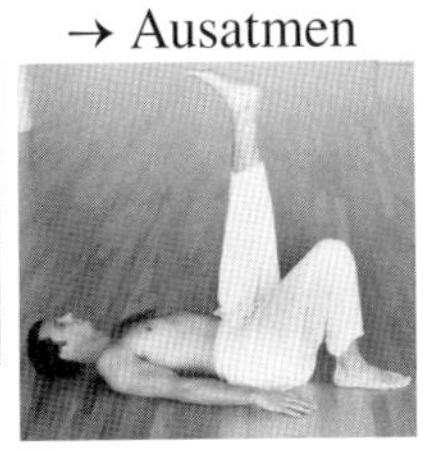

Vinyasa: Die Beine beim Ausatmen heben

Kann noch weiter verstärkt werden, indem man die Füße beim Einatmen ein paar Zentimeter vom Boden hebt (was aber für die meisten Menschen zu anstrengend ist); eine leichtere Version derselben *vinyasa* wird abgebildet. Der energetische Effekt ist derselbe. Auf beiden Seiten üben.

Eine Vinyasa von Urdhva Prasarita Padasana zu Dvipada Pitham
Mögliche Betonung: Vollständige Aufmerksamkeit auf den Atem, der vor der Bewegung anfängt und nach der Bewegung aufhört.
Pass das Tempo der Bewegung an, um dies leicht zu erreichen.
Die Augen schließen und auf dem Atem „reiten“, um in der Position zu sein.

Einatmen ←

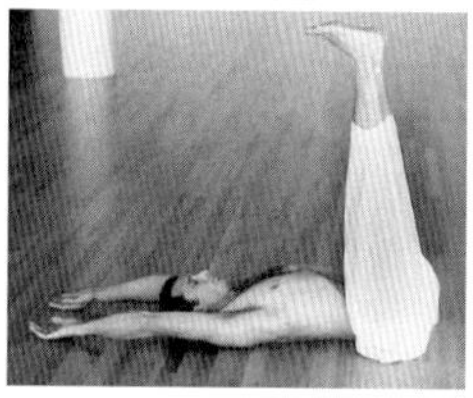

→ Ausatmen ←

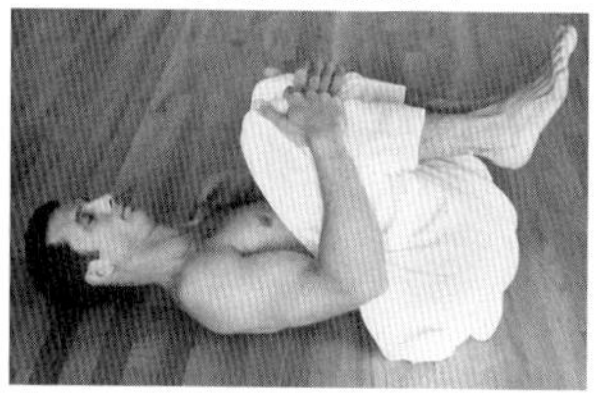

→ Einatmen

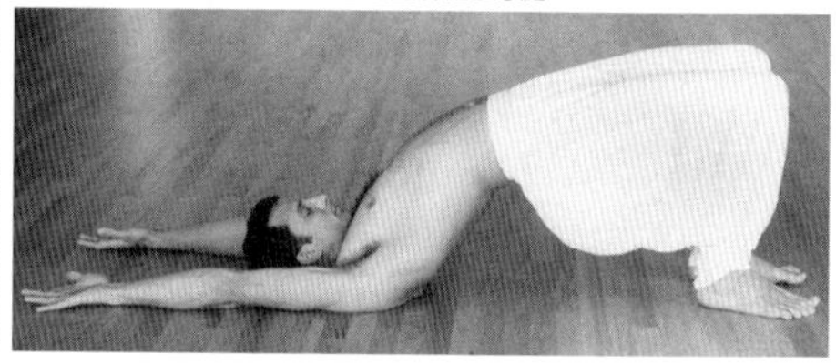

Ausatmen ←

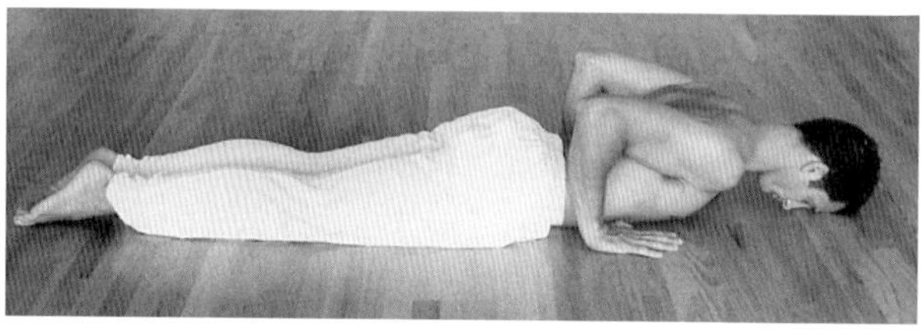

→ Einatmen

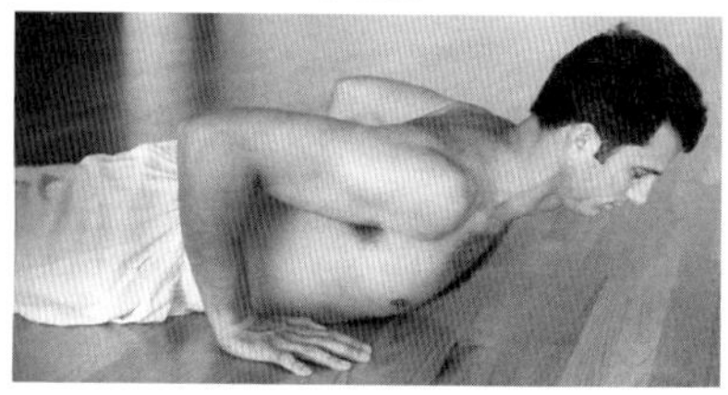

Bhujangasana – Kobra
Beine auseinander
Hände hoch und zu den Schultern ziehen, praktisch kein Gewicht auf den Händen
Auf Anstrengung im Nacken achten, wenn er zu weit nach hinten gezogen wird und der Kopf sich hebt, um die Wirbelsäule auf dem Höhepunkt der Einatmung zu strecken.

Ausatmen ←

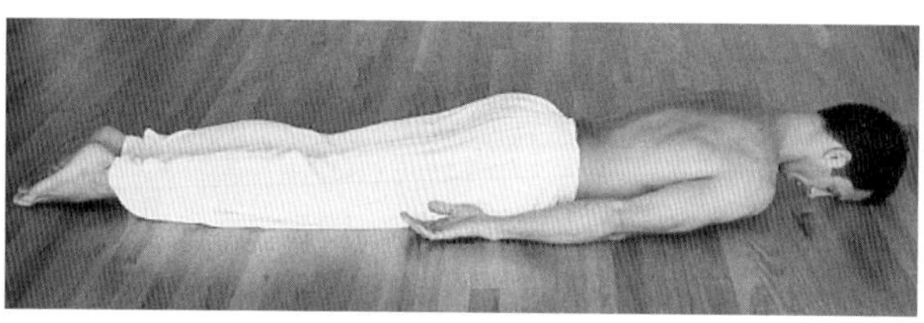

→ Einatmen

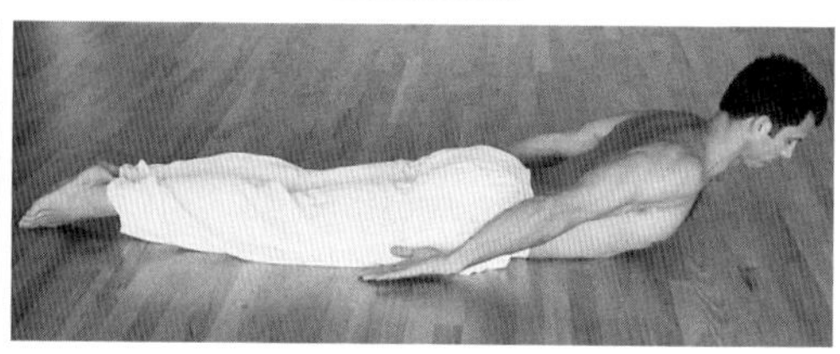

Eine mögliche Variation besteht darin, die Arme neben den Körper zu legen, die Handflächen nach oben und einfach einzuatmen, dabei den Oberkörper nach oben heben, den Nacken ruhig halten und das Gesicht zum Boden zeigen lassen. Ausatmen, Stirn auf den Boden, und die Schultern vollständig nach dem Ausatmen entspannen. Achte darauf, dass die Beine entspannt auf dem Boden bleiben.

Einatmen ← → Ausatmen ← → Einatmen

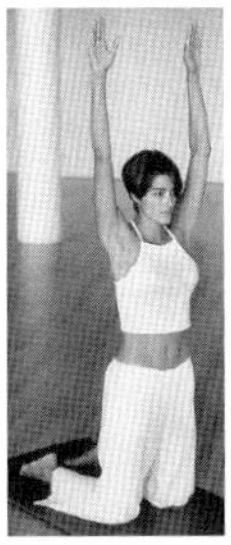
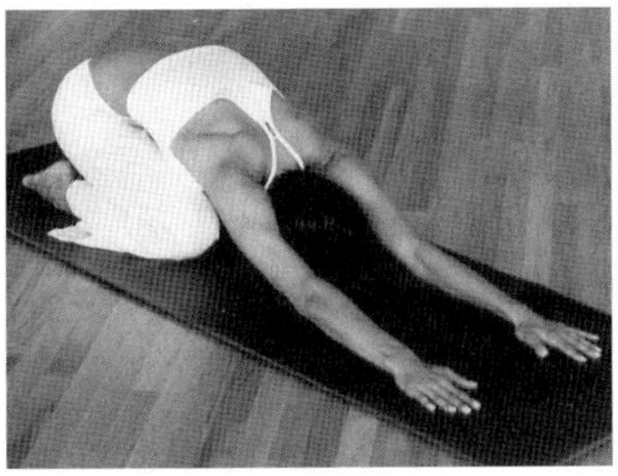
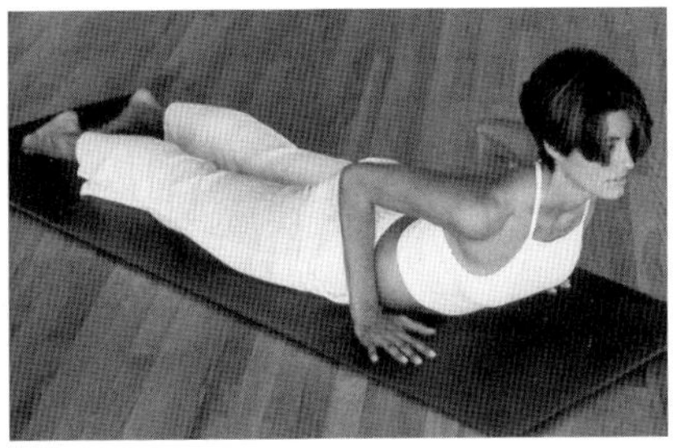

Bhujangasana Vinyasa

Wenn du auf die Knie kommst, achte darauf, dass die Arme zuerst hochkommen – oder nicht –, abhängig von der Stärke des Körpers. Die meisten Menschen werden es brauchen, dass sie ihre Hände ein wenig vor dem Einatmen in die Kobraposition vorstrecken. Andere dagegen werden in der Lage sein, in die klassische Position zu kommen, ohne die Hände zu bewegen.

Ausatmen ← → Einatmen

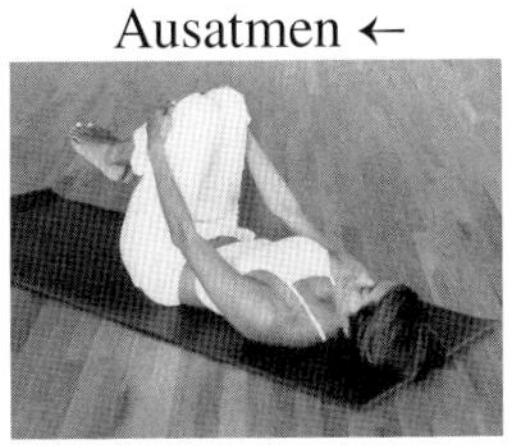
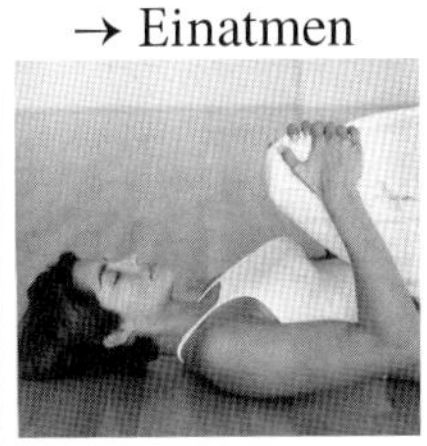

Apanasana – Knie zur Brust

Die Beine sind leicht auseinander, eine Hand liegt auf jedem Knie. Der Kopf ruht auf dem Boden, in einer neutralen Position, das Kinn ist leicht zur Brust gezogen.

Ohne Kraft durch Arme und Hände anzuwenden, atme ein – die Knie fließen von der Brust weg – und atme aus – sie fließen zur Brust.

Achte darauf, dass der Bauch sich beim Ausatmen zur Wirbelsäule bewegt und so die Vorwärtsbeuge vertieft, auf das Verlängern der Ausatmung und die Pause danach.

Diese Position wird als besonders nützlich und kraftvoll angesehen. Sie ist für die meisten Menschen ausführbar und ist eine wundervolle Gegenhaltung für viele *asanas*, insbesondere für Rückwärtsbeugen.

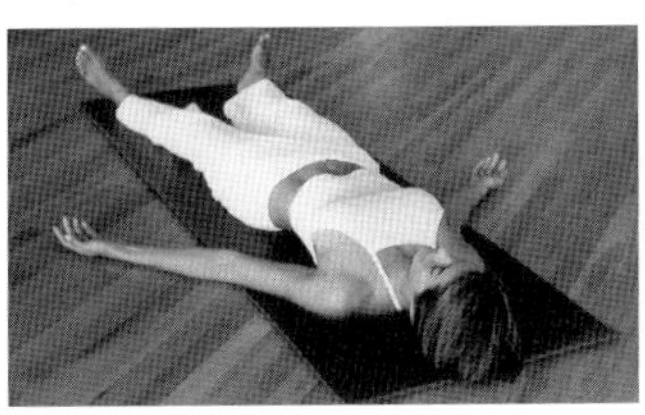
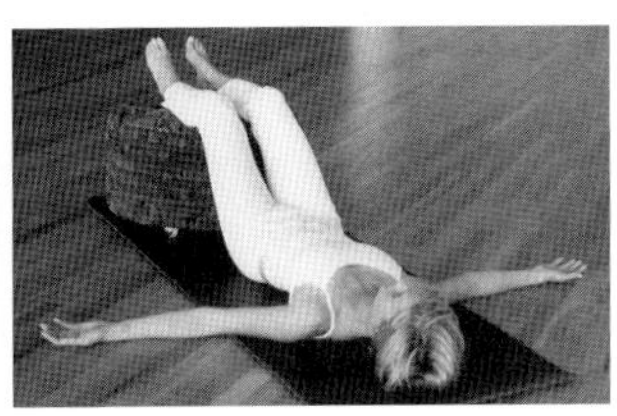

Savasana – Entspannungshaltung

Wiederherstellend

Variation Stütze unter dem Kopf und unter den Knien, die Beine auf einen Stuhl heben (besonders erleichternd für den unteren Rücken und die Beine)

Die Hände können auf dem Bauch liegen bleiben.

PRANAYAMA

BEWUSSTES ATMEN, PRATYAHARA (DIE SINNE NACH INNEN ZIEHEN), DHARANA (RICHTUNG GEBEN) UND BHAVANA (STIMMUNG)

Es gibt kein geradliniges Konzept in der Entwicklung der Geschenke oder Glieder des Yoga. Abgesehen von den *asanas* und dem *pranayama* geschehen alle Aspekte spontan in einer zufälligen und unvorhersehbaren Weise. Es gibt keinen Bericht darüber, wann die Früchte der körperlichen Praxis reifen, und es kann durchaus einige Zeit nach der realen Praxis oder aber auch während der Praxis sein. Wir betrachten daher alle Aspekte des Yoga simultan. Jede Praxis ist ein Auslöser für die anderen. Die Ergebnisse der Praxis sind kumulativ, und es wird Ergebnisse sogar noch Jahrzehnte später in einem friedlichen, älteren Leben geben, während das System sich seinem natürlichen Yoga anpasst.

Die Ergebnisse der Praxis sind kumulativ, und es wird Ergebnisse sogar noch Jahrzehnte später in einem friedlichen, älteren Leben geben, während das System sich an sein natürliches Yoga anpasst. Es ist in Wirklichkeit der ruhige Geist, der erlaubt, dass die Energie (prana) fließt. Prana hat seine eigene Bewegung, und ein friedlicher Geist ist kraftvoller als die berühmteste asana/pranayama-Praxis.

Einfach gesagt, ist *pranayama* bewusstes Atmen, und es bringt die vollständige Bewusstheit zum Atmen. Wenn du die *asana*-Praxis abgeschlossen und dich entspannt hast, ist das System für *pranayama* vorbereitet, das am besten im Sitzen mit einem aufrechten Rücken gemacht wird (obwohl es auch passend sein kann, es im Liegen zu üben). Die Praxis wird natürlich die Sinne zurückziehen oder sie zu ihrer Quelle zurückbringen, von der die Sinnes-Mechanismen emporsteigen (*pratyahara*). Dies wird uns höchstwahrscheinlich die Gelegenheit geben, über ein Thema, einen Ort, einen Menschen, eine Stimmung, eine Emotion oder irgendetwas anderes unserer Wahl nachzudenken. Während und/oder nach dem *pranayama* können wir, sollten wir dies wollen, ausgewählte Aspekte unserer Kultur als Mittel einsetzen, uns mit etwas Bekanntem zu verbinden. Unsere Aufmerksamkeit auf etwas besonders ausgerichtet zu halten (*dharana*) kann eine Stimmung erzeugen (*bhavana*), was eine erwünschte Veränderung in unserem Leben bewirken kann. Wenn wir dies mit Gewissheit oder Glauben tun, dann können die Ergebnisse tiefgreifend sein. Die Hilfe eines Lehrers, der sich um dich kümmert, ist beim Einsatz dieser Richtungen und Reflexionen, die bedeutsam für dich sind, unschätzbar. Du kannst etwas aus deinem kulturellen Hintergrund dafür auswählen, wie etwa ein Gebet, Gedichte, Skripte, Mythen, Lieder oder Objekte besonderer Bedeutung wie beispielsweise ein Yantra, ein Mantra, eine Statue oder eine Mala, oder etwas aus der natürlichen Welt, wie eine Farbe, einen Stoff, ein Parfum, einen Stein, eine Pflanze, einen Samen, ein Tier, irgendeinen Ort, die Sonne, den Mond, das Meer oder irgendeine Kombination davon. Die Auswahl ist unendlich groß und kann besonders sein, bedeutsam und vertraut für dich. Es gibt einen stärkenden Prozess, der *prana-prathista* genannt wird, in dem ein besonderes Objekt oder Ort bekannt ist, das die Kraft und die Präsenz des Lebens empfangen und enthalten soll und als Objekt genutzt werden kann, auf dem unsere Aufmerksamkeit während der Praxis ruht. Ein persönliches oder traditionelles Ritual kann die Einheit des Objekts mit der Präsenz und der Kraft bestätigen. Das Objekt wird so ein Talisman, der getragen werden kann oder dem man einen speziellen Platz gibt, wie beispielsweise einen Altar.

Pranayama ist denselben technischen Punkten unterworfen wie *asana*. Es ist wichtig, es den Schülern als einen wesentlichen Teil ihrer Praxis zugänglich zu machen. Sehr wenige sind nicht für ein passendes *pranayama* geeignet. *Asana* sollte als eine Vorbereitung gesehen werden und sollte die Zeit und die Energie der Praxis nicht dominieren. Wie *asana* wird *pranayama* in allmählich fortschreitenden Stadien entwickelt (*vinyasakrama*), erreicht einen Höhepunkt etwa zur Hälfte von insgesamt acht bis 24 Atemzügen und entspannt sich dann zurück von diesem Höhepunkt, um dann zu einem Ende zu kommen, um im *asana* zur Ruhe zu gelangen. Wenn es passt, dann können Atemverhaltungen (*kumbhaka*) eingefügt werden, aber sie sollten vorsichtig benutzt werden. Der technische Mix von zunehmend verlängerter Ausatmung, Einatmung, wechselseitiger Nasenlochatmung, Tönen, um die Ausatmung zu ersetzen, und *bandha* kann kunstvoll je nach den Erfordernissen und der Absicht des Einzelnen eingesetzt werden. *Handmudras*, Fühlpositionen können eingesetzt werden, um energetische Wirkungen im ganzen Körper zu erzeugen. Zum Beispiel ist es sehr beruhigend, die Handballen beim Ausatmen sanft in die Augenhöhlen zu legen, besonders zusammen mit Klang. Zeigefinger- und Daumenspitzen sanft zusammengelegt erzeugen ein weibliches, empfängliches Gefühl, eine Mondwirkung, von der Krone abwärts den Vorderkörper hinab. Der Zeigefinger in die Hand gerollt und mit der Spitze an die Basis des Daumens geknickt, erzeugt einen starken männlichen Sonneneffekt an der Basis des Körpers und der Wirbelsäule. Es mag dadurch ein Gefühl von Arbeit geben, aber nie von Mühe. Die technischen Details des *pranayama* sollten bei einem Lehrer studiert werden. Ein gutes Verständnis von *brmhana* und des *langhana* und der Wirkung des Atems auf die sich verändernden Bedürfnisse des Schülers zu haben ist ausschlaggebend, wenn man eine sichere *pranayama*-Praxis gestalten will.

*Die Wirksamkeit von **pranayama** wird nicht an der Zunahme der Atemkapazität gemessen, sondern eher durch das Gefühl von Gleichmut und Klarheit, die sich aus der Praxis ergibt.*

Ein Mantra kann im *pranayama* um seiner eigenen Wirkung willen benutzt werden – etwa, um eine Stimmung oder *bhavana* hervorzurufen, und auch als Mittel zur Messung des Atemverhältnisses. Das Mantra wird im Körper „platziert", indem man *pranayama* einsetzt. Die Reihenfolge ist ausschlaggebend. Das *pranayama* in drei Stadien aufzuteilen – das erste, vorbereitende Stadium (*purva anga*), auf leichte Art und Weise; das zweite (*pradhana anga*), das Ziel; und das dritte (*uttara anga*), der gelöste Abschluss –, sichert die volle Wirkung und die Wirksamkeit. Das Zentralstadium beinhaltet das maximale Atemverhältnis, Atemverhaltungen und *bandhas*, wenn diese geeignet sind. Dieses Konzept von Vorbereitung, Ziel und leichtem Übergang zum Abschluss betrifft auch die Meditation und kontemplative Praxis, die vielleicht folgen. Sie werden ebenfalls kunstvoll gestaltet, um dieses Verständnis darauf zu übertragen.

Wahrheit ist:
Keine Lehre, kein Lehrer, kein Unterrichteter.
Avadhoot Gita

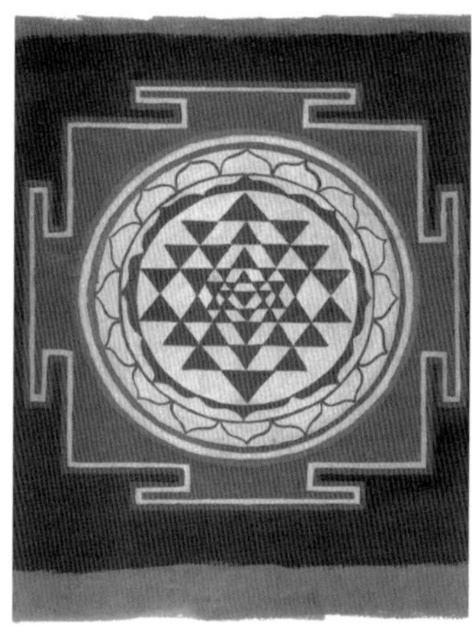

WECHSELSEITIGES NASENLOCH-PRANAYAMA

Es gibt *ujjayi pranayama*, mit dem Klang des Atems in der Kehle, und wechselseitiges Nasenloch-*pranayama*, bei dem die Kontrolle und der Klang des Atems an den Nasenlöchern liegen. Der Einsatz des wechselseitigen Nasenlochatems entwickelt und verfeinert jede Seite, die betont wird. *Ujjayi* und wechselseitige Nasenlochatmung können auf wirksame Weise kombiniert werden. Die Einatmung/Ausatmung auf der Linken ist ein Empfangen und ein Loslassen von Blockaden des passiven, beruhigenden, weiblichen „Mond" (*chandra*)-Aspekts. Die Rechte bedeutet den Empfang von und das Loslassen des energetisierenden, männlichen „Sonnen" (*surya*)-Aspekts. Wechselseitiges Nasenloch-*pranayama*, kontinuierlich links einatmen und rechts ausatmen (und wechseln nach jedem Einatmen), ist als *chandra bedhana* bekannt. Es ist beruhigend und stärkend für unseren passiven weiblichen Aspekt. *Surya bedhana pranayama*, kontinuierlich rechts einatmen und links ausatmen, ist energetisierend und stärkend für unseren aufgeschlossenen männlichen Aspekt. Ein solches *pranayama* kann zusammen mit einem Mantra und/oder einer Visualisation praktiziert werden. Zum Beispiel an den Mond in einer sehr gewöhnlichen Weise – „einfach bei deinem Mond sein" – während des *chandra bedhana* zu denken kann sehr beruhigend sein. Oder bei deiner Sonne zu sein kann in der *surya bedhana*-Praxis sehr viel Energie geben.

Die Einatmung/Ausatmung auf der Linken ist ein Empfangen und ein Loslassen von Blockaden des passiven, beruhigenden, weiblichen „Mond" (chandra)-Aspekts. Die Rechte bedeutet den Empfang von und das Loslassen des energetisierenden , männlichen „Sonnen" (surya)-Aspekts.

Ein *pranayama*, das als *nadi sodhana* bekannt ist – was „Reinigung der Meridiane" (Nadis) bedeutet –, beinhaltet, links und rechts im Prozess des Empfangens-/Loslassens ein- und auszuatmen. Wir atmen in das Nasenloch ein, durch das wir gerade ausgeatmet haben, und wechseln die Nasenlöcher nach der Einatmung. Auf diese Weise greift die offensichtliche Wechselseitigkeit des Linken und des Rechten. Die Einatmung/Ausatmung wird zur selben Zeit begleitet von dem Empfangen von oben, das mit dem Loslassen von der Basis des Körpers aus verschmilzt. *Nadi sodhana* ist deshalb bekannt dafür, ein sehr wirkungsvolles *pranayama* „für jeden Zweck" zu sein. Wie kein anderes *pranayama* erleichtert es den klassischen Zweck des Hatha Yoga, der als die Einheit der gegensätzlichen Pole, das Verschmelzen von Sonne und Mond – *ha tha* – beschrieben wird. Es kann von praktisch jedem praktiziert werden, selbst wenn man es nur leicht tut. Stellt sicher, dass das Geräusch der Atemkontrolle an den

Nasenlöchern ist, nicht wie beim *ujjayi* Atem in der Kehle. Der Daumen und der Ringfinger und der kleine Finger bleiben in Berührung mit der Weichheit der Nasenlöcher, wie ein gleichwertiges und gegenüberliegendes Polster, direkt unter dem Nasenknochen. Die Hand formt das *mrgi mudra* – das bedeutet, mit Zeige- und Mittelfinger eingerollt in die Handfläche. Es gibt eine kontinuierliche subtile Kontrolle der Atembewegung, kontrolliert von den Fingerspitzen und dem ganzen Körper, die mit der Praxis verfeinert und stark wird.

Ein *pranayama,* genannt *shitali,* wird wirkungsvoll eingesetzt, um zu beruhigen und zu kühlen, besonders mit wechselseitiger Nasenloch-Ausatmung oder mit *ujjayi.* Für eine „überhitzte" oder nervöse Störung kann es empfohlen werden oder einfach als ein Gegengewicht nach einer aufheizenden Praxis. Diese Einatmung wird durch den Mund mit einer gerollten oder flach gedrückten Zunge durchgeführt, während der Kopf und der Nacken sich zurückbiegen. Im klassischen *shitali* gibt es eine Atemverhaltung nach der Einatmung, während sich der Nacken aufrichtet, oder die Ausatmung kann sofort beginnen. Eine verlängerte Ausatmung, *ujjayi* oder wechselseitige Nasenlochatmung, wird beruhigend sein und kann mit jedem Atemzug nach und nach verlängert werden. Ein ausgezeichnetes *pranayama*, mit dem man die Anpassung an eine *pranayama*-Praxis beginnen kann, ist *anuloma ujjayi.* Die Einatmung kann ein kurzer, aber kraftvoller Kehl-Atemzug sein, gefolgt von einer wechselseitigen Nasenloch-Ausatmung, die länger ist als die Einatmung und die nach und nach mit jedem Atemzug verlängert werden kann. Die Einatmung kann frei sein, einfach so, wie sie kommt, ohne Kontrolle. Dies schenkt Vertrauen. Das Gegenteil von *anuloma ujjayi* ist *viloma ujjayi*, bei dem die Ausatmung das *ujjayi*-Kehlgeräusch ist und als freie Bewegung ohne Kontrolle praktiziert werden kann. *Anuloma* ist beruhigend und lösend, während *viloma* dehnend und energetisierend sein kann. Diese Praktiken sind nützlich, um damit zu experimentieren und dich mit deinem Atem, deiner Fähigkeit und deinen Bedürfnissen vertraut zu machen.

Sorgfältige Planung und Durchführung sind dazu erforderlich, wobei du ein Mittel einsetzen kannst (ein Mantra oder Zählen mit oder ohne Metronom), um die sich verändernden Atemverhältnisse zu messen. Dennoch entwickelt sich bald eine fühlende Beziehung zu dem ganzen Prozess. Intuitives Timing und Anpassungen werden durchgeführt von der fühlenden Intelligenz des Atems und des ganzen Körpers, während wir von der Vorbereitung zum Höhepunkt und zum leichten Abschluss wandern. Bleib bei deinem Atem als ganzer Körper. Wir können mit Achtsamkeit bis zur Grenze unserer Fähigkeit gehen, aber versuche nie über deine Grenze hinauszugehen. Arbeit ist gut, aber kämpfe nie!

Bleib bei deinem Atem als ganzer Körper. Wir können mit Achtsamkeit bis zur Grenze unserer Fähigkeit gehen, aber versuche nie über deine Grenze hinauszugehen. Arbeit ist gut, aber kämpfe nie!

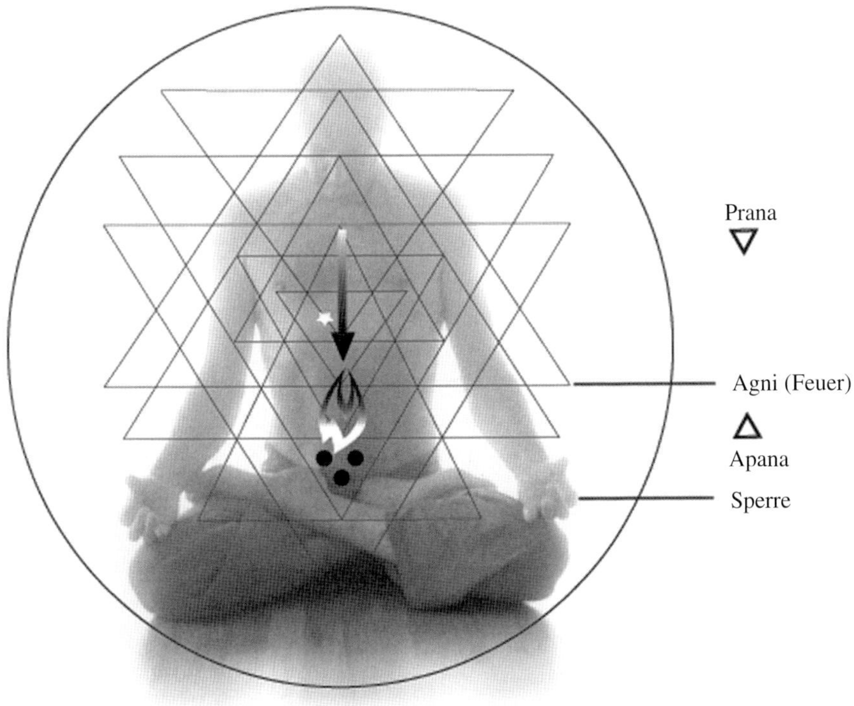
Prana
Agni (Feuer)
Apana
Sperre

Technische Fragen

Pranayama wird als Reinigungs-Prozess betrachtet, der durch eine Vergrößerung der Hitze im Körper wirkt. Indem man Bereiche des Systems in die verstärkte Hitze oder das Feuer (agni) lenkt, werden Blockaden verbrannt und beseitigt.

Pranayama wird als Reinigungs-Prozess betrachtet, der durch eine Verstärkung der Hitze im Körper wirkt. Indem man Bereiche des Systems in die verstärkte Hitze oder das Feuer (*agni*) lenkt, werden Blockaden verbrannt und beseitigt. Der Energie, *prana*, wird dadurch ermöglicht, dass sie durch den ganzen Körper fließt – wobei sie den Körper und den Geist heilt und stärkt. Die Alten meinten, dass der Ort, wo die meisten Blockaden anzutreffen sind, die Körperbasis ist. Dies ist der Ort, wo die rechten und die linken *prana nadis* (Kanäle oder Meridiane), *ida* und *pingala*, in den Zentralkanal *nadi shushumna* eintreten. Es wird deshalb große Aufmerksamkeit darauf gelegt, die Basis des Körpers zu stärken und sie in die Hitze des Systems zu heben. Alle *asanas* werden mit dieser Absicht im Geist praktiziert. Manche erleichtern diesen Prozess besonders, insbesondere Umkehrhaltungen und Vorwärtsbeugen, die den Reinigungsprozess durch die Lenkung der Körperbasis in die Hitze intensivieren. Bei den *asanas* und im *pranayama* hält die Bewegung der körperlichen Basis nach innen und oben, die bei der Ausatmung aufeinander abgestimmt wird, die Blockade ins Feuer. Die Einatmung fächelt, wie ein Blasebalg, das Feuer und lenkt es zu der Blockade. Dies ist *tapas*, das wegzunehmen, was nicht mehr notwendig ist. Einfach die Ausatmung zu verlängern ist *tapas*. Dies ist ein sensibles Thema: Wie machen und nähren wir ein Feuer so niedrig, dass es Gefahr läuft auszugehen, wenn es zu stark gefächelt wird? Oder wie beruhigen wir ein Feuer, das zu heiß brennt und Beschwerden verursacht? Die alten poetischen Bilder sollten nicht zu ernst genommen werden, obwohl ein Praktizierender durch persönliche Erfahrung und Fühlen ein sehr reales Gefühl für sie entwickeln kann. Dies ist der Hauptprozess des *hatha*-Yoga, und die Praxis sollte mit ihm als zentralem Punkt gestaltet werden. Jeder kann seine oder ihre geeignete Praxis leicht erreichen und lernen, sie selbst zu regulieren, wenn sich die Bedingungen ändern.

Wenn man jedoch eine Praxis gestaltet, sollten wir die ursprüngliche Ursache der Blockade nicht vergessen, die in unserer Reaktion auf unsere Erfahrung liegt. Es ist wichtig, *pranayama* im vollständigen Kontext und Verständnis einer Yogapraxis zu praktizieren. Sonst werden wir zu *asana*-Junkies, die versuchen, ein wenig Erleichterung zu bekommen. Unser Yoga ist dann nur ein Teil unserer unbewussten Reaktion aufs Leben. Welches sind die Mittel, die unsere Stimmung und Haltung positiv verändern können, sodass diese verkrüppelnde Reaktion auf die Umstände sich vermindert und verschwindet? Das *bhavana* unserer Praxis kann uns dorthin bringen, wo wir hingehen wollen. Mit geschickten Mitteln können sich unsere Einstellungen und Beziehungen zum Leben verändern. Durch eine zufriedene Haltung werden unsere Blockaden sich vermindern und wir können frei zu uns selbst stehen.

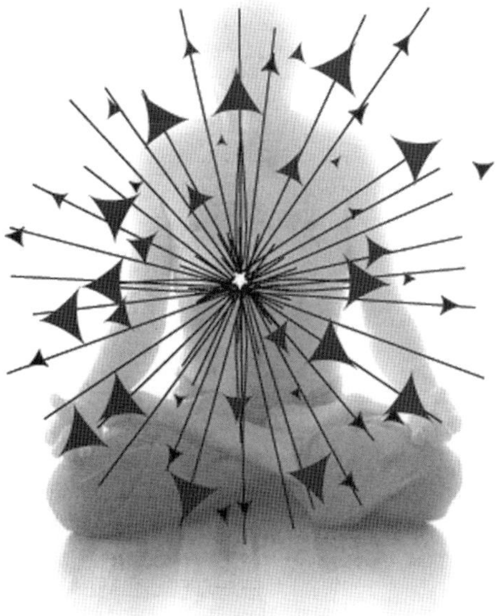

Figur 1

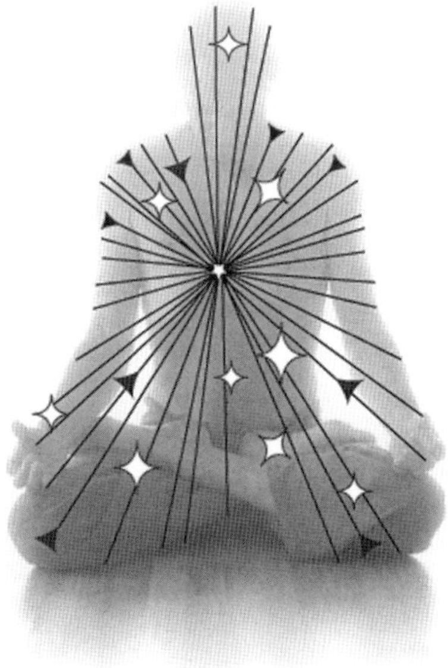

Figur 2

Bewusstheit, Haltung, Denken und Fühlen spielen alle eine Rolle beim Bestimmen des Zustands unserer Gesundheit, da sie das Immunsystem verbessern und den Körper mit ihrer Intelligenz durchdringen. Sie beeinflussen die Neurotransmitter, die eine bedeutende Rolle in der Gesundheit und bei unserem Wohlbefinden spielen. Die antiken Traditionen schlugen eine dem unterliegende Kraft oder Energie vor, die im Yoga als *prana* (Lebenskraft) bekannt ist und sich aus dem Herzen (*hrid*) her bewegt. Wie der Name schon anzeigt, begünstigt *pranayama* eine Situation, wo *prana* ungehindert durch das System fließen kann, indem es zunehmend Bewusstheit in den Atem bringt und mit geeigneten unterstützenden *asana* verbunden wird (Figur 2). Wenn wir auf Erfahrung reagieren, dann entsteht eine Blockade. *Prana* wird außerhalb des Systems zerstreut, was emotionale, mentale und körperliche Probleme zur Folge hat (Figur 1). *Pranyama* wird uns zeitweilige Erleichterung und Klarheit verschaffen, obwohl es besser wäre, gar nicht erst zu reagieren! Dennoch wird diese

Wir freuen uns an Yoga als an einer Disziplin des Genießens, der Einstellung, des Denkens und Fühlens. Durch diese Mittel verbessern wir das Funktionieren des gesamten Systems.

zeitweilige Erleichterung uns in die Lage versetzen, das größere Geschenk von Yoga zu verstehen. Praktiken wie *pranayama* können eine beständige Klarheit entwickeln, solange wir wissen, dass wir nicht für unsere Klarheit von ihnen abhängig sind. Ansonsten fügen sie einer komplexen Reaktion noch mehr Blockaden hinzu. Es ist schlicht nicht nötig zu reagieren, was im Yogaverständnis ein großes Geschenk ist. Yoga erhält keine lächerlichen, unerreichbaren Ziele aufrecht. Alles ist in Reichweite des Praktizierenden. Wir freuen uns an Yoga als an einer Disziplin des Genießens, der Einstellung, des Denkens und Fühlens. Durch diese Mittel verbessern wir das Funktionieren des gesamten Systems. Indem wir alles wegräumen, was unnötig ist, fließt die natürliche Energie des Lebens, *pranashakti*.

SCHNELLES ATMEN UND PULSIEREN

Es gibt ein schnelles Atem-*pranayama* wie *bhastrika*, mit wechselseitigem Nasenlochatmen, und *kapalabhati*, bei dem ein starkes Pulsieren aus dem Unterbauch eingesetzt wird, um den Atem zu bewegen. Sie sind beide als feurig bekannt und werden im Allgemeinen eingesetzt, um das System zu energetisieren und zu klären, bevor ein längeres *pranayama* gesetzt wird. Sie sollten vorsichtig eingesetzt und nichts sollte je forciert werden. Sie sind sanfte, schnelle Atemtechniken, die in Verbindung mit dem organischen Pulsieren des Körpers eingesetzt werden können. Sie sind sehr wirksam im Hinblick auf die Lösung körperlicher und emotionaler Blockaden aus dem System. Der Körper pulsiert sanft im natürlichen Rhythmus des Ein-und-Aus-Atems. Oder umgekehrt, der Atem bewegt sich im Rhythmus des natürlichen Pulsierens des Körpers.

In einer angenehmen liegenden Position mit angezogenen Knien und hüftweit aufgesetzten Füßen bewegt sich der Atem mit dem sich nach oben öffnenden Neigen des Beckens hinaus und kommt herein mit der Abwärtsbewegung, ähnlich der natürlichen Bewegung des sexuellen Pulsierens. Die Füße sind nah am Körper und ihr Impuls beginnt und erhält das Pulsieren des Beckens und des ganzen Körpers. Gorman, Juliet Henderson und andere haben diese Praktiken in der letzten Zeit entwickelt. In Yogabegriffen ist dies *pranayama*, das Mittel, um tief sitzende Muster zu lösen und den Geist zu klären. Die dabei eingesetzte Atmung ist ähnlich wie beim *ujjayi* im Yoga; der Klang des Atems ist in der Kehle, aber mit offenem Mund und entspanntem Kiefer. Wie im Yoga gibt es eine nicht festgelegte Beteiligung am Atemzyklus, womit man ihm erlaubt, seinen lösenden und empfangenden Prozess zu vollziehen. Das Pulsieren kann scheinbar aus seiner Quelle kommen, wie es sicherlich der Atem und die sexuelle Bewegung tun, als dein eigenes biologisches Leben. Dies ist das Pulsieren deines natürlichen Zustands, und es bewegt sich auf seine eigene sanfte und starke Weise.

Das Pulsieren kann scheinbar aus seiner Quelle kommen, wie es sicherlich der Atem und die sexuelle Bewegung tun, als dein eigenes biologisches Leben. Dies ist das Pulsieren deines natürlichen Zustands und es bewegt sich auf seine eigene sanfte und starke Weise.

Wenn du einem neugeborenen Kind beim Atmen zuhörst, bevor er oder sie in die Individuation hinein sozialisiert wird, wirst du diesen Atem eines blockadefreien Lebens hören, der sich direkt zu und von der Wirbelsäule weg bewegt oder aus dem ganzen Körper kommt. Indem du diesen Atem im Erwachsenenleben praktizierst, hilft er dir, gesellschaftliche, emotionale Muster zu durchbrechen, und erlaubt dem natürlichen Zustand des Lebens, gefühlt werden zu können. Es ist dasselbe Prinzip, das im *asana* und im *pranayama* ausgeführt wird, aber schneller, wobei das natürliche Pulsieren des Organismus genutzt wird. Es kann bei jeder pulsierenden Bewegung eingesetzt werden, wie beispielsweise beim Trampolinspringen, oder von einem unterstützenden Menschen angeleitet und begleitet werden. Wie im Yoga sollten solche Praktiken nur in einem emotional unterstützenden Umfeld mit einem zuverlässigen Freund ausgeführt werden. Diese Praktiken und alle Yogapraktiken können vorher versteckte Blockaden aufdecken, so, als ob man vergessene Archivschränke öffnet. Dies kann ungemütlich sein. Ein Mensch muss daher wenigsten eine grundlegende Ahnung von seinem unblockierten natürlichen Zustand haben und wissen, dass reale Hilfe verfügbar ist, und dass es ein zuverlässiges Mittel gibt, durch den Heilungsprozess hindurch zu gehen.

In der sexuellen Praxis können Paare diesen Atem im natürlichen Pulsieren des Lebens und der Sexualität praktizieren. Die Bewegung des Eindringens wird mit einer Ausatmung verbunden und die empfangende Geste mit einer Einatmung. In diesem Fall sind die gebenden und empfangenden Aspekte der Intimität übereinstimmend und durch den Atem genährt. Durch dieses Mittel und all die anderen Praktiken des Yoga werden also die männlich/weiblichen Qualitäten und Polaritäten innerlich und äußerlich entwickelt. Erfahrt dies, und dann vergesst es. Fixiert euch nicht auf diese oder irgendeine Praxis. Die Körper wissen, was auf natürliche Weise im organischen Pulsieren des Lebens zu tun ist. Die natürlichen Wechselseitigkeiten des Lebens werden so genossen und einschränkende gesellschaftliche Vorstellungen gelöst.

Diese Praktiken und alle Yogapraktiken können vorher versteckte Blockaden aufdecken, so, als ob man vergessene Archivschränke öffnet. Dies kann ungemütlich sein. Ein Mensch muss daher wenigstens eine grundlegende Ahnung von seinem unblockierten, natürlichen Zustand haben und wissen, dass reale Hilfe verfügbar ist.

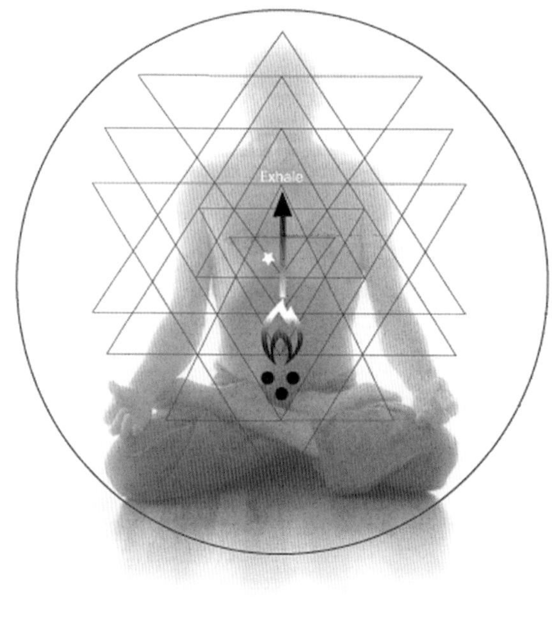

ENERGIEBAHNEN UND BEZIEHUNG

Die Alten berichteten von 72 000 *nadis* oder Bahnen, in denen die Lebensenergie fließt, um den ganzen Körper zu unterstützen. Es gibt keine zuverlässige oder maßgebliche Beschreibung ihrer Richtung und Eigenschaft, weil sie immer die subjektive Erfahrung jedes Menschen sind. Zahllose Beschreibungen in den Traditionen unterscheiden sich deutlich voneinander. Wir sind bereit, ihnen wegen unserer Tendenz, antike Autoren zu vergöttern und ihnen Autorität zuzubilligen, zu glauben, statt unserem eigenen Leben und unserer Erfahrung zu vertrauen. Sich vorzustellen, dass die Beschreibungen von irgendjemand anderem notwendig sind, dass sie kopiert werden können oder sollten, wird unsere eigene authentische Energie-Bewegung vermindern. *Prana* hat seine eigene einzigartige Qualität, während du lebst und dich veränderst. Dennoch, wenn wir sie nicht allzu ernst nehmen, dann können die Erfahrungen von jemand anderem durchaus nützlich sein, wenn man seine *pranayama-* und *bandha*-Praxis gestaltet. Darüber hinaus lohnt es sich, hier noch einmal zu betonen, dass das bedeutsamste Thema bei der Bewegung des *prana* und bei der Heilung des Systems der unblockierte, beziehungsfähige Zustand des ganzen Körpers ist. Tatsächlich sind *pranayama* und *bandha* außerhalb eines Beziehungskontextes keine sinnvollen Praktiken. Unsere Reaktionen auf andere loszulassen ist das Hauptwerkzeug, mit dem die Verengungen entfernt werden können, die einen starken Energiefluss im System verhindern. Yogapraktiken sind lediglich ein therapeutisches und vorübergehendes Mittel, um diese Blockaden zu beseitigen. Wenn sie ein Versuch sind, eine Beziehung zu ersetzen, dann fügen sie dem Leben lediglich eine weitere Blockade hinzu. Die Lebenskraft fließt kraftvoll nur in Beziehungen.

Unsere Reaktion auf andere abzustellen ist das Hauptmittel, um die Verengungen zu entfernen, die den starken Energiefluss im System verhindern.

In der horizontalen Beziehung des Körpers zum Leben werden die vertikalen energetischen Phänomene des Lebens offensichtlich und können nutzbar gemacht werden. Das Herz, welches der Ursprung und die Quelle von *prana* ist, öffnet sich. Tatsächlich bedeutet *prana* auch Herz. Aber ohne die Horizontale (die spürbaren Beziehungen im Leben) fixieren wir uns auf die Energien und geben ihnen mehr Bedeutung, als es ihre Aufgabe ist. Diese Fixierung verhindert eine weitergehende Öffnung des Herzens. Dieses Herz oder *hrid* ist wie ein winzig kleines, intensives Feuer, die unerschütterliche Spitze einer hellen Flamme. Sie ist der erste Funke des Lebens, der Ort absoluter Einheit von männlich und weiblich, die erste Zelle, durch die Leben ins Leben kommt. In unserer Beziehung zum Leben und zu anderen wird das *prana* des Herzens im ganzen System verteilt. In der Intimität mit unserem eigenen Atem können wir auch das Feuer des *hrid*, geschürt durch den abwärts fließenden *Prana*-Strom, (beim Einatmen) mit der Basis des Körpers verschmelzen. Dies stärkt das gesamte Funktionieren dieser Basis, besonders die Fähigkeit auszuscheiden.

An der Basis, direkt unter dem Nabel, ist die *kanda*, die wie die Nabe im Zentrum des Netzwerk-Managements des Körpers und des Verteilungszentrum ist. Sie ist eiförmig. Von hier bewegt sich das gesamte *prana* in seine Bahnen – einschließlich und insbesondere in den Zentralkanal: Den *shushumna*, der bis zur Krone aufsteigt. Von der Krone bringt der *amrita nadi* das *prana* wieder nach unten zum *hrid*. Du kannst sehen, wie diese pranische Verschmelzung des *hrid* oben mit dem *kanda* unten, die nur zwei Handbreit voneinander entfernt liegen, Vitalität im System erzeugt. Die „Feuer" des Herzens und des Verdauungssystems (*jatharagni*) dienen dazu, die Blockaden um das *kanda* herum zu verbrennen, die durch deine Reaktion auf Erfahrungen entstanden sind. Sie ermöglichen einen kraftvollen Fluss von *prana* aus den beiden zweitrangigen *nadis*, *ida* und *pingala*, von links nach rechts, in den *shushumna*. Dieser Kanal der Lebensenergie ist sehr strahlend und subtil. Er bewegt sich von der Basis bis zur Krone und zurück ins Herz. Wir werden ganze Menschen mit all unseren verschmolzenen und funktionierenden männlichen und weiblichen Aspekten. Das Leben ist stark und klar, eindringend und empfänglich. Es gibt nur eine Energie im Körper, die Lebenskraft selbst. Einige Traditionen nennen sie *kundalini* oder Shakti. Andere Traditionen definieren *kundalini* so, dass sie in Wirklichkeit die Blockade des Fließens der Lebenskraft sei, die durch die Praxis beseitigt werde. Die körperlichen Praktiken, die oben und unten verschmelzen, sind lebenswichtig, besonders diejenigen, die die Basis und *kanda* stärken. Es sind Vorwärtsbeugen, Drehungen, Umkehrhaltungen und besonders Rückenbeugen, bei denen das Gewicht des Körpers durch den Bauch gehalten wird, wenn er auf dem Boden liegt, wie in *bhujangasana* und *salabasana*. Diese bereiten auf ein wirkungsvolles *pranayama* und *bandha* vor.

Wir werden ganze Menschen mit all unseren verschmolzenen und funktionierenden männlichen und weiblichen Aspekten als Stärke, die empfängt.

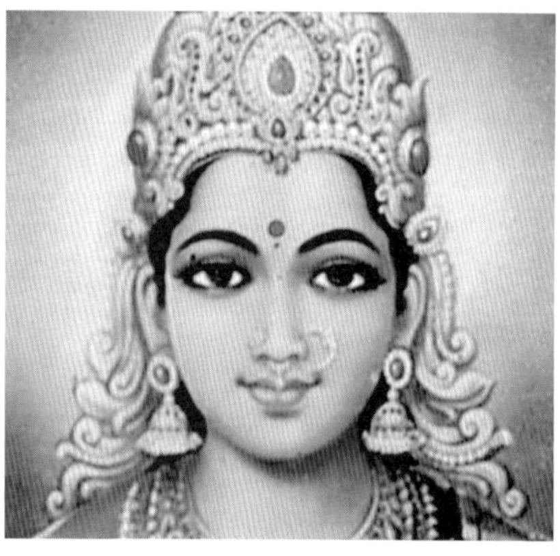

Sri Devi

Brahmacharya

Diese Praktiken sind vollkommen zweitrangig gegenüber der Hauptpraxis der Intimität. Bei *brahmacharya* – einem der *yamas* des Yoga, manchmal übersetzt als Zölibat, aber wörtlich eigentlich das Studium von *brahma*, einem Namen Gottes – geht es darum, eine rechte Beziehung zu allem zu entwickeln. Es geht darum, die Lebensenergie – „Gottesenergie" – sich in unserem Leben bewegen zu lassen. In der sexuellen Intimität geht es darum, keine Energie aus dem System zu verschütten, sondern das *prana* in der *brahmarandra* zu behalten, einer anderen Bezeichnung für den *shushumna* Kanal. Die sexuelle Vereinigung mit einem Intimpartner ist die Hauptaktivität des Lebens, die *prana* bewegt. Seine Bewegung durch den *shushumna* ist männlich in ihrer Qualität, strahlend wie die Sonne. Sie durchdringt den Kern des Gehirns und die Krone, die ihrer Natur nach weiblich ist, voll wie der Mond, weich und empfänglich. Die Sonne erleuchtet den Mond. Dieser weibliche Ort ist bekannt als der *bindusthana* oder die Quelle. Die absolute männlich/weibliche Vereinigung wird hier gefühlt, wie auch im Herzen und an der Basis des Körpers. Die Krone scheint das *hrid* und die Basis zu beinhalten und zu umschließen, die im Ganzkörper-Gefühl der Fülle vereint sind. Der sanfte Mond scheint durch die Krone und die gesamte Vorderseite des Körpers bis zur Basis und stärkt und nährt auf seinem Weg. Es ist eine gegenseitig unterstützende Vereinigung der Sonne und des Mondes, des Männlichen und des Weiblichen. Die Öffnung der Krone hängt von der Öffnung des Herzens und der Körperbasis ab, und die offene Krone nährt das Herz und die Basis. Die gegenteilige männliche und weibliche Dynamik kann gefühlt werden. Der gesamte Körper kann sich offen und weiblich fühlen, das männliche Eindringen von oben empfangen, durch die Krone zum Herzen und zur Basis. Männliche und weibliche Qualitäten und Richtungen sind austauschbar. Sie sind Eins.

Auf ganz natürliche Weise wird diese Fülle als ganzer Körper in der Vereinigung mit einem Intimpartner gefühlt und kommuniziert. Sie wird individuell als innewohnende Bedingung des Lebens wahrgenommen. Die künstlerische Darstellung auf der inneren Titelseite zeigt diese Umarmung von innen und von außen. Nach dem *asana*, *pranayama* und Liebemachen kann etwas geeignete Zeit gegeben werden, um zu ruhen und in diesen natürlichen Gefühlen und Betrachtungen zu verweilen. Wir mögen während und nach den körperlichen Praktiken wählen, Visualisationen einzusetzen oder Klänge wie traditionelle oder zeitgenössische Yantras und Mantras oder irgendein bekanntes Objekt. Sie halten unsere entspannte Aufmerksamkeit aufrecht und mögen spontan aufkommen oder absichtlich angewandt werden. Die Klänge und die Geometrien der Yantras scheinen irgendwie dem ganzen Körper und seinen lebendigen Strukturen zu entsprechen. Dies alles ist eine sehr natürliche Aktivität, ohne dass ein Ziel erforderlich ist.

Während wir im Körper lebendig sind, ist das Fühlen der Quelle oder *bindu* des Herzens der wichtigste Fokus. Er gibt uns die Freiheit, uns zu entspannen und alle anderen Lebensdimensionen darüber und darunter zu verwenden, ohne Süchte oder Fixierungen zu erzeugen, hohe oder niedrige. In der Nähe des Todes kann der *bindu* in der Krone wichtiger werden, während der *jiva*, das Lebensprinzip, sich auf natürliche Weise vom Körper zu einer kosmischen Quelle außerhalb des Körpers entfernt.

Es gibt große Organisationen rund um die Welt, die lehren, was allgemein als *raja* Yoga bekannt ist. Hier wird die Aufmerksamkeit auf und über der Krone fixiert, als möglicher Ort „höherer" Verwirklichung. Es ist möglich, ungewöhnliche Energien und Lichter durch Konzentration auf die Krone wahrzunehmen. Es ist jedoch eine gefährliche Aktivität, besonders wenn sie erfolgreich ist, weil dadurch die Aufmerksamkeit fixiert wird, was den Yoga des gesamten Systems blockiert – einschließlich dessen, was in und über der Krone ist. In der kulturellen Überzeugung, dass Meditation und Gebet erstrebenswert seien, da sie auf das fokussieren, was höher oder wahrer ist, wird das Leben ignoriert. Das Bild der christlichen Heiligen mit Lichtern und Halos um den Kopf ist ähnlich denen der *raja* Yogis in ihrer Verpflichtung zu einem aufgestiegenen Leben. Ich habe einige zeitgenössische Heilige gekannt, die versuchen, die mystischen Zustände der Kultur zu erlangen – und sehr frustriert geworden sind, weil sie die vorggebenen Ziele nicht erreichten. Darüber hinaus wurden sie durch ein Gefühl von Verlust traurig gemacht, als sie später im Leben realisierten, dass sie die Intimität mit einer Familie und mit Freunden verpasst hatten. In ihrem Versuch, über den Körper hinauszugehen, und den „höheren" Ruf zu erfahren, ignorierten sie, was am wertvollsten war. Paradoxerweise ignorierten sie damit genau das Mittel, die Krone den aufsteigenden und absteigenden Kräften zu öffnen sowie das Öffnen des gesamten Körpers in seiner natürlichen Intimität mit anderen. Diejenigen, die um sie herum waren, verbargen im Allgemeinen die Begrenzungen ihrer heiligen Lehrer. Es gibt so viele kulturelle und wirtschaftliche Investitionen in ihre Methoden des Suchens und ihren Status als spirituell verwirklichte Berühmtheiten. Kleriker und Gurus aller Glaubensrichtungen sind jahrhundertelang sehr einflussreich gewesen und sind es bis heute. Frauenlose Männer – verheiratet oder unverheiratet – sind zu allen Zeiten die Autoritäten gewesen, während diejenigen, deren ganze Körper strahlend waren, in sehr viel geringerer Anzahl vorkamen und wesentlich weniger bekannt waren.

In Indien sind tantrische Praktiken bis heute geheim gehalten worden, weil es den Lehrern peinlich war, den Orthodoxen und der Öffentlichkeit gegenüber ihr Interesse an Sexualität und der alles-umfassenden Weisheit der Frau zuzugeben.

In Indien sind tantrische Praktiken bis heute geheim gehalten worden, weil es den Lehrern peinlich war, den Orthodoxen und der Öffentlichkeit gegenüber ihr Interesse an Sexualität und der all-umfassenden Weisheit der Frau zuzugeben. Es brachte sie in Konflikt und erzeugte Heuchelei und Verwirrung in der Gesellschaft. Hier geht es um die gesamte Geschichte der Unterdrückung der Frauen und den Entzug von Wahlmöglichkeiten für Einzelne und ganze Bevölkerungen durch die Doktrin. Tantrische Lehren waren vorhanden, wie das Lakshmi Tantra und andere in Südindien, aber sie wurden manchmal gewaltsam von den orthodoxen Kräften in ihrem Kontrollbedürfnis unterdrückt. Krishnamacharyas Praktiken sind im Kern tantrisch, weil es dabei um die Vereinigung der Gegensätze geht. In seinem Privatleben waren seine Praktiken tantrisch, und er verehrte die Göttin Lakshmi in einer yogischen und hingebungsvollen Beziehung, und er arbeitete dafür, die gesellschaftliche Diskriminierung von Frauen abzuschaffen. Dennoch hatte er sich zu einem Leben in vedischer Orthodoxie und einer Suche nach Gott als dem „Anderen" verpflichtet. In seinem Sinn für Doktrin stritt er sich mit vielen Menschen (einschließlich seiner älteren Söhne), was ihm viele Schmerzen bereitete, während die tantrische Praxis und das fundamentale Bedürfnis nach wahrer Gegenseitigkeit in allen Beziehungen einschließlich der Lehrer/Schüler-Funktion davon unbeeinträchtigt blieben.

Yoga als Gegenseitigkeit, was insbesondere auch die männlich/weibliche Vereinigung als die Funktion der Wirklichkeit einschließt als eben das Mittel, um das Leben zu erkennen, oder Gott, oder den Frieden, ist bisher noch nicht als bedeutsam für das Leben von Menschen und als Yogapraxis angesehen worden. Stattdessen werden vorgeschriebene Verhaltensweisen und Lehrmeinungen darüber, wie man zu Gott kommt, der der „Andere" ist, durch unhinterfragte kulturelle und politische Prozesse in den sozialen Geist eingepflanzt. Diese schließen auch die Konzepte von *brahmacharya* als Zölibat ein sowie Distanziertheit von einer natürlichen Bezogenheit. *Asana* und *pranayama*, wenn man sie als Bestandteil der Suche dem System aufzwingt, schränken in Wirklichkeit den natürlichen Fluss des *prana* ein und kehren ihn um und erzeugen ein Suchtgefühl. Nur die unbeschränkte Bewegung des *prana* in der natürlichen Bezogenheit des Systems heilt.

Noch einmal, dies ist keine persönliche Kritik an irgendeinem Menschen, sondern im Gegenteil notwendiges Mitgefühl für das, durch das sie in ihrem enthusiastischen Hängen an Glaubenssystemen durchgehen mussten. Es ist eine Kritik an dem sozialen Geist, der unserem natürlichen Zustand aufgedrängt wurde. Es ist der Druck der Kultur, den man sehen, verstehen und auflösen muss. Krishnamacharya trug einen großen Teil zur Yogaerziehung und Heilung unserer Welt bei. Wenn wir dieses Wissen und alles Wissen von der Kultur der Begrenzung ablösen, in der es erscheint, dann können wir die ganze Geschichte erzählen und mit einem vollständigen Kartenblatt spielen. *Hatha Yoga* ist unübertroffen nützlich, wenn er als Intimität mit unserem eigenen Zustand praktiziert wird und zur Intimität mit all unseren Erfahrungen führt, und nicht nur ein Teil einer komplexen Reaktion auf die Erfahrung bleibt, im Versuch, kulturelle Mythen jenseits unserer Erfahrung zu erkennen. Ansonsten intensiviert er nur die Agonie der Suche und die selbstgerechte Zurückweisung von Beziehung, den Kampf mit sich selbst und mit anderen und die Selbstüberzeugung, richtig zu sein. *Hatha Yoga* gehört in das volle Umfeld eines tantrischen Yoga, aber nicht des konventionellen Tantra, das die Wunder dieser Wirklichkeit in seiner Suche nach dem Jenseits verleugnet.

Yoga als Gegenseitigkeit, was insbesondere auch die männlich/weibliche Vereinigung als die Funktion der Wirklichkeit einschließt und genau das Mittel, um das Leben zu kennen, oder Gott, oder den Frieden, ist bisher noch nicht als bedeutsam für das Leben von Menschen und als Yogapraxis angesehen worden.

Immer noch streitest du für deine Meinung,
immer noch angelst du nach deinem Fall.
Als ob du einen brennenden Busch nicht erkennen würdest,
wenn er direkt in dein Gesicht explodiert.

Du träumst von deiner Zukunft
und intrigierst über deine Vergangenheit
Wenn ebenso ein schlichtes Handausstrecken
Eine Brücke bauen könnte, die bleibt.

John Hiatt, „Through Your Hands“, aus: *Stolen Moments*

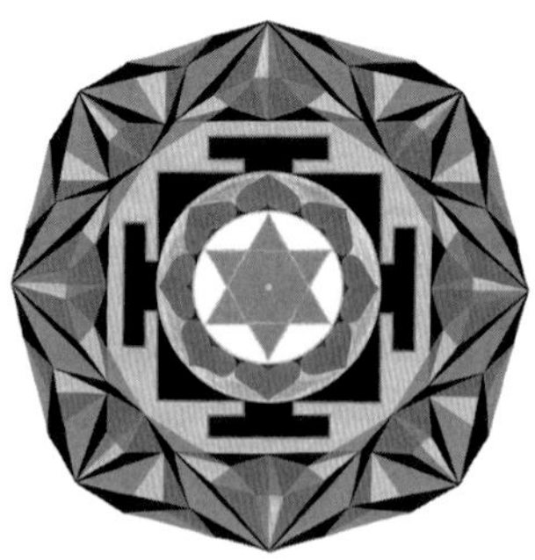

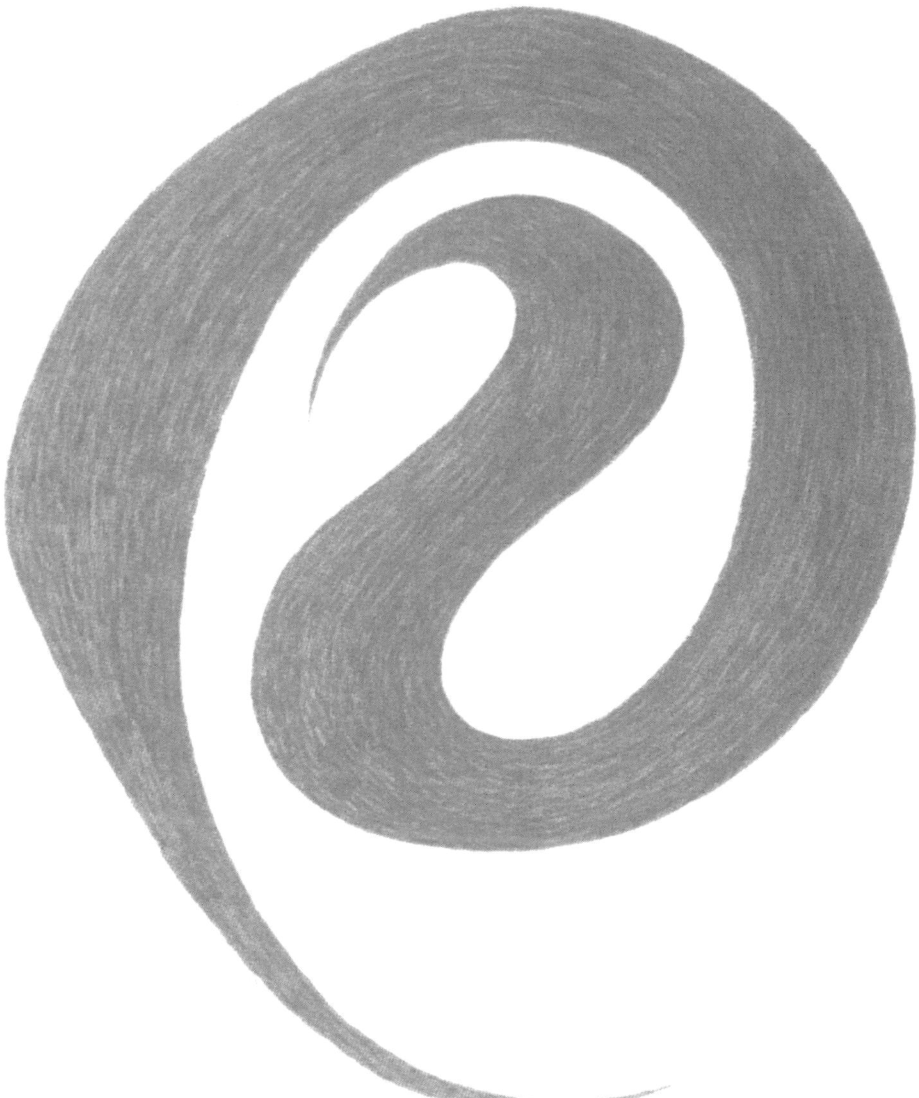

TANZ

Den Körper zu einem Rhythmus zu bewegen ist eine sehr wirkungsvolle Art, die Gegenseitigkeiten des Lebens anzuerkennen und zu fühlen.

Den Körper zu einem Rhythmus zu bewegen ist eine sehr wirkungsvolle Weise, die Wechselseitigkeiten des Lebens anzuerkennen und zu fühlen. Die Tanzkultur, die auf der ganzen Welt explodiert ist, ist eine Kultur der Yogis und Yoginis! Und es gibt Wege, daraus noch spezifischer einen Yoga der Gegenseitigkeit zu machen. Das rhythmische Schwingen von links nach rechts, wobei man das Gewicht mit begleitenden Bewegungen des Oberkörpers, des Kopfes und der Arme vom linken Bein zum rechten verlagert, verbindet die beiden Seiten des Körpers. Die beiden Seiten werden verschmolzen, und bald entsteht daraus das Ganzkörpergefühl und seine Energiebewegung. Dieses Schwingen kann auch in der Figur einer Acht, des Unendlichkeitssymbols, als Muster gemacht werden. Nach einiger Zeit wird diese von Seite zu Seite schwingende, im Boden verhaftete, horizontale Bewegung eine vertikale Bewegung herstellen, die ein Rückwärtsbeugen und Vorwärtsbeugen und sogar ein Springen einschließt, das von den Beinen angetrieben wird, genauso wie die Lebensenergie sich vertikal bis zur Krone und darüber hinaus nach oben bewegt. Die Wechselseitigkeit von links und rechts inspiriert oder aktiviert die Wechselseitigkeit von oben und unten, Vorder- und Rückseite. Die vertikale Energie bewegt sich vielleicht unabhängig oder kann mit der links-rechts-Gegenseitigkeit verbunden werden, und nach einiger Zeit kann die Energie wieder nachlassen, bis man nur noch von links nach rechts schwingt. Es ist ein Spiel des *prana*, der Lebensenergie im System, und beinhaltet natürlich auch die äußere Gegenseitigkeit mit einem anderen Menschen oder mit einer Gruppe, die ebenso aufkommen, sich bewegen und schließlich in die Körperautonomie zurücksinken kann.

Wenn man in Gegenseitigkeit mit jemandem tanzt, dann wird die Energie zwischen den beiden aktiv, während die Energie der inneren Gegenseitigkeiten sich intensiviert. Verschiedene aufeinander abgestimmte Bewegungen, wie ein Vorwärtsbeugen, das die Rückwärtsbeuge des Partners begleitet, sowie alle Arten von Bewegungen in einer energetischen Resonanz werden spontan eingesetzt. Etwas Licht oder ein intensiver Körperkontakt, die die große Bandbreite des traditionellen Tanzens beeinflussen, dienen dieser Gegenseitigkeit. Natürlich sollte das gesellschaftliche Umfeld für intimen Kontakt für Singles sicher gestaltet werden und frei von einem Risiko sexueller Übergriffe sein. Bisher wird in der Tanzkultur die Autonomie jedes Einzelnen geachtet, und Menschen tanzen nur sehr selten auf intime Weise. In einer öffentlichen Umgebung möchten Menschen natürlich nicht einer zufälligen Einmischung gegenüber verletzlich werden. Dennoch ist das Tanzen mit einem anderen eine wundervolle Erfahrung und ein hervorragender sozialer Kontext, in dem sich Intimität entwickeln kann, wie dies traditionell der Fall war. Es ist ein großartiges gesellschaftliches Ereignis, wenn man es ausrichtet, und ihm ist besonders gedient, wenn es Live-Musiker gibt, die es zu einem harmonischen, lebendigen Ereignis machen können.

Alle Arten kultureller Einflüsse können in einen ruhigen oder feurigen Rhythmus gemischt werden. Tänzer haben keine Verpflichtungen, was sie tun sollen, und bewegen sich (oder nicht) in ihrer ehrlichen Reaktion auf ihre Rhythmen und Gefühle. Wie im *asana*, gelten auch hier die Kriterien des *sthira* und *sukha*, und der gesamte Körper wird weich gehalten, während er sich mit Kraft bewegt.

Der Einsatz stimmungshebender Drogen ist in der Tanzkultur weit verbreitet. Obwohl hier kein moralisches Urteil darüber gefällt werden soll, da Drogen mit schamanischer Intelligenz eingesetzt werden können (der Gebrauch von „Kräutern" wird im Yogasutra als legitimes Mittel erwähnt, Klarheit zu erlangen, und in den Upanischaden wird ständig auf den Gebrauch von *soma* Bezug genommen, von der man annimmt, dass es sich um eine zu zeremoniellen Zwecken eingesetzte exotische Pflanze aus alter Zeit handelt), dennoch ist es ganz offensichtlich, dass Drogen die Gesundheit beeinträchtigen und das System belasten. Wenn sie benutzt werden, sollte dies unter einer intelligenten Anleitung geschehen. Genauso sollte verstanden werden, dass man beim Tanzen ohne Aufputschmittel lernt, wie man seine eigenen Energien und Chemien stimuliert, sodass eine hohe Ebene von Wohlbefinden und Klarheit erreicht wird. Durch den Yoga der Gegenseitigkeit, den Tanz oder andere Aktivitäten, die einem erlauben, mit seiner wirklichen Erfahrung zu verschmelzen, lernt man, wie die Gehirnchemie verbessert und das Wohlbefinden angehoben werden kann – sodass die chemische Anwendung von gesellschaftlichen Drogen oder Pharmaka zur geistigen Gesundheit unnötig werden.

Es ist ganz offensichtlich, dass Drogen die Gesundheit beeinträchtigen und das System belasten. Wenn sie benutzt werden, sollte dies unter einer intelligenten Anleitung geschehen.

Komm zum Tanzen, es ist nur natürlich.

The Kinks, „Come dancing"

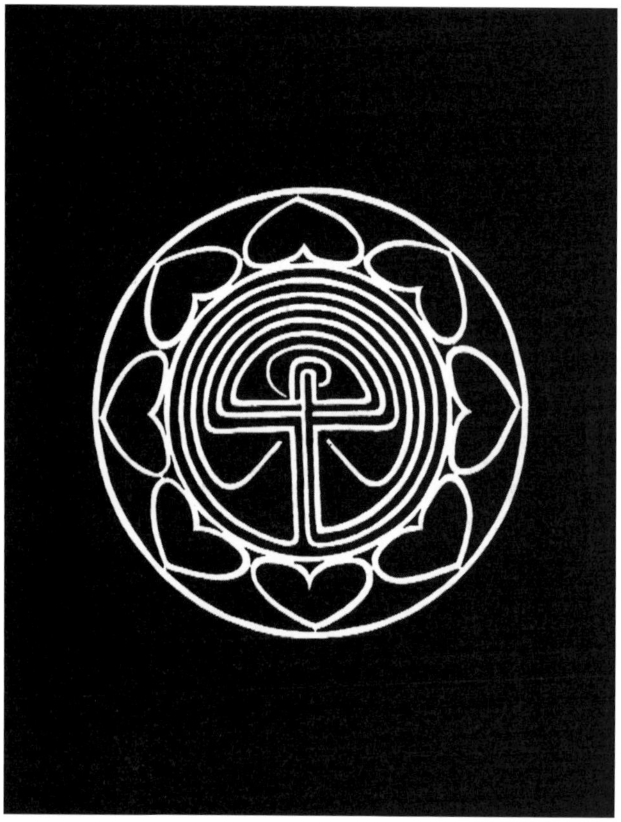

Ernährung und die extreme Intelligenz des Lebens

Ein wesentliches Problem für die Gesellschaft ist der übermäßige Verzehr von Nahrungsmitteln. Zuviel zu essen ist ein gesellschaftliches und ein Gesundheitsproblem, das das System vergiftet und belastet. Oft ist das Beste, was ein Mensch tun kann, seine Nahrungsmenge zu verringern, dies macht das System leichter und bringt Gesundheit. Das ist leicht gesagt, aber die gesellschaftlichen und persönlichen Gewohnheiten sind tief verwurzelt. Nur wenn der Genuss des Atems, der Bewegung und der Intimität als ein natürlicher Teil des Lebens eines Menschen fest eingerichtet sind, dann ist es leicht, die Nahrungsmenge zu verringern. Tatsächlich geschieht dies auf natürliche Weise, weil der Genuss, das Passende zu essen, größer ist als die erzwungene Lust, zu viel zu essen. Wir trösten uns nicht länger mit Nahrungsmitteln über ein lustloses Leben hinweg.

Nur wenn der Genuss des Atems, der Bewegung und der Intimität als ein natürlicher Teil des Lebens eines Menschen fest eingerichtet sind, dann ist es leicht, die Nahrungsmenge zu verringern.

Die Ernährung kann so optimiert werden, dass sie das Leben unterstützt, und dies geschieht durch Nahrungsmittelgruppen, Ausgewogenheit und solche Portionen, die zu der individuellen Konstitution passen. Die passende Zeit für Mahlzeiten zu finden ist lebenswichtig. Einige Stunden vor dem Einschlafen abends nichts mehr zu essen ermöglicht eine tiefere Erholung, und Yoga mit leichtem Magen zu praktizieren dient der Praxis. Wenn man nun aber beginnt, sich als Lösung zwanghaft mit Nahrungsmitteln zu beschäftigen, dann begünstigt dies wie jede andere Methode des Suchens ein Problem, das in Wirklichkeit gar nicht existiert. Leben als Körper ist unübertroffen intelligent und kann sich allen möglichen Formen von Veränderung und Stress anpassen. Wenn wir das wissen und aufhören, uns Sorgen über Situationen zu machen, dann können der Körper und der Geist sich entspannen, und das Leben selbst kann auf vollkommene Weise seine Arbeit tun, uns Wohlbefinden zu schenken. Die Neuordnung jeglichen biochemischen oder energetischen Ungleichgewichts ist ein spontaner und gleich bleibender Prozess. Das Leben kümmert sich auf exzellente Weise um uns, und es sind dazu keine Lösungen nötig. Die Nahrungsmittelindustrie, der Bio-Boom und die Pharmakonzerne verkaufen uns Glück und Gesundheit, als ob wir unglücklich und ungesund wären. Unser Leiden wird ausgebeutet. Wir tendieren dazu, dies alles zu glauben, und das macht uns krank. Nach Glück zu suchen ist eine geistige Belastung unseres

Systems, die unser Unglück hervorbringt, und unsere geistigen Reaktionen auf Erkrankungen sind schlimmer als die Krankheit selbst. Ein Symptom ist lediglich der Körper, der sich auf veränderte Umstände einzustellen versucht. Wenn wir nicht reagieren, dann kann das Symptom schnell wieder vergehen. Zum Beispiel können Erkältungs- oder Grippesymptome durch uns hindurchfließen, ohne uns Unannehmlichkeiten zu bereiten. Auf dieselbe Weise erzeugt die Reaktion des Geistes auf die kleine Müdigkeit, die dem Fliegen folgt, das Gefühl des Jetlag. Die Reaktion des Geistes auf Krebs verursacht in uns mehr Schmerz als der Krebs selbst. Die Symptome zeigen an, dass der Körper mit Veränderung zu tun hat, und Schmerz ist der Heilungsprozess. Der Körper hat ständig mit Abweichungen der Zellen zu tun. Aber wenn dies nicht korrigiert wird, dann ist es einer der natürlichen Wege des Lebens, den Körper hier herauszunehmen, und wir können uns auf friedliche Weise wegstehlen. Ich schlage hier nicht vor, dass wir auf ernährungsmäßige, pharmazeutische oder medizinische Hilfe verzichten, wenn wir diese wirklich benötigen, sondern eher, sie ohne ängstliche Abhängigkeit in Anspruch zu nehmen, die dann entsteht, wenn wir an unsere kranke Gesundheit glauben.

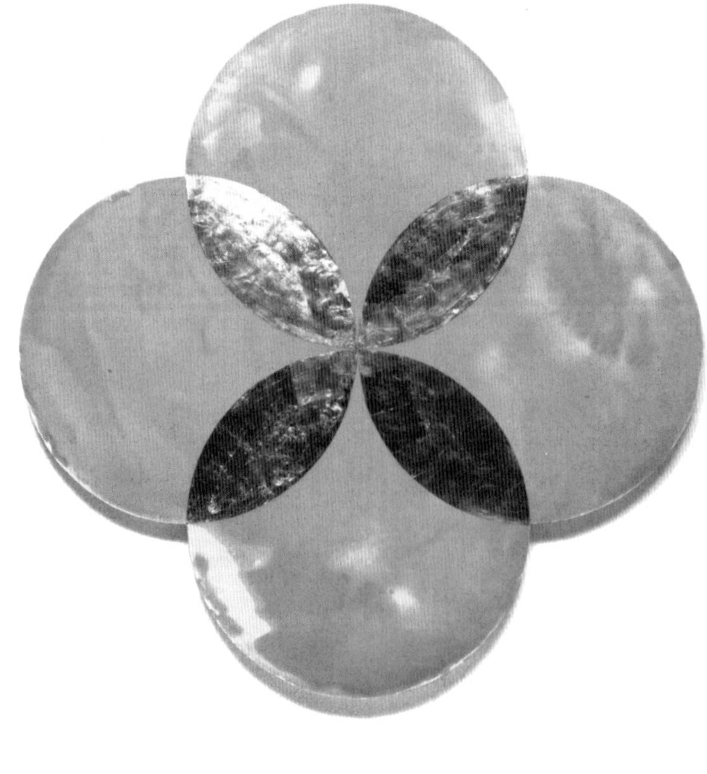

BANDHA

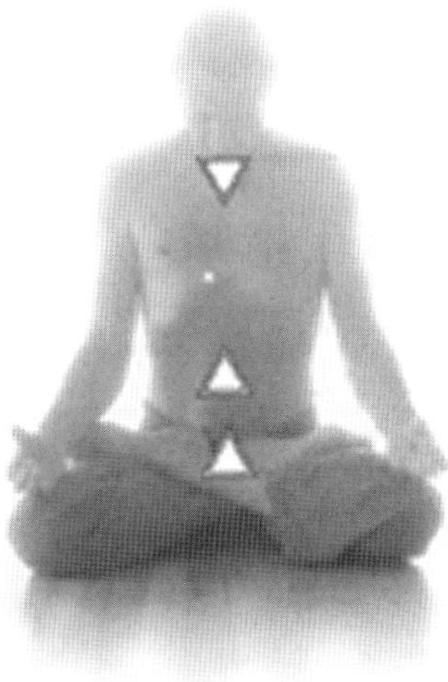

Bandha und Tapas (das beseitigen, was nicht gebraucht wird)

Im Yoga sind keine Techniken notwendig, sondern einfach Ergebung. Es ist nur notwendig, dass du das tust, was deine Systeme auf natürliche Weise bereit sind zu tun.

Von Anfang an haben wir den Atemzyklus entwickelt, auf sanfte Weise und manchmal mit mehr Kraft, in einer Art, die sich einer Technik annähert, die wir *bandha*, Kanal oder Verschluss nennen. Auf sehr reale Weise ist jede Einatmung und jede Ausatmung im *asana* und *pranayama* für denselben Zweck da wie der, für den *bandha* entworfen wurde: die Beseitigung der Blockaden, *tapas*. Passendes *asana* und *pranayama* ist eine Vorbedingung, und es liegt kein Sinn darin, *bandha* zu versuchen, wenn es aus dem logischen Kontext und einer geeigneten Folge der Praxis herausgelöst ist. Du wirst dabei riskieren, deinen Kessel zum Platzen zu bringen! Der Maßstab (das Sicherheitskriterium) ist, dass du in der Lage bist, beträchtliche Atemverhaltungen während einer Anzahl von Atemzügen während *asana* und *pranayama* beizubehalten. Die Basis des Körpers und der Rücken werden zunehmend gestärkt, um den Körper auf leichte Weise und das Herz offen halten zu können. Dies entwickelt sich auf natürliche Weise. Zu gegebener Zeit resultiert aus dieser Stärke auf spontane Weise ein wirksames *bandha*. Vielleicht wirst du nie in der Lage sein, dies willentlich auszuführen, aber mach dir darüber keine Sorgen! Vielleicht bist du schon in einer uneingeschränkten Beziehung mit allem, was existiert, einschließlich der Unendlichkeit! Tatsächlich bist du das schon. Vielleicht brauchst du die dramatischen *tapas* des *bandha* nicht. Im Yoga sind keine Techniken notwendig, sondern einfach Ergebung. Es ist nur notwendig, dass du das tust, was deine Systeme auf natürliche Weise bereit sind zu tun.

Im Yoga wird das menschliche System in vielfältigen Schichten gesehen, vom Grobstofflichen zum Feinstofflichen. Diese Entwicklung kann in dieser Praxis erkannt und gefühlt werden. Eine andere Perspektive sieht das menschliche System als einen Mikrokosmos, der aus den fünf Elementen des Lebens zusammengesetzt ist: Erde, Wasser, Feuer, Luft und Raum.

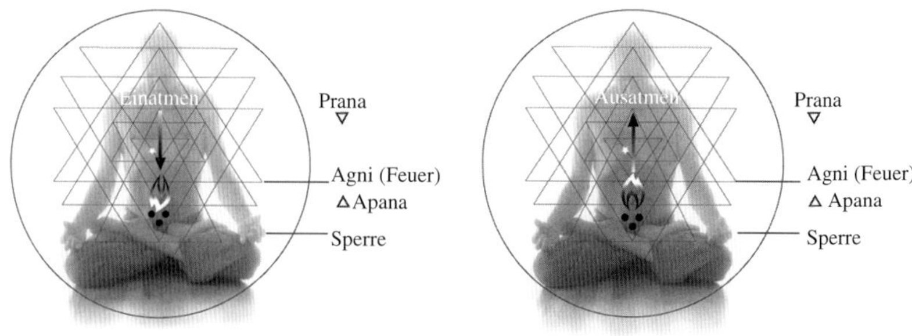

Indem man die Elemente Luft und Feuer in eine wirkungsvolle Form des Atmens lenkt, wird das verdauende Feuer *agni* durch die Bewegung von *prana* aus dem Herzen verbessert. Unreinheiten werden verbrannt und durch das Einatmen und Ausatmen ausgeschieden. Die Einatmung ist eine nach unten gerichtete Bewegung des empfänglichen, sanften Fühlens in die Stärke der Körperbasis hinein. Sie verstärkt die Bewegung des *prana* hin zu dieser Basis. Sie verstärkt die Hitze des Systems und lenkt sie zu der Sperre. Die Ausatmung ist eine aufwärts gerichtete Bewegung von *prana*. Sie wird begleitet von einem Gefühl der Stärke und dem Loslassen der Körperbasis. Sie verstärkt ebenfalls die Hitze und hält die Sperre im Feuer. Die abwärts gerichtete Bewegung des *prana* energetisiert *apana*, diejenige Energie, die verantwortlich für die Ausscheidungsfunktion ist. Alle Eigenschaften des Oben und Unten verschmelzen. Indem man die *bandhas* einführt, die durch gewisse gleichzeitige Zusammenziehungen von Muskelgruppen und inneren Körperbewegungen aktiviert und mit dem Atem synchronisiert werden, wird der Prozess von *tapas* intensiviert. Wenn eine geeignete *asana*-Prasis eingerichtet ist, dann wird *pranayama* vorgestellt. Wenn die Atemverhaltungen ohne Anstrengung bei den *asanas* und beim *pranayama* praktiziert werden können, dann können die *bandhas* vorgestellt werden. Am Anfang werden sie in *asanas* wie *tadaka mudra*, *adhomuka svanasana*, *mahamudra* und *sarvangasana* praktiziert, daraufhin, zu gegebener Zeit, während *pranayama*.

*Während sich **bandha** entwickelt, können wir fühlen, wie die Muskulatur des ganzen Körpers als ein einziger Prozess daran beteiligt ist.*

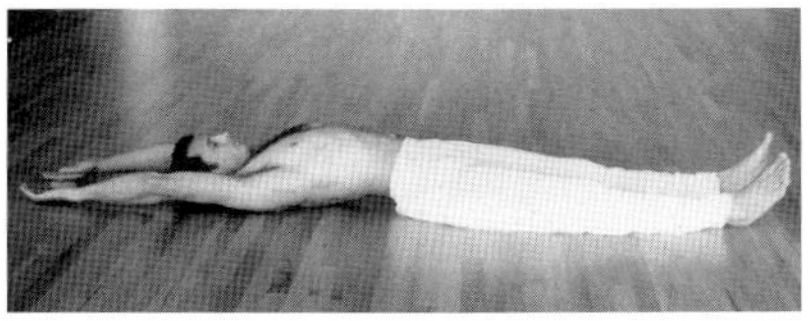 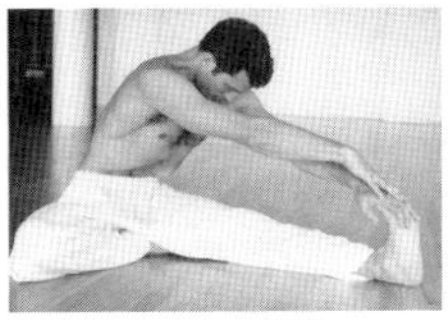 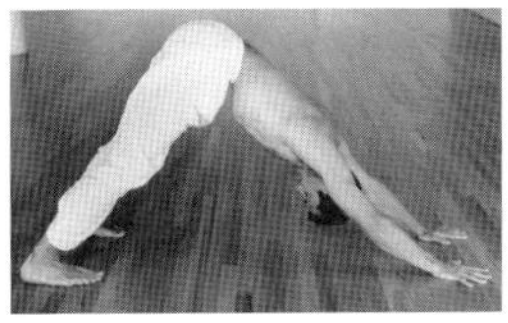

Während sich *bandha* entwickelt, können wir fühlen, wie die Muskulatur des ganzen Körpers als ein einziger Prozess daran beteiligt ist. Im *asana* und *pranayama* ist die gesamte Körperbasis beim *mula bandha* und *uddiyana bandha* aktiv. Es gibt noch weitere, kleinere *bandhas* in den Füßen und Beinen sowie im unteren Rücken, die wirklich Teil eines einzigartigen Prozesses sind, der die Energie bewegt und die gefühlte Aufmerksamkeit aufwärts zum Perineum, zum Unterbauch und zum Oberbauch lenkt. Wenn *jalandhara bandha* angezogen wird, arbeiten der gesamte Rücken, die Arme und Hände, der Nacken und der Kopf in einem einzigen Prozess zusammen, der auf den oberen Brustkorb und die Kehle ausgerichtet ist. Selbst ohne dass *bandha* formell angezogen wird, können diese kooperierenden Muskelgruppen als eine wesentliche Qualität des *asana* gefühlt werden, die dazu dient, die weiblichen, empfänglichen Qualitäten oben mit der männlichen Stärke unten verschmelzen zu lassen. *Bandha* ist die höchste Handlung dieser Entwicklung im *asana* und im *pranayama* und hängt in besonderer Weise von der völligen Übereinstimmung der Bewegung des Körpers und des Atems bei den Atemverhaltungen ab, während gleichzeitig der Mechanismus des gesamten Körpers eingesetzt wird.

Viele Yogalehrer mögen es, detaillierte Informationen über die anatomischen Merkmale des Körpers während der *asana* zu geben. Beträchtliche Details sind herausgearbeitet worden, um eine *asana* wirklich „korrekt" zu üben. Der Spiraleffekt der Muskulatur rund um das Skelett und viele andere interessante Phänomene der *asana* können beschrieben werden. Diese Art Unterricht tendiert dazu, eine bewusste geistige Belastung des Körpers zu erzeugen. Sie erzeugt eine rigide Konditionierung des Systems, indem der Geist am Körper arbeitet, um vorbestimmte Ergebnisse zu erzielen. Das bedeutet, von hinten nach vorn zu arbeiten. Dies hat tatsächlich genau die gegenteilige Wirkung als die, für die Yoga eigentlich konzipiert wurde – nämlich geistige Eindrücke aus unseren Systemen zu entfernen. Der Zweck des Yoga besteht darin, uns mit der unkonditionierten Qualität und Wertschätzung des Lebens in Kontakt zu bringen. Ein lebendiger Körper, unberührt vom Geist! Dies kann nur erreicht werden, wenn man als ganzer Körper beim Atem bleibt. Die Praxis besteht einfach darin, zu atmen, um das Fühlen des Lebens zu empfangen und loszulassen. Es ist ein tiefes Gefühlsthema, das keinerlei geistige Anweisungen braucht. Viele, die in dieser Weise angefangen haben zu üben, indem sie lediglich am Atem teilnehmen, finden zu ihrem großen Erstaunen heraus, dass der

Atem selbst die anatomischen Ausrichtungen vollzieht, nach denen sie früher gesucht oder die sie ihm aufzudrängen versucht haben. Die Alten beschrieben das genaue Einstellen der *asana* als ein Nebenprodukt des wirklichen Yoga, der erreicht werden sollte. Wir können diese Beschreibung nicht nehmen und sie dem Körper aufzwingen und das dann noch Yoga nennen. Etwas minimale Anweisung ist nützlich, aber die Technologie des Yoga besteht nicht in der Manipulation des Körpers. Die Vollkommenheit jedes Einzelnen ist als Atem und als das, was uns atmet, bereits eingebaut. Der Atem tut die Arbeit für den Körper und den Geist.

Der Zweck des Yoga besteht darin, uns mit der unkonditionierten Qualität und Wertschätzung des Lebens in Kontakt zu bringen. Ein lebendiger Körper, unberührt vom Geist!

Im Allgemeinen wird bandha nicht in einer Gruppensituation unterrichtet, obwohl das Meiste, über das wir hier gesprochen haben, Schüler sicher interessiert, und einige Gesichtspunkte von bandha können auch wertvoll sein. Bandha ist eine zutiefst persönliche Praxis, die Achtsamkeit und Sensibilität erfordert. Sie wird am besten in der traditionellen Weise vermittelt – privat. Ein alter Text sagt: „Lediglich vier Ohren sollten anwesend sein, wenn über diese Dinge gesprochen wird." Yoga ist eine heilige Handlung. Er ist die Erkenntnis dessen, was groß ist, im Einzelnen. Techniken sollten nicht beiläufig und ohne Achtsamkeit für die Tiefgründigkeit ihres Zwecks und der Absicht des Praktizierenden vermittelt werden. Sie können auf natürliche Weise vermittelt werden, die den Schüler nicht ausbeutet oder einen falschen Glamour oder eine hergestellte Heiligkeit im Lehrer oder Schüler aufbaut – „den Gestank der Erleuchtung", wie die frühen Buddhisten gesagt haben würden. Der Glaube, dass du Wissen besitzt, passt nicht zur Demut, und weder das eine noch das andere sind wesentlich für die Erleuchtung. Sowohl beim Lehrer als auch beim Schüler können jedoch durchaus natürliche Gefühle der Dankbarkeit aus einer heiligen Stimmung oder bhavana heraus entstehen, die ausgedrückt werden wollen. Bandha ist ein machtvolles Mittel, um deine Blockaden zu beseitigen, unsere Annahme, vom Leben getrennt zu sein. Wie in allen Yogapraktiken ist dies ein Augenblick der Ergebung des gesamten Körpers in das Fühlen des Lebens hinein, in unseren natürlichen Zustand. Er sollte immer von einer natürlichen Zeit der Ruhe gefolgt werden. Es ist nicht notwendigerweise ein „besonderer" Moment. Dies erzeugt gerade das Problem, als ob alle Momente nicht besonders wären. Aber es ist ein Moment des Loslassens in den weiteren Zusammenhang des Verständnisses von Yoga und des Lebens. Das bedeutet, dass das Einzige, was zu tun ist, in einer vollständigen Ergebung besteht. Gib auf, nach etwas zu streben, weil alles uns schon gegeben ist. Dann können wir einige praktische Schritte machen: Körper, Atem und Beziehung. Yoga ist ein Weg, Gott zum Ausdruck zu bringen, nicht Gott zu finden.

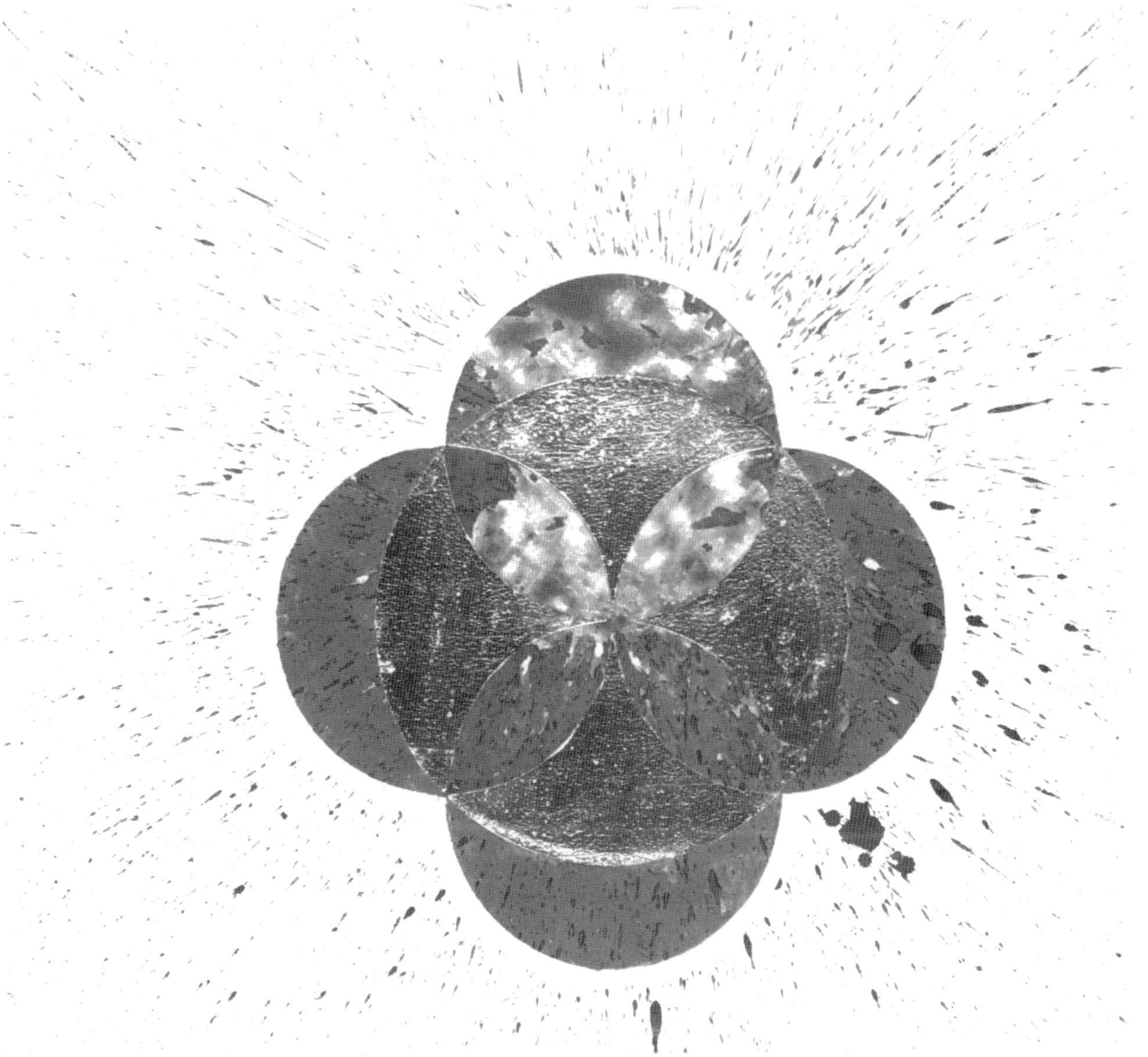

TEIL VIER: MEDITATION

Meditation oder *dhyana*, wie sie im klassischen Sinne im *Yogasutra* beschrieben wird, ist ein Verschmelzen mit der wahrgenommenen Erfahrung. Indem ich eine Richtung wähle, *dharana*, und dann mit der Erfahrung, mit dem Körper, dem Atem oder irgendeiner damit verbundenen Verfassung verschmelze, *dhyana*, erkenne ich meine Erfahrung, und indem ich das tue, erkenne ich mich selbst, den Wahrnehmenden. Wenn dieses Verschmelzen vollständig ist, dann wird aus Meditation *samadhi*, Einheit. Das Yogasutra beschreibt auch eine Meditation, die darauf abzielt, die Erfahrung auszuschließen, sodass der Geist leer ist und den Wahrnehmenden dem Wahrnehmenden zurückspiegeln kann, das Selbst dem Selbst. Dennoch wird die erste Methode betont. Um was es bei all dem hier geht, ist, dass der Körper bereits in vollkommener Bezogenheit mit dem Rest der Existenz Leben existiert und dass er vollkommen empfänglich für seine Erfahrung ist. Yoga schlägt ein Problem vor, das nicht existiert. Die Vereinigung ist schon geschehen, egal wie du sie betrachten willst: die Sonne mit dem Mond, das Männliche mit dem Weiblichen, die Bewusstheit mit der Energie, die Bewusstheit mit der Wahrnehmung, der Wissende mit dem Gewussten, das Innere mit dem Äußeren. Diese Vorstellungen sind lediglich Sprachformen, damit der Geist etwas hat, mit dem er sich herumschlagen kann. Wir können den ganzen Prozess mit ein wenig Verständnis abkürzen. Dann haben wir die natürliche Vereinigung, *sahaj samadhi*, die bereits als Leben auf der Erde geschehen ist, nämlich als die Natur selbst. Und dagegen kann man nicht mehr an-argumentieren! Wir sind das.

Meditation ist ein Verschmelzen mit der wahrgenommenen Erfahrung. Indem ich eine Richtung wähle und dann mit der Erfahrung, mit dem Körper, dem Atem oder irgendeiner damit verbundenen Verfassung verschmelze, erkenne ich meine Erfahrung, und indem ich das tue, erkenne ich mich selbst, den Wahrnehmenden.

Dennoch gibt es zahllose Meditationsschulen. Die Buddhisten (die als Verkaufstaktik behaupten, dass sie die echten Techniken Buddhas besitzen), die Zen-Meister (die uns mit Stöcken schlugen, um uns dazu zu bringen, aufrecht zu sitzen und zu erwachen), den großen Maharishi Yogi, den Guru der Beatles, der Milliardär wurde – sie alle haben uns davon überzeugt, dass es in der Meditation einige goldene Belohnungen zu gewinnen gibt. Wenn wir nicht meditieren, dann denken wir wahrscheinlich, dass wir es eigentlich tun sollten. Allein schon die Existenz dieser Methoden gibt vor, dass wir bisher noch nicht vollständig und ausreichend als Leben sind. Also fangen die Naiveren unter uns an, zehn Tage lang von morgens bis abends ihren Atem zu beobachten und überreden alle anderen, es ebenso zu machen. Oder wir kommen bei unserem täglichen Versuch, unsere Verfassung zu manipulieren, in einen heldenhaften Konflikt mit unserer Erfahrung. Es ist eine Art Selbst-Missbrauch, um den Geist zu verlocken, ihn auszutricksen oder ihn so weit einzuschüchtern, dass er in einen vorbestimmten Zustand kommt, den die Kultur uns verkauft. Wir müssen bestimmte Bedingungen erfüllen, um okay zu sein.

Im Grunde genommen ist dies die kulturelle Verleugnung unseres natürlichen Zustands. Wenn wir erfolgreich bei der Meditation sind, wenn wir anfangen, spirituelle Phänomene zu erzeugen, dann wird das Problem nur schlimmer. Wie Drogenabhängige werden spirituelle Aspiranten abhängig von experimentellen *samadhis*, Zuständen, die kommen und gehen, und sie leiden, wenn diese nicht da sind. Dies ist in den Traditionen wohl dokumentiert. Es ist eine gefährliche Zeit für einen Yogi, wenn er glaubt, dass seine Anstrengungen fruchtbar waren oder dass seine Glückseligkeit von bestimmten selbst-erzeugten Umständen wie der Beziehung zum Lehrer oder der Anwendung meditativer Techniken abhängt. Das Problem-Lösungs-Modell intensiviert sich und der natürliche Zustand wird weiter versperrt.

Also: Nichts ist nötig. Sollten irgendwelche ungewöhnlichen „spirituellen" Zustände auftauchen, dann lassen wir sie frei kommen und gehen, wie alles andere auch. Genauso ist es, wenn wir bemerkenswerte Menschen treffen, die über besondere Kräfte verfügen, oder Lehren besitzen oder Charisma – wir kommen in Freiheit und wir gehen in Freiheit. Wir erfreuen uns an den Geschenken einer einzigartigen Freundschaft, ohne dass wir uns von einem Prozess gefangen nehmen lassen, irgendetwas zu bekommen, so als wären wir nicht schon das Leben selbst.

Also, das vorausgeschickt, was ist Meditation? Wie passt sie auf intelligente Weise in unser Leben? Natürlich wollen wir ruhig sitzen, und das wahrscheinlich ziemlich oft. Es ist eine gute und natürliche Sache, dies zu tun. Wenn wir unseren natürlichen Zustand nicht genießen, dann können wir dies kultivieren. Wenn wir uns selbst durch zu viele Aktivitäten als überstimuliert oder als gestresst erleben, dann können wir ganz einfach die Wahllosigkeit des Geistes dadurch reduzieren, dass wir ihn in eine bestimmte Interessen-Richtung lenken. Vielleicht möchten wir vergangene Muster reduzieren, oder unserer Erfahrung gegenüber weniger reaktiv sein, oder uns leichter und auf angemessenere Weise in der Welt bewegen. Um dies zu tun, brauchen wir ein wenig Selbst-Verständnis, *svadhyaya*: Als erstes die Beobachtung des Unbehagens, *duhkha*, und dann das Verlangen, *iccha*, etwas dagegen zu unternehmen. Dann können wir in irgendeiner Weise aktiv werden, *kriya*, das wird die gewünschte Veränderung herstellen, die Blockaden vermindern, *tapas*, und Trost entwickeln, *sukha*. Diese Schritte können uns dahin bringen, wohin wir gehen wollen, in den *bhavana*, die Stimmung, oder sogar zu unserem gewählten Ideal, unserem *ishta*.

Unsere direkten Wahrnehmungen werden durch die Handlung – ***kriya*** *– des Yoga klar gemacht, während die Intelligenz des Lebens den Geist informiert.*

Wie wissen wir, welche Handlung wir vornehmen sollen? Wir brauchen dazu ein wenig Glauben, *shraddha*, dass irgendetwas schon funktionieren wird. Das ist trickreich! Wir können diesen Glauben durch eine vertrauenswürdige Quelle, *agama*, bekommen, wie beispielsweise durch einen Lehrer, einen Freund, dem du wirklich vertrauen kannst. Wir können ihn durch Nachdenken bekommen, *anamana*, oder indem wir uns Zeit für Inspirationen aus Büchern nehmen, oder durch persönliches Schreiben, Gedichte, Musik, „Enten in einem Teich“ oder irgendetwas in der Natur, um unsere Situation zu betrachten. Oder wir können ihn auf direkte Weise in unserem Leben in unseren Wahrnehmungen für uns selbst spüren, *pratyasa*, dass wir uns nämlich unseres Lebens und unserer Führung absolut sicher sein können. Auf diesem Weg bekommen wir vielleicht von irgendwoher Hilfe, aber letztlich ist es ganz allein unsere eigene Sache. Es ist unsere Bewegung von einer Information, die wir im Außen gesammelt haben, zu unserer direkten Wahrnehmung dessen, was sich richtig für uns anfühlt. Es ist die Gewissheit, die wir in unserem eigenen Leben und in unserer eigenen Praxis finden. Dies ist *jnanam*, etwas über die Handlung zu wissen, die das Richtige für uns in der Welt ist. Wir entwickeln unsere Unterscheidungsfähigkeit, *vijnamaya*, in allen Handlungen – vom spontanen Selbst-Anpassen in einer Yogapraxis bis zur intimen Subtilität in der Beziehung zu anderen. Unsere direkten Wahrnehmungen werden durch die Handlung, *kriya*, des Yoga klar gemacht, während die Intelligenz des Lebens den Geist informiert.

Ich habe hier absichtlich einige Sanskrit-Worte für die Indien-Fans benutzt. Es ist ein ernsthafter Spaß, in die antiken Beschreibungen der Mittel zur Klarheit hineinzuschauen. Aber ich betone, dass auch dies nur Sprache ist. Das Verführerische der antiken Schriften kann uns mit Konzepten überfrachten. Der Geist bleibt so mit dem Prozess und mit den Ideen beschäftigt. Wir brauchen die Belastungen der spirituellen Annahmen des Geistes nicht mehr. Gerade der Versuch, den Geist selbst mit den ausgefeiltesten Methoden zum Schweigen zu bringen, erzeugt nur mehr Geist, der die Klarheit verdunkelt. Diese Blockaden sind durch ihren hohen Entwicklungsstand und dadurch, dass wir viel in sie investiert haben, schwieriger zu beseitigen. Der Geist, der sich mit dem Geist herumschlägt, funktioniert nicht. Die Wahrheit ist, dass wir nicht meditieren können. Das Verstehen und die Erfahrung mit der uns innewohnenden Einheit mit den Dingen entsteht auf natürliche Weise und von ganz allein. Meditation ist ein *siddhi*, ein Geschenk oder ein spontanes Ergebnis unserer *sadhana*, der Praxis, die wir tun *können*. Die direkte Wahrnehmung unseres natürlichen Lebens, nicht blockiert durch den Geist, ist das Mittel. Unser Leben zu berühren, wie es noch nie berührt worden ist. Wir finden unser einzigartiges Leben und unsere einzigartige Art und Weise. „Wir müssen jeder unseren eigenen Frieden aushandeln.“ Das Mittel im Yoga dazu sind geeignete *asanas*, *pranayama* und

Beziehung. Aus diesen heraus entstehen auf ganz natürliche Weise alle anderen Aspekte von Yoga, wobei dazu keinerlei selbst-bezogene Verwicklung oder Manipulation notwendig ist. Mit Hilfe eines Lehrers kannst du selbst diese Ausrichtungen festsetzen und das Mysterium deines sich entfaltenden Lebens genießen.

Vom *antaranga* Yoga, vom Rückzug der Sinne, der Konzentration, der Meditation und der Vereinigung – den vier inneren Gliedern von Patanjalis *ashtanga* Yoga – fasziniert zu sein, kann ein Teil der gewaltigen kulturellen Strategie sein, die Beziehung zum Leben zu vermeiden. Die Vorstellung, dass Wahrheit irgendwo anders ist und durch „höhere" Praktiken erreicht werden kann, ist ein weit verbreiteter und überzeugender Irrtum. Versuche, diese Aspekte und ihre Erscheinungsformen ohne die begleitenden Aspekte des Körpers, des Atems und der Beziehung einzusetzen, erzeugt Fixierungen des Geistes. Zu glauben, dass sie eine Notwendigkeit sind, erzeugt eine Sucht, die die Bezogenheit blockiert, die dem Leben selbst innewohnt. Nur wenn wir das Leben als ganzer Körper annehmen, sind wir in der Lage, in freier Weise die erfahrbaren *samadhis* zu nutzen, die kommen und gehen, ebenso wie die Myriaden yogischer Phänomene, die sich auf ganz natürliche Weise auf der Basis der außergewöhnlichen Einheit des Systems mit dem Leben ergeben. Erscheinungsformen kommen und gehen, ohne dass sie unsere ausschließliche Aufmerksamkeit fordern, oder ohne dass sie uns von unserem natürlichen und dauerhaften Zustand, dem *sahaj samadhi*, entfernen. Wir sind dann geschützt, unsere wahre Freude an den feinstofflichen Energien, den freudvollen Stimmungen und den Herzgefühlen, *anandamaya*, zu haben. Diese ergeben sich als Teil unseres Lebens, wenn wir nicht länger körperlich vom Leben getrennt sind. Wir sind dann frei als Leben und haben eine humorvolle Beziehung zu allen Erscheinungsformen, weil sie keine wie auch immer geartete Notwendigkeit besitzen.

Die Vorstellung, dass Wahrheit irgendwo anders ist und durch „höhere" Praktiken erreicht werden kann, ist ein weit verbreiteter und überzeugender Irrtum.

Der Punkt ist: *asana*, *pranayama*, Meditation und Leben sind ein nahtloser Prozess, und die Praktiken müssen als Einheit empfangen werden. Es kann an einem bestimmten Punkt sehr wichtig sein, die kontemplativen Praktiken des *antaranga* Yoga einzusetzen, die sich auf natürliche Weise aus der Lebensbeziehung ergeben, die im Körper und im Atem eingerichtet worden ist. Die Prinzipien des *antaranga* sind im *asana* und *pranayama* enthalten und werden dort entwickelt. Im Kontext und im Gefolge von *asana* und *pranayama* können wir den Geist auf gewählte Interessen richten, die fortfahren, unser Leben, unseren natürlichen Zustand zu unterstützen. Es ist einfach so, dass diese Interessen uns auch wirklich *interessieren* müssen. Das bedeutet, sie müssen im Rahmen der kulturellen Interessen eines Menschen liegen, und er muss damit vertraut sein. Sie müssen einfach für uns zu erreichen sein. Ansonsten werden sie nur Suche und Verwirrung erzeugen. Beispielsweise muss unsere vorherige

Diskussion über das *Sri Yantra* wirklich von Interesse für einen Menschen sein, bevor er versucht, auf entschiedene Weise mit diesem Handwerkszeug in Beziehung zu treten.

Bei der Wahl dieser meditativen Ausrichtung ist die Hilfe eines Lehrers, *agamana*, sicherlich sinnvoll, ebenso persönliche Nachforschungen oder Überlegungen, *anamana*, aber letztlich ist *pratyasa*, das Wissen um unser eigenes leidenschaftliches Interesse und unsere ausschließliche Ausrichtung, der Schlüssel. Für eine christliche Nonne könnte diese Wahlmöglichkeit einfach sein; in ähnlicher Weise für einen hinduistischen *bhakta* Anhänger. Aber was ist mit den ganz normalen Leuten, die noch nicht viel über solche Sachen nachgedacht haben? Im Allgemeinen ist da etwas Hilfe nötig. Wir sind immer auf der sicheren Seite mit den starken, bekannten Bildern unseres großartigen Lebens, mit einem Menschen, den wir lieben und bewundern, mit der Sonne und dem Mond, dem enorm großen Ozean, einem Berg oder einem Fluss, real oder vorgestellt. Die Auswahl ist endlos.

Ich fand es immer sehr interessant, dass die eingeborenen Maori aus Neuseeland auf die Frage nach ihrer Identität antworten: „Mein Volk ist…, mein Berg ist…, mein Fluss ist…". Sie betrachten ihre Ahnen und Orte als etwas Heiliges, erfüllt mit heiligem Geist. Sie trennen sich nicht von ihrer natürlichen Umwelt. Auf diese Weise wissen sie um sich selbst. Wir tun unseren Schülern sicher einen Gefallen, wenn wir ihnen diese Art Verbindung zu ihrer eigenen wunderschönen Umwelt und ihrem Leben nahe bringen. Wir helfen Menschen auf diese Weise, ihren Platz und ihre Ausrichtung im Leben zu finden. Dann entdecken sie sich selbst. Unsere Position in Relation zu allen Dingen zu finden nennt man *svadharma*, unsere eigene Art und Weise. Das ist Yoga. Es muss dein eigener Yoga sein, deine eigene Art und Weise und deine Beziehungen zu allem. Einer verallgemeinerten Weise oder dem Ansatz eines anderen Menschen zu folgen ist nur ein weiterer Weg, uns selbst zu verlieren. Unser *asana*, *pranayama* und unsere meditativen Mittel müssen unsere eigenen sein, genauso wie unser Leben unser eigenes ist.

Wenn du ein geeignetes *asana* und *pranayama* abgeschlossen hast, dann folgt auf ganz natürliche Weise eine Zeit der Ruhe und der Kontemplation. Wenn die Praxis für einen Menschen richtig ist, dann gibt es keine Frage, ob man eine bestimmte Zeitlang in Stille sein kann. Es ist einfach das, was wir selbst tun wollen. Nicht zu lange und nicht zu kurz, aber lange genug für uns selbst, bevor wir auf natürliche Weise weitergehen wollen. Hier entwickeln sich das kontemplative Leben und die spontane Meditation in einem Leben der Yogapraxis. In einem Kontext täglicher Yogaübungen kommt ein Mensch vielleicht ganz spontan in eine kontemplative Stimmung hinein, ohne dass sie ausdrücklich ein Teil der Körperübungen sind. Die komtemplativen Übungen

Die Maori trennen sich nicht selbst von ihrer natürlichen Umwelt. Dadurch erkennen sie sich selbst.

werden auf natürliche Weise verlängert und die Körperübungen reduziert. Dies ist keine Entschuldigung für Menschen, die glauben, dass sie älter sind, dann *asana* und *pranayama* und Liebe-Machen (die Haupt-Meditation!) aus ihren meditativen Übungen auszuschließen!

Tatsächlich beginnt Meditation, wenn *asana* anfängt. Meditation beginnt mit der Praxis von Bewegung und Atem, der Vorbereitungsphase, *purvanga*. Dies erlaubt uns, uns von dem zu trennen, was wir vorher getan haben, und aus unseren System auszuscheiden, was uns ablenkt. Der Geist wird durch diese Verbindung zum ganzen Körper und zum Leben geklärt. Zusammen mit zeremoniellen Gesten oder einem persönlichen Ritual ist die körperliche Praxis ein Weg, dem Objekt unserer Meditation unseren Respekt zu erweisen. Der Prozess, die Aufmerksamkeit in die gewählte Richtung zu bewegen, beginnt. Die Vorbereitung kann vielleicht ein Aussprechen der Absicht, *sankalpa*, beinhalten, beispielsweise zum Zweck oder Inhalt der Meditation, oder um etwas zu verstehen, eine Entscheidung zu treffen, oder sich auf jemanden zu beziehen oder etwas Besonderes. Die Qualität unserer *asana/pranayama*-Vorbereitung wird die Fähigkeit diktieren, zur nächsten Phase der Meditation fortzuschreiten, der *pradhana anga*. Dies ist der Gipfelpunkt der Meditation, wo die Verbindung zu dem Objekt unserer Wahl hergestellt wird. Der Punkt hier ist, dass das „Ich" und das Objekt nun miteinander verbunden werden. Ich kenne das Objekt, und indem ich das tue, kenne ich mich selbst. Eine natürliche Zeitlang erfreue ich mich an dieser Verbindung. Nach und nach wird sich die Qualität der Verbindung verändern und verstärken. Sie wird eine interessante Erforschung meines Lebens. Sollten irgendwelche spontanen Energieerscheinungen auftauchen – Eingebungen, Stimmungen oder Visionen –, dann gebe ich ihnen Zeit.

Ebenso wichtig ist der formale Abschluss der Meditation, *uttaranga*. Dies kann eine Zeit sein, um seinen Dank auszusprechen, oder eine respektvolle Anerkennung des Objekts unserer Meditation, bevor wir uns wieder unseren Alltagsaktivitäten zuwenden. Mittel wie Chanten, Musik, Lesen oder Schreiben können für diesen Übergang eingesetzt werden.

All dies ist eine besondere Tätigkeit, aber sie ist nicht kostbar. Sie fließt auf natürliche Weise aus dem Alltagsleben und sollte niemals einen Ersatz für die regelmäßige intime Beziehung mit anderen und allem darstellen, den „ersten" Yoga, die Hauptmeditation und den ganzen Grund, weshalb man eigentlich überhaupt Yoga macht.

Sollten irgendwelche spontanen Energieerscheinungen auftauchen –Eingebungen, Stimmungen oder Visionen –, dann gebe ich ihnen Zeit. Aber wir versuchen nicht zu meditieren. Genau wie beim Schlafen verhindern wir genau das, wenn wir es bewusst versuchen. Alles, was wir tun können, ist, die richtigen Bedingungen dafür herzustellen, und dann geschieht der Rest von allein. Also geschieht Meditation, ebenso wie der Schlaf, auf natürliche Weise, ganz ohne jede Anstrengung. Kümmere dich nicht um den Körper und den Geist. Das ist das Geheimnis!

Meine Pepeha, Wer ich bin

Putauaki ist mein Berg
Rangitaiki ist mein Fluss
Mataatua ist mein Waka
Durch meine Großmutter bin ich Ngati Awa
Durch meinen Großvater bin ich Ngaiterangi
Ich bin auch ein Nachkömmling von Pakeha Neuseeländern
Mein Name ist Jacqueline Celia Carter.

Jacqueline Celia Carter

Ein *Waka* ist ein Wanderkanu der Ahnen.

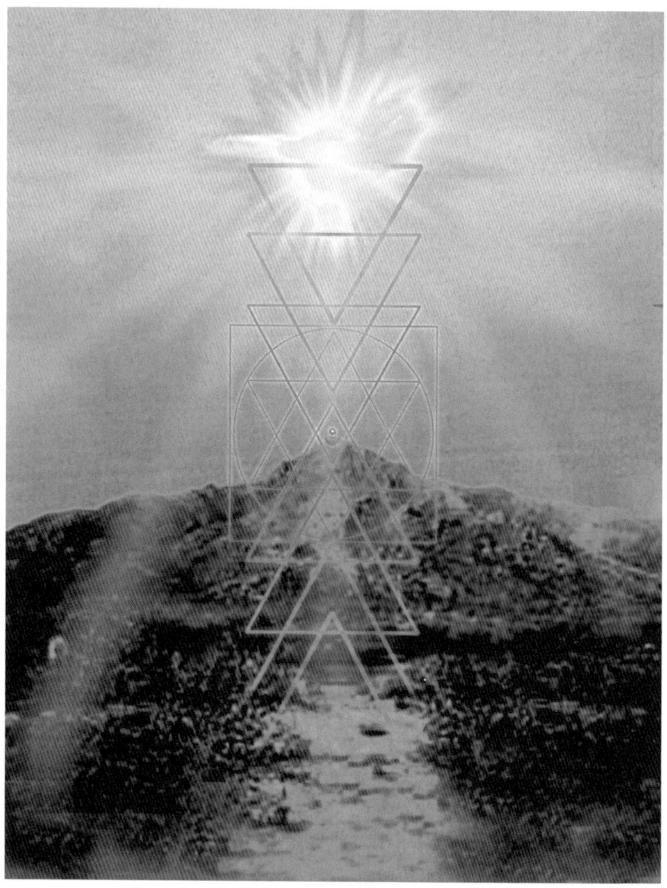

Arunachala

NACHWORT

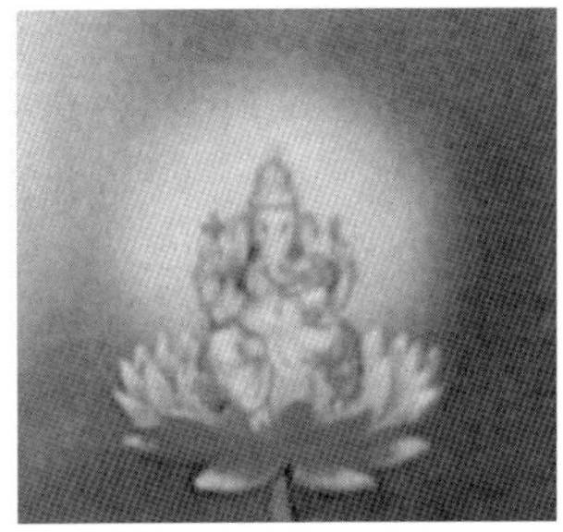

Om Ganapatiya Namaha

11. September 2002. Nach Jahren des Studiums der populären Systeme des Yoga hatte ich es geschafft, eine Disziplin zu erreichen, eine Ausrichtung und eine körperliche Leistungsfähigkeit. Dennoch war ich immer noch unglücklich. Ich machte eine dreimonatige Reise nach Indien, einfach nur, um herumzureisen, was mir als das Richtige erschien, und das war es auch. Zufällig traf ich einen aufrichtigen Swami, der die meiste Zeit des Jahres in einer Höhle lebte. Unsere Unterrichtsstunden spielten sich in etwa folgendermaßen ab: Er sagte vielleicht: „Kannst du *danurasana*? Zeig es mir bitte.“ Ich machte es dann und zeigte ihm die protzigste, Füße-auf-meinem-Kopf-Variation der Bogenposition, die ich hervorbringen konnte. Er antwortete dann: „Ach ja, Kinder können das auch sehr gut.“ Er war so unbeeindruckt von meiner Protzigkeit, und obwohl sein Englisch nicht gerade gut war, gaben mir sein Verhalten und seine Handlungen eine unbezahlbare Lektion: Dass Yoga keine Formel zur Erleuchtung war, sondern einfach ein Werkzeug, durch das man das Ziel von Yoga hervorbringen kann: ein gesundes, glückliches Leben. Ich kehrte mit einer drastischen Veränderung der Perspektive nach New York zurück. Es war klar, dass die Mehrheit der Yogaunterrichtsformen hier überhaupt kein Yoga waren; tatsächlich verstärkten einige von ihnen ungesunde Muster. Ungefähr zu dieser Zeit traf ich Herrn Mark Whitwell. Ich hatte Herz-Yoga gelesen, einen der wenigen Texte, die ich finden konnte, die diese neue Perspektive unterstützten, und deshalb wollte ich ihm begegnen. Ich werde niemals unsere erste Unterrichtsstunde im Jivamukti vergessen. Dieser hochgewachsene Neuseeländer kam in Straßenkleidung herein und fuhr fort, sich selbst bei jedem von uns vorzustellen. Dann setzte er sich hin, schaute mich ganz direkt an und sagte: „Wie kann ich helfen?“ Also, ich war mehr als glücklich, dass ich um Hilfe bitten durfte, und wir diskutierten daraufhin das Wesen einer Praxis und die vielen Fallen, in die westliche Menschen tappen, die inmitten des Ozeans der Fehlinformationen, die die „Yogaindustrie“ darstellt, nach Wahrheit suchen. Mark half mir, all das zu klären, zu dem Yoga mich lenkte. Er schenkte mir ein neues Vokabular und einige nützliche Übungsformen und bestärkte mich vor allem darin, meiner eigenen Erfahrung mehr zu vertrauen als dem intellektuellen Jargon, der vorher mein Verständnis versperrt hatte. Was Marks Unterricht von den anderen Schulen unterschied, war, dass er keine spezielle Methode anbot, sondern vielmehr ein Bündel von Prinzipien der Praxis, des

Atems, der Bewegung und des Lebens, die auf alle Formen angewandt werden konnten, die jemand näher erforschen wollte. Dies ist ziemlich genau das, was ich jetzt auch als Lehrer mache. Ich habe diese Prinzipien genommen und sie einfach auf die populären Yogaformen angewandt, wobei ich die *asanas* und *vinyasas* modifiziere und den *ujjayi*-Atem als Hauptelement betone und mehr als alles andere die Sensibilität der Menschen unterstütze, sodass ich ein Modell der Leichtigkeit und Freude in der Praxis und im Lebens fördere. Ich bin Mark aus tiefstem Herzen dankbar für all die Hilfe, die er mir gegeben hat, indem er das, was vorher scheinbar gewaltig und unbekannt war, in eine einfache und alles-umfassende ganzheitliche Wahrheit verwandelte, die klar ist. Sein Beispiel hat mir im Angesicht konventionellen Unterrichtens, das mich in eine andere Richtung lenken wollte, Stärke gegeben, und Mut im Angesicht der Tragödie meiner Stadt, und mir Selbstvertrauen vermittelt, auf meine eigene, mir innewohnende Schönheit und meinen Wert als Mensch zu vertrauen und mein eigenes, individuelles Tantra zu kreieren. Mark Whitwell ist ein hilfreicher Freund und er zeigte mir, was ein authentischer Lehrer ist.

J. Brown, New York City

29. Juni 2002. Großer Workshop heute ließ meinen Kopf verrückt spielen. Es war ein großartiger *asana*-Workshop und ein Vortrag über Yoga, und der Lehrer Mark Whitwell ließ uns eine Menge chanten – das *Gayatri,* eins für Lakshmi, „unsere Fülle des Lebens“, und all die coolen Miezen. Eins für Ganesha, „die Macht des Lebens und des Yoga, die Hindernisse aus dem Weg räumt“, während wir visualisierten, wie unsere Sorgen und Hindernisse uns durch unsere Füße verließen. Auf der *asana*-Front bewegten sich Körper, Atem und Geist als ein Ganzes. Wir machten einen richtigen Sonnengruß, während wir gleichzeitig zu Surya chanteten. Mark hat einen direkten Blick mit einer intensiven, aber entspannten Art zu reden. Er begann damit, über die gesellschaftliche und politische Tyrannei des Yoga des Erreichens zu sprechen – was bedeutet, jede Art Unterricht, die die angeborene Vollkommenheit verleugnet, die bereits im Leben als Leben existiert. Er forderte uns als Schüler auf, jedem gegenüber skeptisch zu sein, der uns sagen würde, dass wir „x“ oder „y“ tun sollten, um „besser zu werden“ oder spiritueller, und um „Fortschritte zu machen“. Er glaubt, dass wahrer Yoga nur dann zu geschehen beginnt, wenn ein Schuler damit aufhört „zu versuchen, das zu sein, was er nicht ist“, und mit dem Atem übt, den er als Leben in sich trägt. Er argumentierte, dass die Theorie des Erreichens, ob in der Religion, in der Politik, in der Ausbildung oder im Yogaunterricht, im gesellschaftlichen Denken fest verankert ist, aber unterdrückend wirkt und

„aus unserer wunderschönen Erde eine Hölle gemacht“ hat. Er argumentierte, dass Gott offensichtlich ist, genau wie die Sonne das offenkundige Zentrum des Sonnensystems ist. Als jemand, der jeden Tag an den Mahnmalen des 11. September vorbeiläuft und so einfach nicht die Offensichtlichkeit Gottes fühlen kann, musste ich ihn danach fragen. Er schaute mich mit klaren Augen an und sagte ohne zu zögern, dass dies ein extremes Beispiel dafür sei, was er gerade sagte: Weit verbreiteter Glauben an alternative Zustände oder göttliche Lust verleugnet dieses Wunder und macht missbräuchliche Handlungen durch diejenigen möglich, die Leben verleugnen. Er diskutierte die Ursprünge des Yoga und bot eine Theorie einer Gesellschaft an, die auf den Prinzipien der Upanischaden aufgebaut war, wo eine schamanische Sicht vorherrschte, dass alle Menschen und alle Dinge gleichermaßen göttlich seien. Es gab dort keinen heiligen Menschen oder einen exklusiven Gott als einen Anderen. Er diskutierte auch die Bedeutung zu erkennen, dass „der Yoga“, die Einheit, bereits vollständig in uns ist, indem wir sind. Er betonte die Bedeutung der Einheit der weiblichen und männlichen Energie als die Basis von Yoga. Er ermutigte uns, in unserem *asana* und *pranayama* das wahre *ha tha*, Sonne und Mond, beim Ausatmen und Einatmen zu erfahren. Um diesen Punkt zu betonen, legte er die rechte Hand auf seine Stirn und seine linke auf einen Punkt unterhalb des Nabels. Seine Hände bewegten sich in einer fließenden Bewegung, begegneten sich und strichen aneinander vorbei, bis sie in der entgegengesetzten Position angekommen waren, während er demonstrierte, wie sich der Atem bewegt. Dies schien eine charakteristische Geste zu sein, glaube ich, ein wesentlicher Teil seiner Lehre. Wie es üblich ist, tendieren die meisten Schüler dazu, die Einatmung zu verkürzen, während sie die Ausatmung problemlos verlängern. Er diagnostizierte dies als ein Verschließen oder eine Distanz von unserer göttlichen Weiblichkeit, ein beinahe unbewusster Widerstand dagegen, empfänglich zu sein, etwas einzulassen und anzunehmen, was das Göttliche anzubieten hat.

Er argumentierte, dass Gott offensichtlich ist, genau wie die Sonne das offenkundige Zentrum des Sonnensystems ist. Als jemand, der jeden Tag an den Mahnmalen des 11. September vorbeiläuft und die Offensichtlichkeit Gottes nicht so einfach fühlen kann, musste ich ihn danach fragen. Er schaute mich mit klaren Augen an und sagte ohne zu zögern, dass dies ein extremes Beispiel dafür sei, was er gerade sagte: Weit verbreiteter Glauben an alternative Zustände oder göttliche Lust verleugnet dieses Wunder und macht missbräuchliche Handlungen durch diejenigen möglich, die Leben verleugnen.

Wir praktizierten einfache Yantras wie beispielsweise einen Kreis mit einem Zentrum, das die wunderschöne Wirkung hatte, den Geist und den Körper in ihre Ganzheit zu bringen. Vier Stunden flogen wie ein Augenblick an uns vorbei. Es war ganz sicher überwältigend und genauso intensiv, wie wenn jemand plötzlich mitten in der Nacht das Licht anmacht, dieses scharfe, unangenehme Gefühl blinder Überraschung, die sich bald darauf wieder beruhigt und die normale Sehfähigkeit wieder herstellt. – Fortune Elkins, NY, gepostet auf ihrer Webseite.

An alle Tempel, die von Menschen aus Stein und anderen vergänglichen Materialien gebaut worden sind: Ich wünsche mir, so lange zu leben, bis ich sehe, wie sie alle zerfallen und zu Wahrheit und zu Bergen von Licht werden!
Und an den Tempel, wo die Göttlichkeit residiert, selbst mit all euren Neuankömmlingen: Wie still!
An die Göttlichkeit (den sozio-physio-spirituell-harmonischen-Abschluss). Es ist mir eine Freude, Euch zu kennen!
Und, zum Mindesten und nicht zum Letzten, an den Körper, die Substanz, den Rumpf, den hervorragenden Hauptteil, das Gefäß molekularer Piloten und Passagiere, und seine Macht, eine vermittelnde, wahrnehmende, transzendierende Ausstattung zu empfangen. Den Tempel der Wahrheit, ich habe dein Gesicht gesehen, die Erde und ihre Bewohner, eine überwältigende Sammlung. Konzentriert euch auf euren Herzschlag, reguliert euren Atem, denn so können sogar Blumen vielleicht leben.

Richard P. Havens, *Stonehenge*

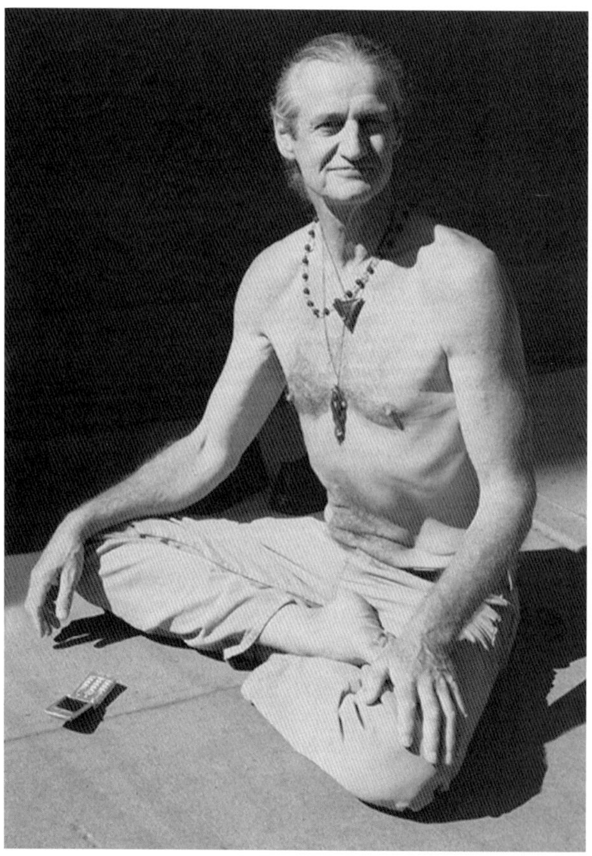

GLOSSAR

adhomukha svanasana: Position "Nach unten schauender Hund"
advaita: Non-Dualismus, nicht zwei
agama: verlässliche Quelle
agni: Feuer
anamana: Widerspiegelung
ananda: ein Zustand der Seligkeit
anahata: Chakra in der Nähe des Herzens
antaranga sadhana: eine innere Praxis
anuloma ujjayi pranayama: Atempraxis, bei der mit einem Ton in der Kehle eingeatmet und auf normale Weise durch je ein Nasenloch abwechselnd ausgeatmet wird
apana: Ausscheidungsenergie
apanasana: Knie zur Brust, beeinflusst **apana**
asana: Positionen, die normalerweise im Alltag nicht eingenommen werden
ashtanga: acht Glieder; die acht Aspekte von Patanjalis Yoga
ayurveda: ein in Indien heimisches System der Medizin
bandha: verschließen oder binden
Bhagavad Gita: ein Teil des berühmten Sanskrit-Gedichtes **Die Mahabharata**, in der Gott in seiner Inkarnation als Krishna seinen Schüler Prinz Arjun im Yoga unterweist
brahmacharya: Intimität, rechte oder bedeutende Bezogenheit, Selbst-Disziplin, Studium
brahmarandra: das maskuline Prinzip an der Körperbasis, am Herzen und an der Krone
bhakti: Hingabe
bhakti yoga: Yoga als Hingabe
bhastrika pranayama: Bellender Atem durch wechselnde Nasenlöcher
bhavana: Stimmung
bhujangasana: Kobraposition, gebogener Rücken
bindusthana: am Kern des weiblichen Gehirns und an der Krone des Kopfes
bindu: Spüren der Quelle
brahma: der Alles-Durchdringende, Gott, die Substanz von allem
brmhana: sich ausdehnen
buddha parasite padasana: Beine heben
buddhi: die Eigenschaft des Intellekts und der Intuition
chakras: Energiezentren entlang der Wirbelsäule
chandra: Mond
chandra bedhana: wechselseitige Nasenlochatmung

chit: Bewusstsein
chitta: Geist, die Eigenschaft des Gedächtnisses und der Vorstellungskraft
dharana: geistige Konzentration, Ausrichtung
dharma: Rechtschaffenheit, Pflicht, ethischer Wert
dhyana: Meditation, Kontemplation
dukha: Gefühl von Unannehmlichkeit, Schmerz, Verminderung des Leidens, Herzbeschränkung
dvipada pitham: Tischposition
gunas : Eigenschaften des Geistes (**sattva:** Harmonie ; **rajas:** Aktivität**; tamas:** Trägheit
guru: spiritueller Lehrer, führt vom Dunklen ins Licht
halasana: Pflugposition
hatha yoga: der Yoga, der die Einheit der beiden Energien des **ha tha** anerkennt, der Sonne und des Mondes, des Männlichen und des Weiblichen, des rechten und des linken, des unter und des über, des hinteren und des vorderen, der Ausatmung und der Einatmung, der männlichen und der weiblichen Meridiane, die im zentralen **sushumna** verschmelzen
hridaya: Herz
iccha: Verlangen
ida: ein Meridian, der im linken Nasenloch endet; die weibliche Seite im Zentralkanal und Hauptmeridian
indriyas: Sinne
ishta: gewähltes Ideal
jalandhara bandha: Kinnverschluss
jatharaga: Herz und Verdauungstrakt
jiva: Lebensprinzip
jivamukti: befreiter Mensch
jnanam: Nachforschung
kanda: eiförmiges Zentrum von Meridian-Netzen und Verteilungszentrum
kapalabathi pranayama: Bellender Atem
kapha: eine Körperkonstitution, die zur Schwere in der Konstitution und im Körpertyp tendiert
karma: die Vergangenheit, die die gegenwärtigen Umstände bestimmt
Krishna: eine Inkarnation Gottes, der die Lehren des Yoga vermittelt hat, wie sie in der **Bhagavad Gita** aufgezeichnet sind
kriya: Handlung
kriya yoga: Yoga reinigender Handlungen, wie sie von Patanjali gelehrt werden
kumbakha pranayama: mit Betonung beim Einhalten des Atems atmen
kundalini: das Hindernis im Fluss der Lebensenergie, oder die Lebensenergie selbst
langhana: vermindern
mantra: heiliger Klang, benutzt als Konzentrationsobjekt während der Meditation
maya: Illusion
mudra: ein Symbol
mula bandha: eine yogische Technik, Verschluss der Rumpfbasis

muladhara chakra: Körperbasis
nada: Klang
nadis: 72 000 Gänge/Meridiane im Körper, durch die die Lebensenergie **prana** sich bewegt, um den gesamten Körper zu unterstützen, Puls
nadi shushumna: zentraler und Hauptmeridian
nadi sodhana pranayama: wechselseitige Nasenlochatmung
niyama: persönliche Disziplin
ojas: Bewusstseins-Substanz
om: das heilige Hindu-Wort, das identisch ist mit dem Zustand des Absoluten
padmasana: Lotusposition
parsva uttanasana: Stehende Position, asymmetrische Vorwärtsbeuge
Patanjali: Autor der klassischen Sutras über die Methoden des Yoga
pingala: Meridian, der im rechten Nasenloch endet; männliche Seite des zentralen und Hauptmeridians
pitta: eine Körperkonstitution; nervöse, überhitzte Persönlichkeit, aufgeregte, leidenschaftliche Konstitution
pradhana: ursprüngliche Quelle
prakriti: Lebenskraft, der Körper, die Erde, Mutter, das Wesen aller Dinge
prana: Lebensenergie, Energie Gottes, Herz
pranaprathista: stärkender Prozess, Prana in ein Objekt bringen
pranashakti: natürliche Lebensenergie
pranayama: Bewegung des Lebens durch eine regulierte Atemtechnik
pratyahara: Rückzug des Geistes und der Sinne von Objekten, die Sinne nach innen ziehen
pratyasa: Wahrnehmungen
puja: ein sinnvolles, persönliches, religiöses Ritual
puraka pranayama: Atemübung, bei dem die Betonung auf der Einatmung liegt
purusha: Bewusstheit
purvanga: vorbereitendes Stadium vor der Meditation
raga: Anhaftung, Verlangen
raja: königlich
raja yoga: Einheit mit der höchsten Macht als Ziel
rechaka pranayama: Atemübung mit der Betonung des Ausatmens
sadhana: Übung, das, was getan werden kann
sahaj samadhi: natürliche Einheit
salabhasana: Heuschreckenposition
samadhi: supra-mentale spirituelle Erfahrung, vollständige Einheit, Seligkeit
samasthiti: Stehende Position
samskara: Gewohnheit, Konditionierung
sangha: Gemeinschaft der Übenden
sankalpa: Erklären der Absicht
samsara: diese sich verändernde Welt
sarvangasana: Schulterstand
savasana: Totenstellung, Entspannung

shakti: weibliche Stärke und Bewegung, Kraft
shaktipat: eine plötzliches, lebensveränderndes spirituelles Geschenk
sirasana: Kopfstand
shitali pranayama: Atemform, bei man durch den Mund einatmet, wobei die Zunge in einer besonderen Weise geformt wird
shiva: männliche Stärke und Bewegung, Seligkeit
shradda: Glauben
siddhi: Geschenk
sodhana: Reinigung
sthira: Regelmäßigkeit und Wachsamkeit
surya: energetisierende Sonne
sushumna: zentraler Meridian, der durch die Mitte der Wirbelsäule verläuft, von der Basis zum obersten Punkt des Kopfes
sutra: ein Stil einer Sanskrit-Komposition, aufeinander folgende Aphorismen, mit deren Hilfe die Lehre in einer besonders verdichteten Form erinnert werden kann
svadharma: deine eigene Haltung
svadhyaya: Selbsterforschung, Studium
tadasana: stehende „Berg"-Position
tantra: Technik
tapas: entfernen, Disziplin, Ausscheidung, Reinigung, Selbstkontrolle
tejas: Leuchten
trikonasana: Dreiecksposition
ujjayi: Atemtechnik, bei der man mit einem Geräusch in der Kehle einatmet
Upanischaden: mystische Abhandlung in Prosa und Versform
urdhva prasarita padasana: Beinheber
uttanasana: stehende Vorwärtsbeuge
uttaranga: formeller Abschluss der Meditation
vata: Körperkonstitution, die die Atmung und Bewegung bestimmt
Vedanta: spätere Entwicklung der vedischen Kultur, Philosophie, die auf den **Veden** basiert
Veden: Hinduschriften, die die Basis aller Yogas bilden; göttliches Wissen, die ältesten Bücher der Welt
vijnamaya: Unterscheidung
vini: situationsgemäß
vinyasa: gradueller Fortschritt
vinyasakrama: ein Ablauf von Asanas, die auf ein erwünschtes Ziel hinführen
virabhadrasana: Position des Kriegers
yama: Disziplin, bei der es um unseren Umgang mit der Gesellschaft und der Welt geht
yajna: Feueropfer
yoga: Einheit, die Wissenschaft der Einheit der individuellen Seele mit Gott
Yogasutra: Patanjalis klassischer Text über Yoga
Yogi: Mann, der Yoga verwirklicht hat
Yogini: Frau, die Yoga verwirklicht hat

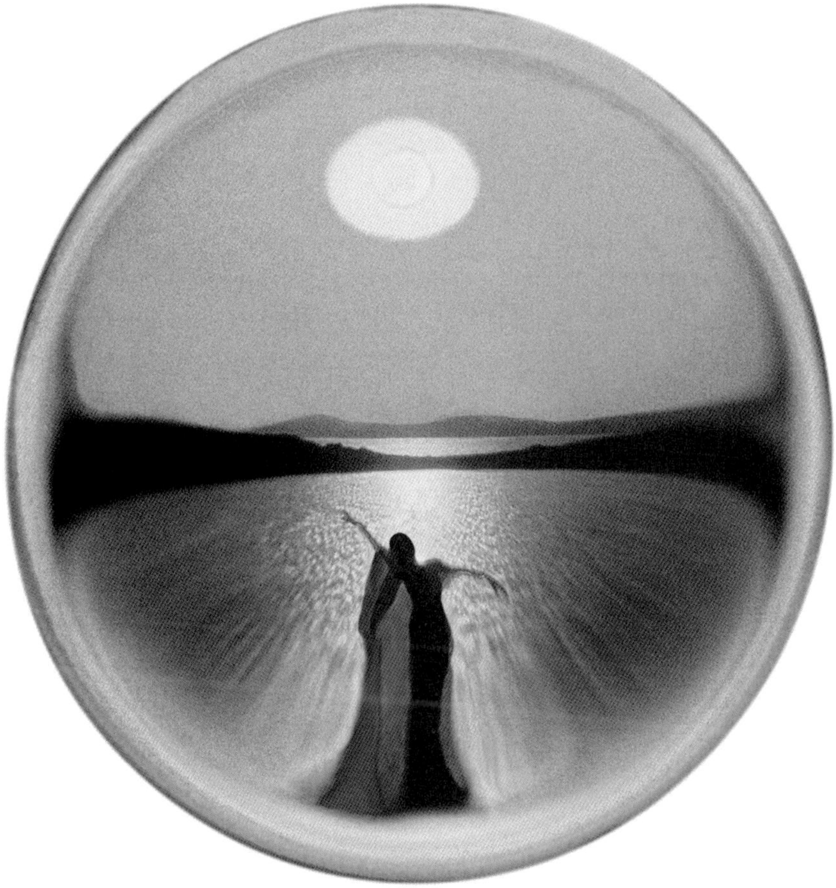

Ode an die Sonne

Die Sonne zu preisen, das Meer zu preisen, bedeutet, deine eigene Seele zu preisen – Rumi

Moana

Jedesmal
Habe ich an deinem Ufer gestanden
Und nicht gewusst, was ich sagen soll.
Ich habe auf Klippen gesessen
Hoch über deinen Meeren
Und du hast die Spucke der Welle zu mir hinauf geworfen
Wie irgendein alter Kaumatua
Dort auf der Paepae
Niesend Tihei

MAURI ORA!

Oder du bist still gewesen
Ein weinender alter Koro
Kopfunter
Mit geschlossenen Augen
Deine Gedanken
Gewandt
Zu deinen Toten.

Oder du hast geschimmert wie Jade
He mere pounamu
Wie so viele Blätter
Die Licht auf die Dunkelheit werfen
Und Dunkelheit aufs Licht.

Also bin ich erneut gekommen, mein Alter,
um an deinem Ufer zu stehen

und zu sagen, dass
ich aufrecht stehe
um zu teilen
die Tiefe
den Atem
den Atem des Lebens mit dir.

Jacqueline Celia Carter

Moana ist das Meer. Kaumatua ist ein erfahrener Mensch, der alt genug ist, dein Großvater oder deine Großmutter zu sein. Paepae ist der Ort, der bei einer zeremoniellen Versammlung von Maoris für Sprecher reserviert ist. Tihei mauri ora ist ein Ausdruck, der sich auf den ersten Atemzug bezieht, den ein Mensch tut und der nacheinander von den meisten Maori Sprechern wiederholt wird. Koro ist ein Ausdruck, mit dem man jemanden anspricht, der/die alt genug ist, dein Großvater oder deine Großmutter zu sein. He mere pounamu ist eine Waffe aus Jade.

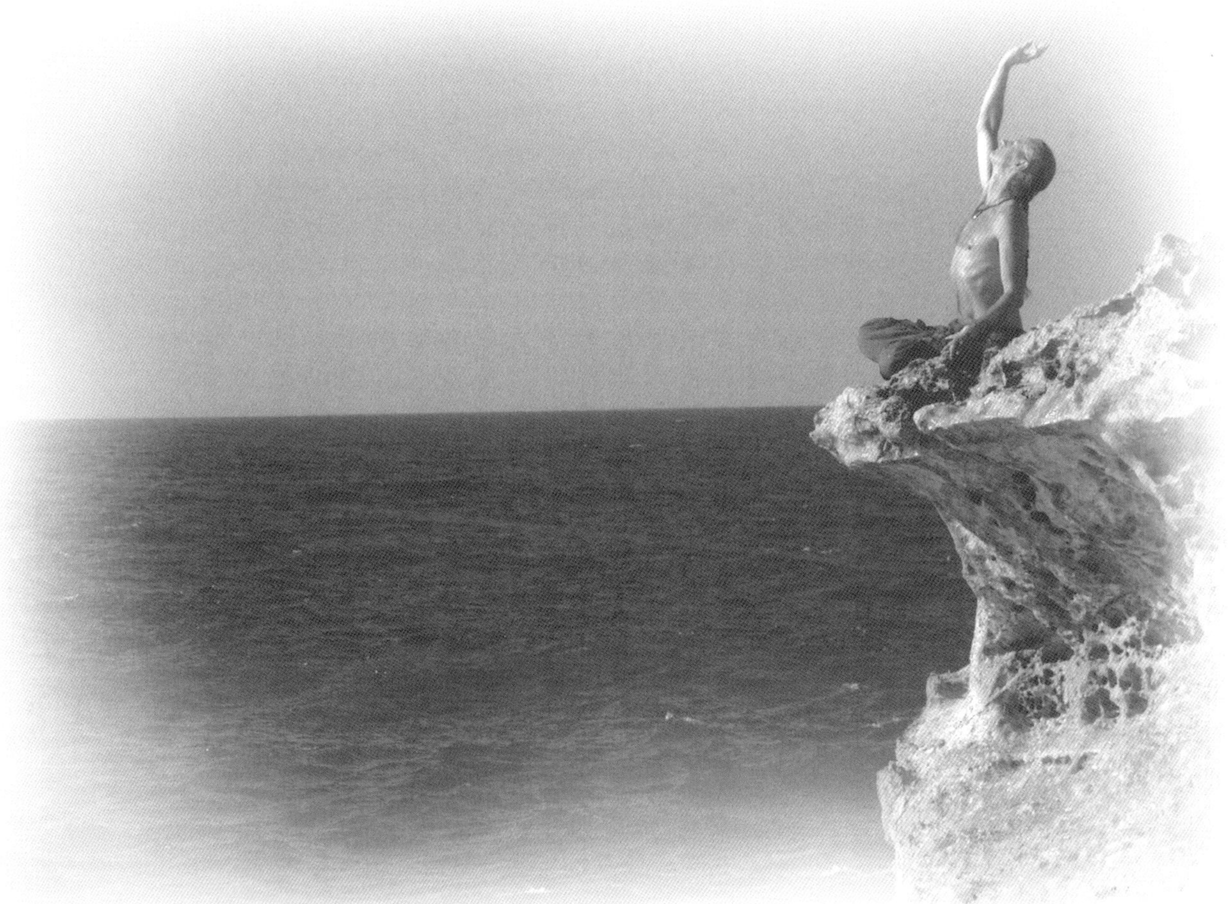

Woher komme ich?.... meine Mutter

QUELLEN DER ABBILDUNGEN

Die Fotos, Zeichnungen, Illustrationen oder Kunstwerke haben freundlicherweise folgende Personen zur Verfügung gestellt:

Leland Auslander, Julia Baum, Jules Blaine Davis, Lynda Carre, Melissa Forbes, Max Gimblett, Juliet Henderson, Andrei Jewell, Simon Johnson, Erica Lennard, Sybilla Meckel, Bärbel Meissner, Ameeta Nanji, das Nityananda Institut, Paris, Texas, Stephen Picard, David Rapoport. Die ***Ode an die Sonne*** von Rumi hat **Ernestine Norsgaard** übersetzt. Allen gilt der Dank des Autors.

Quellen der Songs und Gedichte

"A Hard Rain's A-Gonna Fall" , *von Bob Dylan. Copyright 1963, Warner Bros Inc. Copyright erneuert 1991 durch Special Rider Music. Internationales Copyright sichergestellt. Wiedergabe mit Erlaubnis.*

"To Come Home to You", *aus: The Tiki Bar is Open und "***Through Your Hands"** *aus: Stolen Moments von John Hyatt. Copyright 2001 Careers-BMG Music Publishing, Inc. (BMI)/ Oval Track Tunes (BMI). Wiedergabe mit Erlaubnis.*

"Come dancing" *und* **"Animal"** *von Ray Davies, The Kinks und* **"Displaced Person"** *von Dave Davies. Wiedergabe mit Erlaubnis von Sony/ATV Music Publishing.*

"Self-Portrait" *aus: Fire in the Earth von David Whyte. Copyright 1992 durch David Whyte. Wiedergabe mit Erlaubnis des Autors und von Many Rivers Press (*www.davidwhyte.com*)*

„Angels don't lie" *aus: Loup Garou von Willy DeVille. Wiedergabe mit Erlaubnis von Herrn DeVille.*

„Songline" *aus Feeding the Gods von Tom Finn. Widergabe mit Erlaubnis von Herrn Finn.*

„I pray to you in God's Absence" *aus: The Island of the Strong Door von Robin Williamson. Wiedergabe mit Erlaubnis von Herrn Williamson.*

ÜBER DEN AUTOR

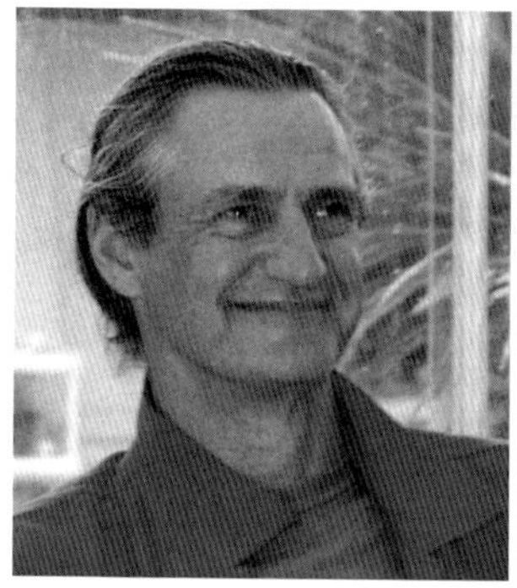

Mark Whitwell lebt in den Vereinigten Staaten und in Neuseeland. Er ist Lehrer bei Herzyoga, einer gemeinnützigen Lehrer-Ausbildungsstiftung in den USA. Mark hat ein Leben damit verbracht, die Traditionen zu erforschen, um sie lebendig werden zu lassen und sie nützlich zu machen. Obwohl er ein tiefes Verständnis für die Geschichte und die Praktiken des Yoga hat, ist er in der Lage, Yoga auch für das moderne Leben bedeutsam zu machen, befreit von den begrenzenden Annahmen der Kultur oder von nur teilweise gegebenen Informationen. Er lehrt weltweit und hat sich verpflichtet, die Praktiken und das Verstehen zu vermitteln, die von den Traditionen verborgen gehalten oder von Universitätslehrern zu komplex gemacht wurden. Sein Hauptinteresse besteht darin zu zeigen, wie jeder Mensch einen authentischen Yoga praktizieren kann, der bedeutsam, klärend und kraftvoll für diesen Menschen ist und dennoch natürlich bleibt und nicht zwanghaft wird, weder in der Praxis noch im Alltag. Informationen über Mark Whitwell sind erhältlich über www.heartofyoga.net und www.yogaofheart.com.

DANKSAGUNG

Ich bin meinen Freunden dankbar, die mir im Leben zur Seite gestanden haben. Dieses Buch ist entstanden, weil ihr die Güte hattet, eure Weisheit, euer Wissen und eure praktischen Ratschläge weiterzugeben. Vor allem anderen hat eure reine Liebe und menschliche Güte – mir geschenkt, nicht verdient und nicht erarbeitet – mich in die Lage versetzt, das Leben so zu erfahren und zu sehen, wie das vorliegende Buch es zu beschreiben versucht. Es ist aus den Leben und der gemeinsamen Arbeit vieler sowohl lebender als auch verstorbener Menschen hervorgegangen. Ich verneige mich vor euch allen – danke, danke, danke. Ganz besonders danke ich natürlich meiner Mutter Joan, die es auf sich nahm, mich zur Welt zu bringen, und meinem Vater Pat, der meine Mutter zu meiner Mutter machte. Ohne euch beide gäbe es mich nicht.

Ich danke dem großen Yoga-Acharya Sri T. Krishnamacharya, dem Lehrer der Lehrer, dem zu begegnen ich das große Glück hatte. Er nahm es auf sich, Yoga in unser heutiges Leben hineinzubringen. Ich danke seinem Sohn T. K. V. Desikachar, meinem Yoga-Lehrer, dafür, dass er es auf sich nahm, dreißig Jahre lang bei seinem Vater zu studieren und dessen Lehren auf sinnvolle Weise an uns weiterzugeben. Ich glaube, dass ohne ihre Arbeit und ohne andere Lehrer wie A. G. Mohan und Srivatsa Ramaswami, die von Krishnamacharya ebenfalls eingehend in der Klarheit der Yoga-Technik unterwiesen wurden, die Prinzipien, die auf individuell jeden Menschen anwendbar sind, der Kultur möglicherweise verloren gegangen wären.

Ich danke Ron Picard für seinen makellosen Yoga, Nick Wilson und Nika Soloman für ihren makellosen Yoga-Unterricht, Lynda Carre für ein Design, das „etwas" mitteilt, Melissa Forbes, Max Gimblett und Jules Blaine Davis dafür, dass sie uns den Weg gewiesen haben, Jacqueline Celia Carter dafür, dass du dein Herz offenbart hast, Vennila Ramalingam Kain, weil sie den Yoga des Ostens und auch den Yoga des Westens gemeistert hat, Simone Bonny, David Hurwitz, Sheryl McIntrye, Amy Mathews, David Seton, Susan Swan, Jamie Templeton, Barbara Templeton, Robyn Whitwell, Anjali Whitwell, Honor Whitwell und Joseph Whitwell für euer selbstloses Dienen. Ich danke allen meinen Yoga-Freunden auf der ganzen Welt dafür, dass ihr die Arbeit auf euch nehmt und eure Freunde mit dem Herzen des Yoga den Yoga des Herzens lehrt. Es gibt auf der ganzen Welt aufrichtige Menschen, die in ihren Gemeinschaften mit großer Umsicht und Freundschaft lehren. Ich danke allen Menschen an allen

Orten der Welt, die den Mut gehabt haben, die spirituelle Suche aufzugeben und stattdessen zu lieben, ganz gleich, was geschehen ist, im Wunder des Lebens, das bereits geschenkt wurde.

Ich danke ganz besonders dir, dem Leser, für deine Präsenz, dein Leben und deinen Mut, dich auf dieses Buch einzulassen. Es besteht aus lebendigen Worten zwischen uns, die von meinem Herzen zu deinem Herzen fließen. Gleich einem Mantra ist es ein Bewusstseinsstrom im Stil von Jack Kerouac – „getippt, nicht geschrieben". Bitte bediene dich dieser Form und nimm dir dieses Herz zu Herzen.

„Mark nimmt dem Yoga die Komplexität und Routine, den Automatismus und die stereotypen Abläufe und fördert an ihrer Stelle das wunderbare sinnliche Vergnügen zutage, das ihm innewohnt … Und genau dort haben die tantrischen Meister, die den Yoga hervorgebracht haben, die Wahrheit der Transformation entdeckt.“

Dr. Rudolph Ballentine, Autor von *Radical Healing*

„Lieber Mark Whitwell, Ihr neues Buch *Herz-Yoga* ist schlichtweg brillant. Sie haben das Wesen von Liebe und Weisheit in eine künstlerische Form gefasst, die das Herz öffnet und Geist und Seele inspiriert. Als ein Meisterwerk in geschriebener Form stellt es eine echte Quintessenz der ewigen philosophischen Lehren aller Zeiten dar. Sie lassen uns nicht nur zu unserer wahren Herrlichkeit erwachen, sondern geben uns zudem einen Weg, der es uns ermöglicht, unsere Wirbelsäule und unseren Geist auf das Göttliche auszurichten. Vielen Dank für Ihre engagierte Arbeit und für eine Ausdrucksweise, die das Herz in so hohem Maße berührt.“

Dr. John F. Demartini, Autor von *Wie Visionen wahr werden: die revolutionäre Demartini-Methode*

„Mark Whitwell erinnert uns in *Herz-Yoga* daran, dass unsere natürliche Kraft und Weisheit ebenso leicht zugänglich sind wie ein gewöhnlicher Atemzug. Mit Ehrlichkeit, Mitgefühl und Begeisterung nimmt Whitwell dem Yoga seine ‚Heiligkeit' und zeigt uns dadurch, dass jeder Augenblick, jeder Atemzug, jede Beziehung heilig ist.“

Adam Skolnick, *LA Yoga Magazine*

„Mark Whitwell besitzt eine wunderbare Linse, durch die er uns unser voll verwirklichtes Selbst zeigen will. Es ist ein Paradigmenwechsel, dass wir, indem wir ganz einfach wir selbst sind, in ebenso tiefem Maße spirituell sind wie jedes Lebewesen, das auf der Erde lebt oder jemals gelebt hat.“

Sherry Brourman, Autorin von *Walk Yourself Well*

„Mark Whitwells *Herz-Yoga* öffnet die Pforte zu unserem eigenen Weg. Seine tiefe Verehrung für seine Lehrer und seine lebendige Verpflichtung gegenüber den Lehren bringen unsere eigene Praxis und Verwirklichung hervor. Wir alle besitzen ein wunderbares Herz. In Mark Whitwells *Herz-Yoga* entdecken wir, dass wir frei, liebevoll, inspiriert und mitfühlend sind. Ich bin sehr glücklich, Mark als meinen zutiefst geschätzten Yoga-Lehrer zu haben.“

Max Gimblett, Künstler, New York

„Whitwell bejaht das Leben auf allen Ebenen und gibt seinen Lesern die Zuversicht, das zu sein, wozu sie geboren wurden. Dieses Buch ist ein Muss für jeden, der auf der Straße des Lebens an einer holprigen Stelle angelangt ist. Es ist herrliche Philosophie für Yogi und Nicht-Yogi gleichermaßen. Mark Whitwells *Herz-Yoga* ist ein unverzichtbarer Begleiter für jede Yoga-Praxis – immer und überall. Whitwell feiert das moderne Leben mit alten Wahrheiten."

Gracie Astor Best, *Whole Life Times*, Los Angeles

„Mark Whitwells *Herz-Yoga* ehrt die Schönheit, die Poesie und die kulturelle Bedeutung, die dem Yoga heute zukommt. Anders als viele andere Yoga-Meister und Verfasser von Yoga-Büchern bietet Whitwell die fünftausend Jahre alte Tradition nicht als einen der üblichen Fitnesstrends von der Stange für die Jungen und Gelenkigen an. Vielmehr macht er deutlich, wie eine achtsame, sorgfältig aufgebaute und individuell gestaltete Praxis das Leben jedes Menschen heilen und transformieren kann. Falls Sie noch nie Yoga praktiziert haben, lesen Sie dieses Buch. Falls Sie seit vielen Jahren praktizieren, lesen Sie dieses Buch. Es wird Ihre Einstellung zum Yoga für immer positiv verändern."

Isadora Fox, Kulturredakteurin, *American Baby*

„*Herz-Yoga* ist ein äußerst wichtiges, hell aufscheinendes Licht in der Entwicklung des Yoga in unserer Zeit. Mit klaren Worten voller Leidenschaft, Mitgefühl, umfassendem Wissen und warmem Humor zwingt Mark Whitwell den Leser und Yoga-Schüler aller Stufen dazu, die Freude des Yoga als erwachend und befreiend zu erfahren – JETZT."

Susan Swan, Leiterin der Positive Yoga Foundation

„Mark Whitwells Buch ist die Essenz des Yoga jenseits von Stilrichtung, Glauben und Technik. Ermächtigend, radikal! Leicht zugänglich und unmittelbar. Yoga ist so nahe wie jeder Atemzug, jede Bewegung. *Herz-Yoga* ist für die Entwicklung des Yoga im Westen ein wichtiges Buch. Hier finden Sie Ihren eigenen, authentischen Yoga."

Saul David Raye, Yoga-Meister, Thai-Yoga-Massage

Weitere Bücher aus dem Verlag Via Nova:

Yoga der Befreiung
Das Praxisbuch des JIVAMUKTI YOGA
Mit einem Vorwort von Sting
Sharon Gannon / David Life

Paperback, Format: Din A 4, 288 Seiten,
über 800 Fotos, ISBN 978-3-86616-161-0

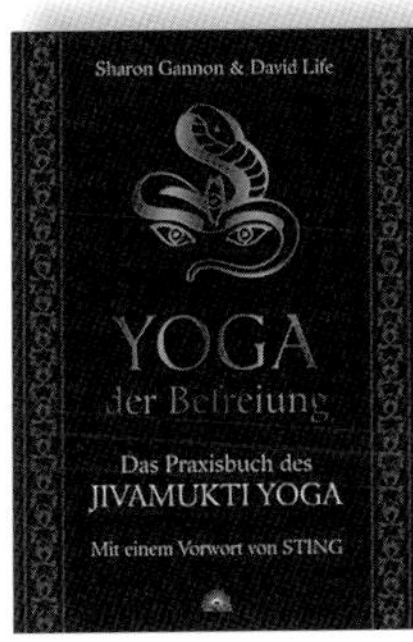

Entdecke die einzigartige Energie und Kraft des Yoga, die dein Leben transformiert. Die Gründer des Jivamukti Yoga Centers in New York erklären in diesem umfassenden Handbuch ihr körperliches und spirituelles Yogasystem, das auf fließenden Bewegungsfolgen basiert. Sie verknüpfen die Weisheit der yogischen Schriften und der Meditation mit der herausfordernden Praxis des Hatha Yoga, beschreiben die körperlichen Haltungen und zeigen auf, wie sie in der jahrtausendealten Tradition entstanden sind, welche psychotherapeutischen Vorteile durch regelmäßige Übung entstehen und wie spirituelle Kräfte freigesetzt werden, wenn die Energie durch Körper und Geist frei fließt. Das Buch gibt in Bild und Text viele sachkundige Anleitungen, wie man durch Übungen physische Stärke, Gesundheit, Gelassenheit, Selbsterkenntnis und spirituelle Freiheit erreichen kann, und erklärt, wie Yoga zum verantwortungsbewussten Handeln führen kann.

Das große Yoga-Therapiebuch
Yogapraxis für die Gesundheit
und einen klaren Geist
Vorwort von Rüdiger Dahlke
Remo Rittiner

2. Auflage

Paperback, 208 Seiten, 400 Fotos,
ISBN 978-3-86616-149-8

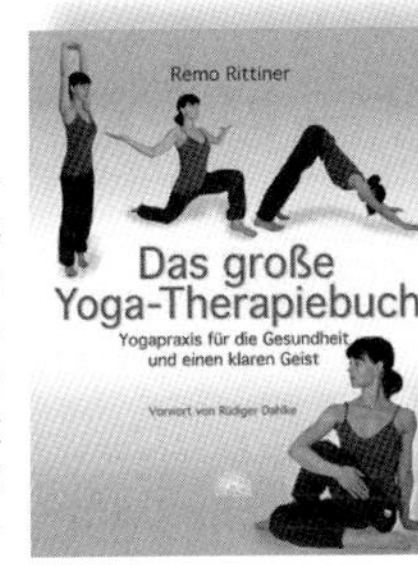

Das Buch basiert auf den Grundprinzipien der Yogatradition des Yogameisters T. Krishnamacharya und seines Schülers A.G. Mohan sowie auf den neuesten Erkenntnissen der westlichen Anatomielehre. Es ist klar und verständlich geschrieben und eignet sich sowohl für AnfängerInnen als auch für fortgeschrittene Yogaübende, die sich für das große Heilungspotential der Yogatherapie interessieren. Remo Rittiner hat seine langjährige Erfahrung mit zahlreichen Menschen, die regelmäßig unter seiner Anleitung Yoga praktizieren, in dieses Buch einfließen lassen.

Kraftquelle Yoga
Das Praxisbuch des Viniyoga
Gary Kraftsow

2. Auflage

Paperback, 360 Seiten, Großformat,
über 1000 Fotos, ISBN 978-3-86616-027-9

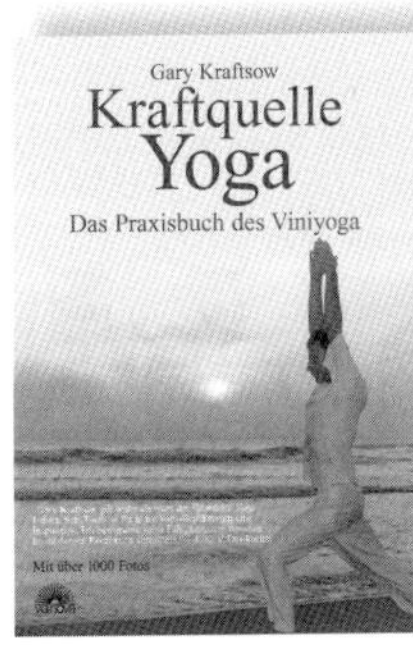

„Der Stern des Yoga geht auf." Mit diesen Worten beginnt ein Buch, dessen Lektüre für alle Yoga-Praktizierenden zu einer Sternstunde des Yoga werden kann. Im ersten Teil des Buches, das auf einzigartige Weise eine Vielzahl von Themen in großer Tiefe behandelt, erläutert der Autor die Grundlagen der Yoga-Praxis, zu denen körperliche Haltungen, der Atem und der richtige Aufbau einer Yoga-Stunde gehören, sowie die Biomechanik der Bewegung anhand einer Reihe praktischer, in sich abgeschlossener Übungsreihen. Der zweite Teil behandelt das enorm große Heilungspotenzial, das der Yoga-Therapie innewohnt. Für eine Vielzahl körperlicher und seelischer Erkrankungen zeigt der Autor – stets wissenschaftlich fundiert – eine Fülle von Übungsreihen und Haltungen, die in hohem Maße zu ihrer Heilung beitragen können. Einzigartig sind auch die exzellenten, über 1000 fotographischen Darstellungen und detaillierten Anleitungen zu den einzelnen Asanas. Dieses Buch ist eine Goldgrube praktischen Wissens, das den Leser immer wieder zu neuen Erkenntnissen führen wird.

Heilgebärden
Verbindung mit dem heilenden Feld
durch Bewegung und Meditation –
Vorwort von Chuck Spezzano
Barbara Schenkbier

Hardcover, 160 Seiten, 42 mehrfarbige Fotos,
ISBN 978-3-86616-175-7

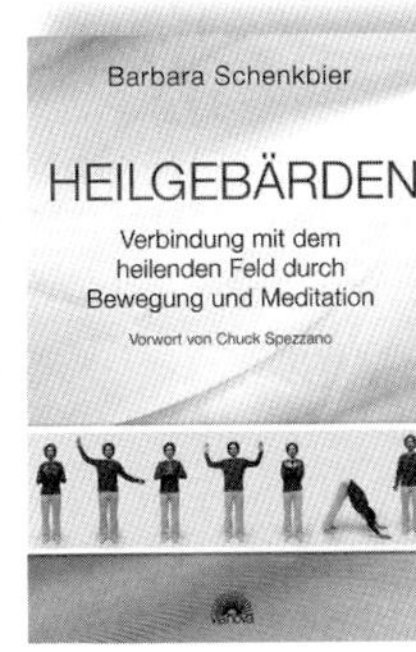

Die Heilgebärden sind im Rahmen der Ausbildung für spirituelle Heilung inspirativ von der Autorin Barbara Schenkbier empfangen und ausgestaltet worden. Sie sind für jeden leicht durchzuführen. Achtsame Gebärden und Haltungen öffnen den Übenden für den Strom der Heilenergie aus dem heilenden Feld. Dynamische Bewegungen und Energiemassage aktivieren die Lebensenergie, so dass der Körper und die Feinstoffebenen durchströmt und geheilt werden. In der wachen Vergegenwärtigung der strömenden Heilkraft und in den Meditationen werden auch Geist und Seele angesprochen und wichtige spirituelle Grundhaltungen wie Achtsamkeit, Hingabe und Demut entfaltet.

Yoga-Philosophie-Atlas
Eckard Wolz-Gottwald

2. Auflage

Hardcover, 228 Seiten, 230 Abb. und Graphiken, ISBN 978-3-936486-04-9

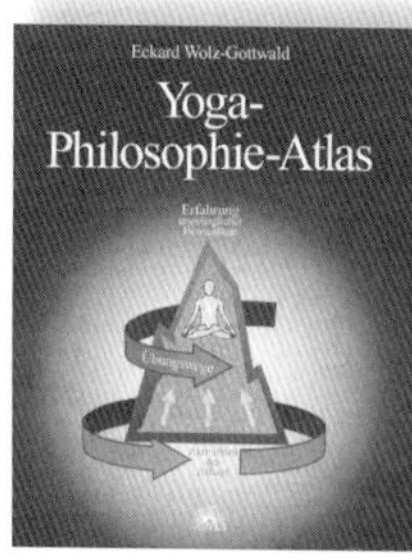

Der „Yoga-Philosophie-Atlas" ist eine Enzyklopädie der Yoga-Philosophie. Er besteht aus Texten zu allen zentralen Themen der Yoga-Philosophie. Die den Text erläuternden Grafiken können die Grundstrukturen eines Gedankens treffend auf den Punkt bringen und ermöglichen so den Zugang zu den oft komplizierten Zusammenhängen der Yoga-Philosophie. Von der allgemein verständlichen Anschaulichkeit ist der Weg zu den Tiefen des yogischen Wissens gewiesen. Der „Yoga-Philosophie-Atlas" erläutert die einzelnen Wege und Schulen und setzt sie in den großen Zusammenhang der Philosophie des Yoga. Die Grundthemen der Yoga-Philosophie, die großen Text-Zeugnisse des religiösen Yoga, des klassisch-philosophischen Yoga und auch des körperorientierten Yoga der Gegenwart bilden besondere Schwerpunkte.

Spiritualität ist die Zukunft
Eine neue Weisheitskultur für das 21. Jahrhundert
Copthorne Macdonald

Paperback, 320 Seiten, ISBN 978-3-86616-170-2

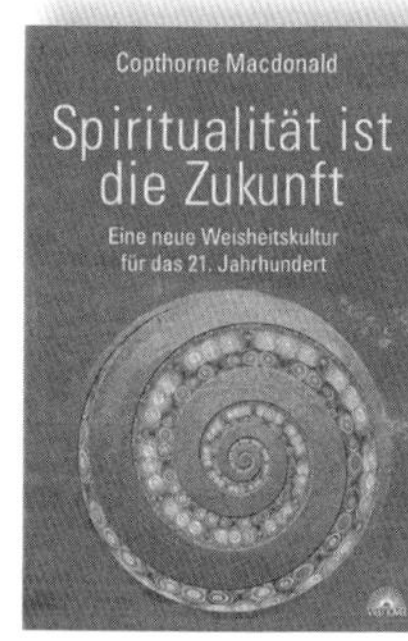

In diesem Buch beschreibt der Schriftsteller und Gelehrte C. Macdonald umfassend, übersichtlich und überzeugend die Umbruchsituation, in der sich Individuen und Menschheit heute befinden. Er zeigt wesentliche historische und aktuelle Wirkungskräfte und Zusammenhänge auf und vermittelt tiefgründige Kenntnisse über unsere kosmische, globale und psychisch-mentale Realität. Aus diesem Verstehen im Zusammenhang dieser „Tiefenerkenntnis" entwickelt er eine realistische Vorstellung, wie die heutige Welt, Gesellschaft und Wirtschaft bis 2050 integral transformiert werden sollte, gekennzeichnet durch materielle Nachhaltigkeit, wirtschaftliche Gerechtigkeit, lebendige lokale und globale Kulturen und genügend Freizeit für ein erfülltes Privatleben.

Der Quantensprung im globalen Gedächtnis
Wie ein neues wissenschaftliches Weltbild uns und unsere Welt verändert
Ervin Laszlo

Hardcover, 160 Seiten, ISBN 978-3-86616-153-5

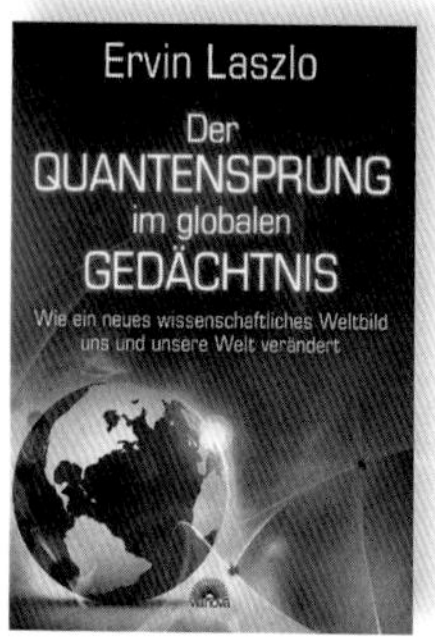

Im planetaren Wandel mithelfen, Einsichten verbreiten, menschliches Überleben, Nachhaltigkeit, Wohlsein und Frieden sichern. Mit Blick auf die neuesten, oft revolutionären Erkenntnisse in den Bereichen von Kosmologie, Quantenphysik und Bewusstseinsforschung zeigt Ervin Laszlo wissenschaftlich fundiert, aber dennoch in klarer und verständlicher Sprache, dass das alte Weltbild überholt ist und wir uns einem ganz neuen Bild der Wirklichkeit stellen müssen. Er beschreibt den global und interkulturell sich bereits heute vollziehenden Paradigmenwechsel auf allen Ebenen des Lebens. Er begründet mit den Erkenntnissen der modernen Wissenschaften, dass ein neues Bewusstsein in der Menschheit entsteht. Dieses Buch informiert umfassend und tiefgründig, regt an und macht Mut, mit erweitertem Bewusstsein diese Initiativen zu unterstützen und zu einer positiven Veränderung in der Welt beizutragen.

Wenn alle Menschen Freunde wären ...
Dein Beitrag für eine bessere Welt
Chuck Spezzano

Hardcover, 192 Seiten, ISBN 978-3-86616-168-9

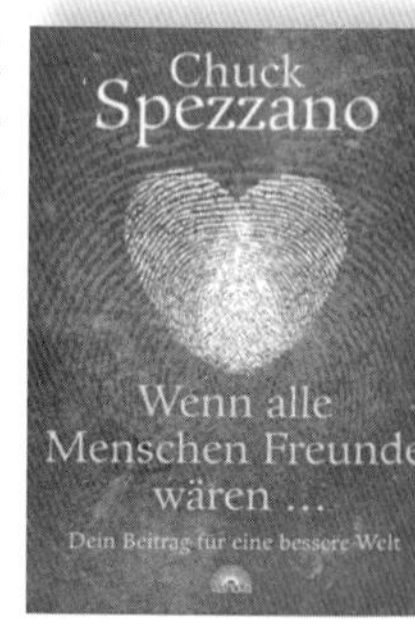

Die Welt von heute krankt daran, dass viele Menschen nur auf ihr eigenes Wohl bedacht sind und für ihre Mitmenschen kaum einen Blick übrig haben. Spezzano macht deutlich, dass wir die Welt verändern können, wenn wir alle Menschen als Freunde betrachten. Er zeigt Wege und Möglichkeiten auf, wie wir unseren Freunden helfen und damit nicht nur ihr Leben, sondern auch unser Leben positiv beeinflussen können. Im ersten Teil wird das Prinzip der „Freunde, die Freunden helfen" anhand zahlreicher Beispiele aus der persönlichen Erfahrung des Verfassers ausführlich erläutert. Der zweite Teil bietet eine ganze Reihe von heilenden Prinzipien und Übungen, die dem Leser zeigen, wie er sich mit anderen Menschen verbinden kann, um ihnen – und damit zugleich sich selbst und der Welt – zu helfen.